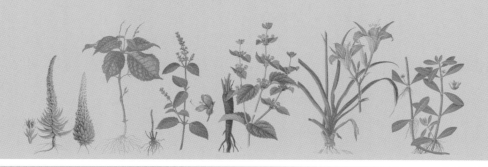

中国中草药

三维图典

第 3 册

叶华谷 李书渊 李楚源 魏军发 曾飞燕 主编

SPM 南方出版传媒

广东科技出版社 | 全国优秀出版社

·广 州·

图书在版编目（CIP）数据

中国中草药三维图典. 第3册 / 叶华谷，李书渊，李楚源等主编. —广州：广东科技出版社，2021.3

ISBN 978-7-5359-7220-0

Ⅰ．①中… Ⅱ．①叶… ②李… ③李… Ⅲ．①中草药—图谱 Ⅳ.①R282-64

中国版本图书馆CIP数据核字（2020）第261540号

中国中草药三维图典（第3册）

Zhongguo Zhongcaoyao Sanwei Tudian（Di-san Ce）

出 版 人：朱文清

责任编辑：杜怡枫　林　旸

封面设计：林少娟

责任校对：廖婷婷　杨崚松

责任印制：彭海波

出版发行：广东科技出版社

　　　　　（广州市环市东路水荫路11号　邮政编码：510075）

销售热线：020-37592148 / 37607413

http://www.gdstp.com.cn

E-mail: gdkjcbszhb@nfcb.com.cn

经　　销：广东新华发行集团股份有限公司

排　　版：广州市友间文化传播有限公司

印　　刷：广州市彩源印刷有限公司

　　　　　（广州市黄埔区百合三路8号　邮政编码：510700）

规　　格：889 mm×1 194 mm　1/16　印张20.75　字数505千

版　　次：2021年3月第1版

　　　　　2021年3月第1次印刷

定　　价：148.00元

编辑委员会

主　编　叶华谷　李书渊　李楚源　魏军发　曾飞燕

副主编　廖文波　黄志海　叶育石　王发国　陆颂规　李健容

编　委（按姓氏笔画排序）

本书承

　　"全国第四次中药资源普查（广东省云浮市云城区、云安区：2019-302、2019-303；阳江市江城区、阳西县：2019-702、2019-721；广州市白云区、海珠区、萝岗区：2019-105、2019-106）及国家中医药管理局南药资源综合开发国际合作重点实验室"项目资助出版。

内 容 简 介

　　《中国中草药三维图典》共4册，本书为第3册，共收录294味常见中草药。为了多维度、全方位地反映中草药的形态特征、生长习性和药材鉴别要点，配有多角度拍摄和手绘的900余幅彩色图片；为系统反映中草药应用，本书还编排了各品种的功能主治、用法用量、附方等内容。

　　原动植物图、手绘图和药材图三图合一，联袂呈现，"三位一体"是本套书的最大特色和独创的表现形式。拍摄的植物彩色图片，生动地反映了植物不同生长期的原貌；植物科学画师在植物生境现场观察、解剖后描摹，为原植物进行"写真"，制作标准图片，艺术地再现了中草药的风貌；高清晰度的药材图片，科学地呈现了药材的显著鉴别特征。

　　本书可供广大中医药从业人员及爱好者、植物野外观察爱好者和植物手绘人员使用。

前　言

　　中医中药是中华民族文化的瑰宝，数千年来对中华民族的繁衍、昌盛起着非常重要的作用。中华民族使用中草药防病治病历史悠久，迄今已有五千余年，为人类的发展做出了特有的贡献。

　　由于中草药使用历史悠久，分布地域广阔，种类繁多，来源复杂，加之历史医学著作多有良莠，以及民间习惯用药等诸多因素，同名异物与同物异名现象普遍存在，新异品种也在不断涌现，致使业界众说纷纭，中草药质量也参差不齐。

　　编者为全面反映本套书所载中草药的原动植物的生长环境和习性，系统地介绍中草药的来源情况，厘清近似种及易混淆种的区别要点，历尽艰辛，跋山涉水，足迹遍布大江南北。在原植物生境地拍摄了大量的原色图片，生动地反映了植物不同生长期的原貌；拍摄了高清晰度的药材图片，科学地呈现了药材的显著鉴别特征；一批植物科学画师现场观摩、临摹，为原植物进行"写真"，制作标准图片，精确地反映植株和器官的形态特征，艺术地再现了中草药的风貌。负责中草药应用的专家查阅了大量资料，悉心纂写，历叙各药的别名、来源、动植物特征、生境、分布、采集加工、药材性状、性味归经、功能主治、用法用量、注意、附方和附注等。

　　本书力求以全球视野来描述中草药的生境分布和历史沿革，同时结合当代科研成果，希望能为中草药资源保护和科学利用提供参考。

　　由于中草药种类繁杂，加上编者的知识水平等方面的原因，书中错漏之处在所难免，祈盼海内外同道、读者批评指正，以便今后改正。

《中国中草药三维图典》编辑委员会

2020年12月

凡 例

一、本书共收录294味常见中草药。按中草药的药用部位进行编排，即全草类（53味）、根及根茎类（37味）、茎木类（10味）、皮类（7味）、叶类（12味）、花类（8味）、果实及种子类（57味）、藻类及菌类（3味）、树脂类（4味）、动物类（62味）、矿物及化石类（41味）。

二、本书以中草药的正名或习用名为辞目，按顺序可列有：别名、来源、动植物特征、生境、分布、采集加工、药材性状、性味归经、功能主治、用法用量、注意、附方和附注等13个条目，资料不全的条目从略。

三、本书中绝大多数中草药附有原动植物、手绘和药材等3类彩色图片。对于有多来源的中草药图片均标明了其原动植物来源，而只有一种来源者则不标明。

四、部分手绘图包括原动植物全貌（或局部）和药材识别特征，在图片中分别标明。

五、药材性状条目下，对于有多来源的药材品种按来源分别叙述，详细描述常用的代表品种，其他来源的品种多仅反映与首选品种的不同之处。

六、药材图片的放大比例均附有比例尺。

七、凡有毒性的中草药，均在性味归经条目内注明。非毒性的中草药则不再标明。

八、用法先列内服法，后列外用法，除另有规定外，用法系指水煎内服。剂量以克为单位，如无特别说明，书中用量均为成人1日量，应用时需灵活掌握，但对有毒性的药物用量则须慎重。

九、品种项下收载的内容统称为正文。正文中来源于同一药用部位的中草药，按中文名笔画顺序排列，同笔画数的字按起笔笔形"一丨丿丶乛"的顺序排列。

十、附注收录的药材图片均另行标注，但本条目中的原动植物拉丁名不突出标示，以区别于正文。

十一、本书附有中文名索引和拉丁名索引。

十二、本书附方仅供读者参考，需要时须咨询中医师，在中医辨证论治后使用。

一 全草类

一丁小元五瓦六布龙四白冬半地
百肉向灯农杠伸佛虎垂金肺空荆
荔鸭铁凉薪野啜猪麻断博紫锁鹅
筋蓝颠糙爵蜚

二 根及根茎类

人三大小川飞水牛丹甘北白地
西防远苎板刺春茜秤浙黄菊猫
萱朝紫漏薯

三 茎木类

土山方石汉买岗鸡野黑

四 皮类

土山云乌地香浙

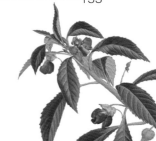

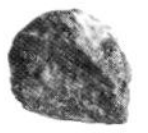

十一 矿石及化石类

无云水升石龙白玄芒朱自阳玛赤
花辰青金炉南砒轻钟秋禹胆浮密
琥硫雄紫滑磁赭

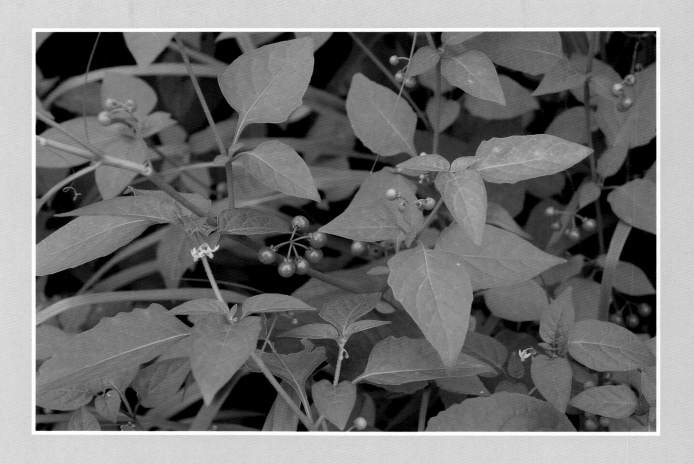

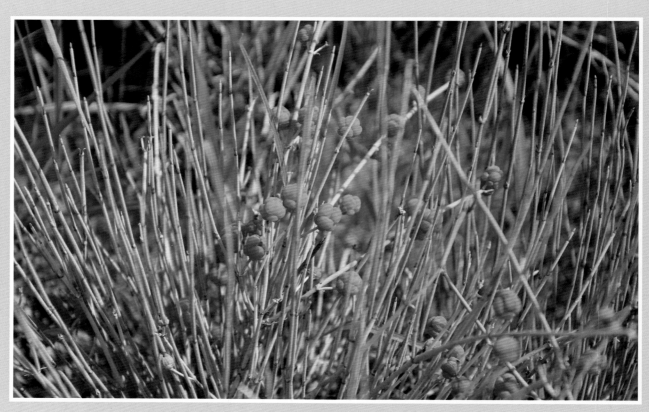

一

全草类
QUAN CAO LEI

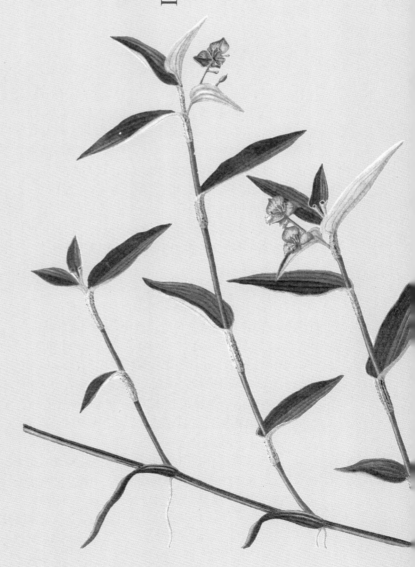

一支箭

【别　名】蛇须草、独叶一支箭。

【来　源】本品为蕨类瓶尔小草科植物一支箭**Ophioglossum pedunculosum** Desv.或狭叶瓶尔小草**Ophioglossum thermale** Kom. 的全草。

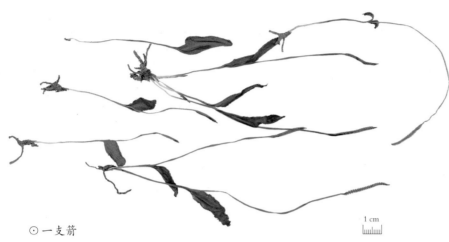

⊙一支箭

1 cm

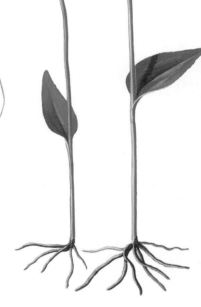

⊙一支箭

◎一支箭

【植物特征】多年生小草本。根茎短而直立，常有叶2~3枚；总叶柄长6~10cm，纤细。营养叶长卵形，长4~6cm，宽2~2.8cm，基部最阔，圆截形或阔楔形，柄长5~10mm，两侧有狭翅，向顶端渐变狭，为急尖头或近于钝头，草质，网状脉明显。孢子叶长15~20cm，自营养叶柄的基部生出，高超过营养叶1倍以上，孢子囊穗长3~4cm，线形，直立。

【生　境】生于山坡灌丛。

【分　布】香港、广东、福建、台湾、安徽、江西、贵州、云南等地。亚洲热带和亚热带的其他地区也有分布。

◎狭叶瓶尔小草

【植物特征】　多年生草本。高10~16cm。根茎短，直立，簇生多数细长的肉质根。叶单生，或2~3叶同自根部生出，总柄长8~13cm，纤细；营养叶自总柄基部以上3~6cm处伸出，长2~5cm，宽3~10mm，倒披针形或长圆状披针形，顶端微尖或稍钝，基部狭楔形，全缘，叶脉网状，革质，淡绿色；孢子叶自营养叶基部生出，柄长5~7cm，高出营养叶。孢子囊穗狭线形，长2~3cm，由15~28对孢子囊组成。孢子灰白色，近于平滑。

【生　境】生于河滩、草地阴湿处。

【分　布】东北、河北、陕西、湖北、江苏、江西、台湾、四川、云南等地。俄罗斯远东地区堪察加半岛、朝鲜及日本也有分布。

【采集加工】春、夏季挖取带根全草，洗净，阴干或鲜用。

【药材性状】本品长10~15cm；根茎短，黄色，簇生多数细圆柱

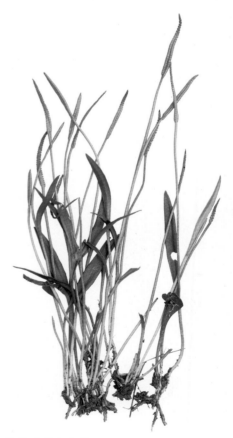

⊙狭叶瓶尔小草

状的黄褐色肉质根，直径约2mm，质韧，易折断，断面黄白色。营养叶多破碎脱落，展平后，完整叶倒披针形或长圆状披针形，黄绿色，长2~5cm，宽3~10mm，全缘，叶脉网状；有时可见自营养叶基部生出的孢子叶，孢子囊穗线形，长2~3cm。气微，味苦。以身干、带根、色黄绿、叶多、无泥杂者为佳。

【性味归经】味苦、甘，性凉。归肺、肝经。

【功能主治】清热解毒，活血化瘀。用于小儿肺炎，脘腹胀痛，毒蛇咬伤，乳痈，疔疮，疥疮，身痒，跌打损伤，瘀血肿痛。外用治急性结膜炎，角膜云翳，眼睑缘炎。

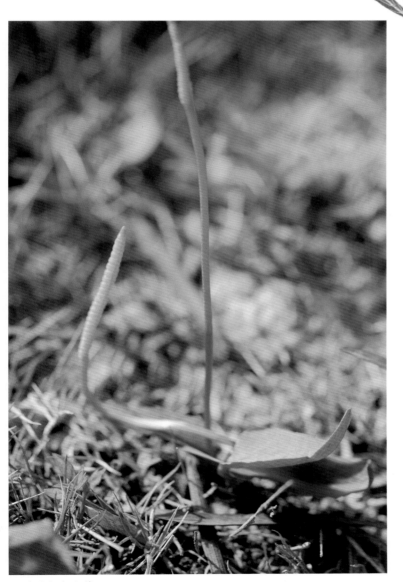

⊙狭叶瓶尔小草

⊙狭叶瓶尔小草
A全株；B孢子叶（放大）

【用法用量】用量15~30g。外用适量，鲜品捣烂敷患处。

【附　方】毒蛇咬伤：一支箭15g，水煎服。另取鲜药适量，捣烂敷患处。也可用干粉3g，分3次服，以酒送服，另取3g调酒，由上而下擦伤口周围，勿擦伤口。

【附　注】瓶尔小草科植物心叶瓶尔小草Ophioglossum reticulatum Linn.，钝头瓶尔小草Ophioglossum petiolatum Hook.的带根全草均称一支箭，亦入药，药效相同。

一年蓬

【别　名】田边菊、路边青。

【来　源】本品为菊科植物一年蓬 **Erigeron annuus**（Linn.）
Pers. 的全草。

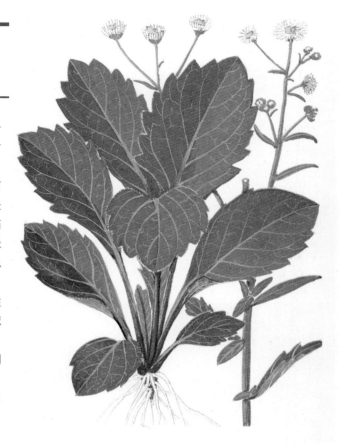

【植物特征】一年生或二年生草本。茎直立，高30~
100cm，全株被白色短柔毛。基生叶丛生，具长柄，叶片
卵形或卵状披针形，长5~17cm，宽1.5~4cm，顶端钝，
边缘具粗钝齿，基部渐狭，叶柄有翅；茎生叶互生，有
短柄或近无柄，长椭圆形、宽披针形至线状披针形，长
2~9cm，宽1~3cm，顶端尖，边缘有钝齿，中下部渐狭而
全缘；上部叶线形或线状披针形，通常全缘，叶缘具缘
毛。头状花序直径约1.5cm，排列成圆锥状或伞房状，总
苞半球形，总苞片线形，2~3层；边缘为舌状花，雌性，
白色或淡紫色，花冠舌片线形，长于管部，子房下位，柱
头2裂，外层冠毛短，内层冠毛缺；中部为管状花，花冠
顶端5裂，两性，多数，黄色；雄蕊5；雌蕊1，柱头2裂，
外层冠毛鳞片状，内层冠毛糙毛状。瘦果扁平。花、果期
5—11月。

【生　境】生于旷野、路边、低山坡、潮湿空地的草丛中
或水沟边。

【分　布】我国各地有逸生。原产美洲。

【采集加工】夏、秋季枝叶繁茂时至花期采收全草，去净
泥土，晒干或鲜用。

【药材性状】本品黄绿色，长30~100cm，全株被白色短
柔毛。茎圆柱形，表面黄绿色，质略硬，易折断，断面白
色，中空。叶黄绿色，多皱缩或已破碎，完整者随在茎上
着生部位的不同分别为长椭圆形、宽披针形、线状披针形
至线形，边缘有钝齿或全缘。花序上的花多已脱落或部分
脱落，边缘的舌状花的舌片为线形，中部的管状花的花冠
顶端5裂，其内层冠毛为糙毛状，黄白色，尚可见残存的

线形总苞片及半球形的总花托。气微，味微苦。以枝叶
多、色黄绿者为佳。

【性味归经】味微苦，性凉。

【功能主治】清热解毒，健脾截疟。用于食后腹胀，腹
痛吐泻，齿龈肿痛，淋巴结炎，齿龈炎，传染性肝炎，
疟疾，血尿，痈毒，毒蛇咬伤。

【用法用量】用量30~60g。外用鲜品捣烂敷患处。

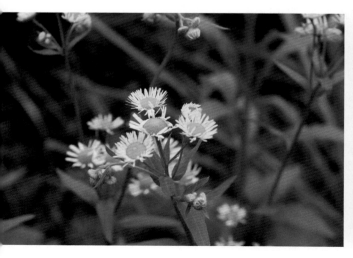

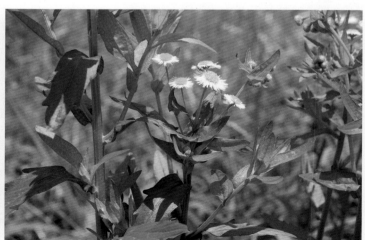

丁癸草

【别　名】人字草、二叶人字草、乌蝇翼草、苍蝇翼、铺地锦、老鸦草。

【来　源】本品为豆科植物丁癸草**Zornia gibbosa** Spanog. [*Zornia diphylla*（L.）Pers.]的全草。

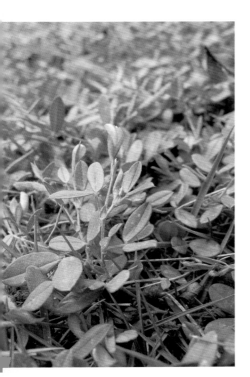

【分　布】我国长江以南各地。日本、缅甸、尼泊尔、印度、斯里兰卡也有分布。

【采集加工】夏、秋季采收，将全草洗净、晒干。

【药材性状】本品长10~30cm。茎丛生，纤细，黄绿色，无毛。小叶2，生于叶柄顶端，人字形，小叶片长圆形至披针形，灰绿色，厚膜质，长0.5~1cm，宽0.2~0.4cm，顶端有一小刺尖，全缘，下面疏被毛或无毛，具黑色腺点；托叶卵状披针形。气微，味淡。以叶多、色绿者为佳。

【性味归经】味甘、淡，性凉。归肺、肝经。

【功能主治】清热解表，凉血解毒，除湿利尿。用于风热感冒，咽喉肿痛，小儿疳积。治疗急性黄疸性肝炎，急性胃肠炎，急性阑尾炎，急性乳腺炎，眼结膜炎。外用治跌打损伤，痈疖肿毒，毒蛇咬伤。

【用法用量】用量15~30g。外用适量，鲜品捣烂敷患处。

【附　方】

❶急性乳腺炎：丁癸草30~60g，鲮鱼1条（约100g）。加水600mL，煎至约200mL，分1~2次服。

❷风热感冒：丁癸草、柳叶菊各15g，银花藤30g，水煎服。

❸黄疸：丁癸草60g，车前草30g，水煎服。

❹肝炎：丁癸草、地耳草各15g，瓜子金6g，水煎服。

❺小儿疳积：丁癸草9~15g，瘦猪肉60~120g，水炖服。

❻毒蛇咬伤：鲜丁癸草捣烂取汁，每次服20~30mL，每日3~4次。药渣敷伤口周围。

【植物特征】多年生小草本。茎纤细，多分枝；有时有粗厚的根茎。托叶披针形，长1mm，无毛，有明显的脉纹，基部具长耳。小叶2，卵状长圆形、倒卵形至披针形，长0.8~1.5cm，有时长达2.5cm，先端急尖而具短尖头，基部偏斜，两面无毛，背面有褐色或黑色腺点。总状花序腋生，长2~6cm，花2~6（~10）朵疏生于花序轴上；苞片2，卵形，长6~7（~10）mm，盾状着生，具缘毛，有明显的纵脉纹5~6条；花萼长3mm，花冠黄色，旗瓣有纵脉，翼瓣和龙骨瓣均较小，具瓣柄。荚果通常长于苞片，少有短于苞片，有荚节2~6，荚节近圆形，长与宽约2（~4）mm，表面具明显网脉及针刺。花期4—7月；果期7—9月。

【生　境】多生于稍干旱的旷地或田间。

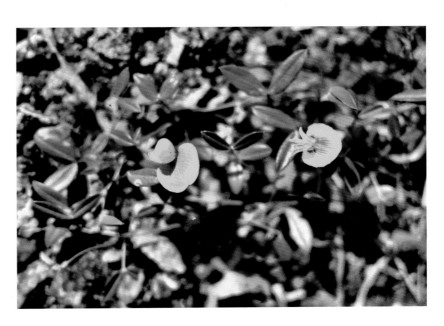

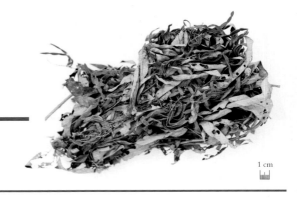

1 cm

小槐花

【别　名】草鞋板、味噌草、羊带归、青酒缸、拿身草。

【来　源】来源于蝶形花科植物小槐花**Desmodium caudatum**（Thunb.）DC. 的全株入药。

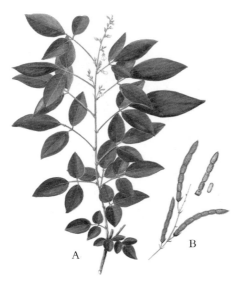

A. 植枝；B. 果实

【植物特征】直立灌木或亚灌木，高50~80cm。树皮灰褐色，分枝多，上部分枝略被柔毛。叶为羽状三出复叶；托叶披针状线形，长5~10mm，基部宽约1mm，具条纹，宿存，叶柄长1.5~4cm，扁平，较厚，叶面具深沟，多少被柔毛，两侧具极窄的翅；小叶近革质或纸质，顶生小叶披针形或长圆形，长5~9cm，宽1.5~2.5cm，

侧生小叶较小，顶端渐尖、急尖或短渐尖，基部楔形，全缘，叶面绿色，有光泽，疏被极短柔毛、老时渐变无毛，背面疏被贴伏短柔毛，中脉上毛较密，侧脉每边10~12条，不达叶缘；小托叶丝状，长2~5mm；小叶柄长达14mm，总状花序顶生或腋生，长5~30cm，花序轴密被柔毛并混生小钩状毛，每节生2花；苞片钻形，长约3mm；花梗长3~4mm，密被贴伏柔毛；花萼窄钟形，长3.5~4mm，被贴伏柔毛和钩状毛，裂片披针形，上部裂片顶端微2裂；花冠绿白色或黄白色，长约5mm，具明显脉纹，旗瓣椭圆形，瓣柄极短，翼瓣狭长圆形，具瓣柄，龙骨瓣长圆形，具瓣柄；雄蕊二体；雌蕊长约7mm，子房在缝线上密被贴伏柔毛。荚果线形，扁平，长5~7cm，稍弯曲，被伸展的钩状毛，腹背缝线浅缢缩，有荚节4~8，荚节长椭圆形，长9~12mm，宽约3mm。花期7~9月；果期9~11月。

【生　境】生于海拔150~1 000m的山坡林下或草地。

【分　布】我国长江以南各地及台

湾。印度、斯里兰卡、不丹、缅甸、马来西亚、日本、朝鲜也有分布。

【采集加工】夏、秋季采收，全株晒干。

【药材性状】本品常缠绕成团，展开后长40~70 cm，枝外皮褐色，分枝多。小叶展开后呈披针形或长圆形，长5~8cm，宽1.5~2.5cm，侧生小叶较小。花萼窄钟形。荚果线形，扁平，长5~7cm，稍弯曲。

【性味归经】味微苦、辛，性平。

【功能主治】清热解毒，祛风利湿。用于感冒发热，胃肠炎，痢疾，小儿疳积，风湿关节痛。外用治毒蛇咬伤，痈疖疔疮，乳腺炎。

【用法用量】用量15~30g。外用适量，鲜根皮、全草煎水洗或捣烂敷患处。

【附　方】

❶毒蛇咬伤：小槐花根15~30g，红管药根9~15g。水煎服或鲜品捣烂绞汁服，每天2剂。伤口经外科常规处理后，用药外敷。

❷小儿疳积：小槐花根30g，与猪瘦肉同炖，喝汤吃肉。

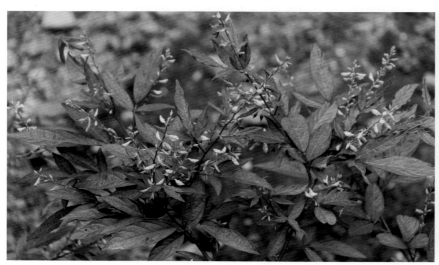

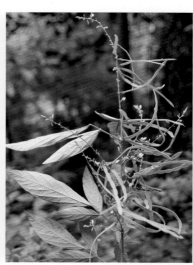

元宝草

【别　　名】合掌草、小连翘。

【来　　源】本品为金丝桃科植物元宝草Hypericum sampsonii Hance 的干燥全草。

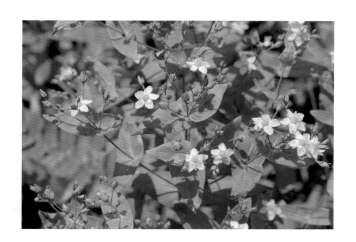

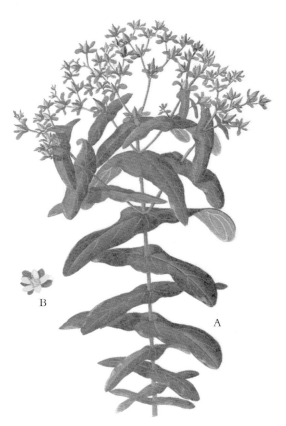

A. 果枝；B. 花

【植物特征】多年生草本，高达80cm，全体无毛。叶对生，无柄，基部完全合生为一体，而茎贯穿其中心，或宽或狭的披针形至长圆形或倒披针形，长2.5~7cm，宽1~3.5cm，顶端钝形或圆形，基部较宽，全缘，坚纸质；叶面绿色，背面淡绿色，边缘密生有黑色腺点，全面散生透明或间有黑色腺点，中脉直贯叶端，侧脉每边约4条。花序顶生，多花，伞房状至圆柱状圆锥花序；苞片及小苞片线状披针形或线形，长达4mm，顶端渐尖；花直径6~12mm，近扁平，基部为杯状；花蕾卵形，顶端钝形；花梗长2~3mm；萼片长圆形、长圆状匙形或长圆状线形，长3~7（~10）mm，宽1~3mm，顶端圆形，全缘，边缘疏生黑色腺点，全面散布淡色或稀为黑色的腺点及腺斑；花瓣淡黄色，椭圆状长圆形，长4~8mm，宽1.5~4mm，宿存，边缘有无柄或近无柄的黑色腺体，全面散布淡色或稀为黑色的腺点和腺条纹；雄蕊3束，宿存，每束具雄蕊10~14，花药淡黄色，具黑色腺点；子房卵形至狭圆锥形，长约3mm，3室；花柱3，长约2mm，自基部分离。蒴果阔卵形至或宽或狭的卵珠状圆锥形，长6~9mm，宽4~5mm，散布有卵珠状黄褐色囊状腺体。花期5—6月；果期7—8月。

【生　　境】生于山坡或路边阴湿处。

【分　　布】我国长江流域以南各地及台湾。日本、越南、缅甸、印度也有分布。

【采集加工】夏、秋季采挖，除去泥沙，晒干。

【药材性状】本品长30~80cm。根圆柱形，稍弯曲，长5~15cm，淡棕色。茎圆柱形，直径0.2~0.5cm，棕黄色至深棕色，中空。叶对生，两叶基部完全合生抱茎，棕褐色，多皱缩破碎，长3~6.5cm，宽约2cm，全缘，下面有多数黑色腺点。聚伞花序顶生；花黄色。蒴果卵圆形，长约7mm，气微，味淡。以叶多、带花或果者为佳。

【性味归经】味辛、苦，性寒。归胃、大肠经。

【功能主治】通经活络，清热解毒，止血凉血。用于小儿高热，痢疾，肠炎，吐血，衄血，月经不调，白带异常。外用治外伤出血，跌打损伤，乳腺炎，烧、烫伤，毒蛇咬伤。

【用法用量】用量9~15g。外用适量，鲜品捣烂或干品研末敷患处。

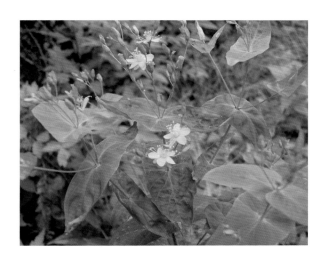

五月艾

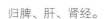

【别　名】艾、野艾蒿、生艾、鸡脚艾。

【来　源】本品为菊科植物五月艾Artemisia indica Willd. 的干燥地上部分。

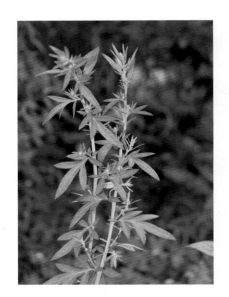

【植物特征】多年生草本，有时呈半灌木状，全株有香气。茎高80~150cm，具棱，多分枝；茎、枝、叶上面及总苞片初时被短柔毛，后脱落无毛，叶背面被蛛丝状毛。茎中部叶卵形或椭圆形，长5~8cm，宽3~5cm，一或二回羽状深裂，每侧裂片3~4，裂片椭圆状披针形、披针形或线形，不再分裂或有1~2枚浅裂齿，叶柄几无；茎上部叶与苞片叶羽状分裂或不分裂。头状花序卵形或长卵形，直径2~2.5mm，具短梗及小苞叶，在茎上排成开展圆锥花序状；总苞片3~4层；边缘雌花4~8朵，中央两性花8~12朵。瘦果小，长圆形或倒卵形。花、果期8—11月。

【生　境】生于山地、路旁的旷地。

【分　布】湖北、湖南、广东、香港、广西、四川、贵州、云南、辽宁、内蒙古、河北、山西、陕西、甘肃、山东、江苏、浙江、安徽、江西、福建、台湾、河南、西藏等地。日本、朝鲜、越南、老挝、柬埔寨、缅甸、泰国、菲律宾、新加坡、印度尼西亚、印度、巴基斯坦、尼泊尔、不丹、斯里兰卡、马来西亚也有分布。

【采集加工】夏、秋季枝叶茂盛时采收。割取地上部分，晒干或阴干。

【药材性状】本品全长50~100cm。主茎较粗壮，有纵棱，初被灰白色柔毛。常有分枝。叶互生，长5~8cm，一至二回羽状分裂，裂片椭圆形、披针形至线形，全缘或有锯齿，上面灰绿色，无腺点，近秃净，下面被白色蛛丝状毛；质柔韧，不易破碎。气清香，味苦辛。以叶多、色青绿、香气浓者为佳。

【性味归经】味辛、微苦，性微温。归脾、肝、肾经。

【功能主治】祛风消肿，止痛止痒，调经止血。用于偏头痛，崩漏下血，风湿痹痛，疟疾，痈肿，功能性子宫出血，先兆流产，痛经，月经不调；外用治湿疹，皮肤瘙痒。

【用法用量】用量3~6g。外用适量，水煎熏洗。

【附　注】取本种的叶片置石臼中，春成绒状，用纸卷成圆柱状粗条，即艾绒。艾绒入药主供灸剂用。又蕲艾Artemisia argyi Lévl. et Vant.的叶亦为加工艾绒的原料。

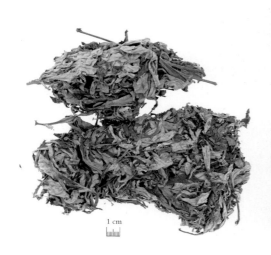

1 cm

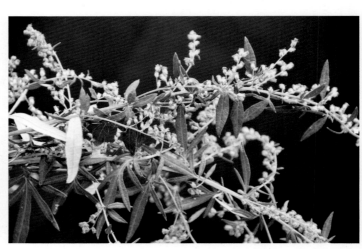

瓦松

【别　名】吊吊草、瓦松花、向天草、酸塔。

【来　源】本品为景天科植物瓦松**Orostachys fimbriatus**（Turcz.）Berger的干燥地上部分。

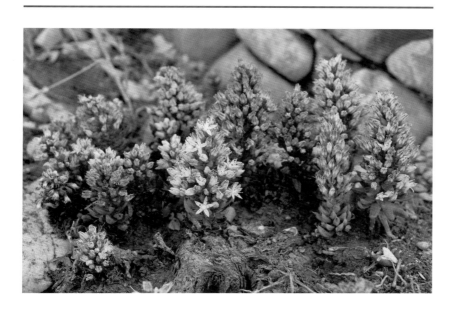

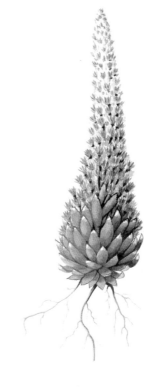

【植物特征】二年生直立肉质草本，高5~15cm。第一年生叶莲座状排列，阔线形，渐尖，顶端有一半圆形、软骨质附属物，其边缘流苏状，中央有一长刺；第二年抽生花茎，花茎基部叶早落，线形至倒披针形，长3~5mm，干后可见褐色圆点，顶端亦有和莲座叶相似的附属物。总状花序顶生，塔形，基部宽达20cm，极多花；花梗长可达1cm；萼片5，近卵形，长1~3mm；花瓣5，紫红色，披针形至长圆形，长5~6mm；雄蕊10，与花瓣近等长，花药紫色。蓇葖果长圆状，长约5mm。花期8—9月；果期9—10月。

【生　境】生于屋顶瓦缝、墙隙或岩石上，耐干旱。

【分　布】我国长江流域及其以北地区。蒙古和俄罗斯远东地区也有分布。

【采集加工】夏、秋季开花时采收，除去根及杂质，晒干。

【药材性状】本品茎呈圆柱形，长5~15cm，直径0.3~0.6cm，灰棕色，具多数凸起的残存叶基，且有明显的纵棱；叶灰绿色，破碎或卷折，多已脱落。花序穗状，有极多白色或粉红色的小花；花梗长约5mm，体轻，质脆，易碎。气微，味酸。以花穗完整、带红色者为佳。

【性味归经】味酸，性平；有小毒。归肝、肺、脾经。

【功能主治】止血，敛疮。用于血痢，便血；外治疮口不愈合。

【用法用量】用量3~9g。外用适量，研末敷患处。

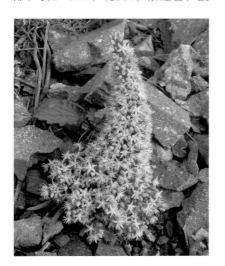

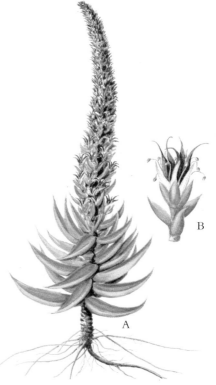

A. 植株；B. 花放大

【附　方】

❶痔疮出血：瓦松6g，槐花、地榆各9g，水煎服。

❷疮痔溃久不敛：瓦松适量，焙干，研细外敷。

❸砂淋：瓦松煎浓汤，趁热熏洗小腹。

六月雪

【别　名】满天星、路边姜、天星木、路边荆、鸡骨柴。

【来　源】本品为茜草科植物白马骨Serissa serissoides（DC.）Druce 和六月雪Serissa japonica（Thunb.）Thunb. [S. foetida（L. f.）Lam.] 的干燥全草。

◎白马骨

【植物特征】多枝灌木，高0.5~1m，有时可达1.5m。叶对生，有短柄，常聚生于小枝近顶部；叶片近草质，通常卵形或披针形，长1~3cm，宽0.7~1.5cm，顶端短尖或稍钝，侧脉每边3或4条，两面均凸起；托叶基部阔，顶部有几条刺状裂片。花白色或微红，近无梗，多朵簇生枝顶；萼5深裂，裂片狭披针形，锐尖，被缘毛；花冠管状漏斗形，长7~9mm，喉部密被白色长毛，檐部5裂，裂片伸展或略反卷，几与冠管等长。核果球状，有2个分核。花期4—6月。

【生　境】生于林中或灌丛中。

【分　布】江苏、安徽、浙江、江西、福建、台湾、湖北、广东、香港、广西等地。日本也有分布。

◎六月雪

【植物特征】小灌木，高60~90cm，有臭气。叶革质，卵形至倒披针形，长6~22mm，宽3~6mm，顶端短尖至长尖，边全缘，无毛；叶柄短。花单生或数朵丛生于小枝顶部或腋生，

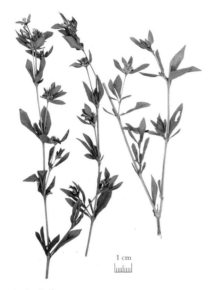

1 cm

⊙白马骨

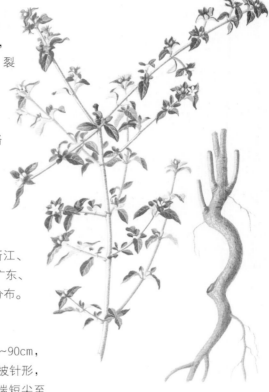

⊙白马骨

有被毛、边缘浅波状的苞片；萼檐裂片细小，锥形，被毛；花冠淡红色或白色，长6~12mm，裂片扩展，顶端3裂；雄蕊突出冠管喉部外；花柱长突出，柱头2，直，略分开。花期5—7月。

【生　境】生于河溪边或丘陵的杂木林内。

【分　布】江苏、安徽、江西、浙江、福建、广东、香港、广西、四川、云南。日本、越南也有分布。

【采集加工】全年均可采挖，除去泥沙，晒干。

【药材性状】本品全长40~100cm。根细长，灰白色。茎圆柱形，多分枝，直径0.3~0.8cm，深灰色，有纵裂纹，外皮易剥离，嫩枝灰色，被微

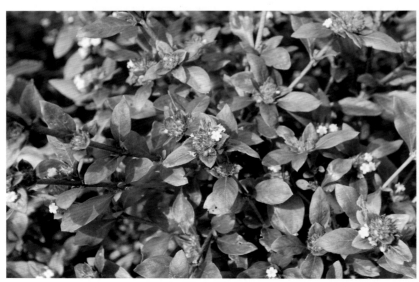

⊙白马骨

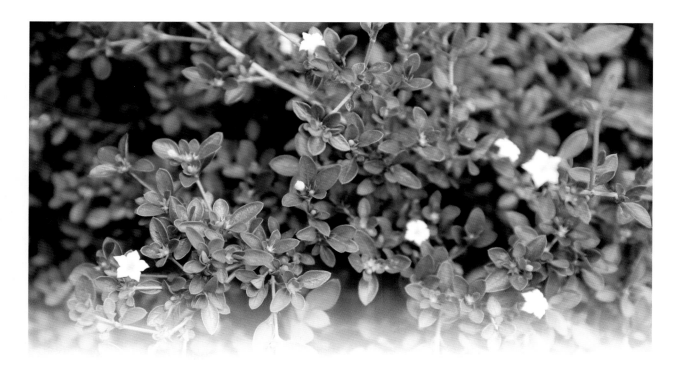

⊙ 六月雪

毛。叶对生，有短柄；叶片卵形至披针形，长1.5~3cm，宽0.8~1.5cm，绿黄色，全缘。花无梗，苞片及萼片刺尖，灰绿色；花冠漏斗状，白色，核果近球形。气微，味淡。以枝叶多、带绿者为佳。

【性味归经】味淡、微辛，性凉。归肝、脾、大肠经。

【功能主治】疏风解表，清热除湿，舒筋活络。用于感冒，咳嗽，牙痛，急性扁桃体炎，咽喉炎，急、慢性肝炎，肠炎，痢疾，小儿疳积，高血压头痛，偏头痛，风湿性关节炎，白带；茎烧灰点眼治目翳。

【用法用量】用量15~30g。

【附　方】

❶感冒：六月雪、凤尾草、筋骨草各30g。水煎服。

❷流行性感冒：六月雪、千里光、土牛膝、白茅根各15g，留兰香3g。水煎，分2次服，每日1剂。

❸急性黄疸型传染性肝炎：六月雪30g，山栀根30g，紫金牛15g。水煎服，每日1剂。

❹肠炎：六月雪18.5kg，算盘子11kg，铁扫帚3.75kg。水煎3次，过滤，浓缩成15 000mL，加安息香酸75g，溶于3 000mL酒精中，加糖精10g，搅匀备用。每服15~20mL，每日3次。

❺牙科炎症（牙周炎、牙龈炎、冠周炎、牙髓炎）：六月雪、蒲公英、犁头草各15g，威灵仙9g。水煎2次，早晚各服1次。

❻急性角膜炎，角膜云翳：a.六月雪根去粗皮，取二层皮，加奶适量，捣烂取汁，再用纱布过滤，滴眼，每日3~5次，每次1~2滴。b.六月雪根去粗皮，烧灰存性，轻轻敲下表层白灰，其余部分去掉，用新笔蘸白灰点在云翳上，半小时后再用毛笔轻轻扫除，每日1~2次，至云翳退净为止。

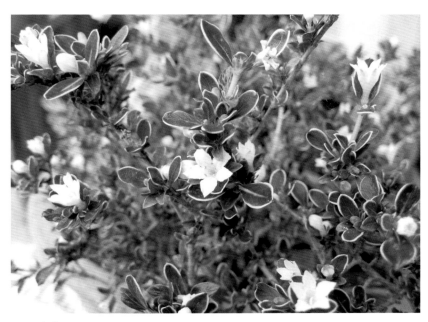

⊙ 六月雪

布狗尾

【别　名】兔尾草、土狗尾、牛春花。

【来　源】本品为蝶形花科植物猫尾草**Uraria crinita**（Linn.）Desv. [*U. crinita*（Linn.）Desv. var. *macrostachya* Wall.] 的干燥全草。

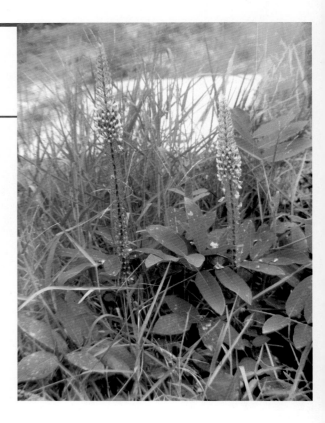

【植物特征】直立亚灌木，高1~1.5m；茎有少数分枝，被短柔毛。羽状复叶有小叶3~5片或有时7片；小叶近革质，长圆形、卵状披针形或卵形，长10~15cm，宽5~7cm，顶端略尖，基部圆形或浅心形，叶面无毛或有时脉上被疏毛，背面被短柔毛，小托叶针状，长约2mm。花紫色，密集排成顶生或腋生的总状花序，长可达30cm以上；苞片生于花序基部的较宽阔且宿存，被缘毛，往上逐渐变狭，至顶端的则呈针状，伸出于花之上，使花序顶部呈毛帚状，花开放时即脱落；花梗长约4mm，花后伸长达15mm，弯曲，被白色长柔毛和钩状短毛；花萼浅杯状，5深裂，上部2裂片较短，被白色长硬毛；花冠蝶形，长约6mm，旗瓣倒卵圆形，翼瓣和龙骨瓣粘贴，龙骨瓣钝，稍内弯；雄蕊10，2组；子房无柄，花柱内弯。荚果微被短柔毛，有荚节2~4个，荚节椭圆形，具网纹。

【生　境】生于海拔850m以下的坡地、路旁或灌丛中。

【分　布】福建、江西、广东、香港、海南、广西、云南、台湾等地。印度、斯里兰卡、中南半岛、马来半岛、南至澳大利亚也有分布。

【采集加工】秋季花期采收全草，晒干。

【药材性状】本品全长50~120cm，青绿色或青黄色。根多数，粗而长，土黄色。有分枝，被短柔毛。叶互生，常皱卷或破碎，为奇数羽状复叶，具长柄；小叶3~7片，对生，长圆形、卵状披针形或椭圆形，薄革质，长10~15cm，宽5~7cm，全缘，叶面常无毛，背面被柔毛。总状花序顶生，上端弯曲，长约30cm或更长，类似狗尾状，残留紫色花梗钩状。偶见荚果。气无，味甘、淡。以枝叶多、根粗长、带花穗者为佳。

【性味归经】味甘、淡，性微寒。归肺、胃经。

【功能主治】散瘀止血，清热止咳，凉血消肿。用于外感风热，咳嗽痰多，疟疾，吐血，咳嗽，咯血，尿血，刀伤出血，子宫脱垂，脱肛，小儿疳积。

【用法用量】用量30~60g。

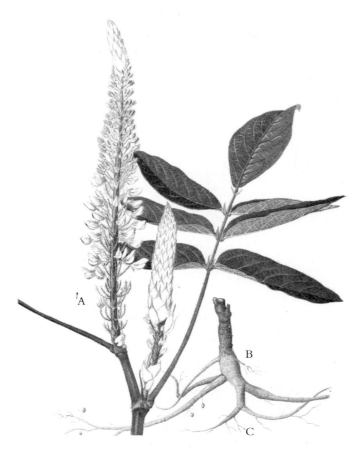

A. 花枝；B. 根；C. 小根上有根瘤

龙葵

【别　名】野辣虎、野海椒、小苦菜、石海椒。

【来　源】本品为茄科植物龙葵**Solanum nigrum** Linn.或少花龙葵**Solanum americanum** Miller [*S. photeinocarpum* Nakamura et Odashima] 的干燥地上部分。

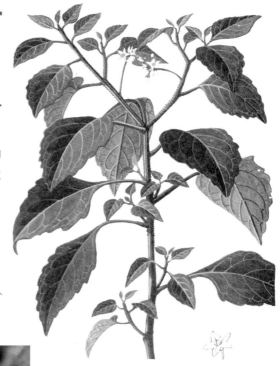

⊙ 龙葵

◎ 龙葵

【植物特征】一年生直立草本，高0.3~1m；茎绿色或紫色。叶互生，卵形，长2.5~10cm，顶端短尖，基部楔形，下延及柄，全缘或具不规则波状齿，无毛或两面疏被短柔毛；叶脉每边5~6条；叶柄长1~2cm。蝎尾状聚伞花序侧生，有花4~10朵；花萼小，浅杯状；花冠白色，5深裂，裂片卵圆形，长2~3mm；雄蕊5，花丝短。浆果球形，直径约8mm，成熟时黑色；种子多数，近卵形。花、果期几全年。

【生　境】生于山坡、荒地、田边及村庄附近旷地上。

【分　布】香港、广东、海南、台湾、江西、浙江、江苏、湖南、湖北、河北、云南、贵州等地。欧洲、亚洲、美洲的温带地区也有分布。

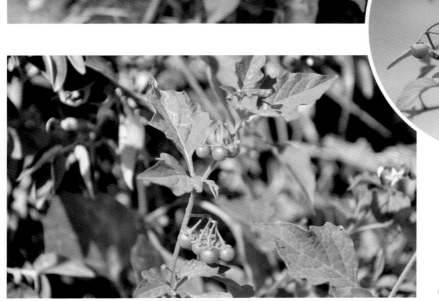

⊙ 龙葵

◎少花龙葵

【植物特征】少花龙葵为纤弱草本，茎无毛或近于无毛，高约1m。叶薄，卵形至卵状长圆形，长4~8cm，宽2~4cm，顶端渐尖，基部楔形下延至叶柄而成翅，叶缘近全缘，波状或有不规则的粗齿，两面均具疏柔毛，有时下面近于无毛；叶柄纤细，长1~2cm，具疏柔毛。伞形花序，腋外生，纤细，具微柔毛，着生1~6朵花，总花梗长1~2cm，花梗长5~8mm，花小，直径约7mm；萼绿色，直径约2mm，5裂达中部，裂片卵形，顶端钝，长约1mm，具缘毛；花冠白色，筒部隐于萼内，长不及1mm，冠檐长约3.5mm，5裂，裂片卵状披针形，长约2.5mm；子房近圆形，直径不及1mm，花柱纤细，长约2mm，中部以下具白色绒毛，柱头小，头状。浆果球状，直径约5mm，幼时绿色，成熟后黑色。花、果期几全年。

【生　境】生于田野、荒地及村庄附近旷地上。

【分　布】香港、广东、海南、台湾、福建、江西、湖南、广西等地。马来西亚也有分布。

【采集加工】夏、秋季采割全草，除去杂质，晒干。

【药材性状】本品茎呈圆柱形，多分枝，长20~60cm，直径0.2~1cm，绿色或黄绿色，有槽状纵皱；质硬而脆，断面黄白色，中空。叶卷缩或破碎，完整者卵形，长2.5~10cm，宽1.5~5.5cm，暗绿色，两面光滑或疏被短柔毛。聚伞花序蝎尾状，腋外生，有花4~10朵，但多已脱落；花萼杯状，棕褐色；花冠棕黄色。浆果球形，直径6~8mm，成熟时棕黑色，皱缩。种子多数，棕色。气微，味淡。以茎叶绿色、带果者为佳。

【性味归经】味苦、微甘，性寒；有小毒。归肺、脾经。

【功能主治】清热解毒，利水消肿。用于感冒发热，牙痛，慢性支气管炎，痢疾，尿路感染，乳腺炎，白带异常，癌症。外用治痈疖疔疮，天疱疮，蛇咬伤。

【用法用量】用量9~30g。外用适量，鲜品捣烂敷患处。

【附　方】

①慢性气管炎：龙葵全草50g，桔梗9g，甘草3g。上药为1日量，10日为一个疗程。

②急性乳腺炎：龙葵60g，水煎，分2次服，每日1剂。一般在3~7日内症状消失。

③癌症胸腹水：鲜龙葵500g（或干品120g），水煎服，每日1剂。

④毒蛇咬伤：龙葵、六月雪鲜叶各30g，捣烂取汁内服，将药渣外敷。连用2日。

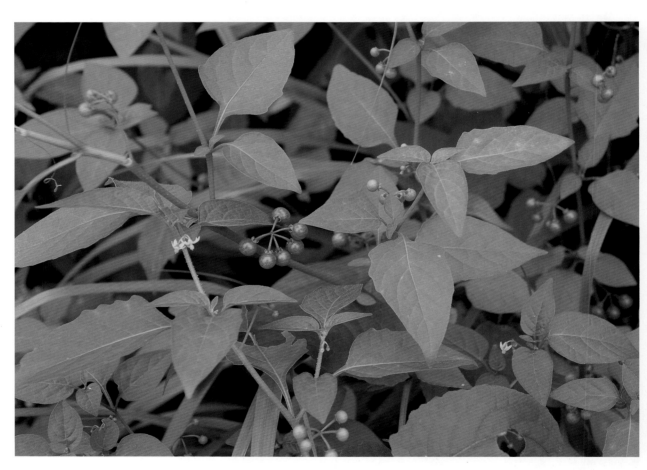

◎少花龙葵

四块瓦

【别　名】獐耳细辛、四叶细辛、四大王、四叶金。

【来　源】本品为金粟兰科植物及已**Chloranthus serratus**（Thunb.）Roem. et Schult. 的干燥全草。

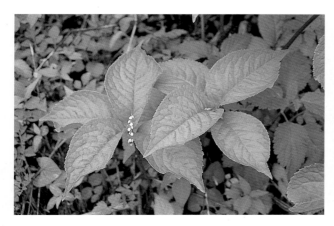 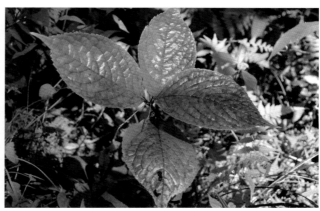

【植物特征】多年生草本，高15~50cm；根茎横走，粗短，具多数须根；茎直立，单生或数个丝生，有明显的节，下部节处有2片对生的鳞状叶。叶对生，纸质，4~6片生于茎的上部，椭圆形或倒卵形，长7~15cm，宽3~6cm，顶端长渐尖，基部楔形，边缘有密锯齿，齿端有一腺体；叶脉羽状，具6~8对侧脉；叶柄长8~25mm；鳞状叶膜质，三角形。穗状花序顶生，偶有腋生，单生或具2~3分枝；总花梗长1~3.5cm；花白色，无花被；雄蕊3，药隔发达，下部合生并着生于子房上部，中央的药隔具1个2室的花药，两侧的药隔各具1个1室的花药；子房卵形，无花柱，柱头粗短。核果近球形，绿色，直径约4mm。花期4—5月；果期6—8月。

【生　境】生于海拔200~350m的山谷林下或林下潮湿处。

【分　布】安徽、江苏、浙江、江西、福建、湖北、湖南、广东、香港、广西、贵州、四川等地。日本也有分布。

【采集加工】全年可采，拔取全草、抖净泥沙，晒干。

【药材性状】本品全长20~30cm，黄绿色。根茎横生呈结节状，下生有多数细长须根，暗灰棕色或暗灰黄色，直径约1mm，略有纵皱纹；质硬而脆，易折断，断面灰白色，可见中央有圆形小木心。嚼之味辛微苦涩、粉质。茎圆柱状，表面有直沟纹，具3~5明显的节。叶2片对生，4~6片生于茎顶，叶片皱卷，展平后呈椭圆形或倒卵形，长5~10cm，宽2.5~5cm。顶端尖，边缘具锯齿，上面暗绿色，下面灰绿色，叶脉明显突起。穗状花序偶见，常单生于枝顶。气微，味辛微苦。以色绿、须根多者为佳。

【性味归经】味辛，性温；有毒。归脾经。

【功能主治】舒筋活络，祛风止痛，消肿解毒。用于风湿腰腿痛，跌打损伤，风湿性腰腿痛，疔疮肿毒，毒蛇咬伤。

【用法用量】用量3~6g。外用适量，鲜草捣烂敷患处。

【附　注】本品有毒，内服宜慎，孕妇禁用。一般研末吞服极易中毒，煎剂毒性较弱。凡服药3株以上者，均出现严重中毒现象，甚至死亡。

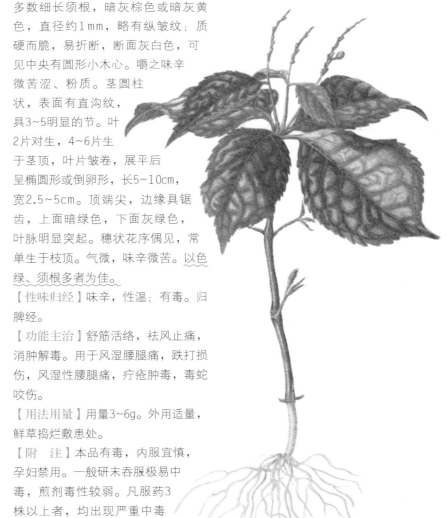

白毛将

【别　名】毛辣花、白鸽草、白头妹、过饥草、毛将军。

【来　源】本品为旋花科植物土丁桂**Evolvulus alsinoides** Linn. 的干燥全草。

【植物特征】一年生纤细草本，全株被毛，高20~50cm，直立或斜升，多分枝。叶互生，卵形、长圆形或椭圆形，长0.8~1.5cm，宽5~9mm，顶端钝，具小短尖，基部圆形，密被毛，边全缘，具短柄或几无柄。花腋生，单生或2~3朵呈聚伞状；总花梗纤细，比叶长；苞片2，小，条形，被毛；萼片5，披针形，被柔毛，顶端尖，稍不等长；花冠漏斗状，淡蓝色或白色，径约5~8mm，5浅裂；雄蕊5；子房2室，每室有2胚珠，花柱2，叉状，每一分枝再2裂，柱头线状或棒状。蒴果近球形，4瓣开裂；种子4粒。花期5—9月。

【生　境】生于山坡、丘陵、干旱开旷地或草坡上。

【分　布】我国长江以南各地。非洲东部、马达加斯加、经印度、中南半岛、马来西亚至菲律宾均有分布。

【采集加工】夏、秋季采收全草，抖净泥沙，晒干。

【药材性状】本品全长20~50cm。根细长，稍曲折，棕褐色，直径约3mm。茎纤细，圆柱形。直径约1mm，灰绿色至淡黄色，茎、枝及叶均密被灰白色柔毛。叶互生，排列甚密，皱缩，展平后呈卵形或狭长圆形，长0.4~1.5cm，宽2~4mm，顶端短尖，基部钝圆，全缘，中脉明显。叶腋偶见残留小花。气微，味苦。以叶多、全株银灰色者为佳。

【性味归经】味苦、涩，性平。归肺、肝经。

【功能主治】止咳平喘，清热利湿，散瘀止痛。用于支气管哮喘，肺热咳嗽，湿热黄疸，胃痛，消化不良，急性肠炎，痢疾，尿路感染，白带异常，跌打损伤，腰腿痛。

【用法用量】用量3~9g。

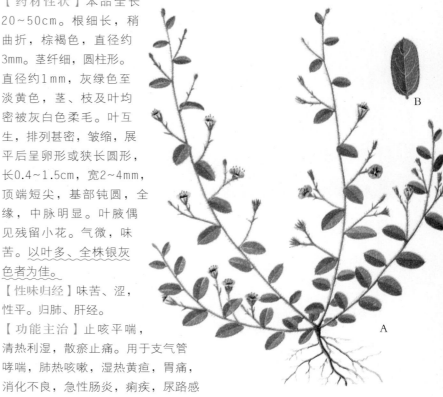

A. 植林；B. 叶

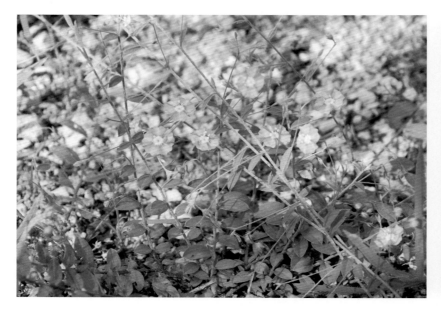

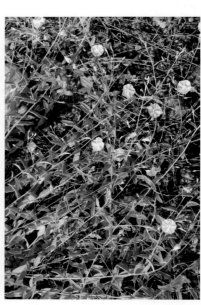

白英

【别　名】山甜菜、蔓茄、北风藤。

【来　源】本品为茄科植物白英**Solanum lyratum** Thunb. 的干燥全草。

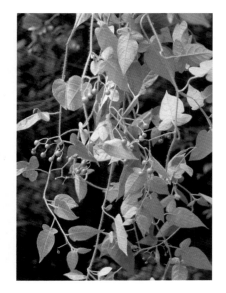

【植物特征】草质藤本。长0.5~1m，茎及小枝均密被具节长柔毛。叶互生，多数为琴形，长3.5~5.5cm，宽2.5~4.8cm，基部常3~5深裂，裂片全缘，侧裂片愈近基部的愈小，顶端钝，中裂片较大，通常卵形，顶端渐尖，两面均被白色发亮的长柔毛，中脉明显，侧脉在下面较清晰，通常每边5~7条；少数在小枝上部的为心脏形，小，长1~2cm；叶柄长1~3cm，被有与茎枝相同的毛被。聚伞花序顶生或腋外生，疏花，总花梗长2~2.5cm，被具节的长柔毛，花梗长0.8~1.5cm，无毛，顶端稍膨大，基部具关节；萼环状，直径约3mm，无毛，萼齿5，圆形，顶端具短尖头；花冠蓝紫色或白色，直径约1.1cm，花冠筒隐于萼内，长约1mm，冠檐长约6.5mm，5深裂，裂片椭圆状披针形，长约4.5mm，顶端被微柔毛；花丝长约1mm，花药长圆形，长约3mm，顶孔略向上；子房卵形，直径不及1mm，花柱丝状，长约6mm，柱头小，头状。浆果球状，成熟时红黑色，直径约8mm；种子近盘状，扁

平，直径约1.5mm。花期夏、秋季，果熟期秋末。

【生　境】生于溪旁、路边、菜地附近和山谷等较肥沃、湿润而向阳处。

【分　布】福建、江西、浙江、江苏、安徽、湖南、湖北、河南、陕西、广西、云南、贵州、四川等地。日本、朝鲜、中南半岛也有分布。

【采集加工】夏、秋季采挖，洗净，晒干。

【药材性状】本品全长1~4m，通体密被长柔毛。根稍弯曲，浅棕黄色。茎圆柱形，稍有直棱，灰绿色或灰黄色，被分节长毛。叶片皱卷，完整者琴形，长3~8cm，宽2~4.5cm，顶端渐尖，基部常3~5深裂，叶面棕绿色，叶背灰绿色；叶柄长2~4cm。聚伞花序顶生或腋外生；花冠5裂，裂片长约4.5mm，棕黄色。浆果球形，直径约8mm，绿棕色。种子近圆形，扁平。气微，味淡。以叶多、色绿、带花、带果、毛浓密者为佳。

【性味归经】味甘、苦，性微寒。归肺、脾、肝经。

【功能主治】清热解毒，消肿镇痛，利水。用于风热感冒，发热，咳嗽，阴道糜烂，痈疮，癣疥，黄疸型肝炎，丹毒，癌症，蛇伤，急性胃肠炎，瘰疬，白带，风火赤眼，牙痛，甲状腺肿大，化脓性骨髓炎，痔疮。

【用法用量】用量15~30g。

【附　方】

❶ 黄疸型肝炎：白英、天胡荽各30g，虎刺根15g。水煎服。

❷ 肺癌：白英、狗牙半支（垂盆草）各30g，水煎服，每日1剂。

【附　注】千年不烂心常被误认为是本种的别名。但据吴徵镒教授考证，实为另一种植物，他命名为Solanum cathayanum C. Y. Wu et S. C. Huang。

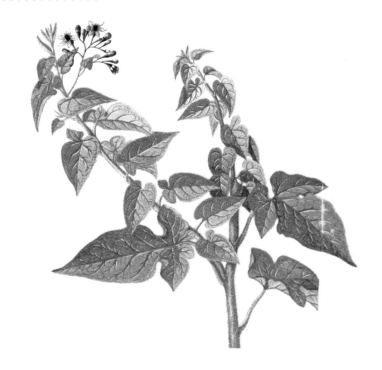

冬凌草

【别　名】破血丹、野藿香花、山香草、雪花草。

【来　源】本品为唇形科植物碎米桠**Isodon rubescens**（Hemsl.）Kudo
[*Rabdosia rubescens*（Hemsl.）Hara] 的干燥地上部分。

【植物特征】直立小灌木，高30~100cm；根茎木质；茎上部四棱形，下部圆柱形，嫩枝被绒毛。叶对生，菱状卵圆形，长2~6cm，宽1.5~3cm，顶端渐尖，基部下延成翅状，上面被疏柔毛及腺点，下面被灰白色短绒毛。聚伞花序排成狭窄、顶生圆锥花序状；花萼钟形，常带紫红色，檐部不明显二唇形，下唇二齿稍大，平伸，果时萼明显增大；花冠浅蓝色或淡紫红色，基部上方具浅囊状突起；雄蕊及花柱伸出。小坚果倒卵状三棱形，褐色，无毛。花期7—10月；果期8—11月。

【生　境】生于山坡、谷地、沟溪边及灌丛中。

【分　布】我国北部、西北部、东部、中部等地区，以及广西。

【采集加工】夏、秋季采割，晒干。

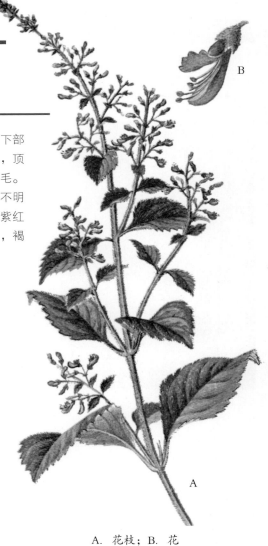

A. 花枝；B. 花

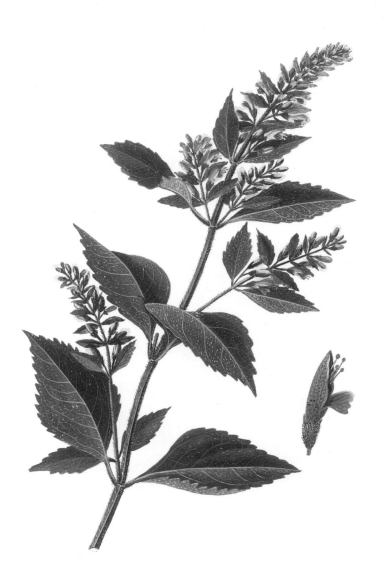

【药材性状】本品茎呈方柱形，长30~70cm，红褐色，有柔毛；质硬，断面淡绿色或黄白色。叶对生，叶片常卷缩，展平后呈卵形或宽卵形，长2~6cm，宽1.5~3cm，顶端渐尖，基部下延成柄，边缘有粗锯齿，叶面绿棕色，有腺点，叶背绿色，沿叶脉被疏柔毛。聚伞状圆锥花序顶生，花小，萼管状钟形，5齿裂；花冠二唇形。小坚果宽倒卵形。气微香，味苦、甘。以叶多、色绿者为佳。

【性味归经】味苦、甘，性微寒。归肺、胃、肝经。

【功能主治】清热解毒，活血止痛。用于咽喉肿痛，癥瘕痞块，扁桃体炎，蛇虫咬伤，风湿骨痛。

【用法用量】用量30~90g。外用适量。

半边旗

【别　名】半边蕨、单片锯、半边牙、半边梳。

【来　源】本品为凤尾蕨科植物半边旗**Pteris semipinnata** L. 的全草。

【植物特征】陆生多年生蕨类植物。株高35~100cm。根茎长而横走，先端和叶柄着生处有鳞片，鳞片线状钻形，全缘，黑褐色。叶疏生，叶柄粗壮，长达50cm，和叶轴均光亮，有4棱；叶片草质，轮廓为卵状披针形，长达40cm或稍过之，二回深羽裂；顶生羽片三角形至阔披针形，长10~12cm，先端尾状渐尖，篦齿状深裂达于叶轴；有6~12对线形或长圆形的裂片，长2.5~4cm；侧生羽片常4~7对，下部的有短柄，半边的羽状分裂，即羽片上半边不发育，下半边篦齿状3~6深裂几达羽轴，裂片线形或镰刀形，长1.5~4cm，不生孢子的裂片边缘有钝齿，叶脉明显，单一或二岐分叉。孢子囊群线形，沿裂片边缘着生，囊群盖线形，仅上面一层，膜质，灰褐色。

【生　境】生于海拔850m以下的疏林下、溪边或岩石旁酸性土壤上。

【分　布】广东、广西、台湾、福建、江西、湖南、贵州、四川、云南等地。日本、菲律宾、越南、老挝、缅甸、马来西亚、斯里兰卡及印度也有分布。

【采集加工】全年可采，拔取全株，抖净泥沙，晒干。

【药材性状】本品根茎横走，密被黑褐色鳞片，长3~5cm，直径0.6~1cm，下生稀疏黑褐色须根。叶疏生，叶柄粗壮而直立，长20~50cm，直径2~3mm，紫褐色至黑色，光亮，具4棱；叶一型，革质，青绿色至淡紫绿色，叶片卵状披针形，长15~40cm，宽6~15cm，二回羽状分裂；顶生羽片篦齿状深裂，侧生羽片有短柄，半边的羽状分裂，即上半边不发育。孢子囊群线形，连续排列于叶缘两边。气微，味淡。以叶片青绿色、带根茎者为佳。

【性味归经】味苦、辛，性凉。归肺、肝经。

【功能主治】清热解毒，消肿止血。用于细菌性痢疾，急性肠炎，黄疸型肝炎，结膜炎。外用治跌打肿痛，外伤出血，疮疡疖肿，湿疹，毒蛇咬伤。

【用法用量】用量15~60g。外用适量，鲜品捣烂敷患处，或水煎洗患处。

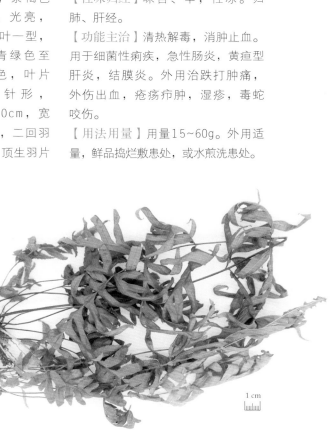

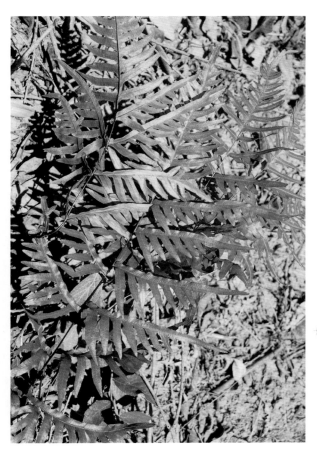

1 cm

地锦草

【别　名】铺地锦、田代氏大戟。

【来　源】本品为大戟科植物地锦**Euphorbia humifusa** Willd. 的干燥全草。

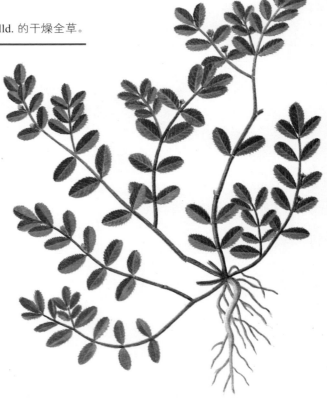

【植物特征】一年生草本，高10~15cm；茎纤细，匍匐，常自基部分枝，无毛，带紫红色。单叶对生，椭圆形，长5~10mm，宽4~5mm，顶端钝圆，基部偏斜，绿色或有时带紫红色，无毛或稍被毛。杯状聚伞花序单生于叶腋或侧枝顶端；总苞倒圆锥形，淡红色，4裂，裂片长三角形，弯曲处有腺体4，横长圆形，具白色花瓣状附属物；雄花具1雄蕊，花丝短，无花被；雌花单生于花序中央，子房柄伸出总苞之外，无花被，子房3室，花柱3，2裂。蒴果由3个二瓣裂的分果瓣组成，三棱状球形；种子卵形，黑褐色，有白色粉霜，长约1.2mm，宽约0.7mm。花、果期5—10月。

【生　境】生于荒地或路旁草地上。

【分　布】黑龙江、陕西、河北、河南、安徽、江苏、浙江、湖北、湖南、广东、福建、四川、贵州等地。亚洲东部和欧洲也有分布。

【采集加工】夏、秋季采收，除去杂质，晒干。

【药材性状】本品常皱缩卷曲；根细小。茎纤细，常自基部分枝，紫红色，光滑无毛；质脆，易折断，断面黄白色，中空。单叶对生，无柄或有淡红色短柄；叶片常皱缩或脱落，完整叶片呈椭圆形，长5~10mm，宽4~5mm，绿色或带紫红色，通常无毛或被疏柔毛，顶端钝圆，基部偏斜，边缘具小锯齿。杯状聚伞花序腋生，细小。蒴果三棱状球形，表面光滑。种子细小，卵形，黑褐色。无臭，味微涩。以叶多、色绿、茎带紫红者为佳。

【性味归经】味辛，性平。归肝、大肠经。

【功能主治】清热解毒，利湿退黄，通经活血，止血消肿。用于湿热痢疾，黄疸，咯血，吐血，血淋，便血，崩漏，乳汁不下，小儿疳积，跌打损伤，疮疡肿毒，毒蛇咬伤，烧、烫伤。

【用法用量】用量10~15g。外用鲜品捣烂敷患处。血虚无瘀及脾胃虚弱者慎用。

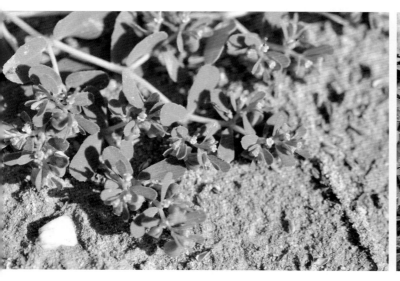

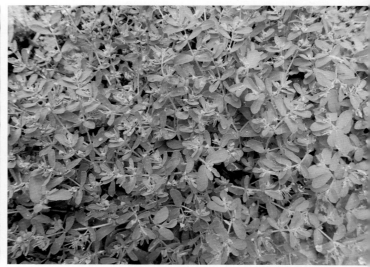

百蕊草

【别　名】积药草、珍珠草。

【来　源】本品为檀香科植物百蕊草**Thesium chinense** Turcz. 的干燥全草。

【植物特征】多年生柔弱草本，高15~40cm，全株多少被白粉，无毛。茎细长，簇生，基部以上疏分枝，斜升，有纵沟。叶线形，长1.5~3.5cm，宽0.5~1.5mm，顶端急尖或渐尖，具单脉。花单一，5数，腋生；花梗短或很短，长3~3.5mm；苞片1，线状披针形；小苞片2，线形，长2~6mm，边缘粗糙；花被绿白色，长2.5~3mm，花被管呈管状，花被裂片顶端锐尖，内弯，内面的微毛不明显；雄蕊不外伸；子房无柄，花柱很短。坚果椭圆状或近球形，长或宽2~2.5mm，淡绿色，表面有明显、隆起的网脉，顶端的宿存花被近球形，长约2mm；果柄长3.5mm。花期4—5月；果期6—7月。

【生　境】生于荒坡、草地上。

【分　布】我国东北地区及内蒙古，南至广东、广西和云南。日本、朝鲜也有分布。

【采集加工】春、夏季采挖，除去泥沙，晒干。

【药材性状】本品主根呈圆锥形，直径1~4mm，棕黄色，有纵皱纹。茎多枝丛生，纤细，长12~40cm，暗黄绿色，具直棱；质脆，易折断，断而中空。叶互生，线形，长1~3.5cm。花单生于叶腋，近无梗。坚果球形，直径约2mm，表面有隆起的花纹，顶端有宿存花被。气微，味淡。以叶多、色黄绿者为佳。

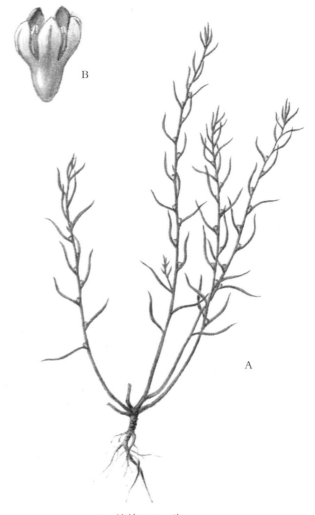

A

B

A. 植株；B. 花

【性味归经】味辛、苦、涩，性平。归脾、肾经。

【功能主治】清热解毒，解暑。用于感冒发热，肺炎，支气管炎，肺脓疡，扁桃体炎，中暑，急性乳腺炎，淋巴结结核，急性膀胱炎。

【用法用量】用量15~30g。

【附　方】

❶肺炎，肺脓肿，扁桃体炎，乳腺炎，上呼吸道感染：百蕊草，春、夏季采者每日15~60g，秋季采者每日60~90g，小儿酌减，水煎服（煎药时，火不宜过大，时间不宜过长）。

❷急性乳腺炎：百蕊草全草15~20株，煎水300mL，以米酒送服。

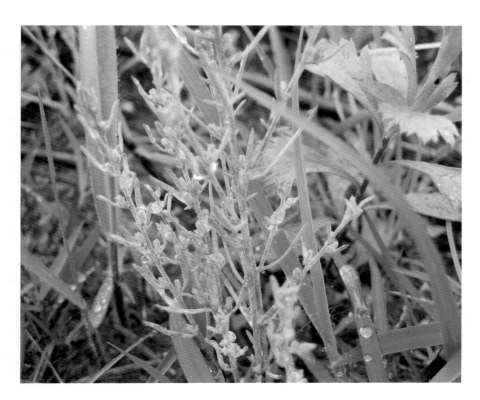

肉苁蓉

【别　名】大云、甜大芸、淡大芸。

【来　源】本品为列当科植物肉苁蓉**Cistanche deserticola** Y. C. Ma或管花肉苁蓉**Cistanche tubulosa**（Schrenk）Wight 的干燥带鳞片的肉质茎。

◎肉苁蓉

【植物特征】多年生寄生肉质草本，高40~100cm，下部藏于地下；茎粗壮，基部直径5~10cm，不分枝，或基部分成2~4枝。叶螺旋状排列，鳞片状，下部叶阔卵形，或三角状卵形，长0.5~1.5cm，宽1~2cm，上部叶较稀疏，披针形至狭披针形，长2~4cm，宽0.5~1cm，两面均无毛。花淡黄色或淡紫色，排成顶生、多花、长15~50cm的穗状花序；下部苞片卵状披针形至线状披针形，与花冠近等长；小苞片与萼近等长；花冠管状钟形，长3~4cm，冠檐裂片半圆形；雄蕊4，花丝基部和花药被长毛。蒴果卵球形，长1.5~2.7cm；种子极多数，椭圆形或近卵形，长0.6~1mm，表面有网纹。

【生　境】生于荒漠、沙丘，常寄于琐琐和白琐琐的根上。

【分　布】内蒙古、宁夏、甘肃、新疆等地。

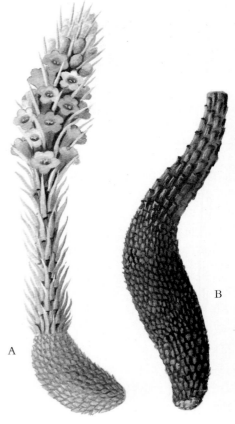

A. 植株；B. 药材（肉苁蓉）　⊙ 肉苁蓉

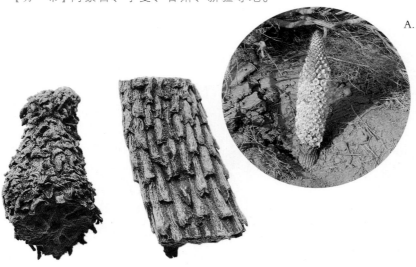

⊙ 肉苁蓉

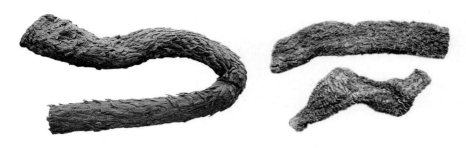

⊙ 肉苁蓉药材

◎管花肉苁蓉

【植物特征】管花肉苁蓉，植株高60~100cm，地上部分高30~35cm。茎不分枝，基部直径3~4cm。叶乳白色，干后变褐色，三角形，长2~3cm，宽约5mm，生于茎上部的渐狭为三角状披针形或披针形。穗状花序，长12~18cm，直径5~6cm；苞片长圆状披针形或卵状披针形，长2~2.7cm，宽5~6.5mm，边缘被柔毛，两面无毛；小苞片2，线状披针形或匙形，长1.5~1.7cm，宽2.5mm，近无毛。花萼筒状，长1.5~1.8cm，顶端5裂至近中部，裂片与花冠筒部一样，乳白色，干后变黄白色，近等大，长卵状三角形或披针形，长0.6~1cm，宽2.5~3mm。花冠筒状漏斗形，长4cm，顶端5裂，裂片在花蕾时带紫色，干后变棕褐色，近等大，近圆形，长8mm，宽1cm，两面无毛。雄蕊4，花丝着生于距筒基部7~8mm处，长1.5~1.7cm，基部膨大并密被黄白色长柔毛，花药卵形，长

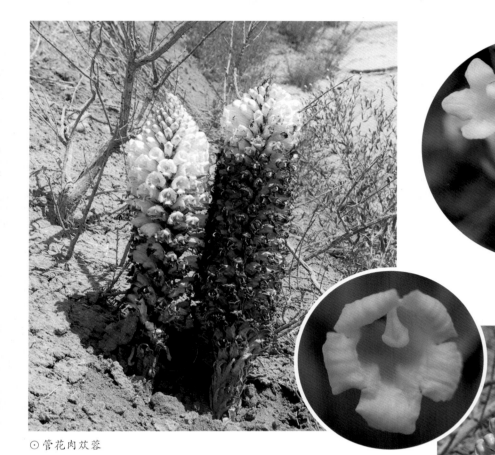

⊙ 管花肉苁蓉

⊙ 管花肉苁蓉

4~6mm，密被黄白色长柔毛，基部钝圆，不具小尖头。子房长卵形，花柱长2.2~2.5cm，柱头扁圆球形，2浅裂。蒴果长圆形，长1~1.2cm，直径7mm。种子多数，近圆形，干后变黑褐色，外面网状。花期5—6月，果期7—8月。

【生　境】生于水分较充足的怪柳丛中及沙丘地。

【分　布】新疆南部。非洲北部、阿拉伯半岛、巴基斯坦、印度一直到俄罗斯的中亚地区也有分布。

【采集加工】春、秋季采收。春收的采后除去花序和残茎，半埋沙土中，待过盛夏晒干，称淡苁蓉。秋收的因水分大，为防霉烂，须投入盐湖中腌制，过冬后取出晒干。称盐苁蓉。

【药材性状】肉苁蓉　春收的呈不规则扁柱形，常弯曲，长10~20cm，密被肉质鳞片状叶或其残基。体重，质坚而韧，不易拆断，断面淡棕色或棕黑色，有放射状或被波状花纹，中央有髓心。气微，有豆酱气味，味微甜。秋收的性状与上述基本相似，但表面黑褐色，被白色盐霜。质柔润不干，易折断，断面黑棕色或黑色。气微，味咸。

　　　　管花肉苁蓉　呈类纺锤形、扁纺锤形或扁柱形，稍弯曲，长5~25cm，直径2.5~9cm。表面棕褐色至黑褐色。断面颗粒状，灰棕色至灰褐色，散生点状维管束。

【性味归经】味甘、咸，性温。归肾、大肠经。

【功能主治】补肾阳，益精血，润肠通便。用于阳痿，不孕，腰膝冷痛，筋骨酸软无力，肠燥便秘。

【用法用量】用量6~10g。

【附　注】盐苁蓉入药需漂去盐分。

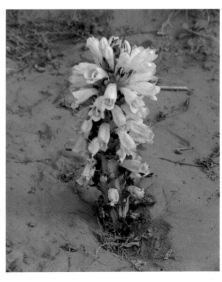

⊙ 管花肉苁蓉

向天盏

【别　名】大力草。

【来　源】本品为唇形科植物韩信草Scutellaria indica Linn. 的干燥全草。

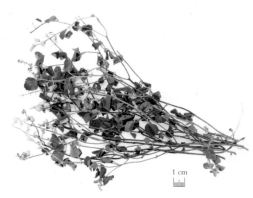

【植物特征】多年生草本。茎高12~28cm，上升直立，四棱形，粗约1~1.2mm，被微柔毛。叶草质至近坚纸质，心状卵圆形至椭圆形，长1.5~2.6cm，宽1.2~2.3cm，顶端钝或圆，基部圆形、浅心形至心形，边缘密生整齐圆齿，两面被微柔毛或糙伏毛；叶柄长0.4~2cm，腹平背凸，密被微柔毛。花对生，在茎或分枝顶上排列成长4~8（~12）cm的总状花序；花梗长2.5~3mm，与序轴均被微柔毛；最下一对苞片叶状，卵圆形，长达1.7cm，边缘具圆齿，其余苞片均细小，卵圆形至椭圆形，长3~6mm，宽1~2.5mm，全缘，无柄，被微柔毛；花萼开花时长约2.5mm，被硬毛及微柔毛，盾片花时高约1.5mm，果时竖起，增大

一倍；花冠蓝紫色，长1.4~1.8cm，外疏被微柔毛，内面仅唇片被短柔毛；冠筒前方基部状，其后直伸，向上逐渐增大，至喉部宽约4.5mm；冠檐二唇形，上唇盔状，内凹，顶端微缺，下唇中裂片圆状卵圆形，两侧中部微内缢，顶端微缺，具深紫色斑点，两侧裂片卵圆形；雄蕊4，二强；花丝扁平，中部以下具小纤毛。成熟小坚果栗色或暗褐色，卵形，长约1mm，直径不到1mm，具瘤，腹面近基部具一果脐。花、果期2—6月。

【生　境】生于山坡、草地、路旁、山谷等处。

【分　布】香港、广东、台湾、福建、江西、安徽、浙江、江苏、湖南、河南、陕西、广西、贵州、云南、四川等地。印度、中南半岛、印度尼西亚、日本和朝鲜也有分布。

【采集加工】夏、秋季采收，将全草晒干。

【药材性状】本品全长10~25cm，全体被毛。根纤细；茎方柱形，灰绿色。叶对生，叶片较厚，多皱缩，展平后呈卵圆形，长1.5~2.5cm或稍过之，宽1~2cm，灰绿色或暗紫色，顶端钝，基部浅心形或截平，边缘有钝齿；叶柄长0.5~2.5cm。总状花序顶生，花偏生于一侧；萼上唇片背面有一高约1.5mm的盾片；花冠二唇形，长约1.6cm，被毛，冠管前方基部膝曲。小坚果卵圆形，浅棕色，藏于宿萼内。气微，味微苦。以叶多、色绿者为佳。

【性味归经】味辛、微苦，性平。归心、肝、肺经。

【功能主治】清热解毒，活血散瘀。用于胸胁闷痛，肺脓肿，痢疾，肠炎。外用治疗疮痈肿，跌打损伤，胸胁疼痛，毒蛇咬伤，蜂螫伤，外伤出血。

【用法用量】用量15~30g。外用适量，鲜品捣烂敷患处。

【附　方】

❶跌打损伤：韩信草60g，加热甜酒60g，同捣烂，取汁内服，并用药渣敷患处。

❷疗疮：韩信草60g，水煎，冲烧酒服，另用根和烧酒捣汁敷患处。

❸化脓性骨髓炎：韩信草、三桠苦、雾水葛、鸡骨香、犁头草、曼陀罗、两面针根、无根藤各等量。共研细末，用蜂蜜加水煮沸，调成糊状。先清洁伤口，插引流，用上药按病灶范围大小敷伤口，小夹板固定。同时可配合内服清热解毒、托里排脓汤等药。

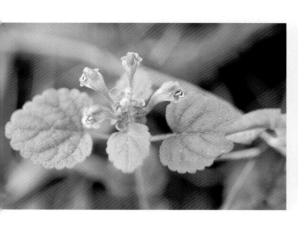

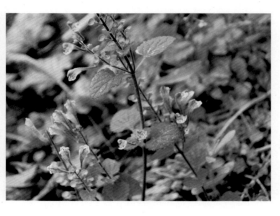

灯笼草

【别　名】灯笼泡。

【来　源】本品为茄科植物苦蘵**Physalis angulata** Linn. 的干燥全草。

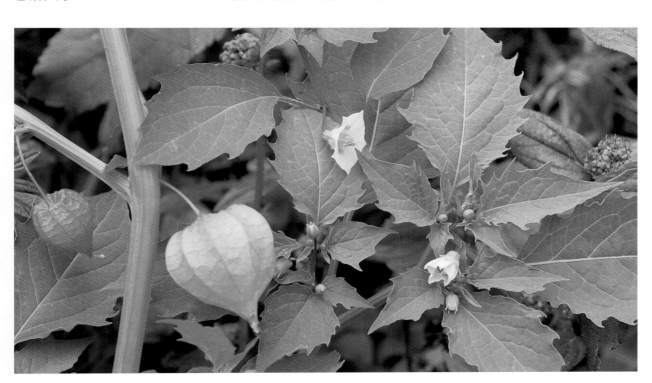

【植物特征】一年生草本，直立或披散，高30～60cm或更高。茎上部多分枝，初时被短柔毛，后变无毛。单叶互生，卵形至卵状椭圆形，长3～5cm，顶端渐尖或短尖，基部楔形，边缘具不规则波状浅齿，两面近无毛或仅脉上和近叶缘具柔毛；叶柄长1～5cm，近无毛或被短柔毛。花单生叶腋；花梗长5～12mm，常被短柔毛；花萼长4～5mm，5裂达中部，裂片披针形，被缘毛；花冠淡黄色，长4～8mm；雄蕊5，花药黄色或淡紫色，长约2mm。果萼卵球形，径宽约2.5cm，绿色，纸质。浆果藏于果萼内，球形，径宽约1.2cm；种子圆盘状、径约2mm。花、果期5—12月。

【生　境】生于山谷、村旁、荒地、路旁等土壤肥沃湿润的地方。

【分　布】我国东部至西南部地区。印度、越南、日本、澳大利亚和美洲也有分布。

【采集加工】夏、秋季有花果时采收，除去泥沙等杂质，晒干。

【药材性状】本品全长30～60cm。茎圆柱形，上部多分枝，有直线纹，嫩部被短柔毛；体轻，易折断，断面中空。叶常卷缩，展平后卵形至椭圆形，长5～8cm，顶端渐尖或短尖，基部楔形，边缘浅波状，通常淡绿色或灰黄绿色，两面无毛或脉上被毛。花黄色或淡黄色，干时不鲜明，单生叶腋，常脱落。宿萼膨胀成灯笼状，常压扁，长1.5～2.5cm，黄白色，纸质，有5棱和网状脉纹，内包藏一颗球形、径约1.2cm的浆果。气无，味苦。以叶多、黄绿色、带果萼多者为佳。

【性味归经】味苦，性寒。归肺经。

【功能主治】清热解毒，利尿去湿，消肿散结。用于瘰疬发热，感冒，咳嗽，睾丸炎，大疱疮，咽喉肿痛，腮腺炎，牙龈肿痛，急性肝炎，菌痢。

【用法用量】用量15～30g。外用适量。

【附　注】小酸浆Physalis minima Linn. 通常亦作灯笼果入药。它的植株、叶、花和果均较本种小，可以区别。

农吉利

【别　名】紫花野百合、倒挂山芝麻、羊屎蛋。

【来　源】本品为蝶形花科植物野百合**Crotalaria sessiliflora** Linn. 的干燥全草。

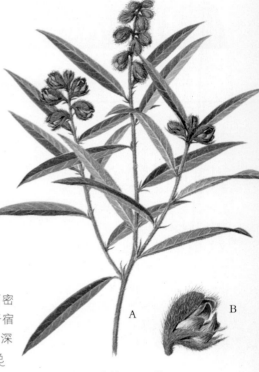

A. 花枝；B. 花

【植物特征】一年生直立草本，高20~100cm，通体被紧贴的长毛，略粗糙。单叶互生，狭披针形或线状披针形，有时线形，长2.5~8cm，宽0.5~1cm，两端狭尖，顶端通常有成束的毛，叶面略被毛或几无毛，背面被丝毛，有光泽；叶柄极短；托叶刚毛状。花紫蓝色，多朵组成顶生或腋生的总状花序，每花序有花2~20朵；苞片和小苞片相似，线形，小苞片着生于花梗上部，均略被粗糙的长毛；花梗极短，结果时下垂；花萼长10~15mm，密被棕黄色长毛；花冠蝶形，紫蓝色或淡蓝色，约与花萼等长，旗瓣圆形，翼瓣较旗瓣短，倒卵状长圆形，龙骨瓣与翼瓣等长，内弯，具喙；雄蕊10，单体；子房无柄，花柱细长。荚果无毛，长圆形，约与花萼等长，种子10~15粒。花、果期5月至翌年2月。

【生　境】生于海拔70~1 500m的荒地路旁及山谷草地。

【分　布】辽宁、河北、山东、江苏、浙江、安徽、江西、香港、福建、台湾、湖南、湖北、广东、海南、广西、四川、贵州、云南、西藏等地。中南半岛、南亚、太平洋诸岛

及朝鲜、日本也有分布。

【采集加工】秋季果实成熟时采割，除去杂质，晒干。

【药材性状】本品茎呈圆柱形，长20~90cm，灰绿色，密被灰白色丝毛。单叶互生，叶片多皱卷，展平后呈线状披针形或线形，暗绿色，全缘，下面有丝状长毛。花萼5裂，外面密被棕黄色长毛。荚果长圆形，包于宿萼内，灰褐色。种子肾状圆形，深棕色，有光泽。无臭，味淡。以色绿、果多者为佳。

【性味归经】味苦、淡，性平。归肺、脾经。

【功能主治】滋阴益肾，解毒，抗癌。用于疔疮，皮肤鳞状上皮癌，食道癌，宫颈癌。

【用法用量】用量15~30g。外用适量，鲜品捣烂敷患处。

【附　方】

❶皮肤鳞状上皮细胞癌：用局部敷贴配合电离子透入治疗。取新鲜农吉利全草适量，捣成糊状，或干品研成细粉用水调成糊状，敷患处，每日2次，直至疮面愈合为止；电离子透入即将农吉利捣成糊状，涂于纱布上，

放在疮面处，然后放上阳极，以轻刺感为宜，每日1次，每次20~30分钟，12次为一个疗程，间隔7日再进行第二个疗程。第三、第四疗程以此类推。

❷食道癌：肌肉注射农吉利甲素盐酸灭菌溶液；或口服片剂与糖浆。片剂每服4~10片，1日3次；糖浆每服20~50mL，1日3~4次。

❸宫颈癌：局部注射农吉利甲素盐酸灭菌溶液，1日或隔日在病灶边缘注射1次，每次2~4mL。或配合口服片剂、糖浆及肌肉注射治疗。

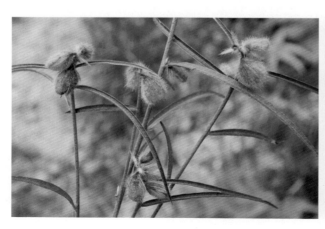

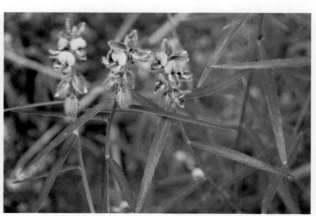

杠板归

【别　名】蛇倒退、犁头刺。

【来　源】本品为蓼科植物杠板归Polygonum perfoliatum Linn. 的干燥全草。

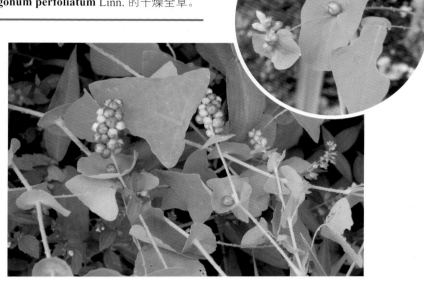

【植物特征】多年生、披散或攀缘草本。茎长1~2m，蜿蜒状，有棱，棱上有倒钩刺。叶薄纸质或近膜质，三角形，长2~10cm，角钝或近急尖，边缘和下面脉上常有小钩刺，无毛；叶柄约与叶片等长，纤细，盾状着生，有倒钩刺；托叶叶状，贯茎，圆形，直径1.5~3cm，无毛。花白色或青紫色，组成短总状花序；总花梗有钩刺，腋生；苞片膜质，无毛；花萼5裂，裂片长圆形，结果时稍增大；雄蕊8，比花萼稍短；花柱3，上部分离。瘦果近球形，直径2~3mm，成熟时黑色，有光泽，全部包藏于多少肉质的花萼内。花期夏、秋季。

【生　境】生于山谷灌丛、荒芜草地、村边篱笆或水沟旁边。

【分　布】我国华南、西南至东南、华北至东北等地区。印度、日本、马来西亚、菲律宾也有分布。

【采集加工】夏、秋季采收，将全草切段晒干。

【药材性状】本品茎略呈方柱形，有棱角，长达1m，紫红色或紫棕色，棱角上有倒生钩刺，节略膨大；根断面黄白色，有髓心或中空。叶互生，叶柄盾状着生；叶片多皱卷，展平后近等边三角形，灰绿色至红棕色，下面叶脉及叶柄均有倒生钩刺。总状花序顶生或生于上部叶腋；花小，多卷缩或脱落。气微，味微酸。以叶多者为佳。

【性味归经】味酸，性凉。归肺、脾、肝经。

【功能主治】清热解毒，利尿消肿。用于上呼吸道感染，气管炎，百日咳，急性扁桃体炎，肠炎，痢疾，肾炎水肿。外用治带状疱疹，湿疹，痈疖肿毒，蛇咬伤。

【用法用量】用量15~30g。外用适量，鲜品捣烂敷患处或干品煎水洗患处。

【附　方】

❶上呼吸道感染：杠板归、一枝黄花、大蓟、火炭母各30g，桔梗18g，加水200mL，小火煎成100mL，早、晚分服。小儿酌减。

❷百日咳：杠板归30g，炒后加糖适量，水煎代茶饮，每日1剂。

❸带状疱疹，湿疹：杠板归适量，食盐少许，捣烂外敷或绞汁涂搽患处。

❹慢性气管炎：杠板归15g，车前子、陈皮各9g，薄荷1.5g（后下），鲜小叶榕树叶30g。水煎，浓缩至100mL，分3次服。10日为一个疗程。

❺毒蛇咬伤：鲜杠板归叶60g，洗净捣汁，甜酒少许调服；外用鲜叶捣烂，酌加红糖，捣匀外敷伤口周围及肿处。

❻水肿：杠板归150g，水煮熏洗，暖睡取汗。另用冬瓜子、车前子、白茅根、陈葫芦壳、冬瓜皮、海金沙各15g，水煎服。

❼预防稻田皮炎：杠板归根45g，石菖蒲30g，煎水洗手足。

❽对口疮：鲜花杠板归根60g，水煎服，另取鲜叶捣烂敷患处。

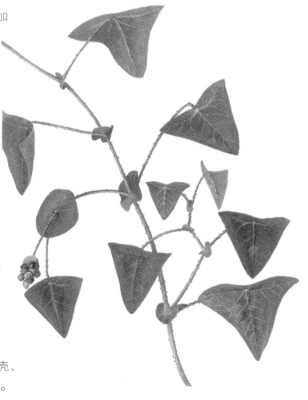

伸筋草

【别　名】大金鸡草。

【来　源】本品为蕨类石松科植物石松**Lycopodium japonicum** Thunb. 的干燥全草。

【植物特征】多年生草本。匍匐茎地上生，细长横走，二至三回分叉，绿色，被稀疏的叶；侧枝直立，高达40cm，多回二叉分枝，稀疏，压扁状，幼枝圆柱状，枝连叶直径5~10mm。叶螺旋状排列，密集，上斜，披针形或线状披针形，长4~8mm，宽0.3~0.6mm，基部楔形，下延，无柄，顶端渐尖，具透明发丝，边缘全缘，草质，中脉不明显。孢子囊穗4~8个，集生于长达30cm的总柄上，总柄上的苞片螺旋状稀疏着生，薄草质，形状如叶片；孢子囊穗不等位着生（即小柄不等长），直立，圆柱形，长2~8cm，直径5~6mm，具1~5cm的长小柄；孢子叶阔卵形，长2.5~3.0mm，宽约2mm，顶端急尖，具芒状长尖头，边缘膜质，啮蚀状，纸质；孢子囊生于孢子叶腋，略外露，圆肾形，黄色。

【生　境】生于疏林下或灌木丛的酸性土壤上。

【分　布】我国东北地区、内蒙古、河南和长江以南各地。日本、不丹、印度、缅甸、锡金、尼泊尔、越南及南亚诸国也有分布。

【采集加工】夏、秋季茎叶茂盛时采收，除去杂质，晒干。

【药材性状】本品根茎细长，常弯曲，长达2m，直径1~3mm，有黄白色小根。茎具二歧状分枝。叶鳞片状，皱缩而弯曲，多列，密生，线状钻形或线形，长3~5mm，宽0.3~0.5mm，黄绿色至浅黄棕色，无毛，顶端渐尖，有长芒，全缘。质柔韧，不易折断，折断面浅黄色，木部灰白色。无臭，味淡。以茎长、色黄绿者为佳。

【性味归经】味甘、微苦，性温。归肝、脾、肾经。

【功能主治】祛风利湿，舒筋活络。用于风湿筋骨疼痛，扭伤肿痛，关节酸痛，目赤肿痛，急性肝炎。

【用法用量】用量9~15g。

【附　方】风湿疼痛：a.伸筋草、牛膝、防己、威灵仙各12g，桑枝30g，水煎服。b.伸筋草、老鹳草各15g，牛膝9g，水煎服。

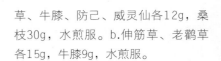

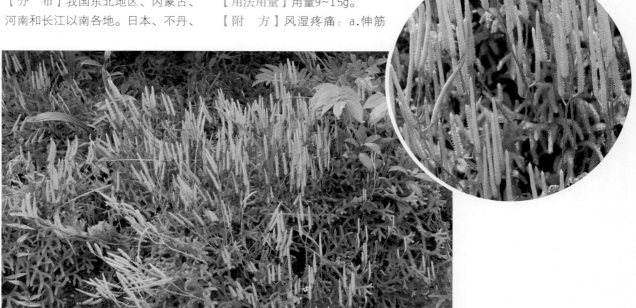

佛甲草

【别　名】鼠牙半支、午时花、打不死。

【来　源】本品为景天科植物佛甲草**Sedum lineare** Thunb. 的干燥全草。

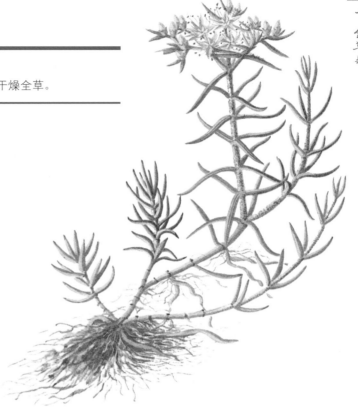

【植物特征】多年生肉质草本，高10~20cm，无毛，不结实枝纤细，基部节上生不定根。叶通常3~4片轮生，或于花茎上部的单片互生，线形，长1~2.5cm，宽约2mm，顶端略尖，基部钝圆或楔形，有短距。花黄色，组成顶生、近二歧状的聚伞花序，无梗或具短梗；苞片线形，叶状，有距；萼片5，线状披针形，长1.5~7mm，不等大；花瓣5片，披针形或卵状披针形，长4~6mm，宽1~1.5mm，顶端钝，具小尖头；雄蕊10，2轮，较花瓣短，花药椭圆形；心皮5，长4~5mm，基部合生，顶端渐狭成短花柱，每一心皮基部外侧有1鳞片，鳞片宽楔形至近四方形，长约0.5mm，宽0.5~0.6mm。蓇葖果略叉开；种子小，卵圆形，表面有乳头状小点。花期4—5月，果期6—7月。

【生　境】野生或栽培；生于低山阴湿处或石缝中。

【分　布】我国东部由江苏南部至广西、广东，西部至四川、云南，西北部至甘肃东南部。日本也有分布。

【采集加工】夏、秋季采收，洗净，置沸水中烫后晒干。

【药材性状】本品茎弯曲，长7~20cm，直径约0.1cm，灰褐色至棕褐色，下部节上常有残留的不定根。叶3~4片轮生，无柄；叶片常皱缩，且多已脱落，展平后呈线形，长1~2.5cm，宽0.1~0.2cm。聚伞花序顶生，花小，浅棕色。果实为蓇葖果。气微，味淡。以叶多者为佳。

【性味归经】味甘、微酸，性凉。归心、肺、肝、脾经。

【功能主治】清热解毒，消肿止血。用于咽喉肿痛，目赤，痢疾，咽喉炎，肝炎，胰腺炎。外用治烧、烫伤，外伤出血，带状疱疹，疮疡肿毒，毒蛇咬伤。

【用法用量】用量9~15g。外用鲜品适量，捣烂敷患处。

【附　方】

❶慢性肝炎：佛甲草30g，当归9g，红枣10，水煎服，每日1剂。

❷胰腺癌：鲜佛甲草60~120g，鲜荠菜90~180g（干品减半），水煎早、晚各服1次。

❸外伤出血：鲜佛甲草1把，捣烂敷于已扩创的伤口周围，用十二号针头在肿胀明显的手指间或脚趾间放水，每4小时换药1次，或取干品少许，放少量水煮沸15分钟，连水捣烂敷于已扩创的伤口周围，或煎服。

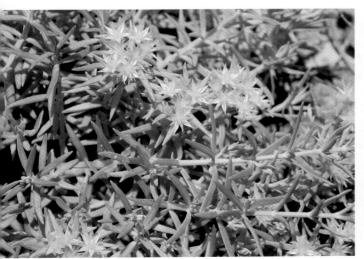

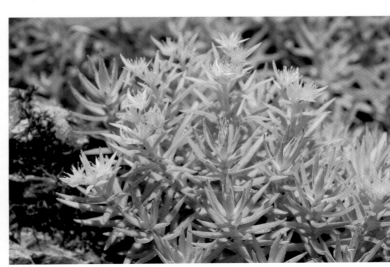

虎刺

【别　名】绣花针、黄脚鸡。

【来　源】本品为茜草科植物虎刺**Damnacanthus indicus** Gaertn. f. 的干燥全草。

【植物特征】常绿具刺灌木，高达1m；茎下部少分枝，上部密集多回二叉分枝；根肉质，常念珠状；小枝密被短硬毛，节上具长达2cm的针状刺。托叶三角状，顶端2~4浅裂；叶对生，大小叶对相间排列，卵形、心形或圆形，长达2.5cm，顶短尖，基部圆形或心形，全缘；侧脉每边3~4；叶柄极短或近无柄。花通常1~2朵生于叶腋，具短梗；花萼阔钟形，4裂，裂片三角形或钻形，宿存；花冠白色，长约10mm，冠管长约6.5mm，檐部4裂，裂片椭圆形；雄蕊4。着生于冠管上。子房下位。核果球形，成熟时红色，直径4~6mm，具分核1~2（~4）。花期3—5月；果熟期冬季至次年春季。

【生　境】生于山地、水旁、疏密林中。

【分　布】西藏、云南、贵州、四川、广西、广东、湖南、湖北、江苏、安徽、浙江、江西、福建、台湾等地。印度北部和日本也有分布。

【采集加工】全年均可采挖，除去杂质，洗净，晒干。

【药材性状】本品根呈圆柱形，常呈念珠状，暗棕色。茎圆柱形，基部直径可达1cm，表面灰白色或黑棕色；质硬，不易折断，断面不整齐，皮部薄，木部灰白色，有髓；小枝生有多数长针刺，刺长1~1.5cm。叶对生，有短柄；叶片卵圆形，长1~2cm，宽0.5~1cm，革质。气微，味微苦、甘。以根多、粗壮者为佳。

【性味归经】味甘、苦，性平。归肝、肺经。

【功能主治】祛风除湿，活络，止痛。用于风湿痹痛，痰饮喘咳，肺痛，水肿，血瘀经闭，湿热黄疸，小儿疳积，风湿关节痛，黄疸型传染性肝炎，牙周炎，结膜炎，咽喉炎，腰痛，跌打损伤。

【用法用量】用量9~15g。

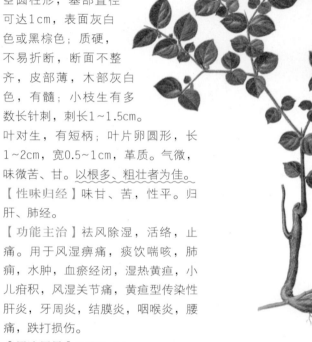

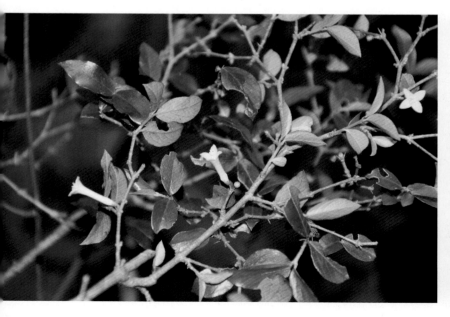

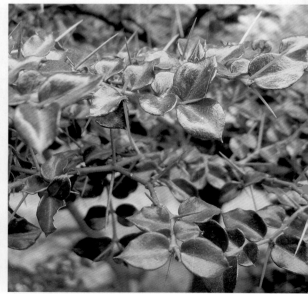

垂盆草

【别　名】匍茎佛甲草、土三七。

【来　源】本品为景天科植物垂盆草**Sedum sarmentosum** Bunge. 的干燥全草。

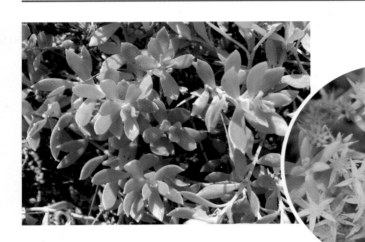

【植物特征】多年生肉质草本，高10~30cm，无毛；不育枝纤细，匍匐生长，节上生根。叶3片轮生，倒披针形或狭长圆形，长1.5~2.8cm，宽3~8mm，顶端短尖，基部狭而有距。花黄色，组成顶生、分枝的聚伞花序；花少而稀疏，无花梗；萼片5，披针形至长圆形，长3.5~5mm，常不等长，顶端钝；花瓣5，披针形至椭圆形，长5~8mm，顶端渐尖，有短尖头；雄蕊10，2轮，较花瓣短，花药狭卵形；心皮5，长卵形，长5~6mm，基部稍合生，顶端渐尖成一长花柱；鳞片小，近方形，上部较宽而微凹。种子卵圆形，长约0.5mm，表面有细乳头状突起。花期3—5月；果熟期冬季至次年春季。

【生　境】生于低山阴湿石上。

【分　布】吉林、辽宁、河北、河南、陕西、四川、湖北、安徽、浙江、江西、福建、广东、广西等地。朝鲜和日本也有分布。

【采集加工】夏、秋季采挖，除去杂质，置沸水中烫后晒干。

【药材性状】本品茎长常4~7cm，直径0.1~0.2cm，黄绿色至淡褐色，节部常有残留的不定根；质较脆，断面中心淡黄色。叶常皱缩，且多已脱落或破碎，完整叶片倒披针形至长圆形，长约1.5cm，宽约0.4cm，黄绿色至暗绿色。聚伞花序顶生，花黄白色。气微，味微苦。以叶多者为佳。

【性味归经】味甘、微酸，性凉。归肝、胆、小肠经。

【功能主治】清热解毒，消肿排脓。用于咽喉肿痛，口腔溃疡，肝炎，痢疾。外用治烧、烫伤，痈肿疮疡，带状疱疹，毒蛇咬伤。

【用法用量】用量15~30g，水煎服；鲜草30~120g，捣汁服。外用适量，鲜品捣烂敷患处。

【附　方】

❶ 蜂窝组织炎，乳腺炎，阑尾炎，肺脓肿，痈疖，蛇、虫咬伤：鲜垂盆草全草60~120g，洗净捣烂加面粉少许调成糊状（或晒干研末加凡士林适量调成软膏）外敷患处，每日或隔日1次（如脓肿已溃，中间留一小孔排脓）。同时可用垂盆草30~60g捣烂绞汁冲服（肺脓肿加冬瓜仁、薏苡仁、鱼腥草同煎服，阑尾炎则去鱼腥草、再加红藤、蒲公英、紫花地丁同煎服）。

❷ 咽喉肿痛，口腔溃疡：鲜垂盆草捣烂绞汁1杯，含漱5~10分钟，每日3~4次。

❸ 肝炎：垂盆草30g，当归9g，红枣10枚。水煎服，每日1剂。或用复方垂盆草糖浆，每次服50mL，每日2次，15日为一个疗程。

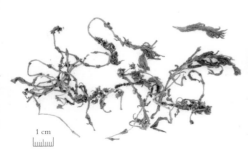

1 cm

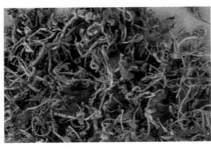

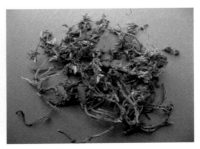

金线风

【别　名】金线兰、金蚕。

【来　源】本品为兰科植物花叶开唇兰**Anoectochilus roxburghii**（Wall.）Lindl. 的干燥全草。

【植物特征】小草本，高8~18cm。根茎匍匐，肉质，具节，节上生根。茎直立，肉质，圆柱形，具3~4枚叶。叶片卵圆形或卵形，长1.3~3.5cm，宽0.8~3cm，叶面暗紫色或黑紫色，具带有绢丝光泽的金红色网脉，背面淡紫红色，顶端近急尖或稍钝，基部近截形或圆形，骤狭成柄；叶柄长4~10mm，基部扩大成抱茎的鞘。总状花序有花3~5朵；苞片淡红色，卵状披针形；萼片淡紫色，被短柔毛，中萼片卵形，长约6mm；花瓣白色，质地较薄，近镰形，与中萼片靠合呈兜状，唇瓣长约12mm，顶端2裂，裂片舌状线形，长约6mm，中部以下两侧各具6条长约4~6mm的流苏，基部具长6~7mm的距；子房线形。花期8~12月。

【生　境】生于密林下或山沟边阴湿处。

【分　布】海南、广东、福建、江西、浙江、湖南、广西、云南、四川、西藏东南部。日本、泰国、老挝、越南、印度、不丹、尼泊尔、孟加拉国也有分布。

【采集加工】全年可采，夏、秋季较多，采集后抖净泥沙，晒干。

【药材性状】本品为干缩卷曲的全草，展直后长4~10cm；根茎3~5条，肉质；茎有节，顶部常有残存花葶。叶互生，皱缩，展平后呈卵形，长约1.5~3.5cm，顶端短尖，基部圆形，上面灰绿色，下面紫褐色，叶脉金黄色，故名金线风。气微，味淡。

【性味归经】味甘淡，性平。归肺、脾、肾经。

【功能主治】清热润肺，消炎解毒。用于肺结核，肺热咳嗽，风湿关节炎，跌打损伤，膀胱炎，肾炎，吐血，毒蛇咬伤，慢性胃炎等。

【用法用量】用量3~6g。外用适量。

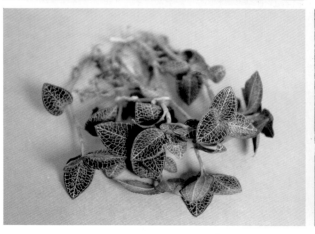

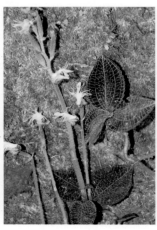

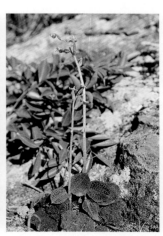

金盏银盘

【别　名】刺针草、盲肠草、一包针、粘身草。

【来　源】本品为菊科植物鬼针草**Bidens pilosa** Linn.、三叶鬼针草**Bidens pilosa** Linn. var. **radiata** Sch.-Bip.、婆婆针 **Bidens bipinnata** Linn. 和金盏银盘**Bidens biternata**（Lour.）Merr. et Sherff. 的干燥全草。

◎ 鬼针草

【植物特征】一年生草本，高30~100cm；茎直立，具钝四棱，无毛或上部被疏柔毛。叶对生，或有时上部叶互生，茎下部的叶较小，常在花前枯萎，中部的为一回羽状复叶，小叶3~5枚，少有7枚，两侧的小叶椭圆形或卵状披针形，长2~4.5cm，宽1.5~2.5cm，顶端锐尖，基部近圆或有时偏斜，边缘有锯齿，顶生的小叶较大，长椭圆形或卵状长圆形，长3.5~7cm。头状花序顶生和腋生，花期时直径8~9mm；总苞钟状，苞片7~8，长圆状匙形，草质，边缘被疏毛；花同型，无舌状花，全部管状花，花冠黄色，花药顶端有尖的附片，基部有钝耳；花柱枝尖，有乳头状突起。瘦果近圆柱状，具棱，长7~13mm，黑色，顶端具2~4条有倒刺的硬芒。

【生　境】生于村旁、路边、荒地中。

【分　布】我国华东、华中、华南、西南各地。亚洲、美洲热带也有分布。

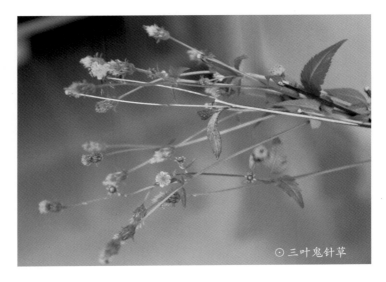

◎ 三叶鬼针草

◎ 三叶鬼针草

【植物特征】三叶鬼针草与鬼针草相似，不同在于花异形，外围有一轮舌状花，中部是管状花。

【生　境】生于村旁、路边、荒地中。

【分　布】我国华东、华中、西南各地。亚洲、美洲热带也有分布。

◎ 婆婆针

【植物特征】婆婆针为一年生草本。茎直立，高30~120cm，下部略具四棱，无毛或上部被稀疏柔毛。叶对生，二回羽状分裂，具柄，柄长2~6cm；叶片长5~14cm，第一次分裂深达中肋，顶生

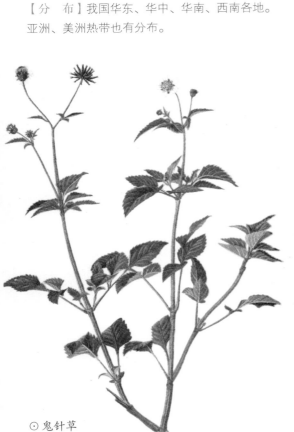

◎ 鬼针草

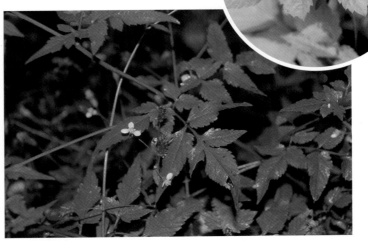

◎ 鬼针草

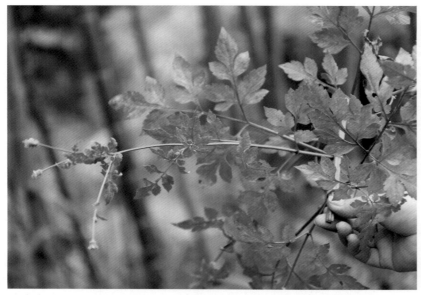

⊙ 婆婆针

花筒状，黄色，长约4.5mm，冠檐5齿裂。瘦果条形，略扁，具3~4棱，长12~18mm，宽约1mm，具瘤状突起及小刚毛，顶端芒刺3~4枚，极少2枚，长3~4mm，具倒刺毛。花、果期秋、冬季。

【生　境】生于路旁、荒地、山坡及田埂。

【分　布】我国各地。亚洲、欧洲、美洲及非洲东部也有分布。

◎金盏银盘

【植物特征】金盏银盘为一年生草本，高30~150cm。叶为一回羽状复叶，顶生小叶卵形至长圆状卵形或卵状披针形，长2~7cm，宽1~2.5cm，顶端渐尖，基部楔形，边缘具稍密且近于均匀的锯齿，有时一侧深裂为一小裂片，两面均被柔毛，侧生小叶1~2对，通常不分裂，基部下延，无柄或具短柄，下部的一对小叶约与顶生小叶相等，具明显的柄，三出复叶状分裂或仅一侧具一裂

裂片狭，顶端渐尖，边缘有稀疏不规整的粗齿，两面均被疏柔毛。头状花序直径6~10mm；花序梗长1~5cm；总苞杯形，基部有柔毛，外层苞片5~7，条形，开花时长2.5mm，果时长达5mm，内层苞片膜质，椭圆形，长3.5~4mm，背面褐色，被短柔毛，具黄色边缘；托片狭披针形，长约5mm，果时长可达12mm；舌状花通常1~3朵，不育，舌片黄色，椭圆形或倒卵状披针形，长4~5mm，宽2.5~3.2mm，顶端全缘或具2~3齿，盘

⊙ 金盏银盘

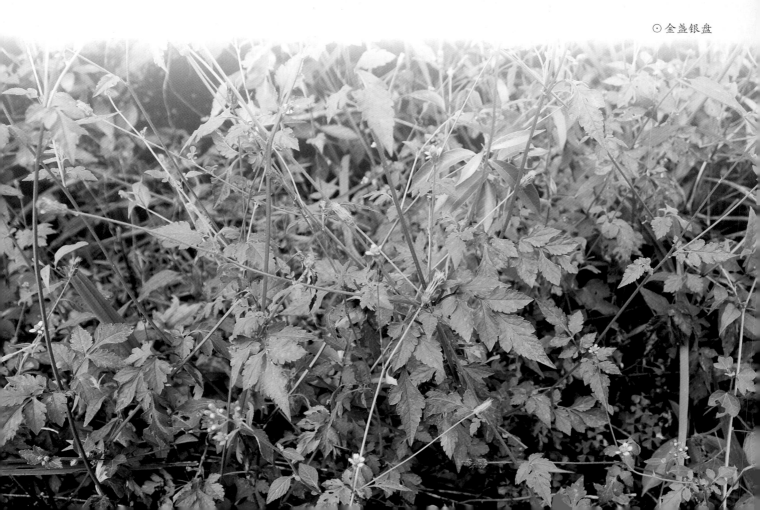

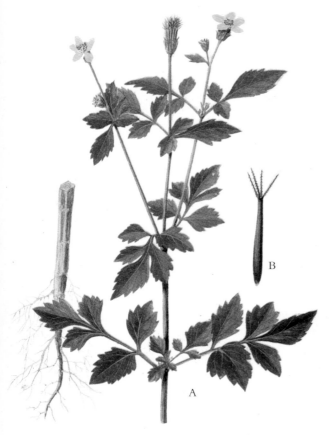

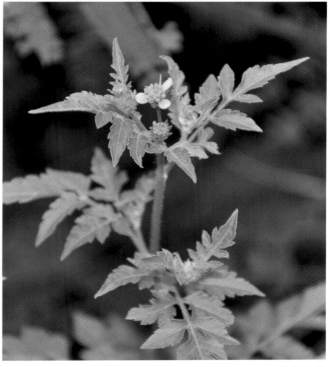

A. 植株；B. 果实　　⊙金盏银盘　　　　　　　　　　　　　　　　　　⊙金盏银盘

片，裂片椭圆形，边缘有锯齿；总叶柄长1.5~5cm，无毛或被疏柔毛。头状花序直径7~10mm，花序梗长1.5~5.5cm，果时长4.5~11cm。总苞基部有短柔毛，外层苞片8~10，草质，条形，长3~6.5mm，顶端锐尖，背面密被短柔毛，内层苞片长椭圆形或长圆状披针形，长5~6mm，背面褐色，有深色纵条纹，被短柔毛。舌状花通常3~5朵，不育，舌片淡黄色，长椭圆形，长约4mm，宽2.5~3mm，顶端3齿裂，或有时无舌状花；盘花筒状，长4~5.5mm，冠檐5齿裂。瘦果条形，黑色，长9~19mm，宽1mm，具四棱，两端稍狭，多少被小刚毛，顶端芒刺3~4枚，长3~4mm，具倒刺毛。

【生　境】生于路旁、荒地、山坡及田埂。

【分　布】我国各地。亚洲、欧洲、美洲及非洲东部也有分布。

【采集加工】夏、秋季枝叶茂盛时采收，抖净泥沙，晒干。

【药材性状】鬼针草　全草长30~

50cm，茎略呈四棱形，粗3~6mm，黄棕色，有细直线棱；质稍硬而脆，易折断，断面黄白色，有髓。叶对生，具柄，多皱缩或破碎，完整叶为一回羽状复叶；小叶3~5枚，卵状披针形或卵状椭圆形，长1.5~6cm，青黄色，边缘有锯齿。头状花序有较长的总梗，单生于顶端或叶腋；花已开放者直径约0.8cm，无舌状花，全部为黄色管状花，多已脱落而残存圆形的花托。瘦果具针状芒2~4个。气微，味淡。以叶多、青黄者为佳。

　　三叶鬼针草　三叶鬼针草与鬼针草相似，不同在于花异形，外围有一轮舌状花，中部是管状花。

　　婆婆针　主要特征是二回羽状复叶，外围有黄色舌状花。

　　金盏银盘　与婆婆针近似，完整叶为一回羽状复叶；有多枚小叶。

【性味归经】味苦，性微寒。归肺、心、胃经。

【功能主治】清热解毒，祛风活血。用于流行性感冒，流行性乙型脑炎，上呼吸道感染，咽喉肿痛，肺炎，小

儿疳积，急性阑尾炎，急性黄疸型传染性肝炎，消化不良，风湿关节疼痛，疟疾。外用治疮疖，毒蛇咬伤，跌打肿痛。

【用法用量】用量15~30g。外用适量，鲜品捣烂敷患处。

【附　方】

❶急性黄疸型传染性肝炎：鬼针草75g，连钱草60g，水煎服。

❷急性胃肠炎：鬼针草15~30g，车前草9g，水煎服。呕吐加生姜5片，腹痛加酒曲2个。

❸小儿单纯性消化不良：a.鬼针草3~15g，水煎2次，分2~4次服，呕吐加生姜2片，腹泻加车前草6g。b.鬼针草鲜草3~6株，水煎浓汁，连渣放在桶内，趁热熏洗患儿双脚，一般熏洗3~4次，每次熏洗约5分钟。1~5岁熏洗脚心，6~15岁熏洗到脚面，腹泻严重者，熏洗部位可适当上升至腿。

❹急性阑尾炎：鬼针草全草剪碎，加75%乙醇或白酒浸泡2~3日后，外搽局部。

肺形草

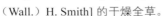

【别　名】黄金线、胡地莲。

【来　源】本品为龙胆科植物双蝴蝶**Tripterospermum chinense**（Migo）H. Smith [*Tripterspermum affine* auct. non（Wall.）H. Smith] 的干燥全草。

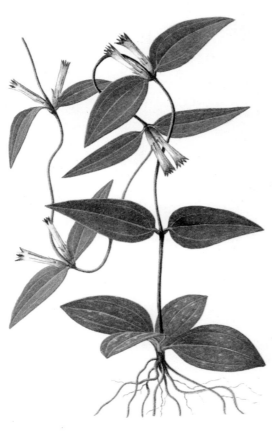

部心形或近圆形，具3脉。花蓝紫色或淡紫色，通常2~4朵排成腋生聚伞花序，少有单生；花萼钟形，具5条龙骨状突起，顶端5裂，裂片线形，长超过萼筒1/2；花冠漏斗状，长3.5~4.5cm，裂片5，卵状三角形，雄蕊5，着生于冠筒下部，花丝顶部下弯；子房长椭圆形，长1.3~1.7cm。蒴果椭圆形，长2~2.5cm；种子近圆形，长约2mm，具双翅。花、果期10—12月。

【生　境】生于海拔300~1 100m的山坡、山谷、林下和灌丛中。

【分　布】江苏、浙江、安徽、江西、福建、广西等地。

【采集加工】夏、秋季采挖全株，晒干。

【药材性状】本品具短的根茎和细小的根。茎纤细，棕黄色至黄褐色。基生叶4片，2大2小，呈莲座状，无柄，叶片常卷摺成团，展平后呈椭圆形或卵形，长3~12cm，宽2~6cm，全缘，叶面灰绿色至绿褐色，间有绿黑色网纹，背面紫红色，三出脉明显；茎生叶对生，有短柄，叶片披针形至卵状披针形，长5~12cm，全缘。花腋生，长达4.5cm，黄棕色，花冠多破碎。气微香，味微辛。以茎嫩、叶绿者为佳。

【性味归经】味辛、甘，性寒。归肺、肾经。

【功能主治】清热解毒，祛痰止咳。用于支气管炎，肺脓肿，肺结核，小儿高热，疔疮疖肿。

【用法用量】用量9~15g。外用适量，鲜品捣烂敷患处。

【植物特征】多年生缠绕草本藤本，有短根茎；根细圆柱形，黄褐色或深褐色；茎绿色或紫红色，具棱或细条纹，常扭曲，多分枝。基生叶通常2对，着生于基部，紧贴地面，密叠呈双蝴蝶状，卵形、倒卵形或椭圆形，长3~12cm，宽2~6cm，顶端短尖或钝，基部圆形，全缘，叶面绿色，背面淡绿色或紫红色；茎生叶对生，卵状披针形，顶端长渐尖或尾尖，基

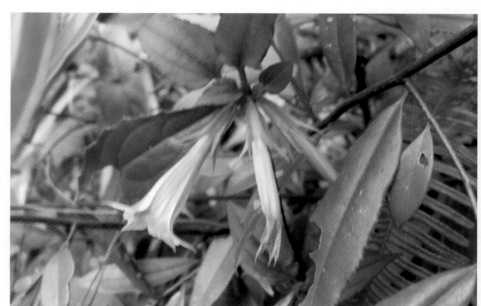

空心花

【别　　名】鲫鱼胆草、节节花。

【来　　源】本品为紫金牛科植物鲫鱼胆 **Maesa perlarius**（Lour.）Merr. 的干燥带花叶茎枝。

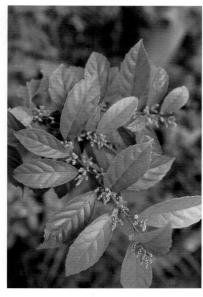
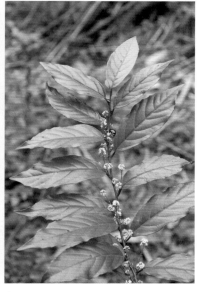

3~6cm，直径0.5~2cm，棕褐色，微有纵皱纹，具棕红色圆形点状皮孔，主茎上更明显。叶互生，皱缩，展平后呈卵状椭圆形，长5~9cm，宽3~5cm，上面绿色，下面色较淡，顶端近渐尖，基部钝圆或略呈楔形，上部边缘有疏齿；叶柄长约1cm，被锈色柔毛。叶腋间常有总状花序残留；花小，多脱落。未成熟小果球状，深黄棕色，长约3mm。气微，味涩。以茎枝嫩、叶多、带花者为佳。

【性味归经】味苦，性平。归肝、脾经。

【功能主治】接骨消肿，生肌祛腐。用于疮疡肿毒，跌打淤积，筋骨损伤，疔疮。

【用法用量】多为外用，研粉调敷或取鲜品适量捣烂敷患处。

【植物特征】多年生、近直立或平卧的粗壮草本。高30~100cm；小枝被短硬毛，罕无毛，幼时近方柱形，老时呈圆柱形，通常节上生根。叶对生，近革质，披针形或椭圆形，长3~8cm，宽3~5cm，顶端短尖或渐尖，基部楔形或微下延，叶面平滑或粗糙，背面常被粉末状短毛；侧脉每边4~6条，与中脉成锐角斜向上伸；叶柄长2~7mm或更短；托叶膜质，被毛，合生成一短鞘，顶部5~7裂，裂片线形或刚毛状。聚伞花序腋生，密集呈头状，无总花梗；苞片披针形，微小；花无梗或具长1mm的花梗；萼管长约1mm，通常被毛，萼檐裂片4，披针形，长1~1.2mm，被毛；花冠白色，管长1~1.5mm，外面无毛，里面仅喉部被毛，花冠4裂片，长1.5~2mm，广展；雄蕊生于冠管喉部，花丝极短，花药突出，长圆形，比花丝稍短；花柱长1mm，被毛，柱头2裂，裂片棒状，被毛。果球形，直径1.2~1.5mm，疏被短硬毛或近无毛，成熟时不开裂，宿存萼檐裂片长0.5~1mm；种子每室2~6粒，种皮干后黑色，有小窝孔。花期3—8月。

【生　　境】生于村边空旷的灌木丛中及疏林中。

【分　　布】台湾、福建、广西等地。越南、泰国也有分布。

【采集加工】春末夏初枝叶茂盛、花初开时采收为佳，割取带花叶茎枝，切成短段，晒干。

【药材性状】本品茎枝圆柱形，多已切成段，长

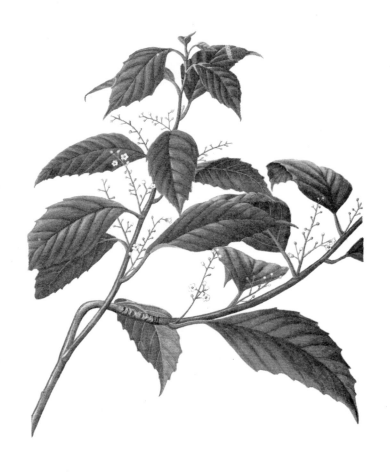

空心莲子草

【别　名】喜旱莲子草、空心苋、水蕹菜、革命草、水花生。

【来　源】本品为苋科植物空心莲子草Alternanthera philoxeroides
（Mart.）Griseb. 的干燥全草。

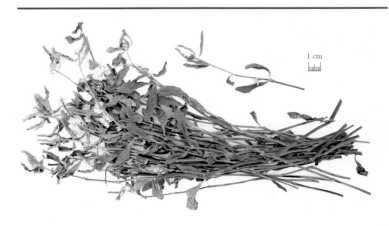

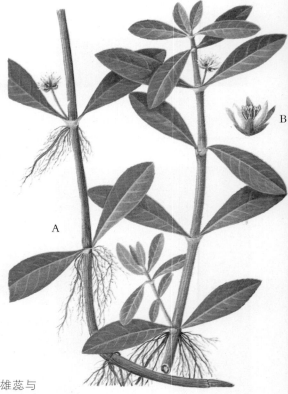

A. 植株；B. 花

【植物特征】多年生草本；茎分枝，中空，微具四棱，下部节上生根，上部斜升，长55~120cm，幼时于叶腋间被白色或锈色柔毛，后变无毛。叶对生，倒长卵形或倒披针形，长2.5~6cm，顶端短尖或钝，基部渐狭，全缘，叶面有贴生毛，边有睫毛，背面有颗粒状突起；叶柄长3~10mm，无毛或被微毛。花白色，多数聚生成具总梗的头状花序，单生于叶腋内；总花梗长1~4cm；苞片和小苞片白色，干膜质，宿存，苞片卵形，长2~2.5mm，小苞片披针形，长约2mm；花被片长圆形，长5~6mm，光亮，无毛；发育雄蕊5，花丝基部合生成环状，花药1室；退化雄蕊与发育雄蕊等长，顶端撕裂状；子房阔倒卵形，花柱长，柱头呈头状。花期5—10月。

【生　境】生于池塘边、水沟边或沼泽地上。

【分　布】现我国河北、江苏、广东等大多数地区逸为野生。原产于巴西。

【采集加工】夏、秋季采收，将全草切段晒干。

【药材性状】本品茎略呈方柱形，有分枝，绿色，光滑，有直线纹，下部节上有棕褐色须状根，断面中空。叶对生，有短柄；叶片卵状披针形，长2.5~6cm，宽0.3~2cm，顶端短尖，基部楔形，全缘，深绿色，头状花序腋生，花白色，较小。气微，味淡、微涩。以叶多、色绿者为佳。

【性味归经】味苦、甘，性寒。归肺、心、肝、膀胱经。

【功能主治】清热利尿，凉血解毒。用于流行性乙型脑炎，流行性感冒初期，肺结核咯血。外用治湿疹，带状疱疹，疔疮，毒蛇咬伤，流行性出血性结膜炎。

【用法用量】用量8~15g。外用鲜全草，取汁外涂，或捣烂调蜜糖外敷。主治眼病时用点眼药水，每日3~4次。

【附　方】

❶流行性感冒及感冒发热：鲜空心莲子草30~60g，水煎服。

❷肺结核咯血：鲜空心莲子草60~120g，水煎冲糖服。

❸毒蛇咬伤：鲜空心莲子草120~240g，捣烂取汁服，渣外敷伤口周围。

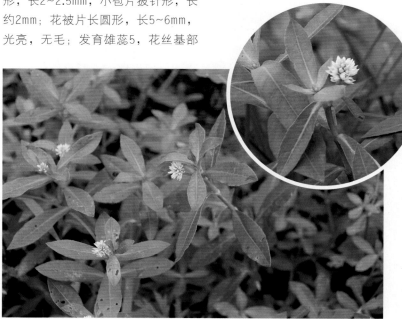

荆芥

【别　名】小茴香、假苏、四棱杆蒿。

【来　源】本品为唇形科植物裂叶荆芥**Schizonepeta tenuifolia**（Benth.）Briq. 的干燥地上部分。

【植物特征】一年生草本。茎高0.3~1m，四棱形，多分枝，被灰白色疏短柔毛。叶通常为指状三裂，大小不等，长1~3.5cm，宽1.5~2.5cm，顶端锐尖，基部楔状渐狭并下延至叶柄，裂片披针形，宽1.5~4mm，中间的较大，两侧的较小，全缘，草质，叶面暗橄榄绿色，被微柔毛，背面带灰绿色，被短柔毛，脉上及边缘较密，有腺点；叶柄长约2~10mm。花序为多数轮伞花序组成的顶生穗状花序，长2~13cm，通常生于主茎上的较长大而多花，生于侧枝上的较小而疏花，但均为间断的；苞片叶状，下部较大，与叶同形，上部渐变小，乃至与花等长，小苞片线形，极小。花萼管状钟形，长约3mm，径1.2mm，被灰色疏柔毛，具15脉，齿5，三角状披针形或披针形，顶端渐尖，长约0.7mm，后面的较前面的为长。花冠青紫色，长约4.5mm，外被疏柔毛，内面无毛，冠筒向上扩展，冠檐二唇形，上唇顶端2浅裂，下唇3裂，中裂片最大。雄蕊4，后对较长，均内藏，花药蓝色。花柱顶端近相等2裂。小坚果长圆状三棱形，长约1.5mm，径约0.7mm，褐色，有小点。花期7—9月；果期9—11月。

【生　境】生于山谷、路边。

【分　布】福建、江苏、浙江、河南、河北、青海、山西、甘肃、陕西、辽宁、黑龙江、四川、云南、贵州、湖南、广东等地。朝鲜也有分布。

【采集加工】夏、秋季花穗绿色时采割，除去杂质，晒干。

【药材性状】本品全长30~90cm。茎方柱形，上部有分枝，直径2~4mm，表面淡黄绿色或淡紫红色，被白色短柔毛；体轻，质脆，易折断。叶对生，多已脱落，叶片羽状3~5裂，裂片细长。穗状轮伞花序顶生，长2~13cm，直径约7mm；花萼钟状，顶端5齿裂，淡棕色或黄绿色，被短柔毛；花冠多已脱落。小坚果棕黑色。气芳香，味微涩而辛凉。以色淡黄绿、穗长而密、香气浓者为佳。

【性味归经】味辛、微苦，性微温。归肺、肝经。

【功能主治】祛风，解表，透疹，止血。用于感冒发热，头痛，目痒，咳嗽，咽喉肿痛，麻疹，风疹，痈肿，疮疥，衄血，吐血，便血，崩漏，产后血晕。

【用法用量】用量3~10g。

【附　注】荆芥的花穗称荆芥穗，气味较全草强烈，据称药效亦优于全草。

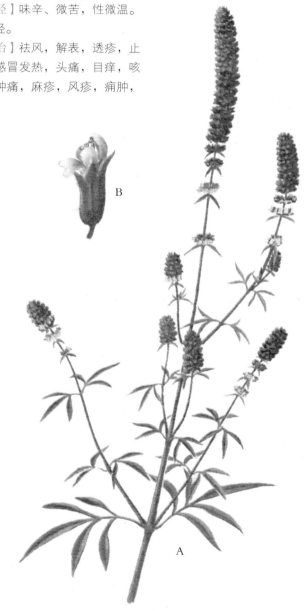

A. 花枝；B. 花

荔枝草

【别　名】雪里青、癞子草。

【来　源】本品为唇形科植物荔枝草**Salvia plebeia** R. Br. 的干燥地上部分。

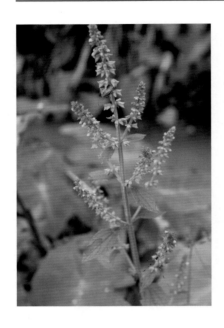

【植物特征】一年生直立草本，高15~70cm；茎被倒生疏柔毛。单叶对生，叶片椭圆形或披针形，长2~6cm，叶面疏被短硬毛，背面被短柔毛；叶柄长可达1.5cm，密被柔毛。轮伞花序有花6朵，组成顶生总状花序或圆锥花序；花萼钟状，长约2.7mm，檐部二唇形，被长柔毛；花冠蓝紫色或近白色，长4.5~5mm，冠管里面有毛环，下唇中裂片阔倒心形；雄蕊具弧形药隔，二臂近等长，下臂联合。小坚果倒卵圆形，光滑。花期4—5月；果期6—7月。

【生　境】生于海拔400~750m的山坡、路旁、沟边、田野潮湿的土壤上。

【分　布】我国除新疆、青海、甘肃和西藏外，各地均有分布。亚洲东部和东南部、澳大利亚也有分布。

【采集加工】夏、秋季花穗绿时采收，晒干。

【药材性状】本品茎呈方柱形，多分枝，长15~70cm，直径0.2~0.7cm，灰绿色至棕褐色，被短柔毛；质稍脆，断面灰白色，中空。叶对生，茎下部常无叶，叶片多皱卷，展平后呈长椭圆状卵形或披针形，长2~6cm，边缘有钝齿，两面疏被短柔毛；叶柄长0.4~1.5cm。轮伞花序结成顶生穗状花序；萼钟状，长约3mm，灰绿色至淡棕色，被短柔毛；花冠多已脱落；小坚果棕色。体轻，质脆。气芳香，味苦、辛。以色绿、叶多、穗长、香气浓者为佳。

【性味归经】味苦、辛，性凉。

【功能主治】清热解毒，利尿消肿，凉血止血。用于扁桃体炎，肺结核咯血，支气管炎，腹水肿胀，肾炎水肿，崩漏，便血，血小板减少性紫癜。外用治痈肿，痔疮肿痛，乳腺炎，阴道炎。

【用法用量】用量15~30g。外用适量，鲜品捣烂外敷，或煎水洗。

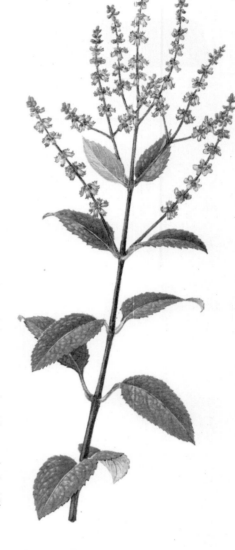

【附　方】

❶肺结核咯血：荔枝草30g，猪瘦肉60g，水炖半小时，吃肉喝汤。

❷血小板减少性紫癜：荔枝草15~30g，水煎服。

❸急性乳腺炎：鲜荔枝草适量，洗净捣烂，塞入患侧鼻孔，每次20~30分钟，每日2次。

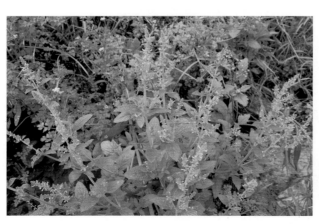

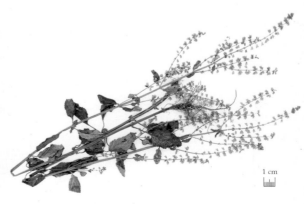

1 cm

鸭跖草

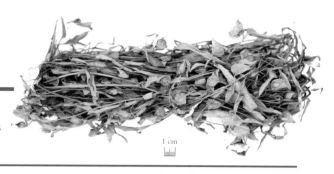

【别　　名】竹节菜、鸭脚草。

【来　　源】本品为鸭跖草科植物鸭跖草**Commelina communis**
Linn. 的干燥地上部分。

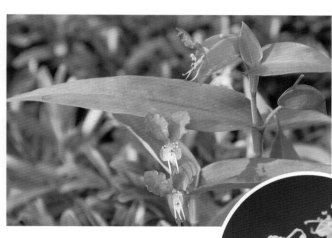

【植物特征】一年生披散草本。茎匍
匐生根，多分枝，长可达1m，下部无
毛，上部被短毛。叶披针形至卵状披
针形，长3~9cm，宽1.5~2cm。总苞片
佛焰苞状，有1.5~4cm的柄，与叶对生，
折叠状，展开后为心形，顶端短急尖，基部心
形，长1.2~2.5cm，边缘常有硬毛；聚伞花序，下面一枝仅有
花1朵，具长8mm的梗，不孕；上面一枝具花3~4朵，具短梗，
几乎不伸出佛焰苞；花梗花期长仅3mm；果期弯曲，长不过
6mm；萼片膜质，长约5mm，内面2枚常靠近或合生；花瓣深蓝
色；内面2枚具爪，长近1cm。蒴果椭圆形，长5~7mm，2室，
2片裂，有种子4颗；种子长2~3mm，棕黄色，一端平截、腹面
平，有不规则窝孔。

【生　　境】常生于湿地。

【分　　布】香港、广东、云南、四川、甘肃以东等地。越南、
朝鲜、日本、俄罗斯远东地区及北美洲也有分布。

【采集加工】夏、秋季采割地上部分，晒干。

【药材性状】本品长可达60cm，黄绿色或黄白色，较光滑。
茎有纵棱，直径约0.2cm，多有分枝，下部节上生须根，节稍
膨大，节间长3~9cm；质柔软，断面有髓。叶互生，多皱缩或
破碎，完整叶片长圆状铍针形，长3~9cm，宽1~2.5cm，顶端
略尖，全缘，基部下延成膜质叶鞘，抱茎，叶脉平行。花多脱
落，佛焰苞心状卵形，折合，但两边不相连；花皱缩，蓝色。
气微，味淡。以色黄绿者为佳。

【性味归经】味甘、淡，性微寒。归肺、胃、小肠经。

【功能主治】清热解毒，利水消肿。用于流行性感冒，急性扁
桃体炎，咽喉肿痛，水肿，尿路感染，肾炎浮肿，急性肠炎，
痢疾。外用治睑腺炎，疮疖肿毒。

【用法用量】用量30~60g。外用适量，鲜草捣烂敷
患处。

【附　　方】

❶流行性感冒：鸭跖草30g，紫苏、马兰根、竹叶、
麦冬各9g，豆豉15g，水煎服，每日1剂。

❷上呼吸道感染：鸭跖草、蒲公英、桑叶（或水蜈
蚣）各30g。水煎服。

❸治急性咽炎、腺窝性扁桃体炎：a.鲜鸭跖草
30g，水煎服。b.鲜鸭跖草90~120g，捣烂，
加凉开水挤汁，频频含咽。

❹四肢浮肿：鸭跖草15g，赤小豆60g，
水煎，每日分3次服。

❺宫颈糜烂：鸭跖草、蒲公英、小蜡
树、白背叶各1 000g。加水4倍，制成浸膏
500mL。用高锰酸钾溶液冲洗阴道，除净白
带，擦干，充分暴露糜烂面，用蘸有浸膏的消
毒棉花塞（直径4cm，厚0.8cm，中间有一蒂，系线
一根，以便上药当天晚上病人自己从阴道取出），
将棉塞紧贴于宫颈糜烂面。每周上药2~3次，10次
为一个疗程。

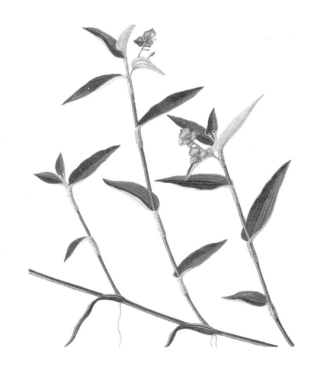

铁苋菜

【别　名】人苋、海蚌含珠。

【来　源】本品为大戟科植物铁苋菜**Acalypha australis** Linn. 的干燥地上部分。

【植物特征】一年生草本，高20~50cm。叶互生，披针形、卵状披针形或近菱状卵形，长2.8~8cm，宽1.5~3.5cm，两面均稍粗糙，顶端渐尖，基部圆形，边缘有钝齿，基出脉3条；叶柄长2~5cm；托叶2片。花单性，无花瓣亦无花盘；雄蕊通常生于柔荑状穗状花序的上部，极小，数朵聚生于细小苞片内；萼片4，卵形，雄蕊7~8，花药4室；雌花生于花序的下部，常3~5朵聚生于花后增大的苞片内；苞片卵形，基部心形，宽7~8mm，被柔毛；萼片3，卵形，有缘毛；子房3~4室，花柱3，羽状分裂。蒴果有种子2~3颗；种子近球形，暗灰色，有种阜，种皮脆壳质。花、果期4—12月。

【生　境】生于村边、路旁等空旷地上。

【分　布】我国除西部高寒或干燥地区外，大部分地区均有分布。东亚地区各国、越南、老挝、印度、澳大利亚也有分布。

【采集加工】夏、秋季采割，除去根和杂质，晒干。

【药材性状】本品长20~40cm，全株被灰白色微柔毛。茎近圆柱形，分枝，棕色，有直线纹；质硬，易折断，断面黄白色，有髓。叶互生，常皱缩或破碎，完整者披针形至卵状菱形，长2.5~8cm，宽1.2~3.5cm，黄绿色，边缘有锯齿。穗状花序常腋生；苞片卵形，花后增大。蒴果小，三角状扁圆形。气微，味淡。以叶多、色绿者为佳。

【性味归经】味苦、涩，性凉。归肝、大肠经。

【功能主治】清热解毒，消积，止痢，止血。用于肠炎、细菌性痢疾，阿米巴痢疾，小儿疳积，肝炎，疟疾，吐血，衄血，尿血，便血，子宫出血。外用治痈疖疮疡，外伤出血，湿疹，皮炎，毒蛇咬伤。

【用法用量】用量15~30g。外用适量，鲜品捣烂敷患处。

【附　方】

①细菌性痢疾：a.铁苋菜60g（鲜品250g）水煎，分3次服。b.铁苋菜30g，马齿苋15g，水煎服。

②急性肠炎、细菌性痢疾：铁苋菜、凤尾草各60g，石榴皮15g，水煎服。

③小儿疳积：a.外敷：鲜铁苋菜15g，姜、葱各30g，鸭蛋白一个，捣匀外敷脚底心。敷一夜去掉，隔3日敷一次，一般需敷5~7次。b.内服：铁苋菜100g，煎水去渣后，加猪肝150g再煎，吃猪肝后喝汤，连服5~6次。轻者任选一法，重者二法并用。

④疟疾：铁苋菜150g，于发作前2~3小时服，连服1~3次。

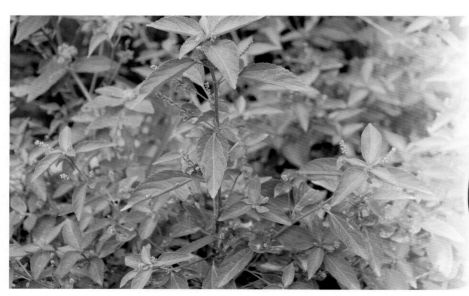

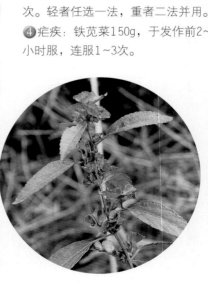

凉粉草

【别　名】仙人草。

【来　源】本品为唇形科植物凉粉草Mesona chinensis Benth. 的干燥全草。

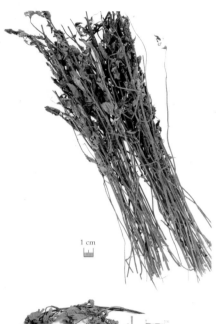

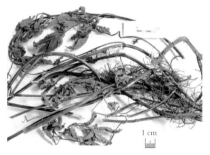

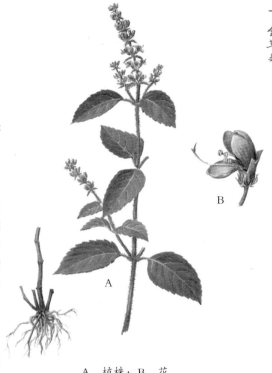

A. 植株；B. 花

面脉上被毛，有时近无毛。轮伞花序排成顶生，长2~8cm的总状花序式；苞片圆形或菱状卵形，顶端尾状，常比花稍长；萼钟状，长2~2.5mm，具10纵脉和许多横行小脉，密被白色柔毛，上唇3裂，中裂特大，下唇全缘或微凹；花冠白色或微红，长3~3.5mm，上唇阔大，具4齿，中间2齿不明显，下唇舟状。雄蕊4，花丝突出。果萼坛状，纵横脉均极明显。构成许多小凹穴；小坚果长圆形。花、果期7—10月。

【生　境】生于沙地草丛中或疏林湿润地。不少地区也有栽培。

【分　布】香港、广东、海南、台湾、江西、浙江、广西等地。

【采集加工】夏、秋季采收，将全草晒干。

【药材性状】本品全长常20~45cm；茎方柱形，灰褐色或棕黄色，有分枝，被疏长毛或细刚毛，幼枝毛更明显；质甚脆，断面中空。叶对生，多皱卷，黄褐色，质稍韧，手捻不易破碎，卵形或卵状长圆形，长3~5cm，宽2~3cm，顶端钝，基部渐狭，边缘有小锯齿，两面均疏被长毛，水湿后滑腻。气微，味甘淡。以叶多、深褐色、水湿后有黏液者为佳。

【性味归经】味甘、淡，性凉。归肺、胃、肝经。

【功能主治】清热利湿，凉血解暑。用于急性风湿性关节炎，高血压，湿火骨痛，烦渴，中暑，感冒，黄疸，急性肾炎，糖尿病。

【用法用量】用量15~60g。

【附　注】

❶全株煎汁和以米浆煮熟，冷冻后成黑色胶状物，暑天可作解渴品，通称凉粉，但在广东梅县地区则称仙人板。

❷本品不耐储藏，存放一年以上，其水煎液的胶黏性则大减。

【植物特征】一年生草本，高达100cm；茎初被疏柔毛和细刚毛，稍老脱净。叶对生，具长2~15mm的叶柄；叶片阔卵形至狭卵形，有时近圆形，长2~5.5cm，两面被柔毛或仅下

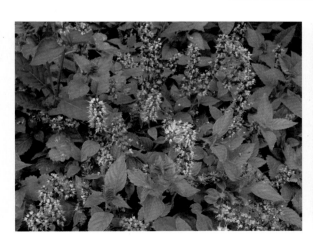

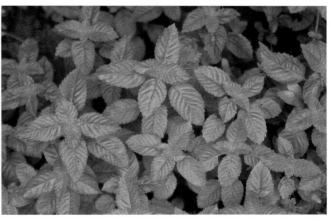

菥蓂

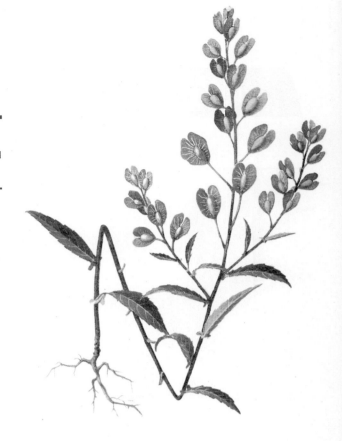

【别　名】遏蓝菜、败酱草、犁头草。

【来　源】本品为十字花科植物菥蓂**Thlaspi arvense** Linn. 的干燥地上部分。

【植物特征】一年生草本，高20~50cm，全株无毛；茎直立，分枝或不分枝，具棱。基生叶倒披针形，全缘，具柄，茎生叶披针形，长2~5cm，宽0.5~2cm，顶端钝或略尖。基部心形而抱茎，无柄。花白色，小而多数，排成顶生的总状花序；萼片4，直立，卵形，长约2mm，钝头；花瓣4片，十字形排列，倒卵形，长2~4mm，顶端圆或微凹，基部具爪；雄蕊6，2轮，外轮2枚较短，内轮4枚较长，花丝基部有4个密腺；子房上位，具2合生心皮，2室，胚珠多数，生于侧膜胎座上。短角果倒卵形或近圆形，长13~16mm，宽9~13mm，扁平，顶端凹入，边缘有宽约3mm的翅；种子倒卵形，长约1.5mm，略扁，黄褐色，具环纹。

【生　境】生于路旁、沟边或园圃。

【分　布】我国南北各地，南至南岭山地。亚洲、欧洲和非洲北部均有分布。

【采集加工】夏季果实成熟时采割。晒干。

【药材性状】本品茎长20~30cm，直径0.2~0.5cm，黄绿色或灰黄色，有直线棱；质脆，易折断，断面有髓心。叶互生，

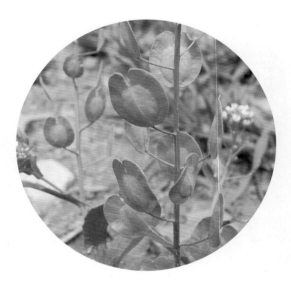

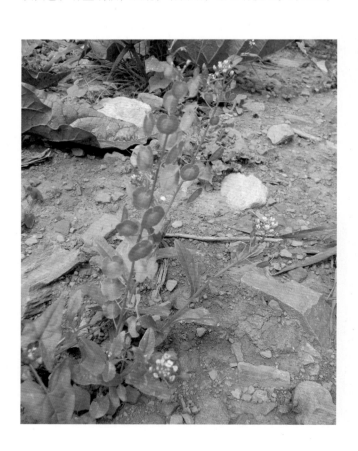

多脱落或破碎。果序顶生，果实倒卵圆形，扁平，直径13~16mm，灰绿色或灰黄色，中部略隆起，边缘有翅，两侧中间各有1条纵线棱，顶端凹入，内分2室；种子每室5~7粒，倒卵圆形，直径约0.2cm，棕黑色，两面均见环纹。气微，味淡。以色黄绿、果实完整者为佳。

【性味归经】味甘、辛，性平。归肝、肾经。

【功能主治】明目，益精，安胎。用于头昏目眩，耳鸣，腰膝酸软，遗精，尿频余沥，先兆流产，胎动不安。

【用法用量】用量6~12g。

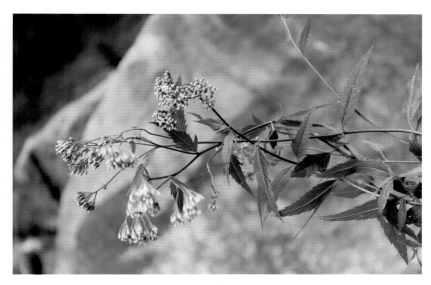

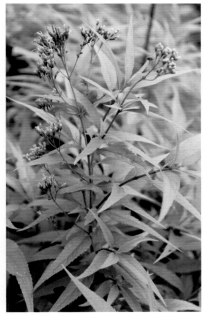

野马追

【别　名】尖佩兰。

【来　源】本品为菊科植物林泽兰**Eupatorium lindleyanum** DC.的干燥全草。

【植物特征】多年生草本，高30~150cm；茎直立，中部以下呈紫红色，密被白色短柔毛。叶对生，或中部以上的互生，质厚，无柄或近无柄，长圆形、狭椭圆形或线状披针形，长5~17cm，宽5~15mm，顶端短尖，基部楔形，边缘有疏锯齿，两面被白色粗毛及黄色小腺点，具三基出脉。头状花序多数，各具5朵花，于茎、枝顶端排成紧密的伞房花序；花序柄紫红色，密被白色短柔毛；总苞钟形，总苞片约3层，外层短，卵状披针形，内层狭披针形，长为外层的3~4倍；花淡红色或白色，同型，全为两性管状花；花冠长约4.5mm，檐部5裂，被黄色腺点；花药顶端有膜质附片，基部钝；花柱枝伸长，丝状，内侧略扁。瘦果圆柱状，基部较狭，具5棱，长约3mm。冠毛1层；白色，约与花冠等长。花、果期5—12月。

【生　境】生于海拔300~600m的山谷、阴地、水湿地或草地上。

【分　布】我国南北各地（新疆除外）。朝鲜、日本、菲律宾、越南、印度、俄罗斯也有分布。

【采集加工】秋季花初开时采割，晒干。

【药材性状】本品茎呈圆柱形，长30~90cm，直径可达0.5cm，黄绿色或紫褐色，有纵棱，密被灰白色绒毛；质硬，易折断，断面纤维状，髓部白色。叶对生，无柄，叶片多皱缩，展平后条状披针形，边缘具疏皱齿，叶面绿褐色，背面黄绿色，两面被毛，有腺点。头状花序多数。气微，味微苦、涩。以叶多、绿色、带初开的花者为佳。

【性味归经】味苦，性平。归肺经。

【功能主治】清肺，止咳，平喘，降血压。用于支气管炎，咳喘痰多，高血压病。

【用法用量】用量30~60g。

【附　方】慢性气管炎：a.野马追30~60g，水煎服；或配苏子、旋覆花及射干、半夏等制成各种制剂。10~14日为一个疗程。b.用提取物黄酮类、生物碱类化合物分别压片（每片相当于原药10g），每次服2~3片，每日3次；或两类成分合用，每次各2片，每日3次。

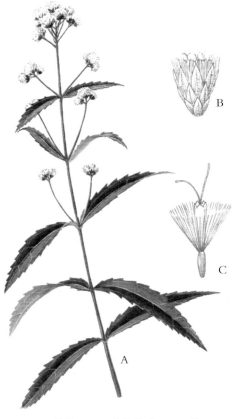

A. 花枝；B. 头状花序；C. 花

啜脓膏

【别　名】地消散、脓见消、吸脓膏。

【来　源】本品为荨麻科植物雾水葛**Pouzolzia zeylanica**（Linn.）Benn. 的干燥全草。

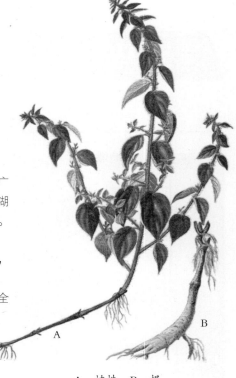

A. 植株；B. 根

【植物特征】多年生草本。茎披散或呈匍匐状，长达100cm，无毛或疏被硬毛。单叶，互生，或茎下部叶有时对生，膜质，卵形至卵状披针形，长1.5~4cm，宽0.5~2cm，顶端短尖，基部钝圆，边全缘，两面均被紧贴的硬毛，下面的毛较密，上面有密集而匀称的点状钟乳体；叶脉三出，侧边两条伸达叶片中部以上，中央1条为羽状脉，有侧脉1~2对；叶柄长2~6mm，被毛。花淡绿色或淡紫色，细小，组成腋生的团伞花序，雌雄花混生于同一花序上；雄花花萼4裂，裂片卵圆形，长约1mm，顶端短尖或芒状，疏被短柔毛；无花瓣；雄蕊4，突出；雌花花萼壶状，长约1.5mm，上部4齿裂，被毛；子房直，花柱纤细，于子房顶端具关节，脱落。瘦果卵形，苞藏于花萼内，长约1mm，顶端尖，黑色，光亮。花期秋季。

【生　境】生于田野、旷地、沟边、村边路旁等湿润处。

【分　布】香港、广东、海南、广西、福建、江西、浙江、安徽、湖南、湖北、云南、四川、甘肃等地。亚洲热带地区也有分布。

【采集加工】全年可采，拔取全草，抖净泥沙，晒干。

【药材性状】本品常绕扎成小把，全长50~90cm。根圆柱形或呈纺锤状，稍弯曲。茎略呈圆柱形或稍扁，多分枝，深棕色，可见纵皱纹或沟纹，有凸起的横生皮孔；质稍韧。叶皱卷，绿色，展平后卵状披针形或卵形，长1~4cm，宽0.5~2cm，两面略被硬毛。气微，味甘淡，口嚼有黏滑感。以叶色青绿、茎枝红棕色、带根者为佳。

【性味归经】味甘，性凉。归脾、大肠经。

【功能主治】清热利湿，解毒排脓。用于风火牙痛、肠炎、痢疾、尿路感染。外用治疖肿，乳腺炎。

【用法用量】用量15~30g。外用适量，鲜品捣烂敷患处。

【附　方】

❶疖肿：鲜啜脓膏、鲜一点红各适量，共捣烂，敷患处。

❷乳腺炎：鲜啜脓膏、鲜犁头草、鲜木芙蓉、鲜蒲公英各适量，共捣烂，敷患处。

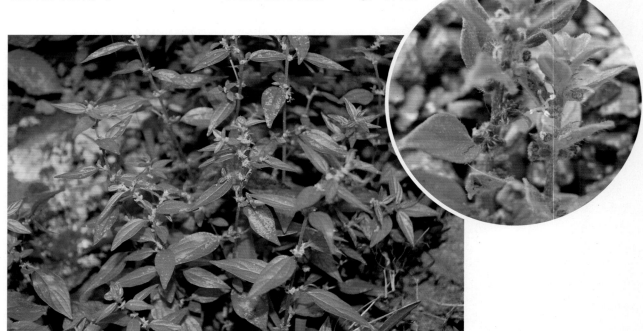

猪殃殃

【别　名】拉拉藤、爬拉殃。

【来　源】本品为茜草科植物猪殃殃**Galium aparine** Linn. var. **tenerum**（Gren. et Godr）Rchb. 的干燥全草。

【植物特征】多枝、蔓生或攀缘状草本，高通常20~35cm。茎有4棱，棱上、叶缘和叶下面中脉上有侧生小刺毛。叶通常6~8片轮生，偶有4~5片，近无柄；叶片纸质或膜质，线状披针形至长圆状倒披针形，长1~5.5cm，顶端有针状凸尖头，基部渐狭，1脉，干时常卷缩。聚伞花序顶生和腋生，常退化至单花；花黄绿色或白色，4数，有纤细的花梗；花萼被钩毛，顶端近截平；花冠辐状，裂片长圆形，长不及1mm，镊合状排列。果干燥，有1或2个近球状的分果片，直径达6mm，密被钩毛，果梗直而粗壮，长达2.5cm。花期3—7月；果期4—9月。

【生　境】生于旷野、沟边、林缘和草地上。

【分　布】除南海诸岛外，我国各地均有分布。日本、朝鲜和巴基斯坦也有分布。

【采集加工】夏季花、果期采收，除去泥沙，晒干。

【药材性状】本品根细小。茎呈四棱柱形，多分枝，长20~30cm，直径约1mm，灰绿色或绿褐色，棱上有侧生刺毛；质脆，易折断，断面中空。叶6~8片轮生，无柄，叶片多卷缩或破碎，完整者线状披针形或近倒披针形，长1~5.5cm，宽0.2~1cm，边缘及下面中脉有倒生刺毛。聚伞花序腋生或顶生，花小，易脱落。果小，由2个球形分果片组成，绿褐色，密生白色钩毛。气微，味淡。以色绿、有花果者为佳。

【性味归经】味辛，性微寒。归肝、膀胱经。

【功能主治】清解热毒，利尿消肿。用于水肿，尿路感染，痢疾，跌打损伤，痈肿疔疮，虫蛇咬伤。

【用法用量】用量15~30g。外用鲜品捣烂敷患处。

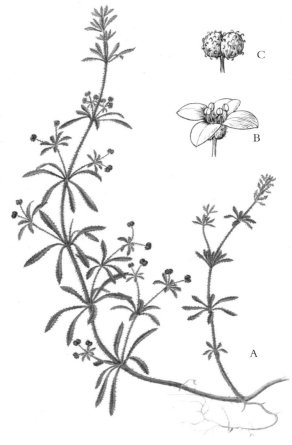

A. 植株；B. 花；C. 果实

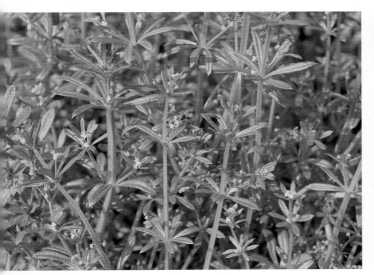

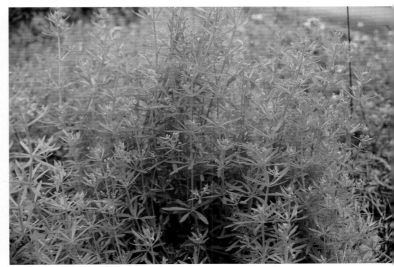

猪鬃草

【别　名】铁丝草。

【来　源】本品为蕨类铁线蕨科植物铁线蕨**Adiantum capillus-veneris** Linn 的干燥全草。

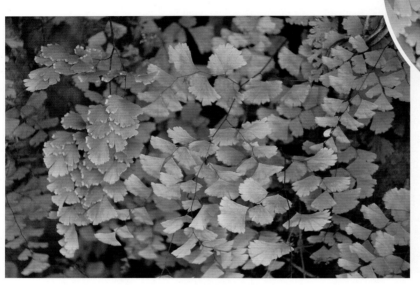

【功能主治】清热解毒，利尿消肿。用于感冒发热，咳嗽咯血，肝炎，肠炎，痢疾，尿路感染，急性肾炎，乳腺炎。外用治疗疮，烧、烫伤。

【用法用量】用量15~30g。外用适量，捣烂敷患处。

【植物特征】陆生草本；根茎横走，被棕色、全缘、狭窄的鳞片。叶近生，叶柄细瘦，长10~15cm，黑紫色，光滑无毛；叶片三角状长圆形，长20~40cm，宽12~20cm，基部为二回羽状，羽片互生，小羽片长约2cm，宽约1.2cm，基部楔形，外侧斜圆形，边缘浅裂至深裂，裂片有微小圆齿，无毛，脉扇状分离。孢子囊群圆形或长圆形，稍弯曲，近叶缘生。

【生　境】常生于流水溪旁的石灰岩或钙质土壤、石灰岩洞底、滴水岩壁上。

【分　布】台湾、福建、广东、香港、广西、湖南、湖北、江西、贵州、云南、四川、甘肃、陕西、山西、河南、河北、北京等地。欧洲、美洲、非洲、大洋洲其他温暖地区也有分布。

【采集加工】夏、秋季采收，将全草切段晒干。

【药材性状】本品全长15~40cm。根茎横生，密被棕色、全缘、狭披针形鳞片，疏生纤细须根。叶近生，通常呈一至二回羽状复叶，叶柄长9~15cm，棕黑色，稍有光泽；小羽片互生，微皱缩，展平后呈斜扇形或斜方形，长1~2cm，宽小于长，顶端3~5浅裂，裂片边缘有细齿，基部宽楔形，灰绿色或棕黄色；孢子囊群圆形或长圆形，着生小羽片上部边缘。气微，味淡。以叶柄黑、叶片多而色绿者为佳。

【性味归经】味淡，性凉。归肝、肾经。

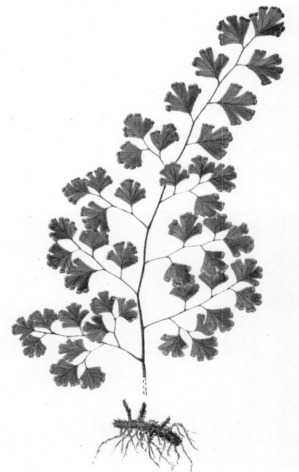

麻黄

【别　　名】华麻黄、木麻黄、山麻黄。

【来　　源】本品为麻黄科植物草麻黄**Ephedra sinica** Stapf、中麻黄**Ephedra intermedia** Schrenk et C. A. Mey和木贼麻黄**Ephedra equisetina** Bge. 的干燥草质茎枝。

◎草麻黄

【植物特征】矮小灌木或多年生草本状小灌木，高20~40cm。常无直立木质茎，有木质茎时则横卧地下似根茎；小枝圆柱状，对生或轮生，直或微曲，节间长2.5~6cm，直径约2mm，无明显纵槽。叶膜质，鞘状，长3~4mm，生于节上，下部1/3~2/3合生，上部2裂，裂片锐三角形。雄球花有多数密集的雄花，或排成复穗状；苞片通常4对；雄花有7~8雄蕊，花丝合生或顶端微分离。雌球花单生枝顶，有苞片4对，最上1对合生部分占1/2以上；雌花2，珠被管长1mm或稍长，直或顶端微弯。雌球花成熟时苞片肉质，红色，长圆状卵形或近圆形；种子通常2粒，包藏于红色肉质苞片内，不外露或与苞片等长。花期5—6月；果期8—9月。

【生　　境】生于干旱荒漠。

【分　　布】吉林、辽宁、内蒙古、河北、山西、河南和陕西等地。蒙古也有分布。

◎中麻黄

【植物特征】中麻黄为灌木，高20~100cm；茎直立或匍匐斜上，粗壮，基部分枝多；绿色小枝常被白粉，呈灰绿色，径1~2mm，节间通常长3~6cm，纵槽纹较细浅。叶3裂及2裂混见，下部约2/3合生成鞘状，上部裂片钝三角形或窄三角披针形。雄球花通常无梗，数个密集于节上成团状，稀2~3个对生或轮生于节上，具5~7对交叉对生或5~7轮（每轮3片）苞片，雄花有雄蕊5~8，花丝全部合生，花药无梗；雌球花2~3成簇，对生或轮生于节上，无梗或有短梗，苞片3~5轮（每轮3片）或3~5对交叉对生，通常仅基部合生，边缘常有明显膜质窄边，最上一轮苞片有2~3雌

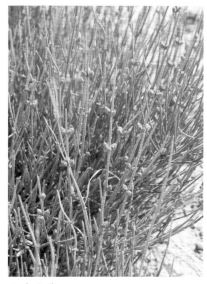

⊙中麻黄

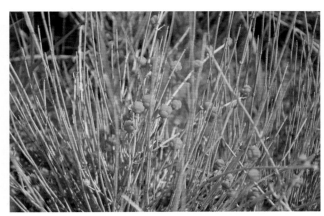

⊙草麻黄

⊙草麻黄

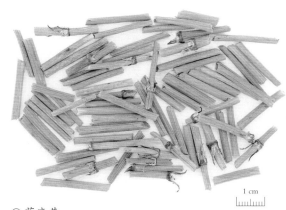

⊙草麻黄

1 cm

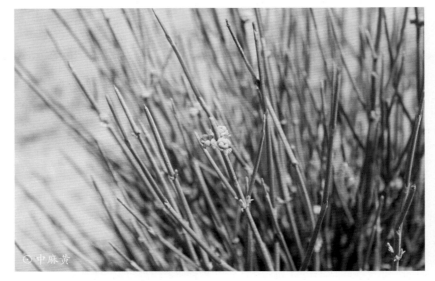

⊙中麻黄

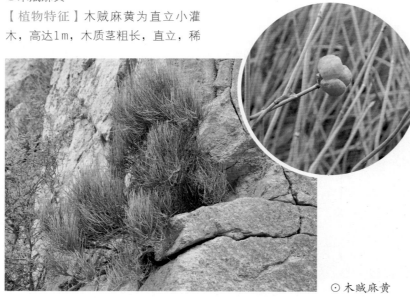

⊙木贼麻黄

花；雌花的珠被管长达3mm，常成螺旋状弯曲。雌球花成熟时肉质红色，椭圆形、卵圆形或矩圆状卵圆形，长6~10mm，径5~8mm；种子包于肉质红色的苞片内，不外露，3粒或2粒，形状变异颇大，常呈卵圆形或长卵圆形，长5~6mm，径约3mm。花期5—6月；果期7—8月。

【生　境】生于海拔数百米至2 000m的干旱荒漠、沙滩地区及干旱的山坡或草地上。

【分　布】辽宁、河北、山东、内蒙古、山西、陕西、甘肃、青海及新疆等地，以我国西北各地最为常见。阿富汗、伊朗和俄罗斯也有分布。

◎木贼麻黄

【植物特征】木贼麻黄为直立小灌木，高达1m，木质茎粗长，直立，稀部分匍匐状，基部茎直径1~1.5cm，中部茎枝一般直径3~4mm；小枝细，径约1mm，节间短，长1~3.5cm，多为1.5~2.5cm，纵槽纹细浅不明显，常被白粉，呈蓝绿色或灰绿色。叶2裂，长1.5~2mm，褐色，大部合生，上部约1/4分离，裂片短三角形，顶端钝。雄球花单生或3~4个集生于节上，无梗或开花时有短梗，卵圆形或窄卵圆形，长3~4mm，宽2~3mm，苞片3~4对，基部约1/3合生，假花被近圆形，雄蕊6~8，花丝全部合生，微外露，花药2室，稀3室；雌球花常2个对生于节上，窄卵圆形或窄菱形，苞片3对，菱形或卵状菱形，最上一对苞片约2/3合生，雌花1~2，珠被管长达2mm，稍弯曲。雌球花成熟时肉质红色，长卵圆形或卵圆形，长8~10mm，径4~5mm，具短梗；种子通常1粒，窄长卵圆形，长约7mm，径2.5~3mm，顶端窄缩成颈柱状，基部渐窄圆，具明显的点状种脐与种阜。花期6—7月；果期8—9月。

【生　境】生于干旱地区的山脊、山顶及岩壁等处。

【分　布】河北、山西、内蒙古、陕西西部、甘肃及新疆等地。蒙古、俄罗斯也有分布。

【采集加工】秋季割取草质茎枝，晒干。

【药材性状】草麻黄　茎枝呈长圆柱形，微扁，少分枝，直径0.1~0.2cm，表面淡绿色至黄绿色，有细直线棱，微粗糙；节明显，节间长2.5~6cm。鳞叶膜质，2片，长0.3~0.4cm，下部深红色，连合成筒状，上部灰白色，裂片锐长，三角形，尖端反曲。质脆，易折断，断面略呈纤维状，外圈为黄绿色，髓部红棕色。气微香，味微苦、涩。以色淡绿、无木质茎及杂质者为佳。

中麻黄　多分枝，直径1.5~3mm，有粗糙感。节上膜质鳞叶长2~3mm，裂片3（稀2），顶端锐尖。断面髓部呈三角状圆形。

木贼麻黄　较多分枝，直径1~1.5mm，无粗糙感。节间长1.5~3cm。膜质鳞叶长1~2mm；裂片2（稀3），上部为短三角形，灰白色，顶端多不反卷，基部棕红色至棕黑色。

【性味归经】味辛、微苦，性温。归肺、膀胱经。

【功能主治】发汗散寒，宣肺平喘，利水消肿。用于风寒感冒，咳嗽气喘，水肿，骨节疼痛，小便不利，风邪顽痹，皮肤瘙痒。

【用法用量】用量2~10g。

【附　注】上述3种植物的根和根茎亦入药，称麻黄根。味甘，性平。归心、肺经。功能止汗，用于体虚自汗和盗汗。由于它的性能与麻黄相反，不可混淆误用。

断血流

【别　名】野凉粉藤、苦刀草、九层塔。

【来　源】本品为唇形科植物风轮菜**Clinopodium chinense**（Benth.）O. Kuntze 的干燥地上部分。

【植物特征】多年生草本；茎较纤细，长可达1m，下部卧地生根，上部上升或近直立，密被短柔毛和腺毛。叶具柄，叶片纸质，卵形，长2~4cm，宽1.3~2.5cm，顶端短尖，基部楔形，边缘有锯齿，叶面密被贴伏短硬毛，背面疏被柔毛。轮伞花序多花，聚成半球形，其下托以叶状苞叶2片。花萼狭管状，常带紫红色，13脉，外面被长柔毛和腺毛，下唇二齿刺状锐尖；花冠紫红色，长约9mm，管部较狭长，檐部明显二唇形，上唇直立，顶端微缺，下唇伸展，3裂。坚果倒卵形。花期5—8月；果期8—10月。

【生　境】生于山坡、荒山、路旁草丛中。

【分　布】台湾、福建、江西、浙江、江苏、安徽、湖南、湖北、山东、广西等地。日本也有分布。

【采集加工】夏季采收，将全草晒干。

【药材性状】本品茎呈方柱形，成对分枝，长20~70cm，直径1.5~4mm，棕褐色或暗紫色，密被灰白色短柔毛；质脆，易折断，断面有髓或中空。叶对生，有柄，叶片皱缩或破碎，完整者卵形，长通常2~4cm，边缘有锯齿，叶面绿褐色，背面灰绿色，叶面密被灰白色贴生短毛。气微香，味涩、微苦。以叶多、色绿者为佳。

【性味归经】味辛、苦，性凉。归肝经。

【功能主治】止血，疏风清热，解毒止痢。用于崩漏，子宫肌瘤出血，鼻衄，牙龈出血，尿血，创伤出血，感冒，中暑，急性胆囊炎，肝炎，肠炎，痢疾，腮腺炎，乳腺炎，疔疮毒，过敏性皮炎，急性结膜炎。

【用法用量】用量9~15g。外用鲜品适量捣烂敷患处，或煎水洗患处，或干叶研粉敷伤处。

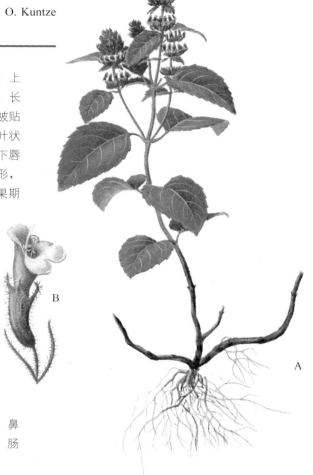

A. 植株；B. 花

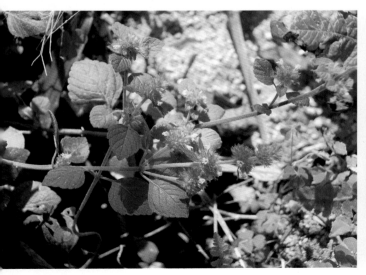

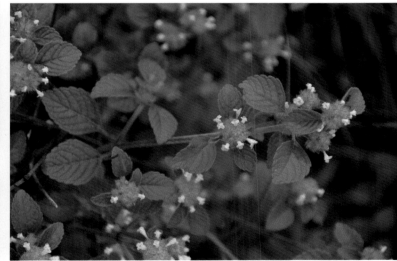

博落回

【别　名】勃逻回、勃勒回、落回、菠萝筒、喇叭筒。

【来　源】本品为罂粟科植物博落回**Macleaya cordata**（Willd.）R. Br 的干燥全草。

【植物特征】多年生直立草本，高1~4m，基部木质化，全株含黄色有毒浆汁。茎圆柱形，绿色或黄绿色，中空，被白粉。单叶互生，阔卵形或近圆形，长15~30cm，顶端短尖或渐尖，基部心形，边缘5~9裂，裂片通常半圆形，边缘具不规则波状圆齿，叶面无毛，光滑，背面被短绒毛，多白粉；基出脉5，常呈淡红色；叶柄长2~12cm，基部抱茎。大型圆锥花序顶生或腋生，长可达40cm；花梗长2~7mm；苞片狭披针形；萼片2，乳白色，长约1cm，倒披针形；无花瓣；雄蕊多数；雌蕊1，子房倒卵形，花柱短，柱头2裂。蒴果狭倒卵形或倒披针形，长约2cm，无毛，红色，具白粉。种子4~8粒，长圆球形或卵球形，长约2mm。花、果期6—11月。

【生　境】生于海拔250~700m的山谷、灌丛、路旁。

【分　布】秦岭以南至贵州、广东、广西、湖南、江西、福建、浙江。日本也有分布。

【采集加工】夏、秋季采收，将全草晒干。

【药材性状】本品全长1~2m。根粗壮，棕褐色、有纵沟纹。茎圆柱形、直径2~4cm，中空，浅绿色，被白色粉霜，上部有分枝。单叶互生，具长柄；叶片皱缩，展平后呈宽卵形或近圆形，有5~9浅裂，裂片边缘具不规则波状齿，上面浅绿色或灰绿色，下面被白霜及细密绒毛。圆锥花序多为顶生，残存小花白色或淡红色，易脱落。气微，味苦；有大毒。以叶多、色浅绿、根粗壮者为佳。

【性味归经】味苦，性寒；有大毒。归肝、大肠经。

【功能主治】杀虫，祛风解毒，散瘀消肿。用于跌打损伤、风湿关节痛、痈疖肿毒、下肢溃疡，鲜品捣烂外敷或干品研粉撒敷患处；阴道滴虫，煎水冲洗阴道；湿疹，煎水外洗；烧、烫伤，研粉调搽患处；并可杀蛆虫。

【用法用量】外用适量，煎水洗或研末撒敷，或研末调搽，或取鲜品捣烂敷患处。本品有大毒，不作内服。

【附　方】

① 杀蛆灭孑子：博落回全草，切碎，投入粪坑或污水中。

② 足癣：博落回根、茎适量，用醋（浸过药面为度）浸泡1~2日，去渣取醋液外搽患处，每日数次。

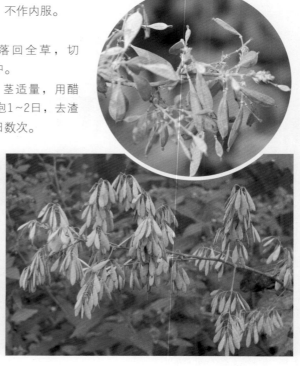

③ 阴道滴虫：博落回全草洗净切片，先用急火煎，再用文火浓缩成糊剂，阴道冲洗后，用带线棉球蘸药塞入阴道，24小时后取出，或用棉签蘸药涂于阴道壁，每日1次，5日为一个疗程。

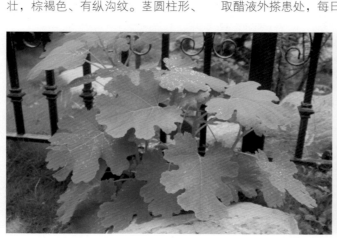

紫花地丁

【别　名】光萼堇菜。

【来　源】本品为堇菜科植物紫花地丁**Viola philippica** Cav. [*Viola yedoensis* Makino] 的干燥全草。

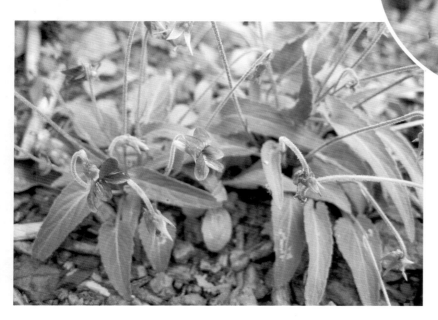

【植物特征】多年生莲座状草本；主根较粗；根茎很短。叶基生，具长柄；叶片纸质，狭披针形至卵状披针形，长2~6cm，顶端钝或圆，基部微心形，明显下延，边缘有浅圆齿，两面被疏柔毛；托叶膜质，分离部分钻状三角形，有缘毛。花紫色，左右对称，具长而上部弧曲的花梗；萼片5，卵状披针形，基部延伸为半圆形的附属器，附属器顶端截平、圆或有小齿；花瓣5，倒卵椭圆形，下方一片大，基部有细管状的距；雄蕊5，下方2枚有腺状附属体伸至距内，药隔顶端具膜质附属体。蒴果椭圆形，长约8mm，3瓣裂；种子多数。

【生　境】生于田间、山谷、溪边、林下、荒地或路旁。

【分　布】几乎遍布我国各地。朝鲜、日本、俄罗斯也有分布。

【采集加工】春、秋季采收，除去杂质，晒干。

【药材性状】本品多卷缩成团，主根长圆锥形，直径1~3mm，淡黄棕色，有细纵皱纹。叶基生，灰绿色，展平后叶片呈披针形或卵状披针形，长1.5~6cm，宽1~2cm，顶端钝或圆，基部稍心形、常下延，边缘具钝锯齿，两面有疏毛；叶柄上部具狭翅。花茎纤细；花瓣5，紫堇色或淡棕色，花距细管状。蒴果椭圆形或3裂，内有多数淡棕色种子。气微，味微苦而稍黏。以色绿者为佳。

【性味归经】味微苦，性寒。归心、肝经。

【功能主治】清热解毒，凉血消肿。用于疔痈疮疖，丹毒，蜂窝组织炎，乳腺炎，目赤肿痛，咽炎，黄疸型肝炎，尿路感染，肠炎，毒蛇咬伤。

【用法用量】用量15~30g。外用适量，鲜品捣烂敷患处。

【附　方】

❶化脓性感染：a.紫花地丁、蒲公英、半边莲各15g，水煎服；药渣外敷。b.鲜紫花地丁、鲜野菊花各60g，共捣汁分二次服；药渣敷患处。c.鲜紫花地丁、鲜芙蓉花各等量，加食盐少许，共捣烂敷患处；同时用鲜紫花地丁60~90g，水煎服。

❷眼结膜炎、咽炎：鲜紫花地丁30~60g，水煎服。

❸急性，出血性，坏死性小肠炎：紫花地丁、凤尾草、奇蒿、大血藤、地榆各15g，仙鹤草30g。腹痛加延胡索、乌药各9g；腹胀加枳壳6g，川朴、大黄各9g；体虚加羊乳15g，红枣7枚。水煎服。

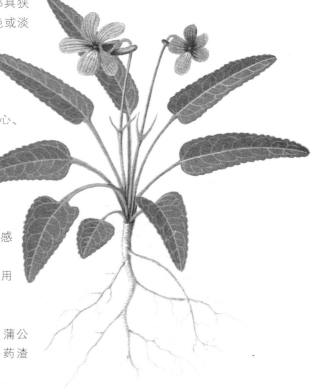

锁阳

【别　名】琐阳、锈铁棒。

【来　源】本品为蛇菰科植物锁阳Cynomorium songaricum Rupr. 的干燥全草。

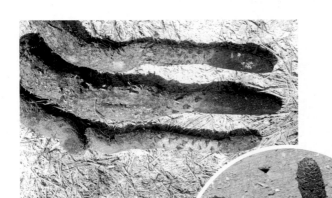

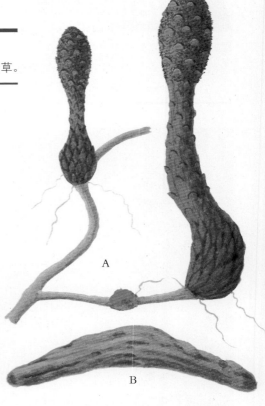

A. 植株及寄主根部；B. 药材（锁阳）

【植物特征】多年生寄生肉质草本，无叶绿素，全株红棕色，高10~100cm；茎圆柱状，直立、棕褐色，径3~6cm，暗紫红色，散生鳞片，基部膨大，埋于土中。肉穗花序顶生，棒状或圆柱状，长5~15cm，直径2~4cm，生有密集的小花和鳞片状苞片；花杂性，深紫色，芳香；雄花：花被片1~6，线形，长约3~5mm；雄蕊1，稍伸出；退化雌蕊很小；两性花：花被片棒状，长1~3mm；雄蕊生于子房上；子房下位或半下位，斜卵形，1室，花柱棒状。小坚果卵形状。花期5—7月；果期6—7月。

【生　境】喜生于含盐碱的干燥沙土上。常寄生于白刺的根上。

【分　布】新疆、青海、甘肃、宁夏、陕西、内蒙古等地。蒙古、地中海地区也有分布。

【采集加工】春、秋季采挖。采后，除去花序，半埋入沙土中，晒干或任其自然干燥。

【药材性状】本品呈扁圆柱形，微弯曲，有时断裂，长5~15cm，直径1.5~4cm，表面棕色或深棕色，粗糙，常贴附有红棕色尘粉，有明显纵沟，上端有时残存三角形鳞片。体

重，质坚实，难折断，断面不平坦，红棕色，微呈颗粒状，并可见黄色近三角状维管束。气微香，味微甘而涩。以条粗壮、色棕红者为佳。

【性味归经】味甘，性温。归肝、肾、大肠经。

【功能主治】补肾助阳，润肠通便。用于肾虚阳痿。腰膝痿弱，筋骨无力，肠燥津枯之便秘。

【用法用量】用量10~15g。腹泻者慎用。

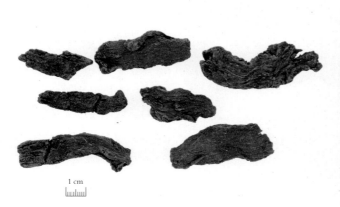

1 cm

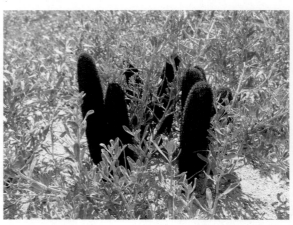

鹅脚板

【别　名】苦爹菜。

【来　源】本品为伞形花科植物异叶茴芹Pimpinella diversifolia DC. 的干燥全草。

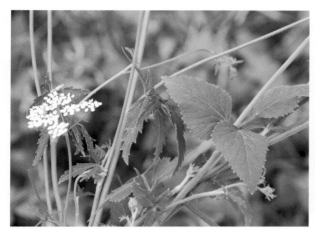
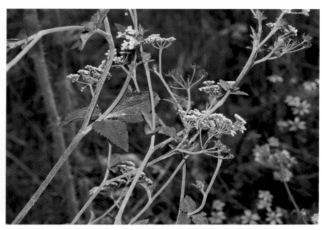

【植物特征】多年生草本，高40～120cm，全株被毛，根较纤细，有香气；茎直立，草质，上部具细长分枝。基生叶和茎下部的叶几全为单叶，通常具长柄，卵状心形，长2.5～8.5cm；茎中部叶多为二或三回三出复叶，中裂片卵形，长4～6cm，侧裂片基部偏斜，边缘具圆齿或锐齿；茎上部叶披针形，无柄，基部楔形，边缘具锐而深的缺刻或牙齿，各裂片表面略粗糙。复伞形花序顶生或侧生；总苞片2～4，线形；伞梗5～12支，被毛；小总苞片3～8，线形；花梗6～14支；花瓣5，白色或绿白色，卵形，雄蕊5；双悬果卵形，基部近心形，长1～1.5mm，嫩果被毛，主棱明显。

【生　境】生于山坡灌木草丛中。

【分　布】我国华东、华中、西南、华南各地。日本、印度、巴基斯坦和阿富汗也有分布。

【采集加工】全年可采，以夏季枝叶茂盛时采集为佳。拔取全草，抖净泥沙。晒干。

【药材性状】本品全草长40～100cm或过。根纤细。茎圆柱形，分枝上被柔毛，浅绿色。叶片皱缩，展平后基生叶及茎下部叶常为单叶，卵状心形，有长柄；茎中部以上叶为三出复叶，小叶片卵圆形至披针形，长4～6cm，宽1.5～3cm，两侧小叶片基部稍偏斜，边缘均具锯齿，叶面青绿色，背面色较浅；茎上部叶片近无柄。用手将枝叶搓碎后嗅之有香气。枝端常见残留复伞形花序，花多已脱落，偶见有卵形果实。气微香，味微辛，苦。以叶片多、青绿色者为佳。

【性味归经】味辛、微苦，性温。归肺、胃经。

【功能主治】祛风活血，解毒消肿。用于风寒感冒，咽喉肿痛，痢疾，黄疸型肝炎。外用治毒蛇咬伤，跌打损伤，皮肤瘙痒。

【用法用量】用量9～30g。外用适量，鲜品捣烂敷患处。

【附　方】蕲蛇咬伤：鹅脚板9～12g，水煎服，渣外敷伤口。

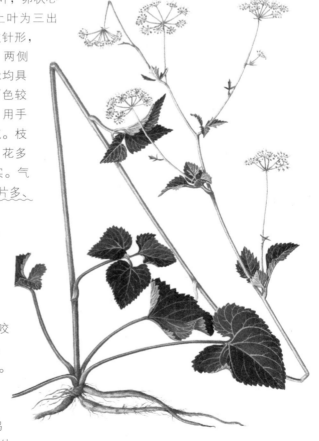

筋骨草

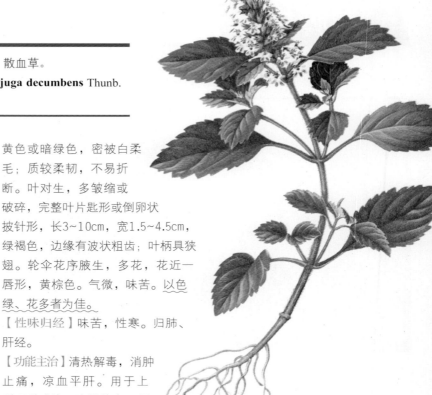

【别　名】青鱼胆草、青鱼胆、苦地胆、散血草。

【来　源】本品为唇形科植物金疮小草**Ajuga decumbens** Thunb. 的干燥全草。

【植物特征】一或二年生卧地草本；茎平卧或斜上升，全株密被白色长柔毛。单叶对生，薄纸质，匙形或倒卵形，长3~10cm，宽1.5~4.5cm，基生叶明显大于茎生叶，两面被糙伏毛。轮伞花序多花，腋生或排成顶生、下部间断的穗状花序式；花苞片大，匙形至披针形；花萼漏斗状，10脉，萼齿5，近等大；花冠一唇形，淡蓝色或淡红紫色，很少白色，长约10~12mm，冠檐里面近基部有一毛环，冠檐上唇短，圆形，顶端微凹，下唇伸展，中裂片扇形或倒心形；雄蕊二强，均伸出；花盘前方具一指状腺体。小坚果倒卵状三棱形，表面有网状皱纹，合生面约占果长的2/3。花期3~7月；果期5—11月。

【生　境】生于山坡、草地、旷野、荒地、山谷、溪边。

【分　布】我国长江以南各地。日本和朝鲜也有分布。

【采集加工】春、夏季花开时采收，除去泥沙，晒干。

【药材性状】本品全长10~35cm。根细小，暗黄色。茎细弱，丛生状，灰黄色或暗绿色，密被白柔毛；质较柔韧，不易折断。叶对生，多皱缩或破碎，完整叶片匙形或倒卵状披针形，长3~10cm，宽1.5~4.5cm，绿褐色，边缘有波状粗齿；叶柄具狭翅。轮伞花序腋生，多花，花近一唇形，黄棕色。气微，味苦。以色绿、花多者为佳。

【性味归经】味苦，性寒。归肺、肝经。

【功能主治】清热解毒，消肿止痛，凉血平肝。用于上呼吸道感染，扁桃体炎，咽喉炎，支气管炎，肺炎，肺脓肿，胃肠炎，肝炎，阑尾炎，乳腺炎，急性结膜炎，高血压。外用治跌打损伤，外伤出血，痈疖疮疡，烧、烫伤，毒蛇咬伤。

【用法用量】用量15~60g。外用适量，捣烂敷患处。

【附　方】

① 上呼吸道感染、扁桃体炎、肺炎：筋骨草制成片剂，每片相当于生药5g，每日3次，每次服5片。

② 慢性气管炎：筋骨草片（为筋骨草粗粉用0.5%酸性乙醇回流提取2~3次，过滤，滤液回收乙醇，浓缩成浸膏，加热水除杂质，过滤浓缩，烘干，制颗粒，压片，每片含生药2~2.5g）。每日3次，每次5片。

③ 急性单纯性阑尾炎：筋骨草、大血藤各30g，金银花、紫花地丁、野菊花各15g，南五味子根、延胡索各15g，水煎服。病重者每日2剂。

④ 胆道蛔虫继发感染、阑尾脓肿：筋骨草制成30%~35%煎剂，每日2次，每次服50mL，配合针灸止痛；阑尾脓肿除内服外，另取鲜草捣烂，外敷右下腹包块上，每日更换一次。

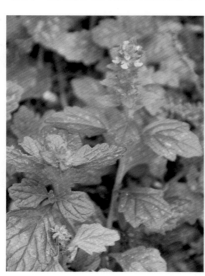

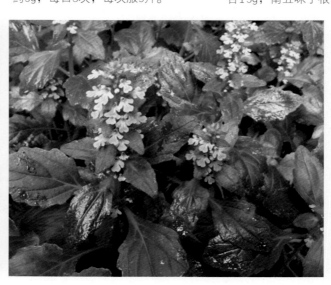

蓝花参

【别　名】牛奶草、娃儿菜、拐棒参、毛鸡腿。

【来　源】本品为桔梗科植物蓝花参**Wahlenbergia marginata**（Thunb.）A. DC. 的干燥全草。

【植物特征】多年生草本；根细长，长达10cm。茎直立或匍匐，高20~40cm，近基部分枝，无毛或近基部被毛。叶互生，通常线形，长1~3cm，宽2~4mm，全缘或浅波状，无柄，基部叶常较小，长圆形或倒卵形。二歧状圆锥花序顶生，有花数朵；花梗长1~2cm，花萼管长约4mm，裂片5，长约2~3mm；花冠蓝色，漏斗状钟形，长5~8mm，裂片5，长椭圆形；雄蕊5，花丝分离。蒴果倒圆锥形，长6~8mm，顶端短3裂。

【生　境】生于平原旷地或丘陵草地上。

【分　布】我国华南地区、云南、陕西南部。亚洲热带、亚热带地区及澳大利亚也有分布。

【采集加工】夏、秋季采挖，除去杂质，晒干。

【药材性状】本品长10~30cm，根细长，稍扭曲，有的有分枝，长达10cm，直径0.3~0.7cm，棕褐色或浅棕黄色，具纵皱纹；断面黄白色。茎纤细，近基部分枝，叶互生，无柄，叶片常皱缩，展平后呈条形或倒披针状卵形，长1~3cm，宽0.2~0.4cm，灰绿色或棕绿色。花单生于枝顶，浅蓝紫色。蒴果倒圆锥形，长约6~8mm；种子多数，细小。气微，味微甜，嚼之有豆腥味。以根粗、茎叶色绿者为佳。

【性味归经】味甘、微苦，性平。归肝、肺、脾经。

【功能主治】益气补虚，祛痰，截疟。用于病后体虚，小儿疳积，支气管炎，肺虚咳嗽，疟疾，高血压病，产后失血过多，白带。

【用法用量】用量15~30g。

【附　方】

❶间日疟：蓝花参全草30~45g，水煎，日服2次，于疟疾发作前2~4小时各服1次。

❷疳积：鲜蓝花参15~30g（干品9~15g），炖肉或鸡蛋吃，日服1剂。

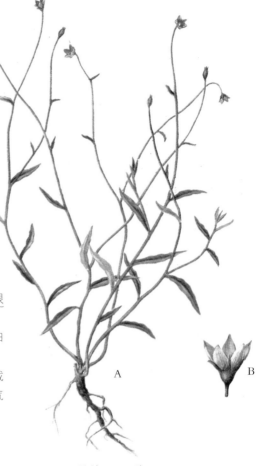

A. 植株；B. 花

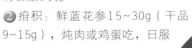

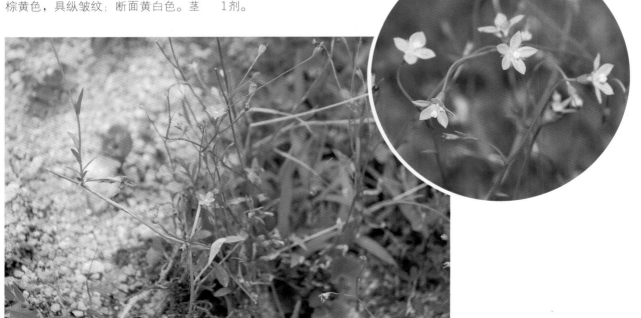

颠茄草

【别　名】野山茄、美女草。

【来　源】本品为茄科植物颠茄**Atropa belladonna** Linn. 的干燥全草。

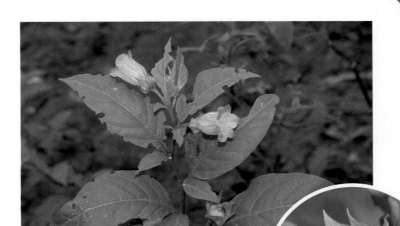

【植物特征】多年生草本，高1~2m。根粗壮，圆柱形。茎下部带紫色，上部叉状分枝，嫩枝被腺毛，老时毛逐渐脱落。叶互生，或在枝上部为大小不等的2叶双生，卵形或卵状椭圆形，长7~25cm，宽3~12cm，顶端渐尖，基部楔形，下延至叶柄，两面沿脉上被柔毛；叶柄长达4cm。花单生于叶腋，花梗长2~3cm，密生白色腺毛；花萼钟状，裂片三角形，被腺毛，果时呈星芒状展开；花冠筒状钟形，长2.5~3cm，淡紫褐色，5浅裂，花开时裂片向外反折；雄蕊5，着生于花冠筒喉部，花药顶孔开裂；子房2室，浆果球形，直径1.5~2cm，成熟后紫黑色；种子肾形。花、果期6—9月。

【生　境】栽培。

【分　布】我国南北各地药物种植场常有引种。原产欧洲。

【采集加工】春、秋季采挖，除去泥沙，切段，晒干。

【药材性状】本品根呈圆柱形，直径5~15mm，浅灰棕色，具纵皱纹，老根较坚硬，木质，小根易折断，断面平坦，皮部狭，灰白色，木部宽广，棕黄色，皮部和木部间为一明显环圈，髓部白色。茎扁圆柱形，直径3~6mm，表面黄绿色，有细纵皱纹，散生点状皮孔，中空，嫩部被毛。叶常皱缩或破碎，完整叶片卵状椭圆形，黄绿色至深棕色。花萼5裂，花冠近钟形，果实球形，直径1.5~2cm，具长梗，内含种子多数。气微，味微苦、辛。以叶完整、嫩茎多者为佳。

【性味归经】味微苦、辛，性温。

【功能主治】抗胆碱药，能解除平滑肌痉挛和抑制腺体分泌。用于胃及十二指肠溃疡，胃肠道、肾及胆绞痛等。

【用法用量】酊剂，1次0.3~1.0mL；浸膏，1次8~16mg；复方颠茄片1次1片。

【附　注】

❶青光眼患者忌服。

❷根和叶含天仙子胺（Hyscyamine）阿托品（Atropine）、莨菪胺（Scopolamine）和颠茄碱（Belladonine），故有镇痉和镇痛作用。

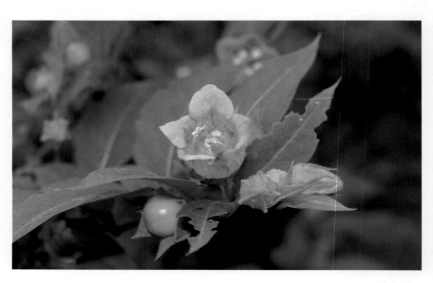

糙苏

【别　名】常山、白莶、山芝麻。

【来　源】本品为唇形科植物糙苏 **Phlomis umbrosa** Turcz. 的干燥地上部分。

【植物特征】多年生直立草本，高可达150cm；根肥厚，须根肉质；茎多分枝，疏被倒生短硬毛。叶对生，近圆形、卵圆形或长圆状卵形，长6~12cm，宽2.5~10cm，两面被疏柔毛及星状柔毛；叶柄长1~1.2cm。轮伞花序有花4~8朵，其下有较小的苞叶2片；花苞片线状钻形，较坚硬，常紫红色，多少被毛；萼管状，长约10mm，被星状毛或有时脉上被分节刚毛，萼齿顶端具长约1.5mm的小刺尖，边缘被丛毛；花冠通常粉红色，长约1.7cm，冠管里面近基部1/3处有倾斜毛环，冠管上唇边缘具不整齐小齿，下唇3裂。裂片卵形或近圆形，中裂片较大，雄蕊4；花柱单一，小坚果无毛。花期6—9月；果期9月。

【生　境】生于疏林或林区草地上。

【分　布】广东、湖南、贵州、四川、湖北、河北、山西、山东、甘肃、陕西、内蒙古、辽宁等地。

【采集加工】7—8月花开时采割，除去杂质，晒干。

【药材性状】本品茎呈方柱形，长50~150cm，棕褐色，疏被倒生短硬毛；质硬而脆，易折断，断面中部有髓。叶对生，绿色，叶片多皱缩，展平后呈圆形至长圆状卵

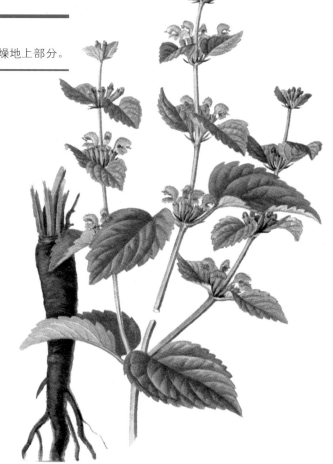

形，长6~12cm，顶端常短尖，基部心形，边缘有锯齿。两面疏被星状短毛；叶柄长1~12cm。轮伞花序密被白毛，缩存花萼呈蜂窝状。气微香，味涩。以叶绿、带花者为佳。

【性味归经】味辛、涩，性平。归脾、肝经。

【功能主治】散风，解毒，止咳，祛痰。用于防治感冒，慢性支气管炎，疬肿。

【用法用量】用量9~15g。外用鲜品捣烂敷患处。

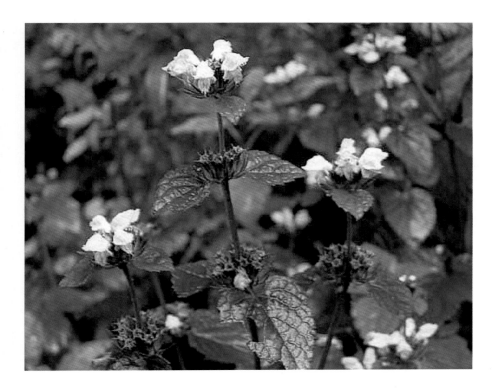

爵床

【别　名】小青草、六角英。

【来　源】本品为爵床科植物爵床**Justicia procumbens** Linn. [*Rostellularia procumbens*（Linn.）Nees] 的干燥全草。

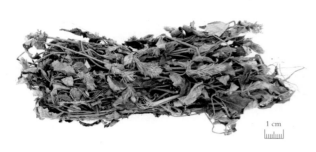

1 cm

【植物特征】多年生草本；茎细瘦，被短硬毛，长15~50cm，常基部卧地，节上生根。叶对生，具柄；叶片较厚，椭圆形或椭圆状长圆形，长1~3cm，顶端短尖或稍钝，通常两面被短硬毛，上面有肉眼能见的针形钟乳体。穗状花序密花，顶生，长1~3.5cm，宽6~12mm；花粉红色或紫红色；苞片1，小苞片2，狭披针形，长约4~5mm，被缘毛；萼约与苞片等长，4裂几达基部，裂片线形，边缘干膜质，被缘毛；花冠长约7~8mm，冠檐二唇形，上唇直立，下唇伸展，下部有喉凸；雄蕊具2药室，药室一高一低，较低一室有距。蒴果长约5mm，上部2室，具种子4粒，下部实心似柄状。种子压扁，有瘤状皱纹。

【生　境】生于旷野、疏林或灌丛中。

【分　布】香港、广东、台湾、福建、江西、安徽、湖南、广西、贵州、云南、四川等地。亚洲东南部至澳大利亚也有分布。

【采集加工】夏、秋季茎叶茂盛时采挖，除去杂质，晒干。

【药材性状】本品全长15~50cm。根细小而弯曲。茎纤细，具5~6条直棱，表面绿黄色至浅棕黄色，被短毛，节膨大，膝曲状，近基部节上生须状根；质脆。叶对生，具柄；叶片多卷缩，且易脱落，完整叶片展平后呈椭圆形或长圆形，长1~3.5cm，宽0.5~2cm，浅绿色，顶端短尖，全缘，被短硬毛和毛状钟乳体。穗状花序顶生或腋生，苞片线状披针形，被白色长缘毛。蒴果长卵形，上部有种子4粒，下部实心似柄状。气微，味微苦。以茎叶色绿者为佳。

【性味归经】味微苦，性寒。归肺、脾、肝经。

【功能主治】清热解毒，利尿消肿。用于感冒发热，疟疾，咽喉肿痛，小儿疳积，痢疾，肠炎，肝炎，肾炎水肿，尿路感染，乳糜尿。外用治痈疮疖肿，跌打损伤。

【用法用量】用量15~30g。外用适量，鲜品捣烂敷患处。

【附　方】

❶流行性感冒：爵床、白英、一枝黄花各30g，水煎服。

❷乳糜尿：爵床60~90g，地锦草、蟛蜞菊各60g，车前草45g。水煎服，3个月为一个疗程，或于排尿转正常后改隔日1剂，维持3个月，以巩固疗效。

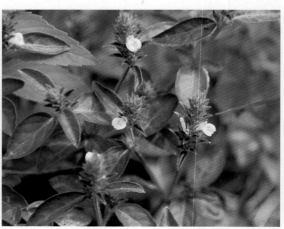

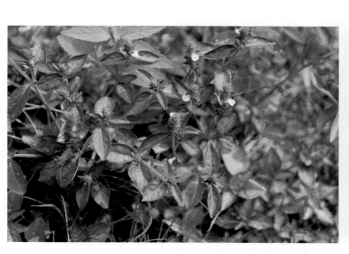

蟛蜞菊

【别　名】黄花蟛蜞菊、黄花墨菜、黄花龙舌草、田黄菊。

【来　源】本品为菊科植物蟛蜞菊**Wedelia chinensis**（Osbeck.）
Merr. 的干燥全草。

【植物特征】多年生草本，长15~50cm；茎下部匍匐，上部近直立，疏被贴生的短糙毛。叶对生，无柄，狭椭圆形或线状长圆形，长3~7cm，宽3~13mm，顶端短尖或钝，基部狭，全缘或具1~3对疏粗齿，两面被贴生的短糙毛；叶脉羽状，侧脉1~2对，上部1对常不明显，无网脉。头状花序单生枝顶或叶腋内，花序直径15~20mm；总苞钟形，总苞片2层，外层叶质，绿色，椭圆形，背面疏被贴生的短糙毛，内层较小，长圆形，上半部有缘毛；花黄色，异型，外围雌花1层，舌状，舌片开展，中央两性花多数，管状，檐部扩大，5裂；花药顶端稍尖，基部戟形，具2钝耳；花柱枝顶端稍尖，具乳头状凸起。瘦果倒卵形，长约4mm，具疣状突起。冠毛无，仅具细齿状的冠毛环。

【生　境】生于路旁、田边、沟边或湿润草地上。

【分　布】广东、海南、广西、福建、台湾等地。印度、中南半岛、印度尼西亚、菲律宾、日本、马来西亚也有分布。

【采集加工】夏、秋季茎叶茂盛时采收，晒干。

【药材性状】本品茎呈圆柱形，弯曲或扭曲，长可达40cm，直径1.5~2mm，灰绿色或淡紫色，有纵皱，节上或有小根，枝被短毛。叶对生，近无柄，叶片多皱卷，展平后呈椭圆形或长圆状披针形，长3~7mm，宽0.3~1.3cm，顶端短尖或渐尖，边缘有粗锯齿，上面绿褐色，下面灰绿色，两面均被白色短毛。茎顶和叶腋常有黄色头状花序，单生，钟形总苞由2层苞片组成，其内有1层舌状雌花和多数管状两性花。气微，味微涩。以叶灰绿、带花、无泥屑者为佳。

【性味归经】味甘、微酸，性凉。归肺、肝经。

【功能主治】清热解毒，化痰止咳，凉血平肝。用于预防麻疹，感冒发热，白喉，咽喉炎，扁桃体炎，支气管炎，肺炎，百日咳，咯血，高血压。外用治疗疮疖肿。

【用法用量】用量15~30g。外用适量，鲜品捣烂敷患处。

【附　方】

❶白喉：a.预防：蟛蜞菊鲜全草15~30g，水煎服，连服3日；或鲜全草捣烂绞汁，加相当药量1/4的醋，喷咽或漱口，每日1~2次，连用3日。b.治疗：蟛蜞菊鲜全草60g，甘草6g，通草1.5g，水煎浓汁服，每日1~4剂，另用鲜全草捣汁，加药量1/2的醋，用棉签蘸药液涂抹伪膜，每日2~3次。

❷百日咳：a.预防：蟛蜞菊、忍冬藤各1.5kg，钩藤0.75kg，鱼腥草根250g，玉叶金花500g，加水25kg，煎至15kg，为150人一次量。每日1次，连服5日，停药1日，再服5日。b.治疗：蟛蜞菊18g，钩藤、鱼腥草根、玉叶金花各6g，忍冬藤9g，水煎服。

❸预防麻疹：蟛蜞菊15~60g，水煎2次，每日1剂，连服3日，停药7日。

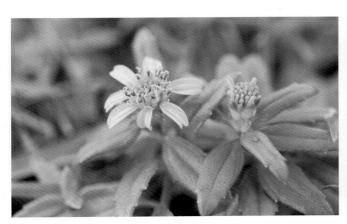

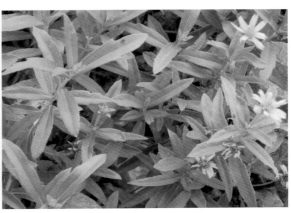

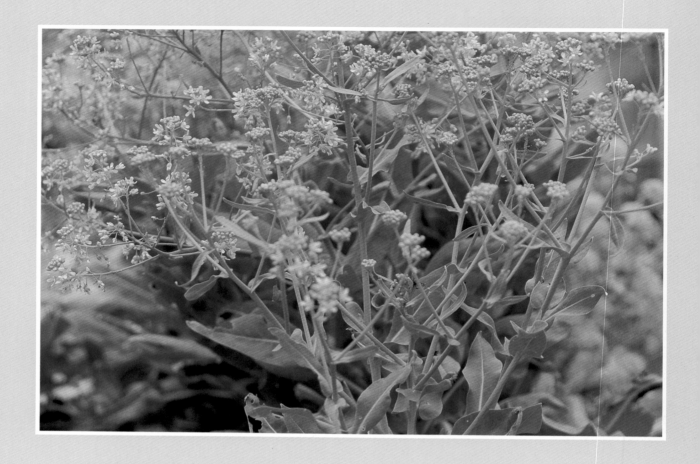

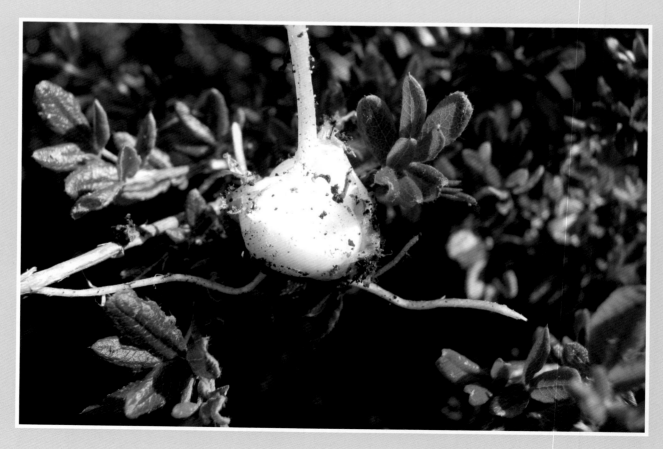

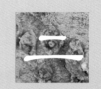

二

根及根茎类

GEN JI GENJING LEI

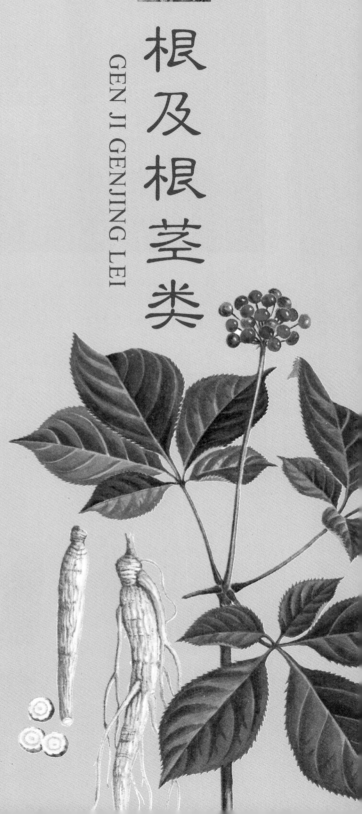

人参

【别　名】棒槌、人葓。

【来　源】本品为五加科植物人参Panax ginseng C. A. Mey. 的干燥根和根茎。

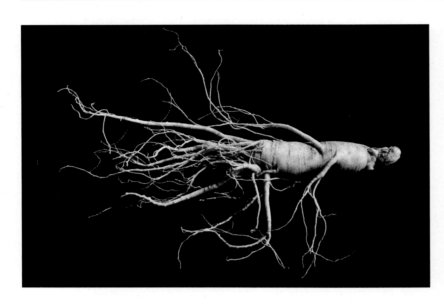

【植物特征】多年生草本，高30~65cm；主根近圆柱形或纺锤状，不分枝或下部分枝，肉质，表面淡黄色；根茎很短；茎不分枝，基部有肉质宿存鳞片。掌状复叶3~6轮生茎顶；小叶3~5片，通常5片，中央一片最大，椭圆形至长椭圆形，长7.5~12cm，宽3~5cm，顶端长渐尖，基部楔尖，略下延，边缘有密锯齿，上面脉散生刚毛，下面无毛，最外侧一对小叶常明显较小；小叶柄长达2.5cm。伞形花序单个顶生，总花梗甚长；花小，淡黄绿色；萼5裂；花瓣和雄蕊各5。核果状浆果扁球形，成熟时鲜红色。花期5—6月；果期6—9月。

【生　境】常生于针叶、阔叶混交林下；通常栽培，野生的很少。

【分　布】我国东北地区，尤其以长白山景区最盛。朝鲜也有分布。

【采集加工】人参有栽培的亦有野生的，均以秋季为最佳采挖季节。人参的加工方法多样，所得产品的性状和规格也各不相同。本书限于篇幅，仅择其要者收录。栽培的人参称园参，洗净后直接晒干的即生晒参，蒸制后用炭火焙干的称红参。野生的人参称山参，洗净后直接晒干的称生晒山参。

【药材性状】生晒参　呈狭纺锤状或近圆柱状，长通常4~10cm或更长，直径0.5~1.5cm，灰黄色或黄白色，上部或全身有间断的、深浅不一的棕黑色环纹和明显的纵皱纹；芦头长1~4cm，直径0.3~1.5cm，多弯曲，顶部有凹陷的茎基残痕，习称芦碗。如下部有2~3条侧根和许多细长须根，则称全须生晒参。质较硬脆，断面平坦，白色或灰白色，有明显的棕黄色环纹，木质部在荧光灯下显发亮的蓝紫色。气特异，味微苦。

红参　呈圆柱形，长6~10cm，如带有侧根，则长可达17cm或更长。主根角质样半透明，红棕色或棕黄色，偶有暗褐色斑块，纵向沟纹明显，上部有环纹，下部有2~3条扭曲交叉的侧根。质硬而脆，断面平坦，角质，红棕色，在荧光灯下显蓝紫色荧光。气香，味甘、微苦。

生晒山参　主根与根茎等长或较短，呈人字形、菱形或圆柱形，长2~10cm，中部直径1.5~2cm，表面灰黄色，有纵皱纹，上端有深陷的横纹；侧根多为2条，八字形分开，须根细长，清晰不乱，有明显的疣状突起。根茎细长，上部有密集的茎痕，不定根较粗，形似枣核。

均以条粗、质硬、完整者为佳。

【性味归经】味甘、微苦，性温。归脾、肺、心经。

【功能主治】大补元气，复脉固脱，安神，生津。用于虚脱，心衰，肺

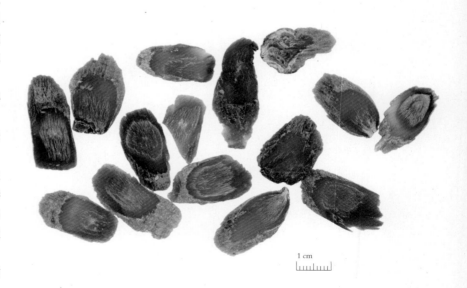

1 cm

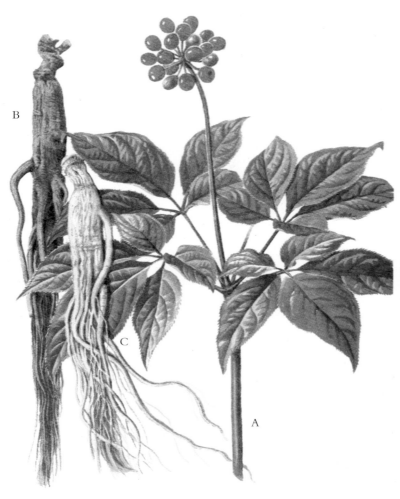
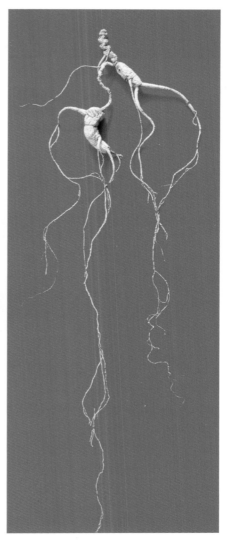

A. 果枝；B. 药材（红参）；C. 药材（全须生晒参）

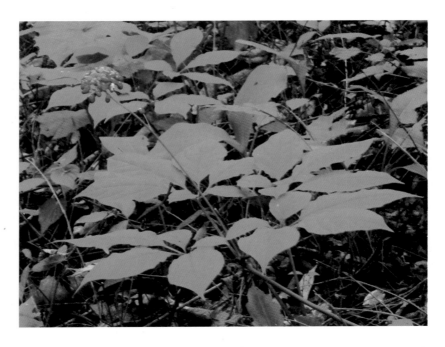

虚，喘促，自汗，肢冷脉微，心悸怔
忡，久病体虚，神经衰弱，阳痿宫
冷，心源性休克。

【用法用量】用量3~9g。

【附　方】

❶大失血或一切急性、慢性疾病引
起的虚脱，面色苍白，大汗肢冷，呼
吸微弱：（独参汤）人参15~30g，
水煎服；或（参附汤）加制附子
6~12g，水煎1小时以上服。

❷气阴两伤，口渴多汗，气短喘促：
生脉散（人参3g，麦冬9g，五味子
3g），水煎服。

【附　注】不能与藜芦同用。

三十六荡

【别　名】三十六须、三十六根。

【来　源】本品为萝藦科植物娃儿藤**Tylophora ovata**（Lindl.）Hook. ex Steud. 的干燥根。

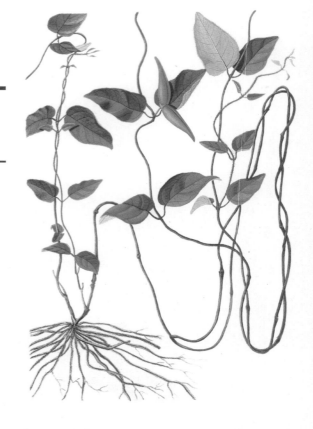

【植物特征】攀缘灌木，有乳汁，全株被锈色柔毛。叶卵形，长2.5~6cm，宽2~5.5cm，顶端短尖，基部浅心形；侧脉明显，每边约4条。花小，5数，整齐，淡黄色，直径约5mm，多朵排成伞房状聚伞花序；萼裂卵形，有缘毛，内面基部无腺体；花冠辐状，裂片长圆状披针形，两面被毛；副花冠裂片卵形，贴生于合蕊冠上，背部肉质，隆起；花药顶端有圆形膜片，弯向柱头；花粉块每室1个；心皮2，柱头五角状，顶端扁。蓇葖双生，圆柱状披针形，长4~7cm，直径7~12cm；种子卵形，长约1mm，具长约3cm的绢毛。花期4—8月；果期8—12月。

【生　境】生于海拔900m以下的山地灌木丛中或杂木林中。

【分　布】台湾、湖南、广东、广西、云南等地。印度、缅甸、老挝、越南也有分布。

【采集加工】全年可采，以夏、秋季开花前采收较好。挖取根部，抖净泥沙，晒干。

【药材性状】本品根头部呈结节状，上端有残茎，下端丛生细根。多达20~30条；根细长，稍弯曲，长10~15cm，直径约1~1.5mm，表面黄白色至黄棕色，具细纵皱纹。体轻，质脆，易折断，断面灰白色，粉质，木质部淡黄白色。气微香，味辛，嚼之有麻舌感。以根条长、粉质、断面灰白色者为佳。

【性味归经】味辛，性温；有毒。归肺、肝经。

【功能主治】祛风除湿，散瘀止痛，止咳定喘，解蛇毒。用于风湿筋骨痛，跌打肿痛，咳嗽，哮喘，毒蛇咬伤。

【用法用量】用量3~9g。外用适量，鲜根捣烂敷患处。孕妇及体弱者忌用。

【附　方】

❶慢性气管炎：三十六荡（提取总碱Ⅱ相当于原生药6g）加少量水及少量盐酸（或硫酸）至pH6左右，搅匀使全部溶解；另取葫芦茶浸膏（相当于原生药30g）加开水适量搅拌使溶解，两液混合调匀，并加白糖6g及0.1%尼泊金（先用乙醇溶解），共配制30mL，为成人1日量，分3次服，每次10mL。10日为一个疗程。

❷眼镜蛇咬伤：鲜三十六荡（全草）适量，捣烂，调酒，由上而下擦患处（留出伤口不擦）。

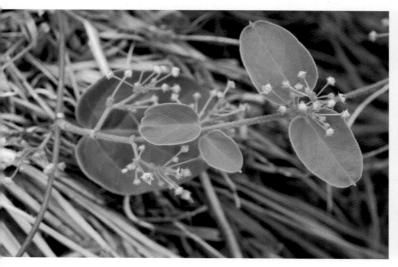

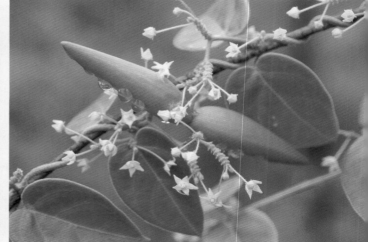

大黄

【别　名】西大黄、将军、锦军。

【来　源】本品为蓼科植物掌叶大黄**Rheum palmatum** Linn.、药用大
黄**Rheum officinale** Baill.和唐古特大黄**Rheum taguticum**
Maxim. ex Balf. 的干燥根和根茎。

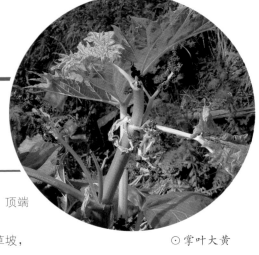

⊙掌叶大黄

◎掌叶大黄

【植物特征】多年生草本，高1~2m；
根茎肥厚；茎直立，光滑无毛。基生
叶叶柄粗壮，与叶片近等长，无毛或
生短柔毛；叶片阔卵形或近圆形，
长、宽近相等，达35cm，掌状深裂，
裂片3~5，每一裂片常再羽状分裂，
上面疏生乳头状小突起，下面有柔
毛；茎生叶较小，有短柄；托叶鞘筒
状，密生短柔毛。花序大，圆锥状，
顶生；花梗纤细，中部以下有关节；
花淡黄色，花被片6，长约1.5mm，排
成2轮；雄蕊9；子房上位，三角形，

花柱3。瘦果有3棱，棱上有翅，顶端
微凹陷，基部近心形，暗褐色。

【生　境】生于山地、林缘或草坡，
野生或栽培。

【分　布】陕西、甘肃、青海、四川
等地。

◎药用大黄

【植物特征】药用大黄为高大草本，
高1.5~2m，根及根茎粗壮，内部黄
色。茎粗壮，基部直径2~4cm，中
空，具细沟棱，被白色短毛，上部
及节部较密。基生叶大型，叶片近圆

形，稀极宽卵圆形，直径30~50cm，
或长稍大于宽，顶端近急尖形，基部
近心形，掌状浅裂，裂片大齿状三
角形，基出脉5~7条，叶上面光滑无
毛，偶在脉上有疏短毛，下面具淡棕
色短毛；叶柄粗圆柱状，与叶片等长
或稍短，具楞棱线，被短毛；茎生叶
向上逐渐变小，上部叶腋具花序分
枝；托叶鞘宽大，长可达15cm，初

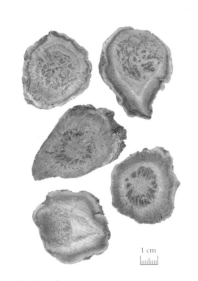

1 cm

⊙掌叶大黄

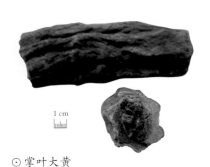

1 cm

⊙掌叶大黄

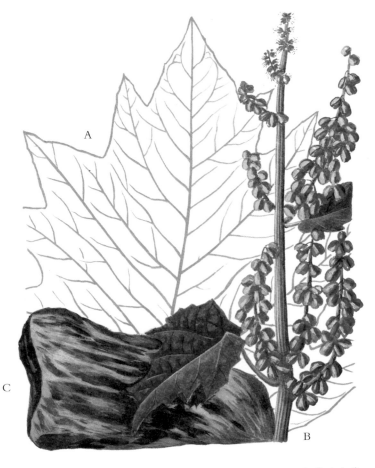

A. 叶；B. 果序；C. 药材（大黄）　　　　⊙掌叶大黄

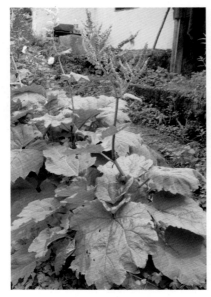

⊙ 药用大黄

时抱茎，后开裂，内面光滑无毛，外面密被短毛。大型圆锥花序，分枝开展，花4~10朵成簇互生，绿色到黄白色；花梗细长，长3~3.5mm，关节在中下部；花被片6，内外轮近等大，椭圆形或稍窄椭圆形，长2~2.5mm，宽1.2~1.5mm，边缘稍不整齐；雄蕊9，不外露；花盘薄，瓣状；子房卵形或卵圆形，花柱反曲，柱头圆头状。果实长圆状椭圆形，长8~10mm，宽7~9mm，顶端圆，中央微下凹，基部浅心形，翅宽约3mm，纵脉靠近翅的边缘。种子宽卵形。花期5—6月，果期8—9月。

【生　境】生于海拔1 200~4 000m的山沟或林下。多有栽培。

【分　布】陕西、四川、湖北、贵州、云南、河南西南部与湖北交界处。

◎ 唐古特大黄

【植物特征】唐古特大黄为高大草本，高1.5~2m，根及根茎粗壮，黄色。茎粗，中空，具细棱线，光滑无毛或在上部的节处具粗糙短毛。茎生叶大型，叶片近圆形或宽卵形，长30~60cm，顶端急尖，基部略呈心形，通常掌状5深裂，最基部1对裂片简单，中间3个裂片多为三回羽状深

裂，小裂片窄长披针形，基出脉5，叶上面具乳突或粗糙，下面具密短毛；叶柄近圆柱状，与叶片近等长，被粗糙短毛；茎生叶较小，叶柄亦较短，裂片多更狭窄；托叶鞘大型，以后多破裂，外面具粗糙短毛。大型圆锥花序，分枝较紧聚，花小，紫红色或稀淡红色；花梗丝状，长2~3mm，关节位于下部；花被片近椭圆形，内轮较大，长约1.5mm；雄蕊多为9，不外露；花盘薄并与花丝基部连合成极浅盘状；子房宽卵形，花柱较短，平伸，柱头头状。果实矩圆状卵形到矩圆形，顶端圆或平截，基部略心形，长8~9.5mm，宽7~7.5mm，翅宽2~2.5mm，纵脉近翅的边缘。种子卵形，黑褐色。花期6月，果期7—8月。

【生　境】生于海拔1 600~3 000m高山沟谷中。

【分　布】甘肃、青海、青海与西藏交界一带。

【采集加工】秋末茎叶枯萎或春初发芽前采挖，除去细根，刮去外皮，横切或纵切成段块，阴干或烘干。

【药材性状】本品为圆形，圆锥形或鼓形段块状，长4~17cm，直径4~10cm；无外皮者表面黄色或黄棕色，有白色网状纹理和星状小点；未去外皮者，表面棕褐色，有纵横交错皱纹；切开面多凸凹不平，表面淡橙红色，呈颗粒状，髓部可见星状小点，近周围处可见形成层和放射状射线。质坚实，有特殊清香气。味苦、微涩，嚼之有砂砾感，唾液染成黄色。以外表黄棕色、断面纹理明显、质坚实、气清香、味苦而微涩、嚼之粘牙者为佳。

【性味归经】味苦，性寒。归脾、胃、大肠、肝、心包经。

【功能主治】泻实热，下积滞，行瘀，解毒。用于实热便秘，积滞腹痛，湿热黄疸，肠梗阻，血瘀经闭，阑尾炎。

【用法用量】用量3~12g。

【附　方】

❶ 便秘：a.大黄6g，火麻仁15g，水煎服。用于一般性便秘。b.酒大黄45g，桃仁18g，木香、炒枳实、柴胡各15g，甘草12g，共研细末，为蜜丸，早晚各服6g。用于习惯性便秘。

❷ 实热便秘，食积停滞：大黄、厚朴各9g，枳实6g，水煎；另加芒硝6g冲服。

❸ 急性阑尾炎：大黄12g，丹皮、元明粉各9g（元明粉分2次冲服），冬瓜子、桃仁各15g。每日1剂，水煎分2次服。

❹ 急性机械性、粘连性及蛔虫性肠梗阻，气胀较重者：大黄（后下）、赤芍各15g，炒莱菔子、厚朴各30g，枳壳、桃仁各9g，芒硝（冲服）9~15g，水煎服。

❺ 疳积：大黄、芒硝、栀子、杏仁各6g，共研细末，加面粉适量与鸡蛋1个，共捣烂成糊状，敷于脐部，24小时后除去，局部呈紫青色即可。

❻ 神经性皮炎，脂溢性皮炎，过敏性皮炎：大黄、栀子、白芷各1 000g，黄连、滑石、苍术、青黛、石膏各500g，甘草1 750g，姜黄1 250g，骨碎补750g。上药除青黛外，共研粉与青黛混匀备用。取药粉适量，调麻油摊于纱布上敷患处，每日2~3次。

❼ 脓疱疮：大黄、黄连各9g，黄柏3g，煅石膏6g，共研粉，用香油调搽患处。

❽ 牙痛：生大黄60g，用75%酒精或酒浸泡1个月，过滤备用。以棉球蘸药液放于牙痛处，5分钟后，取出棉球，每日2次。

❾ 烧伤：大黄2 500g，陈石灰3 500g。先将石灰炒热后，再放入大黄，炒至石灰变成桃红色，大黄变黑灰色时，筛去石灰，将大黄晾凉，研成粉，撒在伤口面；如只是红肿，可将大黄粉调麻油外敷。冷天应注意保暖。

【附　注】

❶ 汤剂宜后下。

❷ 妇女月经、妊娠期、产前、产后均宜慎用或忌用。

小叶双眼龙

【别　名】漆大伯。

【来　源】本品为大戟科植物毛果巴豆**Croton lachnocarpus** Benth. 的干燥根。

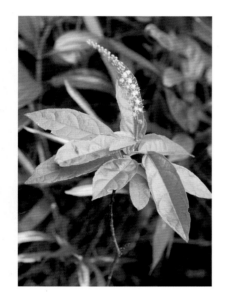

雌雄同株并同序。雄花多数，密集于花序轴上部；花萼于蕾期呈球形，开放时5裂；花瓣5，长圆形；雄蕊10~20，着生于花托上，雌花小，着生于花序轴的基部；花萼5裂；花瓣小；花柱3，各2裂。蒴果扁球形，直径达1cm，被星状绒毛与长硬毛。

【生　境】生于山坡、草地或灌丛中。

【分　布】江西、湖南、贵州、广东、海南、香港、广西等地。

【采集加工】秋季采收，挖取根部，洗净，切片晒干。

【药材性状】本品为不规则的圆柱形斜片，长约3.5cm，直径约3cm，灰黄色或灰褐色，具不规则的纵皱纹，皮孔呈点状凸起，灰白色；切面有同心环纹，微具放射状纹理，木部淡黄色，皮部灰黄白色或灰棕色，易剥离；咀嚼之有灼烧感。气微，味辛、苦。以灰黄色、质坚、味辛而苦者为佳。

【性味归经】味辛、苦，性温；有小毒。归肝、脾经。

【功能主治】祛风除湿，散瘀消肿。

用于风湿性关节痛，跌打肿痛，毒蛇咬伤。

【用法用量】用量9~15g。水煎或浸酒服。外用适量，鲜叶捣烂敷患处。孕妇忌服。

【植物特征】小灌木，高1~1.5m；茎、枝灰黄色，被星状毛。叶互生，或上部有时数片聚集呈假轮生状，厚纸质，狭卵形或长椭圆形，长5~10cm，宽1.5~2.5cm，顶端短尖或短渐尖，基部圆，边缘有疏锯齿，齿端具腺体，老时上面近无毛；叶脉基部三出，最外1对弧形上升几达叶片之顶，中脉中上部的2对侧脉短，斜举，网脉明显，网眼大；叶柄长约3cm，顶端有2枚具柄的杯状腺体。总状花序顶生，长7~15cm；花单性，

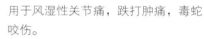

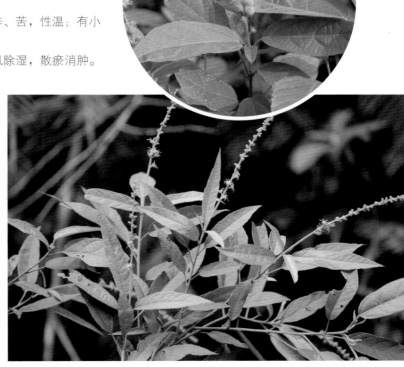

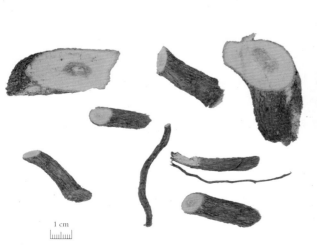

1 cm

川贝母

【别　名】松贝母、青贝母、炉贝母。

【来　源】本品为百合科植物暗紫贝母Fritillaria unibracteata Hsiao et K. C. Hsia、川贝母Fritillaria cirrhosa D. Don、甘肃贝母Fritillaria przewalskii Maxim. 和梭砂贝母Fritillaria delavayi Franch. 的干燥鳞茎。

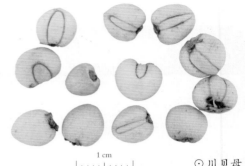

1 cm

⊙ 川贝母

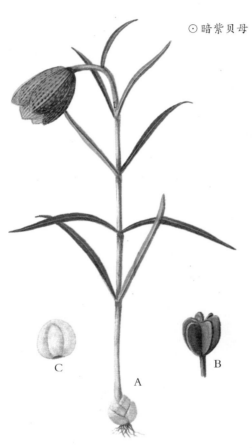

⊙ 暗紫贝母

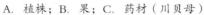

A. 植株；B. 果；C. 药材（川贝母）

◎暗紫贝母

【植物特征】多年生草本，高15~25cm；鳞茎球形或圆锥形；茎直立，无毛，绿色或暗紫色。叶除最下部的为对生外，均为互生或近对生，无柄；叶片线形或线状披针形，长3.5~7cm，宽3~7mm，顶端短尖。花单生茎顶，深紫色，有不很明显的黄褐色小方格；苞片1，叶状；花被片6，排成2轮，长2.5~2.7cm，外轮3片近长圆形，宽6~9mm，内轮3片倒卵状长圆形，宽10~13mm，密腺窝不很明显；雄蕊6，花药近基部着生，花丝有时生有小乳突；柱头3裂，裂片外展，长0.5~1mm。荆果长圆形，具6棱，棱上有宽约1mm的翅。

【生　境】生于海拔3 200~4 500m的草地上。

【分　布】四川和青海有分布；四川西北部有栽培。

◎川贝母

【植物特征】川贝母为多年生草本，高15~50cm。鳞茎由2枚鳞片组成，直径1~1.5cm。叶通常对生，少数在中部兼有散生或3~4枚轮生，条形至条状披针形，长4~12cm，宽3~5（~10）mm，顶端稍卷曲或不卷曲。花通常单朵，极少2~3朵，紫色至黄绿色，通常有小方格，少数仅具斑点或条纹；每花有3枚叶状苞片，苞片狭长，宽2~4mm；花被片长3~4cm，外三片宽1~1.4cm，内三片宽可达1.8cm，蜜腺窝在背面明显凸出；雄蕊长约为花被片的3/5，花药近基部着生，花丝稍具或不具小乳突，柱头裂片长3~5mm。蒴果长宽各约1.6cm，棱上只有宽1~1.5mm的狭翅。花期5—7月；果期8—10月。

【生　境】生于林中、灌丛下、草地或河滩、山谷等湿地或岩缝中。

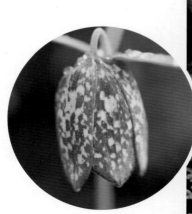

⊙ 暗紫贝母

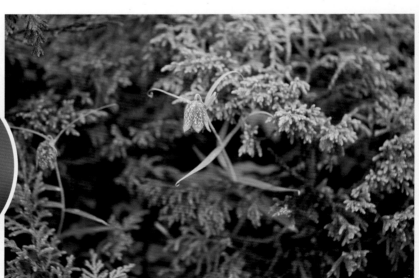

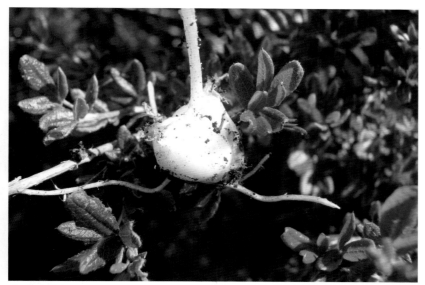

⊙ 川贝母

【分　布】云南、西藏、四川、甘肃、青海、宁夏、陕西、山西等地。尼泊尔也有分布。

◎ 甘肃贝母

【植物特征】甘肃贝母为多年生草本，高20~40cm。鳞茎由2枚鳞片组成，直径6~13mm。叶通常最下面的2枚对生，上面的2~3枚散生，条形，长3~7cm，宽3~4mm，顶端通常不卷曲。花通常单朵，少有2朵，浅黄色，有黑紫色斑点；叶状苞片1，顶端稍卷曲或不卷曲；花被片长2~3cm，内三片宽6~7mm，蜜腺窝不很明显；雄蕊长约为花被片的一半；花药近基部着生，花丝具小乳突；柱头裂片通常很短，长不及1mm，极个别的长达2mm（宝兴标本）。蒴果长约1.3cm，宽1~1.2cm，棱上的翅很狭，宽约1mm。花期6—7月；果期8月。

【生　境】生于海拔2 800~4 400m的灌丛中或草地上。

【分　布】甘肃、四川、青海等地。

◎ 梭沙贝母

【植物特征】梭沙贝母为多年生草本，高17~35cm，鳞茎由2（~3）枚鳞片组成，直径1~2cm。叶3~5枚（包括叶状苞片），较紧密地生于植株中部或上部，全部散生或最上面2枚对生，狭卵形至卵状椭圆形，长2~7cm，宽1~3cm，顶端不卷曲。

花单朵，浅黄色，具红褐色斑点或小方格；花被片长3.2~4.5cm，宽1.2~1.5cm，内三片比外三片稍长而宽；雄蕊长约为花被片的一半；花药近基部着生，花丝不具小乳突；柱头裂片很短，长不及1mm。蒴果长3cm，宽约2cm，棱上的翅很狭，宽约1mm，宿存花被常多少包住蒴果。花期6—7月；果期8—9月。

【生　境】生于海拔3 800~4 700m的沙石地或流沙岩石的缝隙中。

【分　布】云南、四川、青海等地；四川西北部有栽培。

【采集加工】5—8月间采收根部，去净泥土须根，晒干或低温干燥。

【药材性状】按性状不同分别习称"松贝""青贝""炉贝"和"栽培品"。

　　松贝　略呈圆锥状，形似桃，大小均匀，高与宽均约0.3~0.8cm，顶端骤尖，稍钝头，基部稍凹，有须根残迹，表面白色或微黄色，平滑，略有光泽；外层鳞片一大一小，大鳞片

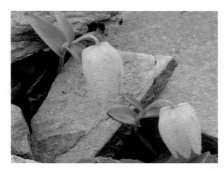

⊙ 梭砂贝母

约占全体80%，近心脏形，小鳞片近披针形，包藏于大鳞片之内，仅露新月形部分。剥离大鳞片后，可见中央有1~2枚圆柱状顶端稍尖的心芽。质坚结。断面白色，富粉性。气微，味微甘、苦。以颗粒大小均匀、体重、色白者为佳。

　　青贝　呈类扁球形，高4~14mm，直径4~16mm。外层鳞叶2瓣，大小相近，相对抱合，顶部开裂，内有心芽和小鳞叶2~3枚及细圆柱形的残茎。

　　炉贝　呈长圆锥形，高7~25mm，直径5~25mm。表面类白色或浅棕黄色，有的具棕色斑点。外层鳞叶2瓣，大小相近，顶部开裂而略尖，基部楔形或较钝。

　　栽培品　呈类扁球形或短圆柱形，高5~20mm，直径1~2.5cm。表面类白色或浅棕黄色，稍粗糙，有的具浅黄色斑点。外层鳞叶2瓣，大小近相等，顶部多开裂而较平。

【性味归经】味甘、苦，性微寒。归心、肺经。

【功能主治】润肺清热，除痰，止咳。用于肺热燥咳，干咳少痰，阴虚劳嗽，咯痰带血。

【用法用量】用量3~10g。不宜与乌头类药材同用。

【附　方】

❶急性、慢性支气管炎：川贝母、黄芩各500g，苏叶1 500g，杏仁、桔梗各1 000g，五味子250g，加水60kg，煎至30kg，过滤，加糖2.5kg。每次服20mL，每日3次。

❷百日咳：川贝母、青黛各1.5g，白果、生石膏3g，朱砂0.9g（冲服）。水煎服。

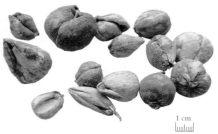

川牛膝

【别　名】牛膝。

【来　源】本品为苋科植物川牛膝**Cyathula officinalis** Kuan 的干燥根。

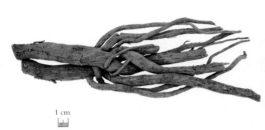
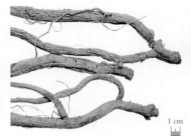
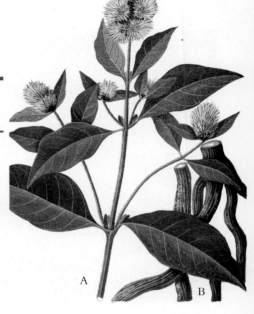

A. 花枝；B. 药材（川牛膝）

【植物特征】多年生草本，高0.5~1m；茎直立，微呈四棱形，多分枝，疏被长硬毛。叶对生，椭圆形或狭椭圆形，长3~12cm，宽1.5~5.5cm，顶端渐尖或尾尖，基部楔形，全缘，两面被毛；叶柄长5~15mm，被密毛。花淡绿色，小而多数，排成多回二歧聚伞花序，聚伞花序密集成一个直径1~1.5cm的花球团，此等花球团单个或数个成束，于总花梗上排列成顶生的穗状花序状；苞片卵形，长4~5mm，光亮，顶端刺芒状或钩刺状；不育花生于花球团的两侧，常有4片钩刺状的花被片；能育花位于花球团的中央；花被片5，披针形，顶端锐尖，不等大，内侧3片较狭；雄蕊5，花丝基部合生成环状，

有丝生长柔毛；退化雄蕊长方形，长0.3~0.4mm，顶端齿状浅裂；子房圆柱形或倒卵形，长1.3~1.8mm，花柱长约1.5mm。胞果长椭圆形，长2~3mm，淡黄色，种子卵形。花期6—7月；果期8—9月。

【生　境】生于海拔1 500m以上的山区。

【分　布】四川、云南、贵州等地。

【采集加工】秋、冬季采挖，除去芦头、须根及泥沙，焙或晒至半干，堆放回润，再焙或晒至足干。

【药材性状】本品呈近圆柱形，肥壮，下端略细，微扭曲，牛尾状，有少数分枝或无分枝，长30~60cm，直径0.5~3cm，表面黄棕色或灰褐色，具纵皱纹和支根痕，皮孔突起，横

生。质韧，不易折断，断面浅黄色或棕黄色，维管束点状，排列成数轮同心环。气微，味甜。以根条粗壮、质柔韧、分枝少、断面色浅黄者为佳。

【性味归经】味甘、微苦，性平。归肝、肾经。

【功能主治】逐瘀通经，通利关节，利尿通淋。用于经闭，胞衣不下，关节痹痛，足痿筋挛，尿血，跌打损伤。

【用法用量】用量3~9g。

【附　方】

❶大骨节病：a. 川牛膝、制草乌、制川乌各250g，红花500g，混合制成散剂。每次服0.9g，每日3次，40日为一个疗程。b. 川牛膝15g，当归、黄芪各24g，制川乌、制草乌、防己、桂枝、乳香、没药各9g，附子6g。共研粉，炼蜜为丸，每丸9g。每日2次，每次1丸，40日为一个疗程。间隔20~30日，进行第二疗程。

❷小儿麻痹后遗症：川牛膝9g，土鳖虫7个，马钱子（油炸黄）0.9g，共研粉末，分成7包。每晚临睡前服1包，黄酒送服。用于瘫痪期及后遗症期。

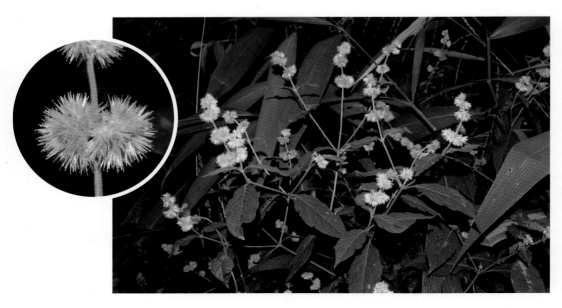

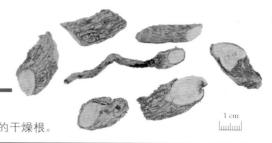

1 cm

飞龙掌血

【别　　名】黄肉树、入地金牛、三百棒、大救驾、三文藤。

【来　　源】本品为芸香科植物飞龙掌血 **Toddalia asiatica**（Linn.）Lam. 的干燥根。

【植物特征】攀缘灌木；老茎有厚木栓层，有钩刺，嫩枝黄绿色，被短柔毛。叶互生，三出复叶，具柄；小叶无柄或近无柄，椭圆形或倒卵形，长5~9cm，宽2~4cm，两片侧生小叶基部偏斜，边缘有小锯齿，无毛，多油点；侧脉密，每边约15条。花秋末冬初最盛，白色或淡黄色，单性，通常多朵组成伞房状聚伞花序，再由甚多此类花序结成大型圆锥花序；萼片5，基部合生，卵形，长不及1cm；花瓣通常5，长圆形至披针形，长达3.5mm；雄花有5枚发育雄蕊和1枚不育雌蕊；雌花有5枚不育雄蕊和1枚发育雌蕊。核果圆球形或扁球形，直径8~10mm，橙黄色至朱红色，有多条肋状直棱；小核4~10个；种子肾形，长5~6mm，有小窝点。花期4—6月；果期8—10月。

【生　　境】生于山坡、山谷、沿溪河两岸疏林或灌丛中。

【分　　布】我国秦岭南坡以南各地均有分布。非洲东部、亚洲南部和东南部也有分布。

【采集加工】全年可采，挖取根部，去净泥土，截成长段或趁鲜切斜片，晒干。

【药材性状】本品呈圆柱形，略弯曲，长约30cm，直径0.5~2.5cm，切片的厚度约1cm。表面灰棕色至灰黄色，粗糙，有细纵纹及斑纹，有的具有多数疣状突起。栓皮脱落后为棕色或红棕色，木部纹理细密平直，质坚硬，

不易折断，断面淡黄色。气微、味苦。以根条粗壮或片块大、淡黄色者为佳。

【性味归经】味辛、微苦，性温。归肝经。

【功能主治】舒筋通络，散瘀止血，祛风除湿，消肿解毒。用于风湿痹痛，跌打损伤，风湿性关节炎，肋间神经痛，胃痛，月经不调，痛经，闭经。外用治骨折，外伤出血。

【用法用量】用量9~15g，水煎或浸酒服。外用适量，捣烂或研末敷患处。

【附　　方】风湿性关节炎：飞龙掌血、薜荔、鸡血藤、菝葜各18g，威灵仙9g，浸白酒500g，每服30~60g，每日3次。

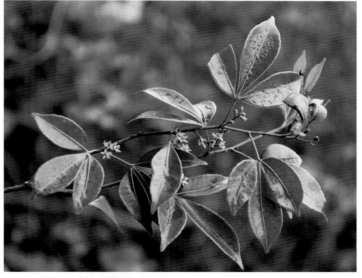

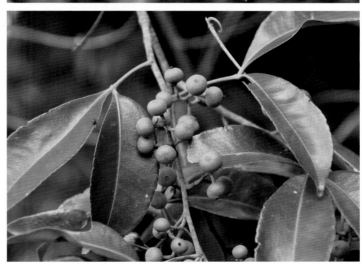

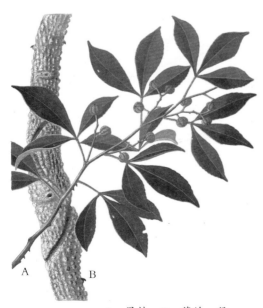

A. 果枝；B. 茎的一段

水半夏

【别　名】戟叶半夏。

【来　源】本品为天南星科植物戟叶犁头尖**Typhonium flagelliforme**（Lodd.）Bl. 的干燥块茎。

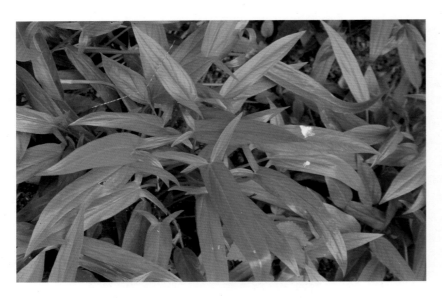

【植物特征】多年生草本，高25~40cm，块茎圆锥形或椭圆形，直径1~2cm，有多数须根。叶柄圆柱形，长18~20cm；叶片长椭圆形、戟状披针形或箭形，中裂片明显较长大，长约13cm，宽约2cm，侧裂片小，宽不及1cm。佛焰苞管部绿色，卵圆形或长圆形，长1.5~2.5cm，直径1.2~2cm；檐部绿色至绿白色，披针形，常伸长卷曲为长鞭状或较短而渐尖，长7.5~25cm，下部展平宽5~8cm。肉穗花序比佛焰苞短或长，有时极长，达20cm，雌花序卵形，长1.5~1.8cm，下部粗8~10mm；中性花序长1.7cm；雄花序长5~6mm，黄色；附属器淡黄绿色，具长2.5mm的柄，下部为长圆锥形，向上为细长的线形，共长16~17cm，基部粗5mm。雄花：雄蕊2，药室近圆球形；雌花：子房倒卵形或近球形，花柱不存在，柱头小。中性花：中部以下的棒状，长达4mm，上弯，黄色，顶端紫色；上部的锥形，长2~3mm，淡黄色，下倾并有时内弯。浆果卵圆形，绿色。花期4—5月。

【生　境】生于山地溪水中、水田或田边及其他湿地。

【分　布】广东、广西和云南；广西贵县有大量栽培。自孟加拉国、印度东部、斯里兰卡、缅甸、中南半岛、马来半岛，南至印度尼西亚、帝汶岛，东至菲律宾均有分布。

【采集加工】冬末春初采挖，除去外皮及须根，晒干。

【药材性状】本品呈椭圆形、圆锥形或半圆形，直径0.5~1.5cm，高0.8~3cm，表面灰白色或淡黄色，不平滑，有多数隐约可见的细小根痕及不明显的皱纹，上端近圆形，有凸起的叶痕或芽痕，黄棕色，下端有时略尖。质坚实，断面白色，粉质。气微，味微辛、辣，麻舌而刺喉。以质坚实、粉性足者为佳。

【性味归经】味辛，性温；有毒。归脾、胃、肺经。

【功能主治】燥湿，化痰，止咳。用于咳嗽痰多，支气管炎。

【用法用量】用量6~15g。

【附　注】本品曾在广西等地大量栽培，以代半夏入药。据报道，本品虽有化痰止咳作用，但无止呕作用，故其功能并不与半夏完全相同。

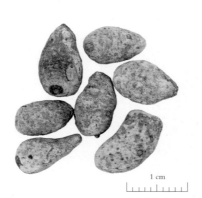

1 cm

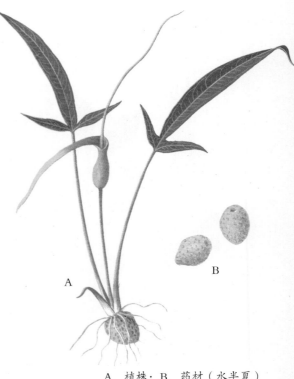

A. 植株；B. 药材（水半夏）

牛皮消

【别　名】飞来鹤、耳叶牛皮消、隔山消。

【来　源】本品为萝藦科植物牛皮消Cynanchum auriculatum Royle ex Wight 的干燥根。

【植物特征】藤本植物，有乳汁；宿根肥厚；茎被微柔毛。叶对生，阔卵形或卵状长圆形，长4~12cm，宽4~10cm，顶端渐尖，基部心形，全缘；叶脉羽状。花多朵组成伞房状聚伞花序；花萼裂片5，呈双盖覆瓦状排列；花冠白色，辐状，裂片反折，内面有毛；副花冠浅杯状，裂片椭圆形，肉质，内面有舌状鳞片；雄蕊5，与雌蕊合生成合蕊柱；花粉块每室1个，下垂；柱头圆锥状，2裂；无花盘。蓇葖双生，披针形，长约8cm，直径约1cm；种子卵状椭圆形，有白色绢质种毛。

【生　境】生于山坡、林缘、路旁灌丛中、河流、水沟边潮湿地。

【分　布】山东、河北、河南、陕西、甘肃、西藏、安徽、江苏、浙江、福建、台湾、江西、湖南、湖北、广东、海南、广西、贵州、四川、云南等地。印度也有分布。

【采集加工】秋、冬季采挖根部，洗净，除去须根、晒干；或趁鲜切片，晒干。

【药材性状】本品近圆柱形、长纺锤形，或结节状圆柱形，略弯曲，长10~20cm，直径1~5cm，淡黄棕色，残留棕色至棕黑色的木栓皮，有明显横长皮孔，具纵皱纹。质坚实而脆，断面较平坦，类白色，粉质，有深黄

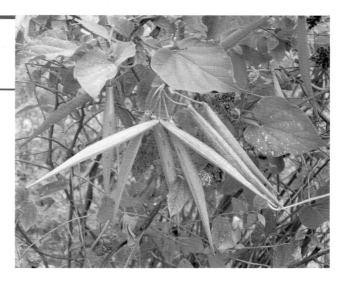

色呈放射状排列的小针孔。气微，味微甘、苦。以个大、体重、富粉质、断面淡黄白色者为佳。

【性味归经】味甘、微苦，性微温；有小毒。归肝、肾经。

【功能主治】补肝肾，益精血，强筋骨，止心痛，兼健脾益气。用于肝肾阴虚的头昏眼花，神经衰弱，失眠健忘，须发早白，腰膝酸软，筋骨不健，胸闷心痛，胃和十二指肠溃疡，消化不良，肾炎，小儿高烧，食积腹痛，胃痛，小儿疳积，痢疾。外用治毒蛇咬伤，疔疮。

【用法用量】用量9~15g。外用适量，鲜根或全草捣烂敷患处。

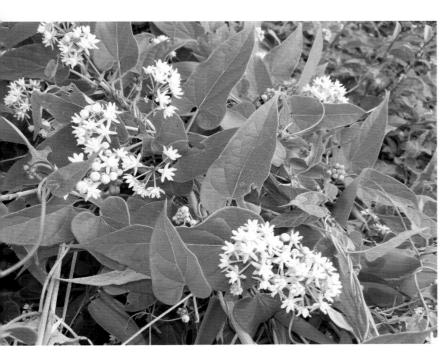

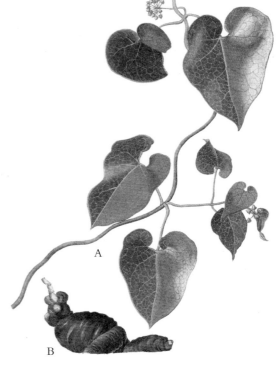

A. 花枝；B. 块根

丹参

【别　名】赤参、紫丹参、血参、红丹参。

【来　源】本品为唇形科植物丹参**Salvia miltiorrhiza** Bge 的干燥根及根茎。

【植物特征】多年生直立草本，高40~80cm，全株密被黄白色柔毛及腺毛；根肉质，圆柱形，外皮朱红色；茎四方形。叶对生，通常为奇数羽状复叶；小叶3~5片，稀7片，卵形或椭圆状卵形，长1.5~7cm，两面被柔毛。轮伞花序组成顶生或腋生总状花序式，密被腺毛和柔毛；花紫蓝色；苞片披针形，被缘毛；花萼钟状，长约1.1cm，具11脉，被腺毛和长柔毛，上唇三角形，顶端有3个彼此紧靠的小齿；花冠明显二唇形，长2~2.7cm，冠管内有一倾斜毛环，下唇中裂片扁心形；雄蕊具长17~20mm的药隔，其下臂短而粗，长仅3mm左右，顶端靠接。小坚果椭圆形，黑色。

【生　境】栽培。

【分　布】我国大部分地区有分布，也有栽培。日本也有分布。

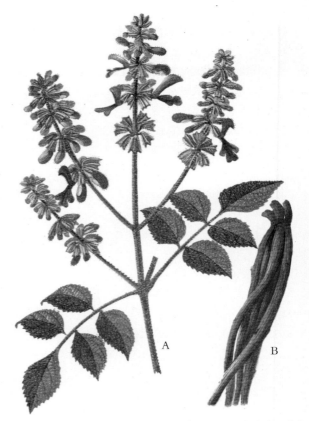

A. 花枝；B. 药材（丹参）

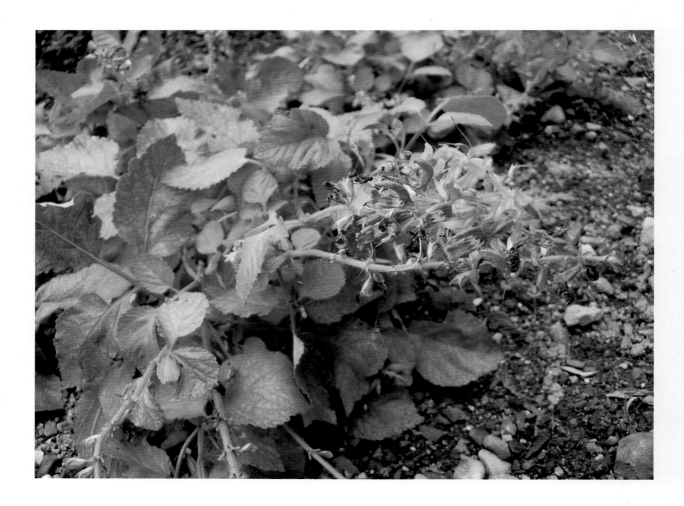

【采集加工】春、秋季采挖根部，除去泥沙，晒干。

【药材性状】本品根茎短粗，顶端有时残留茎基；根数条，长圆柱形，略弯曲，长8~25cm，直径0.3~1cm，表面棕红色或暗棕红色，粗糙，具纵皱纹。老根外皮疏松，多呈紫棕色，常鳞片状脱落。质硬而脆，断面疏松，平整或有裂隙，皮部棕红色，木部灰黄色或紫褐色，可见黄白色小针孔状维管束呈放射状排列。气微，味微苦涩。以根条粗壮、质坚结、纤维少者为佳。

【性味归经】味苦，性微寒。归心、肝经。

【功能主治】祛瘀生新，活血调经，清心除烦，排脓生肌。用于月经不调，经闭腹痛，腹部肿块，癥瘕积聚，产后瘀血腹痛，神经衰弱失眠，心烦，心悸，心绞痛，疮疡肿毒，宫外孕，肝脾肿大，关节疼痛。

【用法用量】用量9~15g，单用汤剂可用至50g。不宜与藜芦同用。

【附　方】

❶月经不调：丹参15g，当归9g，水煎服。

❷痛经：丹参15g，郁金6g，水煎，每日一剂，分2次服。

❸冠状动脉粥样硬化性心脏病，心绞痛：a.丹参18g，赤芍、川芎、红花各9g，降香6g。煎服或制成冲剂或浸膏分两次服。阴虚阳亢者可加玄参12g，苦丁茶9g。气阴两虚者加党参9g，玉竹15g。b.（复方参香片）丹参60g，当归30g，菖蒲15g，降香4.5g，细辛1g。前三者水煎浓缩为浸膏，后二者研粉与浸膏混匀，低温干燥，压成片剂。上述处方为1日量，分3次服用，4周为一个疗程。c.复方丹参注射液（每毫升相当于丹参、降香各1g），肌肉注射，每次2mL，每日1~2次，2~4周为一个疗程。静脉滴注，复方丹参注射液4mL加葡萄糖（或低分子右旋糖酐）500mL，2~3周为一个疗程。d.丹参舒心片（每片含丹参提取物0.2g），每次服1~2

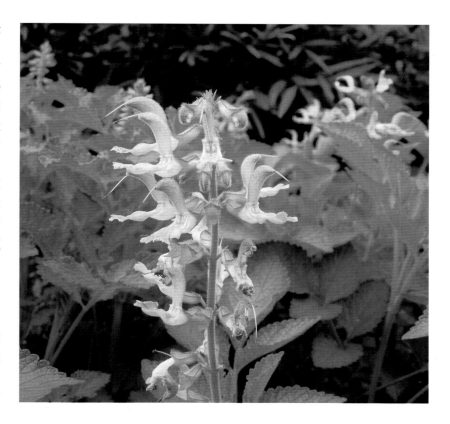

片，每日3次，连服1~2个月。

❹早期肝硬化：丹参12g，桃仁、生地黄、制大黄各9g，地鳖虫6~9g，党参、黄芪各9g，鳖甲12~24g，水煎服。以此加减常用可改善肝功能。妇女月经期暂停用药。

❺血栓闭塞性脉管炎：丹参、金银花、赤芍、土茯苓各30g，当归、川芎各15g，水煎服。

❻神经衰弱失眠：丹参800g，五味子600g，用白酒适量浸泡14日。每次服5mL，每日3次。

❼宫外孕（包块型）：丹参9~15g，赤芍、乳香、没药、桃仁各6~9g，三棱、莪术各3~6g，水煎服。

【附　注】　丹参栽培品的药材性状与上述野生的比较，主根较粗壮，皱纹细，外皮紧贴，不易剥落；质坚实，断面平整，略呈角质样。

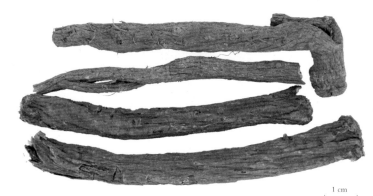

1 cm

甘草

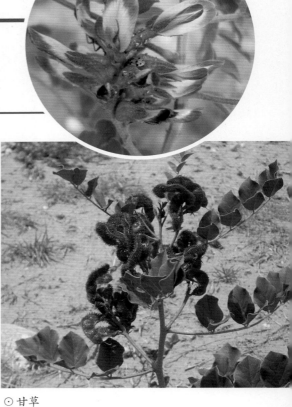

【别　名】国老、甜草、甜根子。

【来　源】本品为蝶形花科植物甘草Glycyrrhiza uralensis Fisch.、胀果甘草Glycyrrhiza inflata Bat.和光果甘草Glycyrrhiza glabra Linn. 的干燥根和根茎。

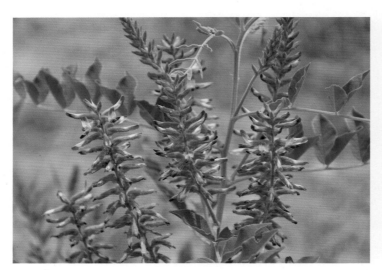

⊙甘草

⊙甘草

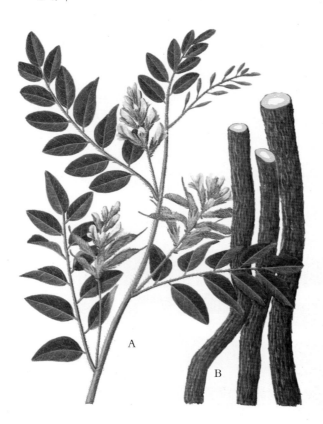

A. 花枝；B. 药材（甘草）

⊙甘草

◎甘草

【植物特征】多年生直立草本；根和根茎粗壮，红棕色；枝稍曲折，被白色柔毛和刺毛状腺体。奇数羽状复叶互生，有小叶7~17片；小叶互生或近对生，稍疏离，具短柄，小叶片卵形或阔卵形，长2~5cm，宽1~3cm，顶端钝或短尖，基部近圆形，两面被短柔毛和腺体。总状花序腋生，通常比叶短，密花；花萼钟状，外面被短柔毛和刺毛状腺体；花冠深紫色，蝶形，长1.4~2.5cm，旗瓣倒卵状椭圆形，翼瓣和龙骨瓣均有爪；雄蕊二体（9+1）。荚果线形，呈镰刀状或环状弯曲，密生刺毛状腺体；种子每荚6~8颗，肾形。花期6—8月；果期7—10月。

【生　境】生于富含钙质的砂质土上。

【分　布】我国东北、华北和西北等地区。蒙古、俄罗斯、巴基斯坦和阿富汗也有分布。

◎胀果甘草

【植物特征】多年生草本；根与根茎粗壮，外皮褐色，被黄色鳞片状腺体，里面淡黄色，有甜味。茎直立，高达150cm。叶长4~20cm；叶柄、叶轴均密被褐色鳞片状腺点，幼时密被短柔毛；小叶3~7（~9）枚，卵形、椭圆形或长圆形，长2~6cm，宽0.8~3cm，顶端锐尖或钝，基部近圆形，两面被黄褐色腺点，沿脉疏被短柔毛，边缘或多或少波状。总状花序腋生，具多数疏生的花；总花梗与叶等长或短于叶，花后常延伸，密被鳞片状腺点，幼时密被柔毛；苞片长圆状披针形，

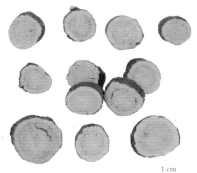

⊙ 甘草

`1 cm`

长约3mm，密被腺点及短柔毛；花萼钟状，长5~7mm，密被橙黄色腺点及柔毛，萼齿5，披针形，与萼筒等长，上部2齿在1/2以下连合；花冠紫色或淡紫色，旗瓣长椭圆形，长6~9（~12）mm，宽4~7mm，顶端圆，基部具短瓣柄，翼瓣与旗瓣近等大，明显具耳及瓣柄，龙骨瓣稍短，均具瓣柄和耳。荚果椭圆形或长圆形，长8~30mm，宽5~10mm，直或微弯，二种子间膨胀或与侧面不同程度下隔，被褐色的腺点和刺毛状腺体，疏被长柔毛。花期5—7月；果期6—10月。

【生　境】生于河岸阶地、水边、农田边或荒地中。

【分　布】我国内蒙古、甘肃、新疆等地。哈萨克斯坦、乌兹别克斯坦、土库曼斯坦、吉尔吉斯斯坦和塔吉克斯坦也有分布。

◎光果甘草

【植物特征】多年生草本；根与根茎粗壮，直径0.5~3cm，根皮褐色，里面黄色，具甜味。高达1.5m，基部带木质，密被淡黄色鳞片状腺点和白色柔毛。叶长5~14cm；叶柄密被黄褐腺毛及长柔毛；小叶11~17枚，卵状长圆形、长圆状披针形、椭圆形，长1.7~4cm，宽0.8~2cm，上面近无毛或疏被短柔毛，下面密被淡黄色鳞片状腺点，顶端圆或微凹，具短尖，基部近圆形。总状花序腋生，具多数密生的花；花萼钟状，长5~7mm，疏被淡黄色腺点和短柔毛，萼齿5，披针形，与萼筒近等长，上部的2齿大部分连合；花冠紫色或淡紫色，长9~12mm；子房无毛。荚果长圆形，

扁，长1.7~3.5cm，宽4.5~7mm，微作镰形弯，有时在种子间微缢缩，无毛或疏被毛，有时被或疏或密的刺毛状腺体。种子2~8颗，暗绿色，光滑，肾形，直径约2mm。花期5—6月，果期7—9月。

【生　境】生于河岸阶地、沟边、田边、路旁，较干旱的盐渍化土壤上亦能生长。

【分　布】我国东北、华北、西北各地区。欧洲、地中海区域、哈萨克斯坦、乌兹别克斯坦、土库曼斯坦、吉尔吉斯斯坦、塔吉克斯坦、俄罗斯西伯利亚地区、蒙古也有分布。

【采集加工】春、秋季采挖根和根茎，但以秋季采者较佳。挖取后，趁鲜除去支根、须根和疙瘩状的根头部，切成长段，晒干。

【药材性状】甘草　呈长条状圆柱形，较直，向下端渐细，长30~60cm，直径0.7~3cm。表面红棕色或暗褐色，有纵皱纹和横生皮孔，散生细根痕。两端切口处隆起，中央凹下。质坚实，折断时有黄色粉尘散出，断面黄白色，粉性，有明显的放射状纹理，并常有裂隙。气微，有特殊甜味。以粗壮、质坚而重、色枣红、断而密实、味甜、富粉质者为佳。

胀果甘草　根和根茎木质粗壮，有分枝，外皮粗糙，多灰棕色或灰褐色。质坚硬，木质纤维多，粉性小。根茎不定芽多而粗大。

光果甘草　根和根茎质地较坚实，有分枝，外皮粗糙，多灰棕色或灰褐色。质坚硬，木质纤维多，粉性小。根茎不定芽多而粗大。

【性味归经】味甘，性平。归心、肺、脾、胃经。

【功能主治】补脾益气，清热解毒，祛痰止咳，缓急止痛，调和诸药。用于脾胃虚弱，倦怠乏力，心悸气短，咳嗽痰多，脘腹疼痛，痛肿疮毒，食物中毒。

【用法用量】用量2~10g。

【附　方】

❶胃、十二指肠溃疡：甘草10g，

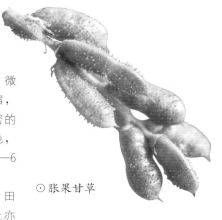

⊙ 胀果甘草

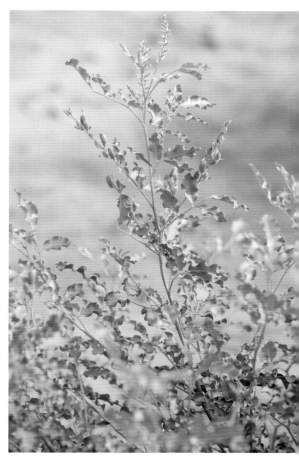

⊙ 胀果甘草

鸡蛋壳15g，曼陀罗叶0.5g，共研成粉，每次服3g，每日3次。

❷癌症：（甘草大枣汤）甘草15g，大枣30g，浮小麦12g，水煎服。

❸血虚心悸，脉结代（早期搏动）：炙甘草、党参、生地黄、阿胶、麦冬、麻仁各9g，桂枝4.5g，生姜3片，大枣5枚。阴虚内热，夜寐不安者去桂枝、生姜，加灵磁石15g，牡蛎30g；气虚者加黄芪9g，五味子4.5g。

【附　注】本品不宜与海藻、京大戟、红大戟、芫花、甘遂同用。

北豆根

【别　名】山豆根。

【来　源】本品为防己科植物蝙蝠葛**Menispermum dauricum** DC. 的干燥根茎。

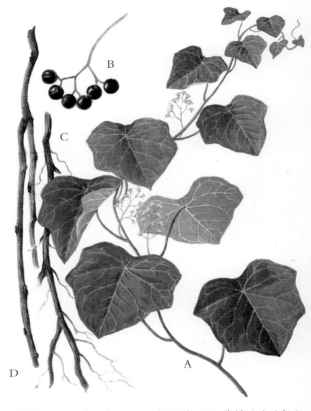

A. 花枝；B. 果序一部分；C. 根状茎；D. 药材（北豆根）

【植物特征】多年生草质、攀缘藤本；根茎褐色，垂直；地上茎自根茎顶部的侧芽生出，纤细，有条纹，无毛。叶互生，盾状，有长柄；叶片薄纸质或近膜质，轮廓通常为心状扁圆形，长、宽均3~12cm，边缘3~9角或3~9裂，无毛，下面有白霜，有9~12条掌状脉。圆锥花序1~2个腋生，总花梗纤细；花单性，雌雄异株，雄花萼片4~8，近螺旋状着生，绿黄色，倒披针形至倒卵形，长1.4~3.5mm；花瓣6~8，有时多至12片，兜状，长1.5~2.5mm；雄蕊通常12；雌花花被和雄花相同，但有6~12个不育雄蕊和2~4个发育心皮。核果近扁球形，宽约12mm，高约10mm，成熟时紫黑色。花期6—7月；果期8—9月。

【生　境】生于路边灌丛或疏林中。

【分　布】我国东北部、北部和东部。日本、朝鲜和俄罗斯西伯利亚地区也有分布。

【采集加工】春、秋季采挖，除去须根及泥沙，晒干。

【药材性状】本品呈细长圆柱形，弯曲，有分枝，长可达50cm，直径0.3~0.5cm，黄棕色至暗棕色，有根痕及纵皱纹。质韧，不易折断，断面不整齐，纤维质，木部淡黄色，可见放射状纹理，中心有白色髓。气微，味苦。以条粗长、外皮色黄棕、断面色淡黄者为佳。

【性味归经】味苦，性寒；有小毒。归心、肺、大肠经。

【功能主治】清热解毒，消肿止痛。用于咽喉肿痛，肺热咳嗽。

【用法用量】用量6~9g。

【附　方】

❶扁桃体炎，咽喉肿痛：北豆根、桔梗各250g，马勃45g，共研成粉，每次服3g，每日3次。

❷慢性气管炎，咽喉肿痛，头节炎：北豆根（总碱）注射液，肌肉注射，每次2mL，每日2次。

❸牙痛：北豆根9g，玄参、地骨皮各6g，甘草3g，水煎服。

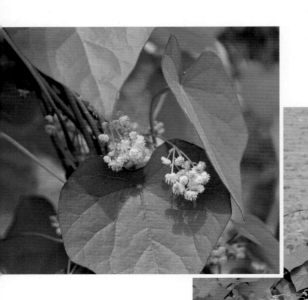

白头翁

【别　名】大将军草、老公花。

【来　源】本品为毛茛科植物白头翁**Pulsatilla chinensis**（Bunge.）Regel 的干燥根。

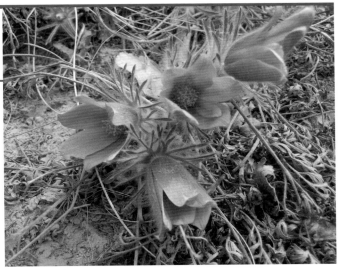

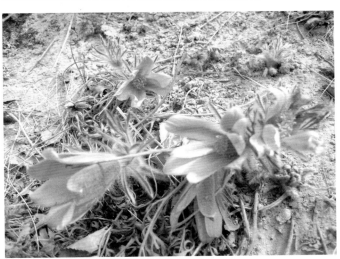

【植物特征】多年生草本。高10~40cm，全株密被白色长柔毛。根圆锥形，叶4~5片，基生；叶片倒卵圆形，长4.5~14cm，宽8.5~16cm，下面有柔毛，3全裂，中裂片通常具柄，3深裂，侧裂片较小，不等的3裂；叶柄长5~7cm，密生长柔毛。花葶1~2，高15~35cm；总苞的管长3~10mm，裂片线形；花单朵顶生，花梗长2.5~5.5cm；萼片6，排成2轮，蓝紫色，狭卵形，长2.8~4.4cm，背面有绵毛；无花瓣；雄蕊和心皮均多数。聚合果直径9~12cm；瘦果3.5~4mm，宿存花柱羽毛状，长3.5~6.5cm。花期4—5月。

【生　境】生于平原或山坡草地。

【分　布】四川、湖北、陕西、安徽、江苏、我国华北和东北等地区。朝鲜和俄罗斯远东地区也有分布。

【采集加工】春、秋季采挖根部，除去地上茎叶，保留近根头处的白色绒毛，抖净泥土，晒干。

【药材性状】本品呈圆柱形或长圆锥形，长5~20cm，直径0.5~2cm，常稍扭曲，根头部常有丛生白色绒毛，偶枯朽成洞穴状；表面黄棕色至棕褐色，有纵皱纹及侧根痕，根皮破落处露出网状裂纹或呈裂隙状。质硬而脆，易折断，断面皮部黄白色或淡黄棕色，木部淡黄色。气微，味稍苦涩。以根条粗长、质硬脆、根头部带白绒毛者为佳。

【性味归经】味苦，性寒。归胃、大肠经。

【功能主治】清热解毒，凉血止痢。用于热毒血痢，鼻衄，痔疮出血。

【用法用量】用量9~15g。

【附　方】

❶痢疾：白头翁、秦皮各9g，黄柏12g，水煎服。

❷细菌性痢疾，肠炎：a.白头翁500g，地榆、诃子肉各1 000g，公丁香144g，共研出粉，装入胶囊，每粒装0.3g，每服2~3粒，每日4次。b.复方白头翁糖浆，每次30~40mL，每日3次。

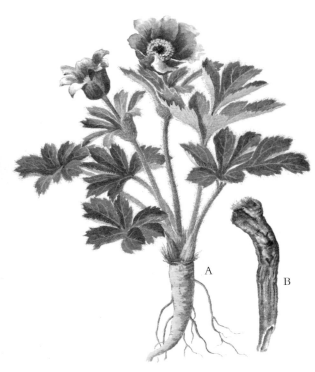

A. 植株；B. 药材（白头翁）

地桃花

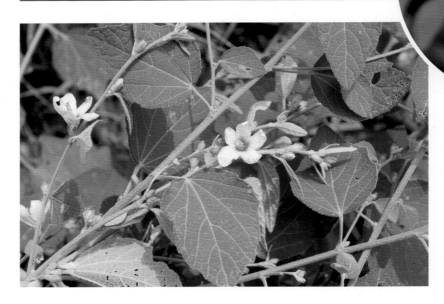

【别　名】肖梵天花、野棉花、田芙蓉。

【来　源】本品为锦葵科植物地桃花Urena lobata Linn. 的干燥根。

【植物特征】亚灌木，高0.5~1m，全株被柔毛及星状毛。叶互生，下部的近圆形，中部的卵形，上部的长圆形至披针形，长4~7cm，宽2~6cm，浅裂，上面有柔毛，下面有星状绒毛；叶柄长2~6cm；托叶2枚，线形，早落。花单生叶腋或几朵簇生，淡红色，直径1.5cm；花梗短，有毛；小苞片5，近基部合生；花萼杯状，5裂；花瓣5，倒卵形，外面有毛；雄蕊花丝连合成管状，花药紫红色；子房5室，花柱圆柱状，顶端10裂。果扁球形，直径1cm；分果瓣具钩状刺毛，成熟时与中轴分离。花期6—10月。

【生　境】生于村庄、路旁旷地或草坡。

【分　布】我国长江流域以南各地。越南、老挝、柬埔寨、泰国、缅甸、日本等地广布。

【采集加工】全年可采收。挖取根部，除去地上部分，抖净泥沙。晒干。

【药材性状】本品呈圆柱形，略弯曲，有少数支根，须根较多，淡黄色或灰色，具细纵皱纹和点状根痕。质硬，断面呈破裂状，皮部淡棕色，木部淡黄色。气微，味微甘淡。以根粗壮、无泥沙、少支根及须根者为佳。

【性味归经】味甘、淡，性凉。归脾、肺经。

【功能主治】清热利湿，祛风活血，解毒消肿。用于风湿关节痛，感冒，疟疾，肠炎，痢疾，小儿消化不良，白带。

【用法用量】用量15~24g。

【附　方】治痢疾，消化不良：地桃花根30g，火炭母、桃金娘根、凤尾草各15g（部分病例加古羊藤）水煎后1小时服，每日1剂，连服2~4日。中等以上脱水者同时补液。

【附　注】本品鲜叶捣烂敷患处可治跌打损伤。

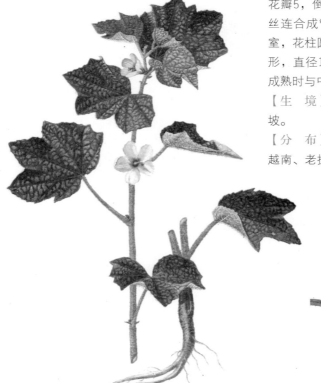

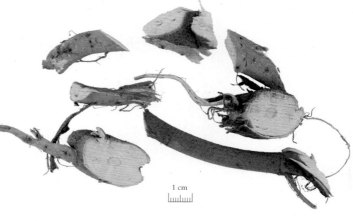

1 cm

西洋参

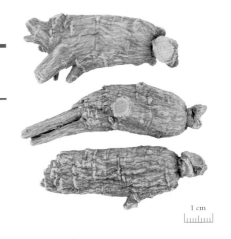

【别　名】花旗参、洋参。

【来　源】本品为五加科植物西洋参Panax quinguefolium Linn. 的干燥根。

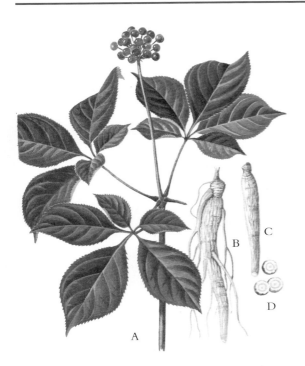

A. 果枝；B. 果实；C～D. 药材（西洋参）

【植物特征】多年生直立草本，高15~45cm；主根纺锤状，有时分叉，茎基部具薄而常枯萎的鳞片。掌状复叶3或5片轮生茎顶；小叶通常5片，有时3片，小叶片薄，长圆状倒卵形，长7~13cm，顶端骤尖或渐尖，边缘有粗锯齿或牙齿，上面脉上散生不明显的刚毛。伞形花序单个顶生，总花梗甚长，有

花6~20朵；萼5浅裂；花瓣5，覆瓦状排列。浆果核果状，直径约12mm，成熟时鲜红色。花期6—7月；果期7—9月。

【生　境】栽培。

【分　布】我国东北部、北部及陕西等地均有栽培。原产北美洲。

【采集加工】秋季采挖后除去芦头、须根，连皮晒干或焙干，称原皮参；晒干后和以细砂放入布袋内撞擦去外皮，再经硫黄熏蒸称去皮参。

【药材性状】本品略呈圆柱形或长纺锤形，极少分枝，无须根及芦头；原皮参表面为黄白色，去皮参为白色。断面粉白色或淡黄白色，有暗色环状形成层，并散生有多数红棕色树脂管。野生的较细小，长2~6cm，直径0.5~1cm，其特点是参体似蚕蛹形，有密集的环状细横纹，顶端环纹很深，常为黑线状，皮纹结结。质轻而松泡，体硬，嚼之有黏性。气微香，味微甘甜带苦。

【性味归经】味甘、微苦，性凉。归心、肺、肾经。

【功能主治】补气养阴，清热生津。用于气虚阴亏，虚热烦倦，咳嗽痰血，内热消渴，口燥咽干。

【用法用量】用量3~6g。不能与藜芦同用。

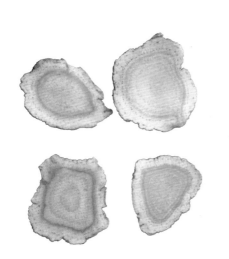

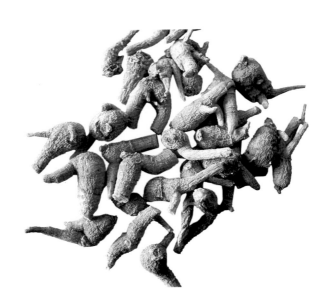

防风

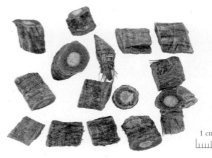

【别　名】东防风、关防风、牛庄防风。

【来　源】本品为伞形科植物防风 **Saposhnikovia divaricata**（Turcz.）Schischk. 的干燥根。

1 cm

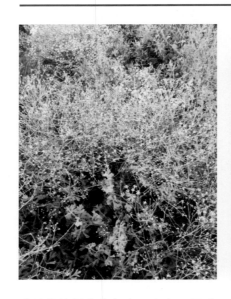

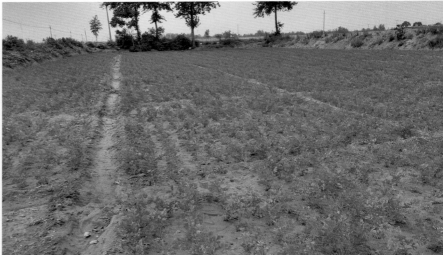

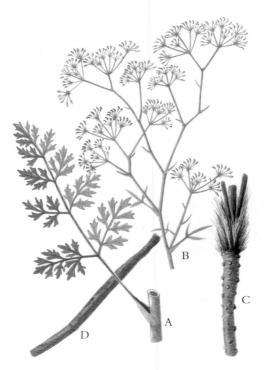

A. 叶；B. 花序；C. 根；D. 药材（防风）

【植物特征】多年生、直立、无毛草本，高25~85cm；主根直伸，稍粗壮；茎圆柱状，单一，二叉分枝，基部有褐色纤维状叶柄残基。基生叶具长2~6cm的柄，叶片轮廓为长圆状披针形，长7~19cm，宽6~10cm，一或二回羽状全裂，最终裂片线形至披针形，长5~38mm或稍过之，宽1~10mm。全缘，上部叶和顶生叶明显简化，且叶柄扩展成鞘状。复伞形花序顶生，直径1.5~3.5cm或稍过之，总花梗长2~5cm，通常无总苞片；伞梗5~9条，有4~5枚线形至披针形小总苞片；花白色，4~9朵簇生于伞梗之顶。双悬果椭圆状阔卵形，长3~5mm，宽2~2.5mm，侧棱具翅。花期8—9月；果期9—10月。

【生　境】生于山坡草地。

【分　布】我国东北、华北、华东至华南各地。朝鲜和俄罗斯远东地区也有分布。

【采集加工】春、秋季挖取根部，除去残茎、须根及泥土，晒至足干。

【药材性状】本品呈长圆柱形，稍弯曲，长15~30cm，直径0.5~1cm，表面棕色或灰棕色，粗糙，有纵皱纹和皮孔，侧根残迹常存在；根头部较粗大，有密集的环纹和叶鞘腐烂后残留的叶脉。质松软，可折断，断面不平坦，皮部棕黄色至棕色，有裂隙，木部黄色。稍有香气，味微甘。以粗细均匀、灰棕黄色、质松软者为佳。

【性味归经】味甘、辛，性微温。归膀胱、肝、脾经。

【功能主治】祛风解表，胜湿止痛，解痉，止痒。用于外感风寒，头痛目眩，项强，风寒湿痹，骨节酸痛，腹痛腹泻，肠风下血，四肢挛急，破伤风，风疹瘙痒，疮疡初起。

【用法用量】用量5~10g。

【附　方】

❶感冒头痛：防风、白芷、川芎各9g，荆芥6g，水煎服。

❷风湿关节炎：防风、茜草、苍术、老鹳草各15g，白酒1 000g，浸泡7日，每次服10~15mL，每日3次。

❸风热头痛，胸腹痞闷：防风、荆芥、连翘、炙大黄各15g，石膏、桔梗、甘草各30g。共研细粉，每次服6g，或作丸，每次服6~9g，用温开水送服。

远志

【别　名】葽绕、蕀莞、小草、细草、线儿茶。

【来　源】本品为远志科植物远志 **Polygala tenuifolia** Willd. 的干燥根。

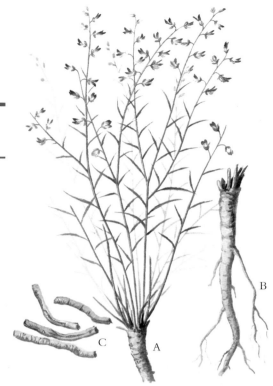

A. 植株；B. 根系；C. 药材（远志）

【植物特征】多年生草本，高达30cm。主根圆柱形，弯曲，近基部常有少数分枝；枝细瘦，被微柔毛或近无毛。叶互生，线形，长1~3cm，宽0.5~1mm。总状花序疏花；花蓝紫色，长5.5~6.5mm；萼片2轮，每轮3片，外轮小，内轮花瓣状，均宿存；花瓣3，龙骨瓣背面顶部有鸡冠状附属体，两侧花瓣椭圆形，近基部1/3与雄蕊鞘贴生；雄蕊8，花丝2/3以下合生成鞘，花药无柄。蒴果近倒心形，长约5.5~6mm，边缘有狭翅，无毛；种子2粒，除假种皮外被绢毛。花、果期5—9月。

【生　境】常生于山坡草地上。

【分　布】我国东北、华北、西北和华中等地区。朝鲜、蒙古和俄罗斯远东地区也有分布。

【采集加工】春、秋季采挖，除去须根及泥沙，晒干。

【药材性状】本品呈圆柱形，弯曲不直，长10~25cm，直径0.3~1cm，表面黄色至灰棕色，有横皱纹、纵皱纹及裂纹，老根的横皱纹较密而深陷，略呈结节状。质硬而脆，易折断，断面皮部棕黄色，木部黄白色，皮部易与木部剥离。气微，味苦，微辛，嚼之有刺喉感。以条粗、皮厚者为佳。

【性味归经】味苦、辛，性温。归心、肺、肾经。

【功能主治】安神益智，祛痰。用于心悸易惊，健忘，失眠多梦，咳痰不爽。

【用法用量】用量3~10g。

【附　方】

❶慢性气管炎：远志、甘草、曼陀罗浸膏、蜂蜜各等量，制成丸，每丸重0.3g，每日早、晚各服1丸。10日为一个疗程。

❷神经衰弱，心悸，失眠：远志9g，五味子6g，糖适量，水煎服或制成糖浆服。

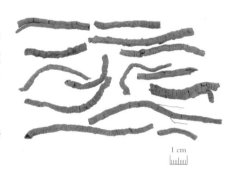

1 cm

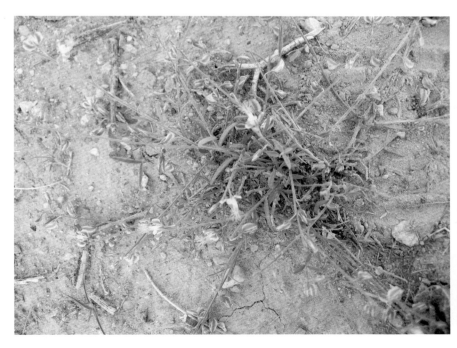

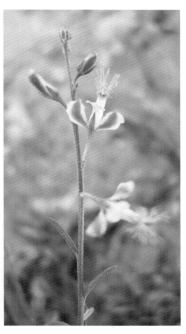

苎麻根

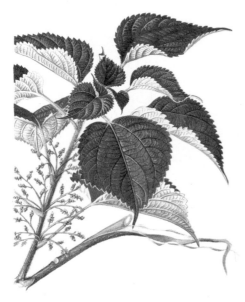

【别　名】野麻、野苎麻。

【来　源】本品为荨麻科植物苎麻Boehmeria nivea（Linn.）Gaud. 的干燥根和根茎。

【植物特征】亚灌木，高1～2.5m，具分枝，小枝被柔毛。单叶互生，阔卵形或近圆形，长7～15cm，宽6～12cm，顶端渐尖或尾尖，基部圆形或浅心形，边缘有粗锯齿，上面绿色，粗糙，有散生疏毛和密集，分布均匀的点状钟乳体；下面密被紧贴交织的白色绵毛；叶脉三出，侧边两条伸达叶片中部以上，中央1条有侧脉3～4对；叶柄长3～10cm；被毛；托叶披针形，长1～1.5cm，脱落。花单性，淡绿色，细小，组成腋生圆锥状团伞花序，雌花序生于上部叶腋内，雄花序通常位于雌花序之下；雄花花萼4裂，裂片阔椭圆形或倒卵形，长1～1.5mm，无花瓣；雌花花萼管状，顶端3～4齿裂；花柱纤细，宿存。瘦果长圆形，被毛，聚合成小球状。花期8—10月。

【生　境】多生于石灰岩风化土中或溪涧边土质较肥的湿润处。

【分　布】主要产区为我国长江以南、南岭以北各地。越南、老挝也有分布。

【采集加工】冬季至次年春季采挖，除去泥沙，晒干。

【药材性状】本品呈圆柱形，稍弯曲，长8～25cm，直径0.8～2cm，表面灰棕色或淡褐色，有纵皱纹及横生皮孔，并有多数疣状突起，残留细根及根痕明显可见。质硬而脆；断面纤维状，皮部灰褐色，木部淡棕色，有时中间有几圈环纹。气微，味淡，嚼之有黏性。以色灰棕、无空心者为佳。

【性味归经】味甘，性寒。归心、肝、肾、膀胱经。

【功能主治】清热利尿，凉血安胎。用于感冒发热，麻疹高烧，尿路感染，肾炎水肿，孕妇腹痛，胎动不安，先兆流产；外用治跌打损伤，骨折，疮疡肿毒。

【用法用量】用量9～15g。

【附　方】

❶骨折：鲜苎麻根、鲜葱头、鲜小驳骨茎、叶、鲜艾各适量，共捣烂，加入米酒至药湿透为度，放入砂锅内隔水蒸沸半小时，取出药物加入新鲜鸡血调匀。先烫后敷，4小时即可涂药。若是粉碎性骨折，8小时后重敷1次。以后用小驳骨、艾叶、马尾松幼苗（松笔）、大三月泡（大叶蛇泡簕Rubus alceaefolius Poir.）、蛇泡簕各适量，水煎外洗，每日1～2次。

❷孕妇腹痛，胎动不安，怀孕期漏红：苎麻根30g（鲜根60～90g），水煎浓汁，去渣，每日2～3次分服。

❸肺结核，咯血：苎麻根、白及各等量，制成浸膏后，压成0.5g/片，每次服4～6片，每日3次，连服7～10日。

❹尿血，血淋，妇女赤白黄色带下：苎麻根30～60g，水煎去渣，每日分2次服。

❺脱肛不收，妇女子宫脱垂：鲜苎麻根一把，切碎捣烂，煎水熏洗，每日2～3次。

❻痈疽发背，乳痈，无名肿毒：鲜苎麻根或嫩茎、叶，捣烂敷于患部，干则更换，肿消为度。

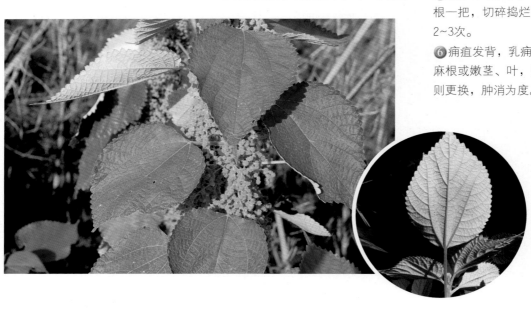

板蓝根

【别　名】北板蓝根。

【来　源】本品为十字花科植物菘蓝Isatis indigotica Fort. 的干燥根。

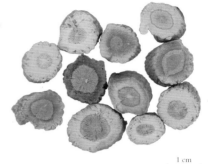

【植物特征】二年生草本，高40~100cm；主根直径5~8mm，灰黄色；茎直立，绿色，顶部多分枝，植株光滑无毛，被白色粉霜。基生叶莲座状，长圆形至宽倒披针形，长5~15cm，宽1.5~4cm，顶端钝或尖，基部渐狭，全缘或稍具波状齿，具柄；基生叶蓝绿色，长椭圆形或长圆状披针形，长7~15cm，宽1~4cm，基部叶耳不明显或为圆形。萼片宽卵形或宽披针形，长2~2.5mm；花瓣黄白色，宽楔形，长3~4mm，顶端近平截，具短爪。短角果近长圆形，扁平，无毛，边缘有翅；果梗细长，微下垂。种子长圆形，长3~3.5mm，淡褐色。花期4—5月；果期5—6月。

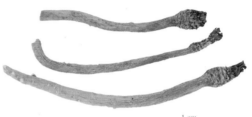

【生　境】栽培。

【分　布】主产我国华东、东北、华北、西北等地区，我国华南地区有少量栽培。原产我国。

【采集加工】秋末冬初采挖根部，除去叶片，抖净泥土，理直，晒至七八成干时，捆成小把，再晒至足干。

【药材性状】本品呈细长圆柱形，常微弯，长10~20cm，直径0.5~1cm，根头部膨大，其上着生暗绿色、轮状排列的叶柄残基和许多疣状突起，表面灰黄色或浅棕色，有纵皱纹及横生皮孔，并有支根或支根痕。质坚实而脆，具粉性，易折断，断面略平坦，皮部黄白色至浅棕色，木部黄色。气微弱，味微甜后涩。以根条长、粗大、色白、粉性足者为佳。

【性味归经】味苦，性寒。归心、肝、胃经。

【功能主治】清热解毒，凉血利咽。用于温病发热，风热感冒，咽喉肿痛，痄腮，丹毒，流行性乙型脑炎，肝炎。

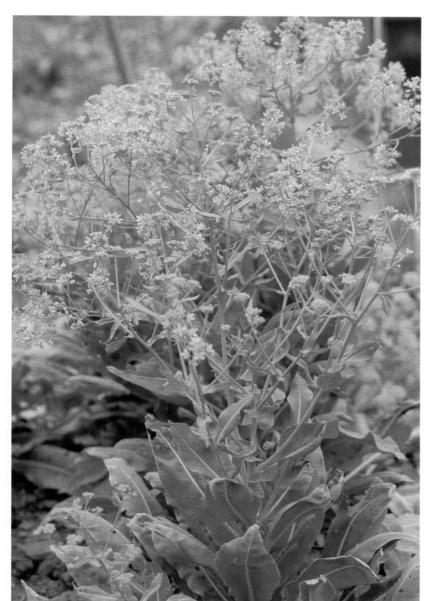

【用法用量】用量10~15g。

【附 方】

❶预防流行性腮腺炎：板蓝根50g，水煎服。

❷流行性腮腺炎：板蓝根、黄芩、连翘、夏枯草、玄参各10g，马勃、薄荷、桔梗各5g，生甘草3g。若睾丸肿痛加橘核、荔枝核各10g，也可用板蓝根或海金沙各30g，煎服，每日1次。局部用蒲公英、马齿苋、鱼腥草、鸭趾草捣烂外敷患处。

❸急性扁桃体炎：板蓝根15g，银花、连翘、山豆根、玄参各10g，薄荷5g，生甘草3g，

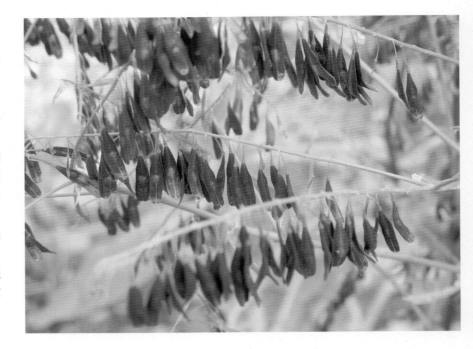

水煎服。

❹流行性乙型脑炎：板蓝根120g（13岁以下减半），加水200mL，煎至100mL，1日1次或分2次服。连服2~3周。昏迷期用鼻给药法。高热抽搐者，行快速针刺，可暂时止痉及降温（0.5~1℃），按中西医结合常规治疗，如脱水剂、抗生素及支持疗法。

❺急性黄疸型肝炎："肝宁"注射液。每次肌肉注射2mL（5岁以下1mL），每日1次，14~20日为一个疗程。部分病人口服维生素B_1、维生素C及酵母，个别病情严重者，配合输液及激素治疗。

❻蔬菜日光性皮炎：板蓝根120g，黄芩、牛蒡子、玄参、桔梗各10g，黄连、僵蚕、柴胡各6g，陈皮、生甘草、薄荷、升麻各3g，马勃5g，水煎服。

❼急性眼结膜炎：5%、10%浓度的板蓝根（马蓝）眼药水。滴眼，每日6次。

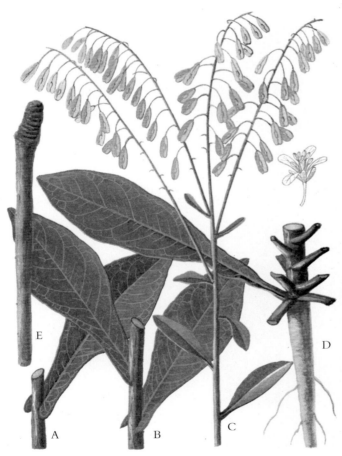

A~B. 叶；C. 果枝；D. 根；E. 药材（板蓝根）

刺三甲

【别　名】三加皮、三叶五加。

【来　源】本品为五加科植物白簕花**Eleutherococcus trifoliatus**（Linn.）S. Y. Hu [*Acanthopanax trifoliatus*（L.）Merr.] 的干燥根或根皮。

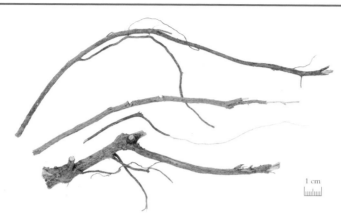

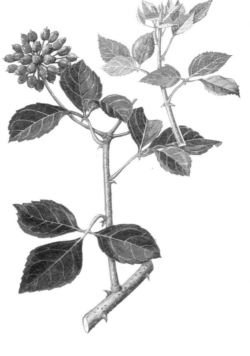

1 cm

【植物特征】灌木，茎高1~7m，分枝软弱披散，灰白色，疏生向下弯的皮刺。指状复叶，具3小叶，稀4~5小叶；叶柄具皮刺；小叶纸质，椭圆状卵形至椭圆状长卵形，稀倒卵形，长4~10cm，宽3~6.5cm，顶端渐尖或渐尖，基部楔形，边缘具锯齿，无毛或上面脉上疏生刚毛；侧脉5~6对；小叶柄短。伞形花序数个，结成顶生圆锥花序或复伞形花序；花萼筒小，边缘具4~5小齿；花瓣5，长约2mm，开花时反曲；雄蕊5，花丝纤长；子房下位，2室，花柱2，中部以下合生。核果扁球形，直径约5mm，成熟时黑色。花期8—11月；果期9—12月。

【生　境】生于山坡、林缘、溪河两岸的灌丛中或村边路旁等处。

【分　布】我国华南、华中、华西等地区。印度、越南和菲律宾也有分布。

【采集加工】全年可采，挖取根部，除去地上茎及细须根，洗净，趁鲜切成厚片或短段，或趁鲜剥取根皮，晒干。

【药材性状】本品为呈圆柱形的短段或切成厚约1cm的块片，表面浅灰色至灰褐色，稍粗糙。质坚实，可折断，断面或切开面皮部灰色，木部黄白色，有微呈放射状的纹理。剥取的

根皮厚0.2~0.3cm，大小长短不一，多折断为碎片，内表面灰褐色，有细纵纹。气微香，味微苦、辣。以根粗、皮厚、气微香、不带地下茎者为佳。

【性味归经】味苦、涩，性微寒。归脾、肝经。

【功能主治】清热解毒，祛风除湿，散瘀止痛。用于黄疸，肠炎，胃痛，风湿性关节炎，腰腿痛。外用治跌打损伤，疮疖肿毒，湿疹。

【用法用量】用量15~30g。外用适量，鲜根、叶捣烂敷患处或煎水洗患处。

【附　方】

❶风湿骨痛：三加皮根、半枫荷、黑老虎、异形南五味藤、大血藤各15g，炖猪骨服。

❷湿疹：三加皮（全株）、水杨梅、小果倒地铃（全草）各适量。煎水外洗，后用干粉敷患处，每日2次。

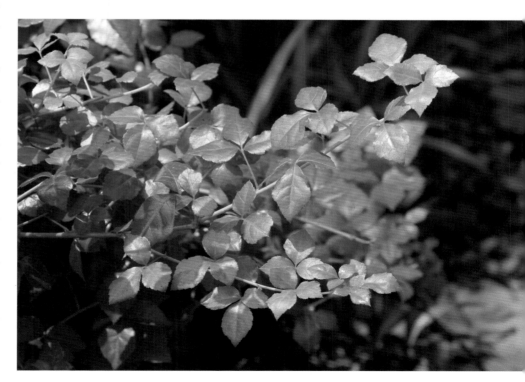

春根藤

【别　名】草菝葜、白须公、软叶菝葜。
【来　源】本品为菝葜科植物牛尾菜**Smilax riparia** A. DC. 的干燥根和根茎。

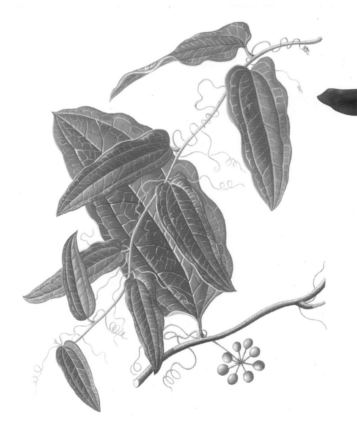

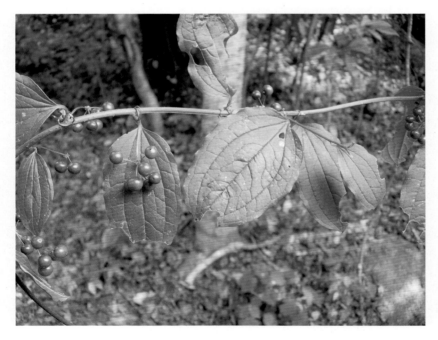

【植物特征】草质攀缘藤本；根茎四周丛生多数软而细的长根；茎中空，枝无刺，具槽纹。叶互生，卵状披针形、披针形或卵形，基部钝、短尖或截平；掌状脉3~5条；叶柄长1~2cm，近基部有卷须。伞形花序单生于叶腋，总花梗纤细，长2.5~7cm；雄花外轮3枚花被片线形，长4~5mm，内轮的3枚较狭；雄蕊6；雌花序有花20余朵，雌花较雄花略小，退化雄蕊长约1mm；子房椭圆形，柱头3。浆果球形，直径6~9mm，红色，成熟后变紫黑色。花期6—7月；果期10月。

【生　境】生于海拔100~1 600m林下、灌丛、山坡草丛或河谷沙地上。

【分　布】江西、浙江、湖南、陕西、广东、广西、贵州、云南、四川等地。朝鲜、日本和菲律宾也有分布。

【采集加工】全年可采，挖取根部，抖净泥土，晒干。

【药材性状】本品根茎部分为结节状，呈浅褐色或棕褐色，上端具残留茎基，下端丛生多数细长而扭曲的圆柱状根，其长20~30cm，直径约2mm，黄白色，有细纵纹，皮部常横裂露出木部。气微，味微苦、涩。以茎短、根多而粗、色黄者为佳。

【性味归经】味甘、苦，性平。归肝、肺、脾经。

【功能主治】补气活血，舒筋通络，祛风活络，祛痰止咳。用于风湿性关节炎，筋骨疼痛，跌打损伤，腰肌劳损，气虚浮肿，偏瘫，头晕头痛，支气管炎，肺结核咳嗽咯血。

【用法用量】用量15~30g，水煎或泡酒服。

茜草

【别　名】血茜草、血见愁、蒨草、地苏木。

【来　源】本品为茜草科植物茜草**Rubia cordifolia** Linn. 的干燥根。

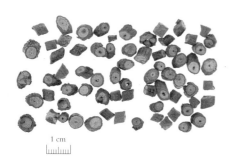

1 cm

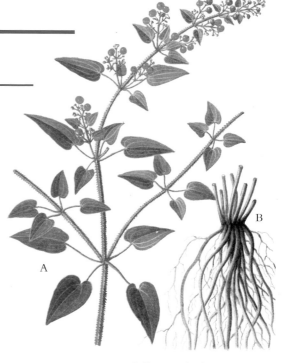

A. 果枝；B. 根系

【植物特征】多年生攀缘草本；根紫红色；茎长1.5~2.5m，粗糙，基部木质化；小枝四棱形，棱上有倒生的刺。叶4片轮生，或生于茎中部以下的有时6~8片轮生；叶片纸质，形状和大小差异很大，长圆状披针形或披针形，长2~5cm，宽1.5~2.5cm，顶端渐尖，基部通常心形，边上具倒刺，上面常粗糙，下面被刺状糙毛，脉上有倒刺；基出脉3~5条；叶柄长1~5cm。聚伞花序顶生或腋生，常多数结成大而疏松的圆锥花序状；花萼球状，顶端截平；花冠白色或淡黄色，辐状，裂片5，长圆状披针形，长约1.5mm，被缘毛。果近球形，直径5~6mm，初为浅棕色至橙黄色，充分成熟时变紫色或黑紫色。花期8—9

月；果期10—11月。

【生　境】常生于开阔坡地、草甸或路边草丛等处。

【分　布】我国东北部、北部、西北部和四川。俄罗斯远东地区也有分布。

【采集加工】春、秋季采挖根部，除去泥沙，晒干。

【药材性状】本品根头部呈结节状，簇生多条粗细不等的根；根圆柱形，略弯曲，长10~25cm，直径0.2~0.6cm，表面红棕色或红褐色，但外皮脱落处呈黄红色，具细纵纹及少数细根痕。质脆，易折断，断面平坦，皮部薄，紫红色；木质部宽广，浅黄红色或淡红色，可见多数小孔。无臭。味淡或微苦，久嚼刺舌。以根条粗长、外皮色红棕、断面色黄红者为佳。

【性味归经】味苦，性寒。归心、肝经。

【功能主治】凉血，止血，活血，祛瘀，通经。用于吐血，衄血，便血，尿血、崩漏，经闭，跌打损伤。

【用法用量】用量6~9g。

【附　方】

❶吐血，咯血，呕血：茜草、当归、白芍、生地黄各9g，川芎6g，水煎服。

❷肠炎：茜草30~40g，煎水洗脚，每日3次。

❸跌打肿痛：茜草15g，红花9g，赤芍12g，水煎服。

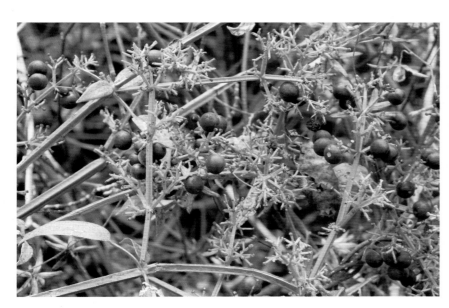

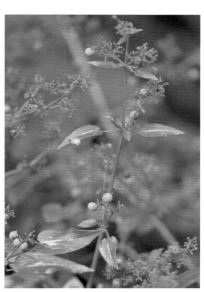

秤钩风

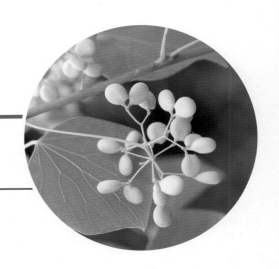

【别　名】穿墙风、九层皮、土防己。

【来　源】本品为防己科植物秤钩风**Diploclisia affinis**（Oliv.）Diels
的干燥根、根茎及老茎。

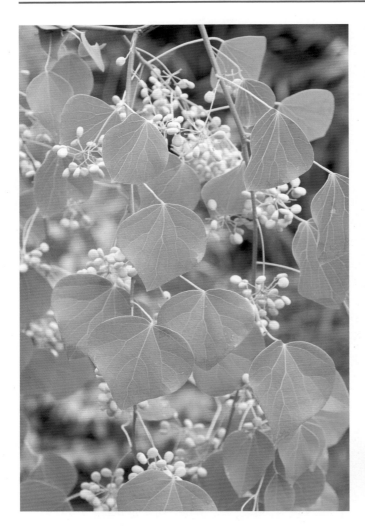

【分　布】湖北、四川、贵州、云南、广东、广
西、湖南、江西、福建、浙江等地。

【采集加工】秋季采挖，除去嫩茎及枝叶，干
燥。

【药材性状】本品近圆柱状或疙瘩状，长
10~30cm，直径1.5~6cm，表面灰褐色至暗棕
色，粗糙，有不规则的沟纹、裂隙和瘢痕；外皮
脱落后呈黄白色，纵沟明显，凹陷处可见多数纵
向排列的小孔洞。质坚硬，不易折断，断面车辐
状纹理明显可见。气微，味微苦。以条粗、断面
色灰褐者为佳。

【性味归经】味苦、辛，性寒。

【功能主治】利水消肿，祛风除湿，行气止痛。
用于风湿痹痛，跌打损伤，小便淋涩，毒蛇咬伤。

【用法用量】用量15~30g。

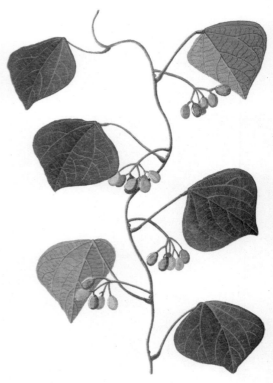

【植物特征】木质藤本，通常长3~4m，有时更长，全株无
毛；枝黄绿色，有直线纹，腋芽2个，叠生。叶互生，有长
柄；叶片草质，三角状圆形至菱状扁圆形，长3~8cm，宽达
9cm，顶端骤尖，基部圆形、截平至微心形，全缘或具波状
小圆齿；基出脉常5条，很明显。聚伞花序排成伞房状，单生
叶腋，总梗长2~4cm，有花几朵至10余朵。花单性，雌雄异
株，雄花萼片6，椭圆形至阔椭圆形，长2~3mm；花瓣6片，
近菱形，长1.5~2mm，基部2侧内折抱着花丝；雄蕊6，长
2~2.5mm；雌花花被和雄花相似，退化雄蕊6；心皮3。核果
倒卵状，长8~10mm。内果皮背部两侧有小横肋状雕纹。花期
4—5月；果期7—9月。

【生　境】生于林缘或灌丛中。

浙贝母

【别　名】贝母。

【来　源】本品为百合科植物浙贝母**Fritillaria thunbergii** M
的干燥鳞茎。

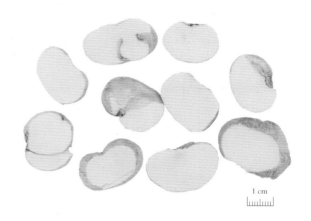

1 cm

【植物特征】多年生草本，高可达1m，全株光滑
无毛；鳞茎半球形，横径1.5~4cm，由2~3瓣肥厚
的鳞片组成；茎基部以上具叶。叶生于最下部的对
生，其余的3~5叶轮生或偶有对生，线状披针形至
线形，长6~15cm，宽5~15mm，下部阔，上部叶
狭，且顶端卷曲状。花数朵组成总状花序，稀为单
花，顶生的具3~4枚轮生苞片，侧生的具2枚苞片；
苞片叶状，条形，顶端卷须状；花俯垂，钟状；花
被片6，长圆状椭圆形，长2~4cm，宽1~1.5cm，淡
黄色或黄绿色，内面具紫色方格状斑纹，基部上方
具蜜腺；雄蕊6，长约为花被片的1/2；柱头比子房
稍长，连同子房略长于雄蕊，柱头3裂，裂片长约
2mm。蒴果具阔翅。花期3—4月；果期5月。

【生　境】野生于山坡草地，多为栽培。

【分　布】浙江、江苏、湖南，湖北和四川等地有
少量栽培。日本也有栽培。

【采集加工】立夏前采收根茎，抖去泥土，洗净。
大小分开，大的挖去芯芽，商品称元宝贝，小的不
去芯芽称珠贝，分别用竹笼撞擦去外皮，拌入煅过
的贝壳灰，使粉吸去浆液，取出晒干或烘干。

【药材性状】珠贝为完整的鳞茎，呈扁圆形，直
径1~2.5cm，高1~1.5cm，表面黄白色，略粗糙，
常见黄白色斑点痕及灰白色粉霜；外层2枚鳞片肥
厚，近肾形，互相抱合，中央有2~3个小鳞片和残
茎，底部凹入，偶见少数须根附着。质脆，富粉
性，易折断，断面白色，颗粒状，气微，味苦。元
宝贝为大个鳞茎的外层肥厚单瓣鳞片，略呈新月形
或元宝形，长2~4cm，厚0.6~1.5cm，表面粉白色
至淡黄色，有棕色斑痕，稍粗糙。质脆，易折断，
断面白色，富粉性，微呈颗粒状。气微弱，味微
苦。以鳞片肥厚、明显粉性、质坚实、断面色白者
为佳。

【性味归经】味苦，性微寒。归心、肺、肝、胃
经。

【功能主治】清热化痰，开郁散结。用于风热，燥
热，痰火咳嗽，肺痈，乳痈，瘰疬，疮毒，心胸
郁闷。

【用法用量】用量5~10g。

【附　方】肺热咳嗽，痰多胸满：贝母、知母、

桑白皮、栀子、茯苓、黄芩各9g，石膏12g，瓜蒌仁、陈
皮、枳实各6g。共研成粉，炼蜜为丸，每丸重9g，每次服
1丸，每日2次。

【附　注】浙贝母的花有较好的化痰止咳作用，是生产贝
母花流浸膏的原料。

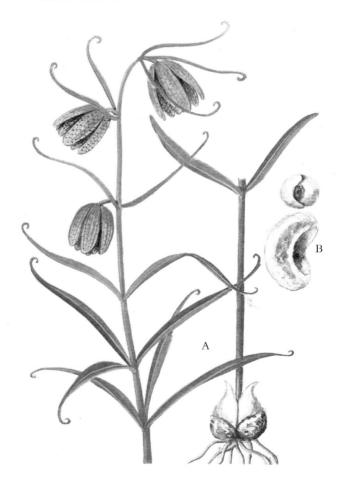

A. 植株；B. 药材（浙贝母）

黄芩

【别　名】香水水草、香水草。

【来　源】本品为唇形科植物黄芩**Scutellaria baicalensis** Georgi的干燥根。

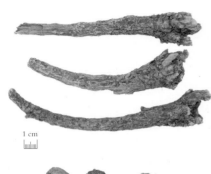

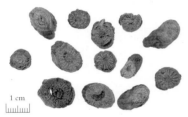

1 cm

1 cm

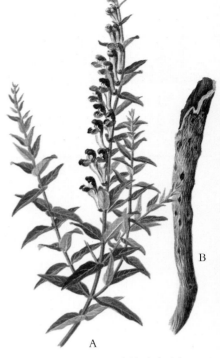

A. 花枝；B. 药材（黄芩）

【植物特征】多年生草本；根茎甚长，肥壮，直径达2cm；地上茎高30~120cm，基部粗壮，常卧地，上部直立，无毛或被微柔毛。叶对生，具短柄，通常狭披针形，有时披针形，长1.5~5cm，两面无毛或被微柔毛，下面密生下陷的小腺点。花紫红色或蓝紫色，多朵排成顶生、长7~15cm、偏向一侧的总状花序；苞片生于花序下部的叶状，上部的缩小；萼长4mm，二唇形，唇片阔而全缘，上唇片背部有一高约1.5mm的盾片，结果时上下两唇片闭合，盾片明显增大；花冠长2.3~3cm，冠檐基部明显膝曲，冠檐上唇浅2裂，下唇裂片三角状卵圆形。小坚果卵圆形，表面散生小瘤体。花期7—8月；果期8—9月。

【生　境】常生于向阳草坡和荒地上。

【分　布】我国东北部和北部各地。日本、朝鲜、蒙古和俄罗斯远东地区也有分布。

【采集加工】春、秋季采挖根部，除去须根及泥沙，晒后撞去粗皮，晒干。

【药材性状】本品呈长圆锥形或圆柱形，根头部粗大，向下渐细，扭曲不直，长5~25cm，直径1~3cm，表面棕黄色，散生疣状细根痕，上部较粗糙，有扭曲的纵皱纹或不规则的网纹，下部皱纹较细。质硬而脆，易折断，断面黄色，中间红棕色，老根中间枯朽呈暗棕色或棕黑色，有时成空洞，故称枯芩。气微，味苦。以条长、质坚实、色黄者为佳。

【性味归经】味苦，性寒。归肺、脾、胆、大肠、小肠经。

【功能主治】清湿热，泻火，解毒，止血，安胎。用于湿温病发热，肺热咳嗽，肺炎，咯血，黄疸，湿热泻痢，目赤肿痛，胎动不安，高血压症，痈肿疮毒。

【用法用量】用量5~10g。

【附　方】

❶急、慢性肝炎：黄芩素注射液，每日1次，每次2mL，肌肉注射，1个月为一个疗程。用药期间不用其他药物。

❷布氏杆菌病：黄芩30g，黄柏、威灵仙、丹参各15g。水煎浓缩至300mL，每次服100mL，每日服3次，每15日为一个疗程。

❸预防猩红热：黄芩9g，水煎服，每日2~3次，连服3日。

❹急性肠炎，急性细菌性痢疾：黄芩12g，芍药9g，甘草6g，大枣5枚，水煎服。

❺孕妇有热，胎动不安：黄芩、当归、芍药、白术各9g，川芎6g，水煎服。

❻感冒，上呼吸道感染：三黄注射液，肌肉注射，每次2mL，每日2~3次。

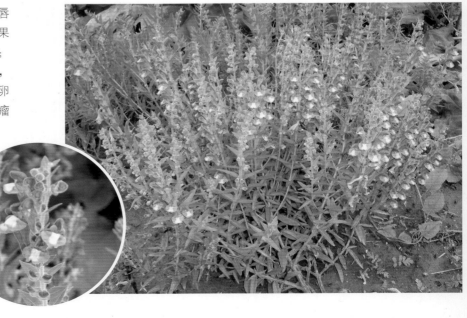

黄芪

【别　名】关芪、正芪、北芪。

【来　源】本品为蝶形花科植物膜荚黄芪**Astragalus membranaceus**（Fisch.）Bunge或蒙古黄芪 **Astragalus membranaceus**（Fisch.）Bunge var. **mongholicus**（Bge.）P. K. Hsiao 的干燥根。

◎膜荚黄芪

【植物特征】高大草本，高40~150cm或稍过之；主根细瘦圆柱状，长25~75cm，稍扭曲，茎被长柔毛。一回奇数羽状复叶互生，叶轴被长柔毛；小叶27~31片，卵状披针形或椭圆形，长7.5~30mm，宽4.5~10mm，顶端钝圆；托叶狭披针形，长约6mm，被白色长柔毛。总状花序腋生，有长梗，花梗基部有线形苞片；萼管状，长约5mm；花冠蝶形，白色，旗瓣无爪，翼瓣和

⊙膜荚黄芪

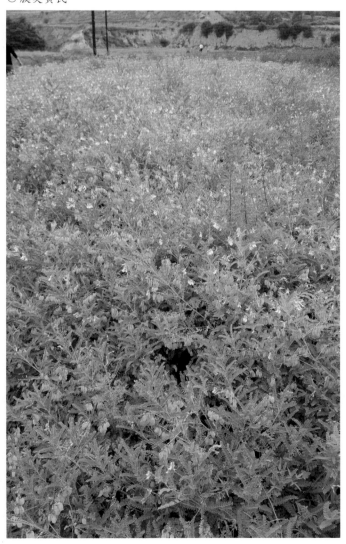

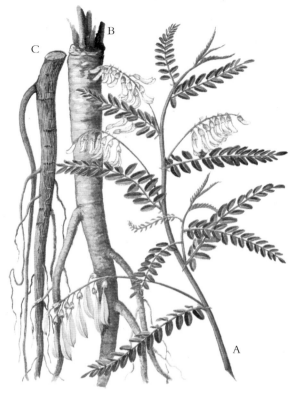

A. 花枝；B. 根；C. 药材（黄芪）

⊙膜荚黄芪

龙骨瓣有长爪，比旗瓣短；子房有柄，被毛。荚果膜质，膨胀，卵状长圆形，被黑色短柔毛。

【生　境】生于向阳山坡的草丛和灌丛。

【分　布】我国东北、华北等地区，甘肃、四川、西藏等地。朝鲜和俄罗斯远东地区也有分布。

◎蒙古黄芪

【植物特征】蒙古黄芪与膜荚黄芪不同在于，植株较矮小，小叶较小，长5~10mm，宽3~5mm，荚果无毛等不同。

【生　境】生于向阳山坡的草丛和灌丛。

【分　布】黑龙江、内蒙古、河北、山西等地。

【采集加工】春、秋季采挖根部，除去根头部及须根。去净泥土、晒干。

【药材性状】本品通常呈圆柱形，有时有分枝，长30~70cm，直径0.5~3cm，略扭曲，较粗糙，有不规则纵皱纹和皮孔，根头部中央常枯朽成空洞，有时带有残茎，表面淡棕黄色或浅棕褐色。质坚实，稍韧，不易折断，断面纤维状，可见裂隙，皮部白色或灰白色，木部黄色，有放射状纹理。气香，味甜，嚼之有豆腥味。以粗壮、无空头、气清香、味甜者为佳。

【性味归经】味甘，性微温。归肺、脾经。

【功能主治】补脾益气，固表止汗，利尿消肿，排脓。用于气血两虚，心悸气短，脾虚泄泻，食少便

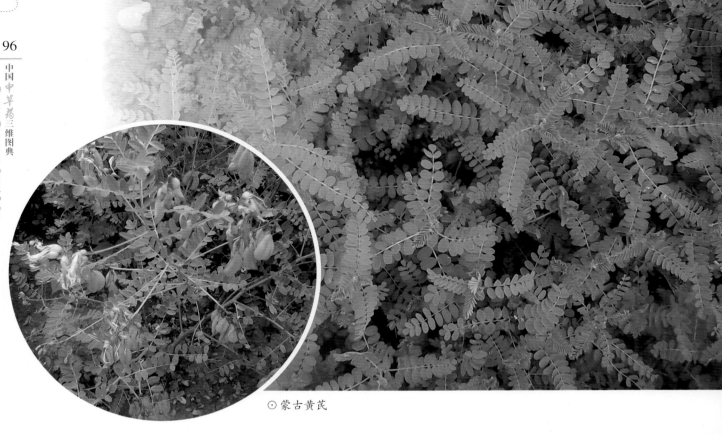

⊙蒙古黄芪

溏，中气下陷，久泻脱肛，痈疽难溃，血虚萎黄及一切气衰血虚之证。

【用法用量】用量9~30g。

【附　方】

❶体虚自汗：（玉屏风散）黄芪15g，白术9g，防风6g，水煎服。

❷失血体虚：黄芪30g，当归6g，水煎服。

❸脾胃虚弱及气虚下陷引起的胃下垂、肾下垂、子宫下垂、脱肛：（补中益气汤）黄芪12g，党参、白术、当归各9g，炙甘草、陈皮、升麻、柴胡各4.5g，水煎服。

❹血小板减少性紫癜：黄芪30g，当归、龙眼肉、五味子各15g，红枣10枚，黑豆30g，水煎服。

❺脑血栓：黄芪15~30g，川芎6g，当归、赤芍、地龙、桃仁、牛膝、丹参各9g，水煎服。

❻白细胞减少症，贫血：生黄芪、鸡血藤各60g，当归30g，党参、熟地黄各15g，每日1剂，水煎分2次服。孕妇当归应减量。

❼乳汁缺乏：黄芪30g，当归15g，王不留行、路路通、丝瓜络、炮山甲各6g，水煎服。

❽神经性皮炎：黄芪、党参、山药各15g，当归、莲子、薏苡仁、荆芥、蛇床子、牛蒡子、地肤子、蝉蜕各12g，甘草6g。有感染者加生地黄9g，黄柏12g。老人、儿童酌减。水煎服，早、晚各服1次，并用热药渣搽患处。

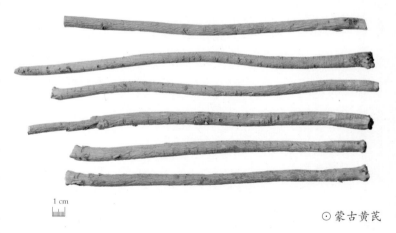

1 cm

⊙蒙古黄芪

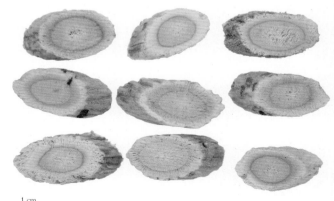

1 cm

⊙蒙古黄芪

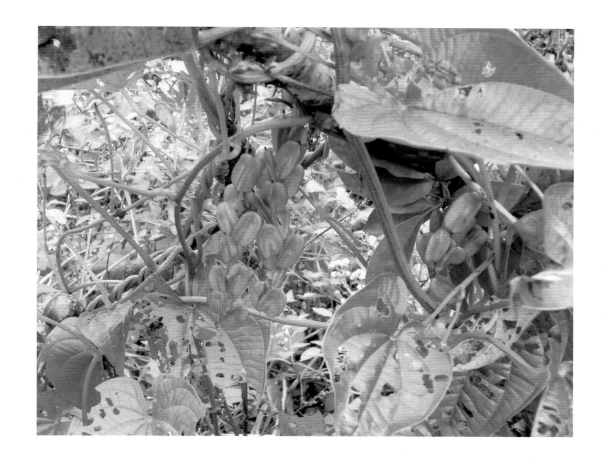

【用法用量】用量9~15g。外用适量，捣烂或磨汁涂敷患处。

【附　方】

❶甲状腺肿大：黄药子200g，以白酒1 000mL浸泡1周后，去渣备用。每日100mL，分3~4次服。

❷慢性气管炎：复方黄药子注射液，每日1次，每次2mL，肌肉注射，10日为一个疗程，疗程之间可间隔3~5日。

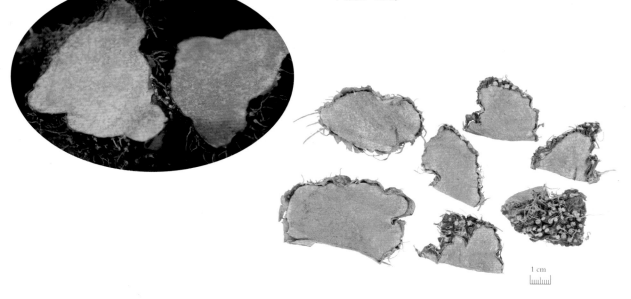

1 cm

菊三七

【别　名】菊叶三七、血当归。

【来　源】本品为菊科植物三七草**Gynura japonica**（Linn. f.）Juel [*Gynura segetum*（Lour.）Merr.] 的干燥根茎。

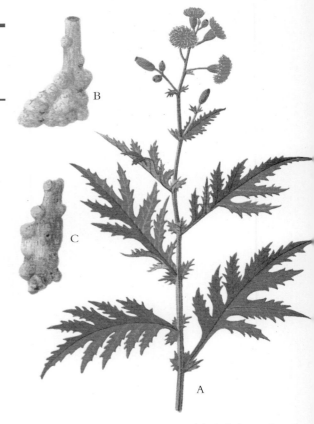

A. 花枝；B～C. 药材（菊三七）

【植物特征】直立草本，高50~100cm；茎、枝粗壮，稍肉质，具直线纹，被微柔毛。叶互生，上部叶近无柄；叶片膜质，长12~20cm，宽羽状深裂，裂片顶端渐尖，边缘有不规则锯齿，两面被微柔毛。头状花序直径1.5~1.8cm，多个于枝顶集成圆锥花序式；总苞圆柱状，总苞片2层，线状披针形，长约1.5cm，有膜质边檐；花全为两性，金黄色，顶部5裂；花柱基部小球状，顶端有线形、被毛的分枝。瘦果狭圆柱形，有条纹，被疏毛；冠毛丰富，白色。花、果期6—10月。

【生　境】生于低山路旁、草地或疏林下。

【分　布】湖北、湖南、广东、香港、广西、福建、江西、陕西、浙江、江苏、安徽、四川、云南、贵州等地。日本、越南也有分布。

【采集加工】秋季茎叶枯萎时采挖，除去泥沙及须根，晒干。

【药材性状】本品呈不规则团块状，长3~7cm，直径2~5cm，表面灰棕色或棕黄色，有瘤状突起和间断的纵沟纹，并有须根痕。体重，质硬，不易折断，断面不平坦，黄白色至淡棕色，微呈角质样。气微，味微苦。以干燥、整齐、质坚、无杂质、断面明亮者为佳。

【性味归经】味甘、微苦，性温。归肝、胃经。

【功能主治】散瘀止血，解毒消肿。用于吐血，衄血，尿血，便血，功能性子宫出血，产后瘀血腹痛，大骨节病。外用治跌打损伤，痈疖疮疡，蛇咬伤，外伤出血。

【用法用量】用量3~9g。外用适量，鲜品捣烂敷患处。孕妇慎用。

【附　方】

❶大骨节病：鲜菊三七叶6~12g，水煎服。每30日为一个疗程，服一个疗程后，隔7日再服一个疗程。也可用10％酊剂，每次服20~30mL，每日3次。

❷外伤出血：菊三七晒干，研细粉，外敷伤口。

❸骨折：菊三七根、陆英根皮、黑牵牛根皮、糯米团根各250g，鲜品捣烂加白酒炒热，骨折复位后，敷药包扎固定。

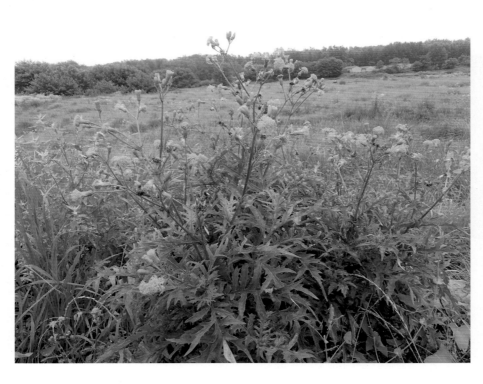

猫爪草

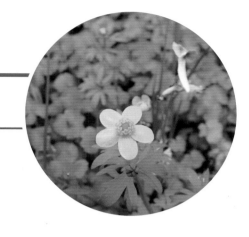

【别　名】猫爪儿草、三散草。

【来　源】本品为毛茛科植物小毛茛Ranunculus ternatus Thunb. 的干燥块根。

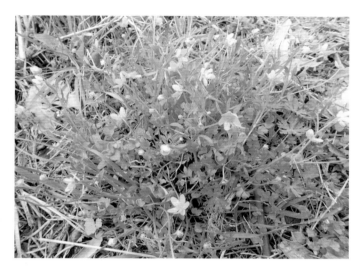

【附　方】颈淋巴结结核：小毛茛15g，夏枯草15g，皂角9g，天冬、麦冬、百部各6g，水煎服。肝肾阴虚，加生地黄、熟地黄、何首乌、白芍各9g；气血不足或溃久不收，加党参、黄芪、当归各9g；肝火亢盛，加丹皮9g。每日1剂，连服30剂。此外尚可用内消瘰疬丸，每次服9g，每日2次，温开水吞服。

【植物特征】多年生矮小草本；茎多分枝，高5~17cm，近无毛；块根数个，肉质，纺锤形或球形，顶端坚硬，形似猫爪。基生叶丛生，具长柄，无毛，常为三出复叶或单叶而具3浅裂至3全裂，长5~20cm；小叶或裂片边缘浅裂或多回细裂；叶柄长4~8cm；茎生叶较小，近无柄，全裂或细裂，裂片线形，宽1~3mm。花黄色，少数于枝顶排成伞房花序状；萼片5，有时6~7片，长达3mm，外面被疏柔毛；花瓣与萼片同数，倒卵形，长6~8mm，基部有爪和密槽；雄蕊和心皮多数，无毛。聚合果近球形，直径约6mm；瘦果卵球形，长约1mm，无毛，边有纵棱，顶端具喙，喙长约0.5mm。花期2—3月；果期4—7月。

【生　境】生于潮湿草地或水田边。

【分　布】我国长江中、下游各地；东至台湾，北达河南南部，南达广西北部。日本也有分布。

【采集加工】春、秋季采挖，除去须根及泥沙，晒干。

【药材性状】本品呈纺锤形，常3~5个，有时10多个簇生，形似猫爪；单个块根长3~7mm，直径2~3mm，顶端有黄棕色圆形残存茎基或茎脱落后的残迹，表面黄褐色或灰黄色，平滑或微有纵皱纹，有的具残存须根。质坚实，断面类白色，粉性。无臭，味甘。以色黄褐、质坚实者为佳。

【性味归经】味辛、苦，性平；有小毒。归肝、肺经。

【功能主治】解毒散结，消肿。用于瘰疬，肺结核，淋巴结核，淋巴结炎，咽喉炎。

【用法用量】用量15~30g。

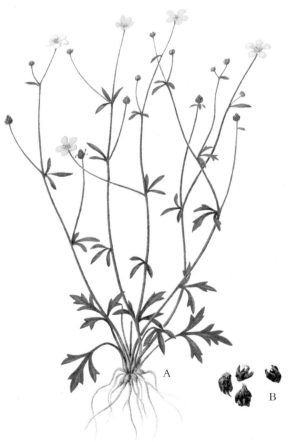

A. 植株；B. 药材（猫爪草）

萱草根

【别　名】忘忧草。

【来　源】本品是百合科植物萱草Hemerocallis fulva Linn. 和黄花菜Hemerocallis citrina Baroni的干燥根和根茎。

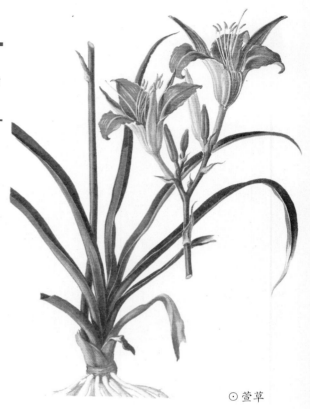

◎萱草

【植物特征】多年生草本，植株一般较高大，高达1m；根近肉质，中下部常有纺锤状膨大。叶基生，密集，宽线形，长30~110cm，宽1~3cm。花葶长短不一，一般稍长于叶，蝎尾状聚伞花序，花多朵，最多可达10朵以上；基部三棱形，上部多少圆柱形，有分枝；苞片披针形，下面的长3~10cm，自下向上渐短，宽3~6mm；花梗较短，通常长不到1cm；花被漏斗状，长7~12cm，橘红色至黄红色，内花被裂片下部一般有∧形采斑；花被管长2~4.5cm，花被裂片6，内三片宽2~3cm，花丝长4~5cm，花药黑色，长7~8cm。蒴果椭圆形，长2~2.5cm。花、果期5—7月。

【生　境】生于山坡、溪旁及草地上。

⊙萱草

⊙萱草

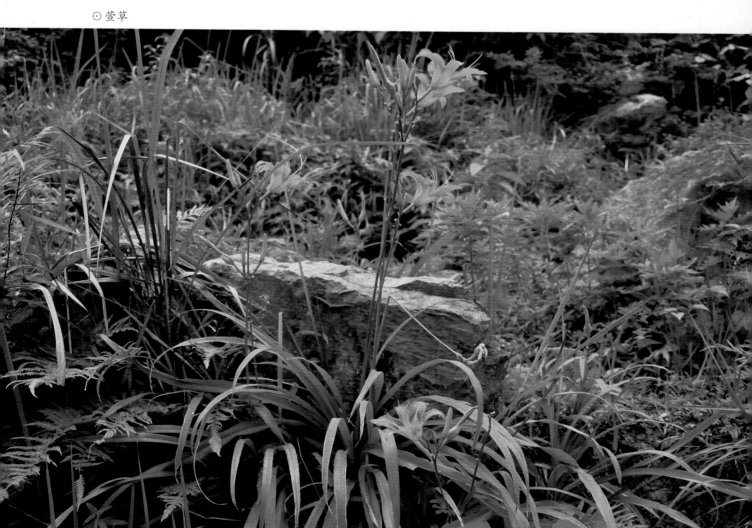

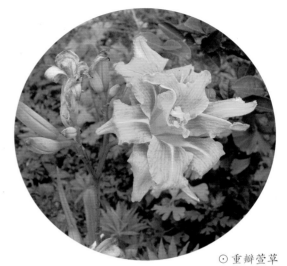

【分　布】香港、广东、福建、江西、浙江、江苏、安徽、湖南、湖北、陕西、广西、贵州、云南、四川等地。

◎黄花菜

【植物特征】黄花菜为多年生草本，植株一般较高大，高达1m；根近肉质，中下部常有纺锤状膨大。叶7~20枚，长50~130cm，宽6~25mm。花葶长短不一，一般稍长于叶，基部三棱形，上部多少圆柱形，有分枝；苞片披针形，下面的长可达3~10cm，自下向上渐短，宽3~6mm；花梗较短，通常长不到1cm；蝎尾状聚伞花序，花多朵，最多可达10朵以上；花被淡黄色，有时在花蕾时顶端带黑紫色；花被管长3~5cm，花被裂片长7~12cm，内三片宽2~3cm。蒴果钝三棱状椭圆形，长3~5cm；种子20多粒，黑色，有棱，从开花到种子成熟需40~60天。花果期5—9月。

【生　境】生于山地林下或灌木丛中。

【分　布】我国秦岭以南各地（甘肃和陕西的南部，不包括云南），以及河北、山西、山东等地。

【采集加工】春、秋季采挖，洗净，略烫，晒干。

【药材性状】本品根茎呈圆柱形，顶端有残留叶基；根簇生，干瘪皱缩，长5~10cm，直径0.3~0.5cm，末端或中部常肥大呈纺锤形，表面灰黄色或淡灰棕色，有多数纵横交错的皱纹，末端残留细须根。体轻，质松软，不易折断，断面灰褐色或灰棕色，多裂隙。气微

⊙重瓣萱草

香，味淡。以根肥壮、质柔软者为佳。

【性味归经】味甘，性凉；有小毒。归脾、肺、心经。

【功能主治】清热利尿，凉血止血。用于腮腺炎，黄疸，膀胱炎，尿血，小便不利，乳汁缺乏，月经不调，衄血，便血。外用治乳腺炎。

【用法用量】用量6~12g。外用适量，捣烂敷患处。

【附　方】治流行性腮腺炎：萱草根60g，冰糖适量炖服。

【附　注】本品多服损目，小便失禁。

⊙萱草

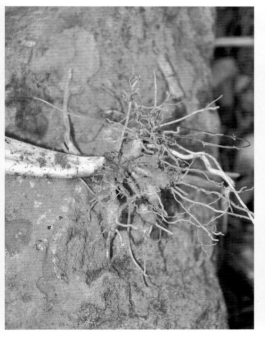

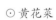⊙黄花菜

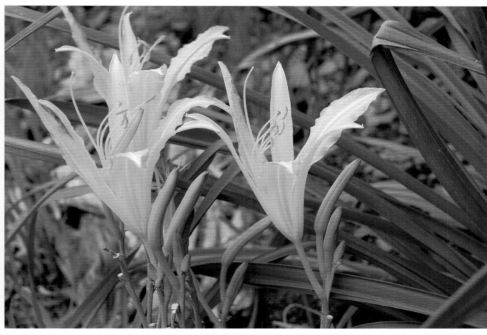

朝天罐

【别　名】高脚红缸、罐子草、线鸡腿、大金钟。

【来　源】本品为野牡丹科植物朝天罐**Osbeckia opipara** C. Y. Wu et C. Chen 的干燥根。

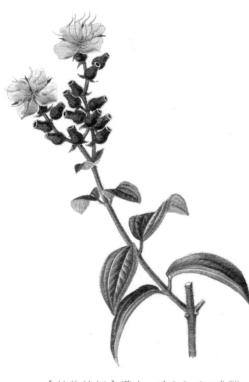

【植物特征】灌木，高0.3~1m或稍过之；茎四棱形，偶六棱形，被糙伏毛。单叶对生，卵形或卵状披针形，长达11cm，顶端渐尖，基部钝至略

呈心形，全缘，两面被糙伏毛及微柔毛；基出脉5条；叶柄长5~10cm，被糙伏毛。聚伞圆锥花序顶生，长超过20cm；花萼紫红色，被星状毛，裂片4，披针形或长三角形；花瓣4，紫红色或深红色，卵形，长约2cm，具缘毛；雄蕊8，偏于1侧，花药孔裂；子房下位，4室，顶端具刚毛。蒴果卵形或长圆形，长约1.3cm，4裂，被星状毛。花期8—9月；果期10—11月。

【生　境】生于空旷的山坡上。

【分　布】我国长江以南各地。

【采集加工】夏、秋季采挖，除去杂质，洗净，晒干，或趁鲜切片，晒干。

【药材性状】本品根头部膨大呈团块状，顶端有茎痕及残存茎基；根数条，狭圆锥形或近圆柱形，常略弯曲，长10~20cm，直径1~3cm，表面淡棕黄色至棕黄色，有皱纹及细裂纹，粗皮易脱落。质硬，不易折断，切开面呈浅灰白色，可见环纹。气

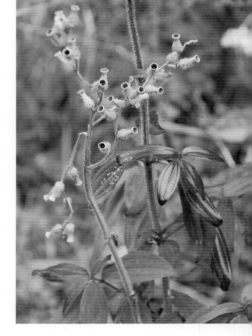

微，味酸、涩。以条粗、质坚实、切面色白者为佳。

【性味归经】味酸、涩，性平。归肺经。

【功能主治】清热，收敛止血，止咳，抗癌。用于菌痢，肠炎，虚咳，咯血，小便失禁，白带过多，肺结核咯血，鼻咽癌，乳腺癌，慢性气管炎。

【用法用量】用量30~60g。

【附　方】

❶急性肠炎：朝天罐根或果，研成粉压片，每片0.5g，每次服4片，每日3次。

❷痢疾，肠炎：朝天罐根60~120g，加水500mL，文火煎至100mL，分2次服。

【附　注】本品在不少中草药书籍中，其原植物的拉丁名常误为Osbekia crinita Benth.。但据陈介先生考证（《中国植物志》五十三卷一分册第142~146页），那种植物只分布在广西以西，且形态特征与本种明显有异，故他另给名为假朝天罐，亦可入药，功能收敛止血。

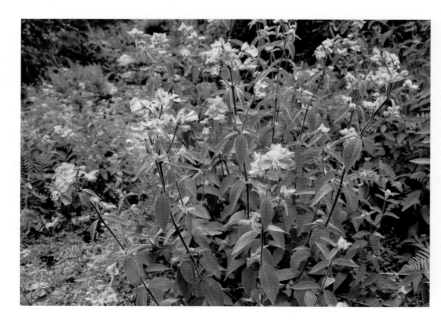

紫茉莉

【别　名】入地老鼠。

【来　源】本品为紫茉莉科植物紫茉莉Mirabilis jalapa Linn. 的干燥块根。

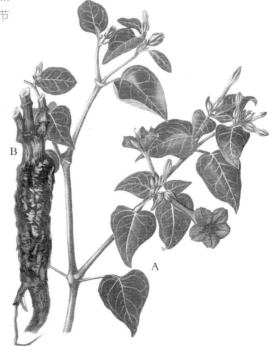

【植物特征】多年生草本，高可达1m；嫩枝被短柔毛，老枝的节常膨大。单叶对生，卵形或三角状卵形，长4~10cm，顶端长渐尖，基部截平或心形，全缘；上部叶无柄或近无柄，下部叶具柄。花全年开，两性，1至数朵生于5裂、萼状的总苞内，无小苞片；花萼呈花冠状，具白色、红色、黄色等各种颜色、萼管细长，长约6cm，檐部扩大成喇叭状，5裂；花瓣缺；雄蕊5，花丝细长，花药扁圆球形；雌蕊1，子房上位，1室，花柱细长，柱头头状。果卵形，长约8mm，黑色；种子直立。花期6—10月；果期8—11月。

【生　境】常种于村旁园地上，逸为野生。

【分　布】我国长江南北各地有栽培。原产于热带美洲。

【采集加工】秋末春初采收，挖取块根，除去须根，刮去外皮，洗净，晒干，或蒸后晒干。

【药材性状】本品呈不规则圆锥形，稍弯曲，有或无分枝，长6~12cm，直径1.5~4cm，表面淡黄白色或灰黄色，有纵沟纹及凹下成浅窝状的须根痕，顶端有残留茎基。质坚实，不易折断，断面不平坦，黄白色或淡黄棕色，粉性，可见散生的针孔状小点，经蒸制者显角质状。气无，味淡，嚼之有刺喉感。以个大、去净外皮、表面淡黄白色、质坚实者为佳。

【性味归经】味甘、淡，性凉。归肾、膀胱经。

【功能主治】清热利湿，活血调经，解毒消肿。用于扁桃体炎，湿热淋浊，月经不调，白带异常，子宫颈糜烂，前列腺炎，尿路感染，风湿关节酸痛，瘀肿疼痛。外用治乳腺炎，跌打损伤，痈疖疔疮，湿疹。

【用法用量】用量9~15g。外用鲜品捣烂敷患处。孕妇忌用。配伍忌铁。

【附　方】治扁桃体炎：鲜根捣烂，取汁滴咽喉患处。

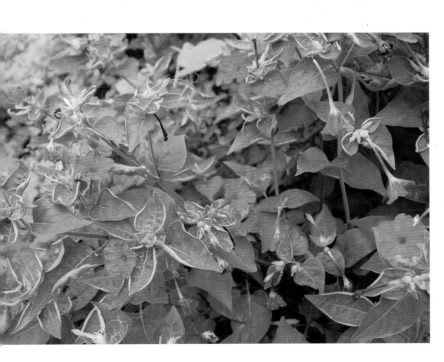

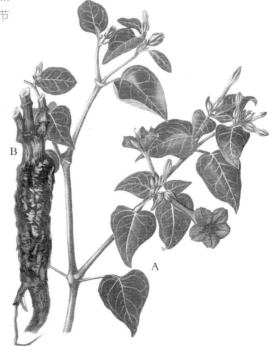

A. 花枝；B. 药材（紫茉莉）

紫草

【别　名】紫丹、地血。

【来　源】本品为紫草科植物紫草**Lithospermum erythrorhizon** Sieb. et Zucc. 的干燥根。

【植物特征】多年生直立草本，高可达1m，通常50~80cm；根含紫色物质；茎被糙伏毛，并混生伸展的糙毛。叶互生，无柄，通常披针形，长3.5~7cm，宽1~2cm，顶端短渐尖，基部阔楔形，两面被糙伏毛。花序通常顶生或近枝顶腋生，长达15cm，被糙伏毛；苞片狭卵形或披针形，长达2.8cm；花萼长约3.5mm，5裂几达基部，裂片狭三角形；花冠白色，冠管长约4mm或不及，冠檐直径约4.5mm，裂片5，倒卵圆形；雄蕊5，花丝短；子房4裂，柱头2裂。小坚果卵形，长3~3.5mm，光亮，白色或微呈褐色。花、果期6—9月。

【生　境】生于山地灌丛中或路边。

【分　布】我国东北、华北各地区，江西、湖南、贵州、四川和广西。朝鲜和日本也有分布。

【采集加工】春、秋季采挖根部，除去残茎及泥土，晒干。忌用水洗。

【药材性状】本品呈不规则的圆柱形、圆锥形或纺锤形，扭曲不直，长7~16cm，直径0.5~1.5cm，表面紫红色或暗紫色，粗糙，有纵沟纹；根头部常有茎基残存，下端间有分枝及侧根；横切面皮部薄，木质部较大，白色或暗紫色，有放射状纹理，射线色较深。气特异，味微甘、酸。以根条粗长、肥大、色紫、质软、皮厚、木心小者为佳。

【性味归经】味甘，性寒。归心、肝经。

【功能主治】清热凉血，透疹解毒。用于麻疹，热病斑疹，湿疹，尿血，血淋，血痢，疮疡，丹毒，烧伤，热结便秘。

【用法用量】用量4~10g。

【附　注】据《中华人民共和国药典》记载新疆紫草Arnebia euchroma（Royle）Johnst.和内蒙古紫草Arnebia guttata Bunge的根亦作紫草入药，前者商品称软紫草，华南地区较常用。

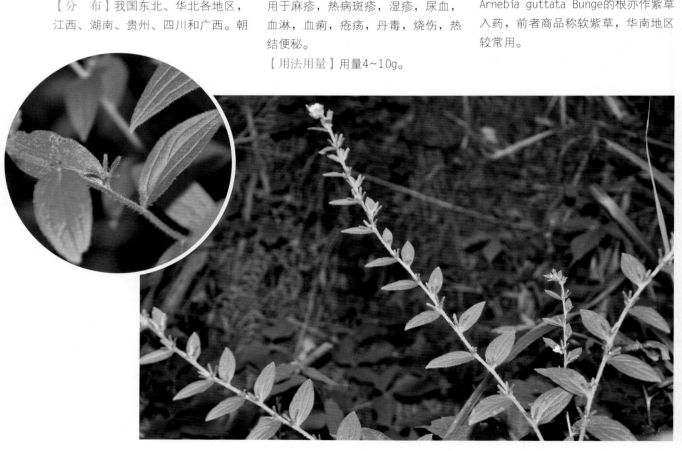

紫萁贯众

【别　名】贯众。

【来　源】本品为蕨类紫萁科植物紫萁 **Osmunda japonica** Thunb. 的干燥根茎及叶柄残基。

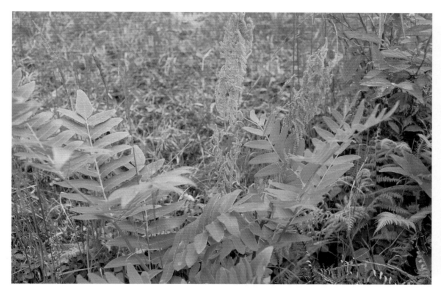
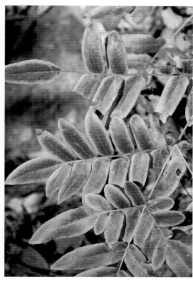

【植物特征】多年生草本，植株高达120cm；根茎直立，短而块状。　叶丛生，二型，营养叶柄长20～30cm，稻秆色，基部膨大，不具关节，有时被褐色绵毛；叶片三角状阔卵形，长30～70cm，宽20～40cm，为二回羽状复叶；小羽片纸质，三角状披针形，长5～6cm，宽1～1.8cm，顶端稍钝，基部圆或截平，边缘有细锯齿，通常无柄，叶脉分离，叉分，平行；孢子叶的小羽片极狭，卷缩成线形；孢子囊大，边缘着生，纵裂。

【生　境】生于海拔300～1 100m的林下或溪边的酸性土壤上。

【分　布】我国秦岭以南各地。越南、印度、日本、朝鲜也有分布。

【采集加工】春、秋季采挖，洗净，除去须根，晒干。

【药材性状】本品呈棒状，稍弯曲，长5～30cm，直径3～8cm，表面棕褐色至棕黑色。根茎直生或斜生，下部生有颇硬的黑色细根；叶柄残基近扁圆形，斜向上，长不及4cm，直径0.2～0.6cm，暗棕色；断面有马蹄形维管束，常与皮部分开。质硬，不易折断。气微，味甘、微涩。

【性味归经】味苦，性凉；有小毒。归肝、胃经。

【功能主治】清热解毒，止血，杀虫。预防麻疹、流行性乙型脑炎，用于流行性感冒，痢疾，子宫出血，钩虫病，蛔虫病，蛲虫病（粗茎鳞毛蕨）。

【用法用量】用量6～15g。孕妇慎用。

【附　方】流行性感冒：紫萁贯众30g，板蓝根9g，水煎服。

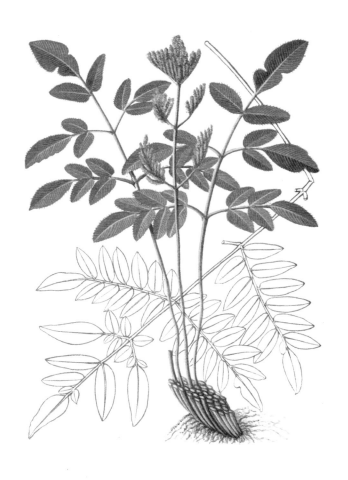

漏芦

【别　名】祁州漏芦。

【来　源】本品为菊科植物漏芦**Stemmacantha uniflora**（Linn.）Ditrich. 的根茎和根。

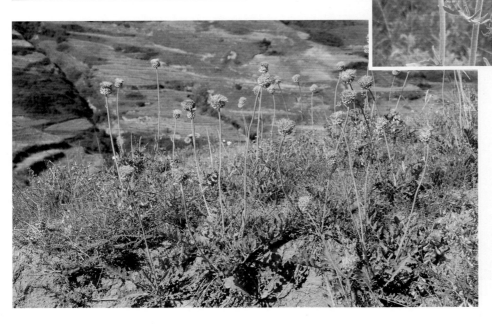

腺炎，痈疽，痔漏。

【用法用量】用量5～10g。

【附　注】据《中华人民共和国药典》记载蓝刺头Echinops latifolius Tausch. 和华东蓝刺头Echinops grijisii Hance的干燥根亦作漏芦入药，商品称禹州漏芦，广东等地常用。

【植物特征】多年生草本，高30~100cm；根茎粗，根直伸；茎直立，不分枝，单一或丛生，被绵毛。基生叶和茎下部叶轮廓为长椭圆形或倒披针形，长10~24cm，宽4~9cm，羽状深裂或近全裂，裂片5~12对，边缘有锯齿或齿长而呈二回羽裂状，两面被白色蛛丝状毛及黄色腺点；叶柄长6~20cm；中上部的叶渐小，与基生叶同形，但无柄或仅具短柄。头状花序单生于茎顶，花期直径约6cm；总苞半球形，总苞片约9层，向内层渐长，顶端各有宽卵形，长达1cm的附属物；花夏、秋季开，紫红色，同型，全为两性管状花，花冠裂片长约为花冠管的一半；花药基部箭形；花柱中部有毛环。瘦果楔形，具3~4棱，长约4mm。冠毛褐色，多层，不等长，基部联合成环。花、果期4—9月。

【生　境】生于山坡丘陵地，常见于松林或桦木林下。

【分　布】我国东北、西北等地区，内蒙古、山东、河北、河南、四川等地。俄罗斯西伯利亚地区、日本和朝鲜也有分布。

【采集加工】春、秋季采挖，除去须根及泥沙，晒干。

【药材性状】本品呈倒圆锥状圆柱形或破裂成块片状，常扭曲，长短不一，直径1~2.5cm，深棕色，粗糙，有时外皮剥落，具不规则纵沟纹及菱形的网状裂隙；根头部膨大，有残茎及鳞片状叶基，顶部有灰白色绒毛。体轻，质脆，易折断，断面不整齐，木部灰黄色，皮部色较深，有裂隙，中心常腐朽变灰黑色或棕黑色。气特异，味微苦。以条粗、色深褐、不裂者为佳。

【性味归经】味苦、咸，性寒。归胃经。

【功能主治】清热解毒，排脓通乳。用于乳腺炎，乳汁不通，腮

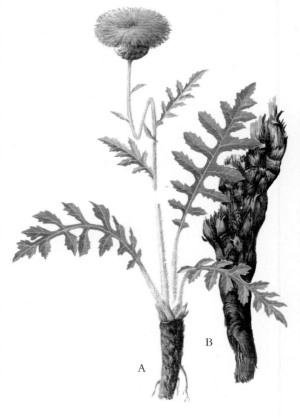

A. 植株；B. 药材（漏芦）

薯莨

【别　名】山猪薯、红孩儿。

【来　源】本品为薯莨科植物薯莨 **Dioscorea cirrhosa** Lour. 的干燥块茎。

【植物特征】多年生粗壮藤本；块茎形状多样，通常为圆柱形或块状，有时分枝，表面棕黑色，内部红色，干后铁锈色；茎基部具弯刺，向上刺渐疏。基部叶多互生，叶片心形，有9条脉；上部叶对生，叶片卵形、长圆形至披针形，长8~15cm，有3~5条脉；叶柄长2~3cm。雄花序腋生或顶生，先由15~25朵小花组成长可达5cm的穗状花序，后再组成圆锥花序式；雄花外轮3枚花被片阔卵形，长约2mm，内轮3枚花被片稍小；雄蕊6，花药和花丝近等行；雌穗状花序单生于叶腋，长8~10cm。蒴果扁圆形，具3翅，翅长2~2.5cm，宽1.5~2cm，顶端微凹；种子环生薄翅。花期4—6月；果期7月至翌年1月仍不脱落。

【生　境】生于山谷阳处、疏林下或灌丛中。

【分　布】我国西南、华南、华中等地区，香港、台湾、福建、浙江等地。越南、菲律宾也有分布。

【采集加工】夏、秋季采挖，切片，晒干或焙干。

【药材性状】本品为不规则圆形或长卵形片块，直径1.5~10cm，厚0.2~0.7cm，外皮深褐色或褐棕色，凹凸不平，可见突起的须根残痕；切开面暗红色或棕红色，有多数黄色斑点或斑纹。质坚实，断面多呈颗粒状，显暗红与黄色交错的花纹，有的可见发亮的星点。气微，味涩、苦。

【性味归经】味苦、微酸、涩，性微寒。归肝、胃、大肠经。

【功能主治】活血补血，收敛固涩。用于功能性子宫出血，产后出血，咯血，吐血，尿血，上消化道出血，腹泻。外用治烧伤。

【用法用量】用量9~15g。外用适量。

【附　方】

❶功能性子宫出血，产后出血，上消化道出血，咯血：a.薯莨500g，加水5000mL，煎成2500mL，每次服20mL，每日3次。b.薯莨止血片：每次服4片，每日3次。

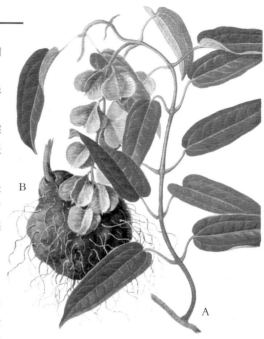

A. 果枝；B. 块茎

❷痢疾：a.薯莨9g，水煎服；或研末，每次服0.5~1.2g，每日3次。b.薯莨、地榆各9g，水煎服。

❸烧伤：薯莨切片晒干，研成细粉，以凡士林配成20%软膏，再制成薯莨凡士林软膏纱布备用。将软膏纱布一层覆于创面上，加消毒纱布包扎。

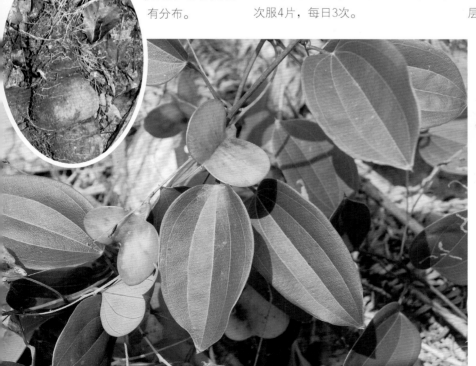

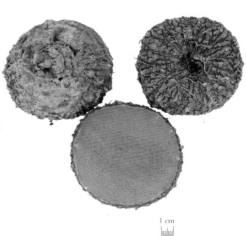

1 cm

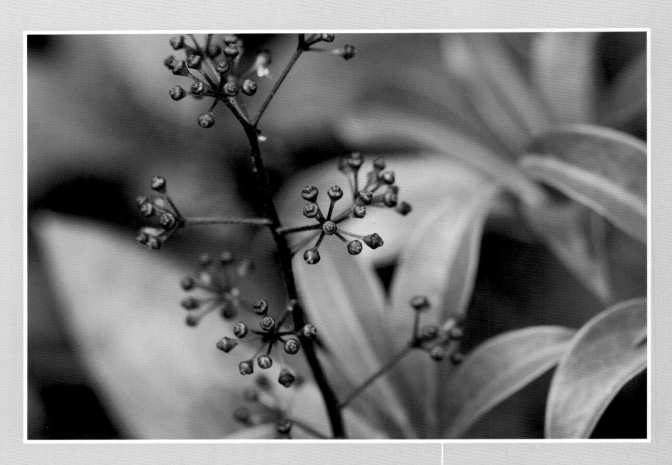
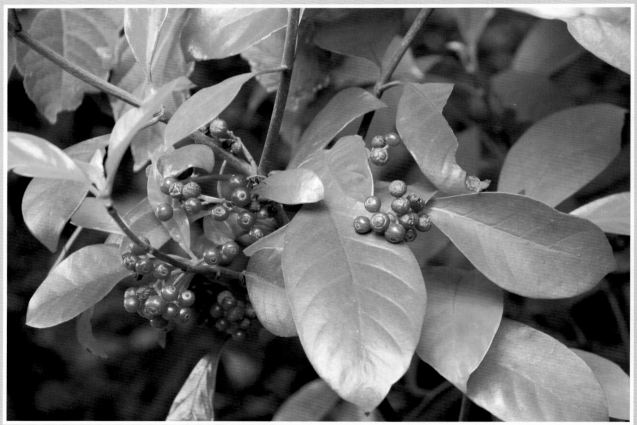

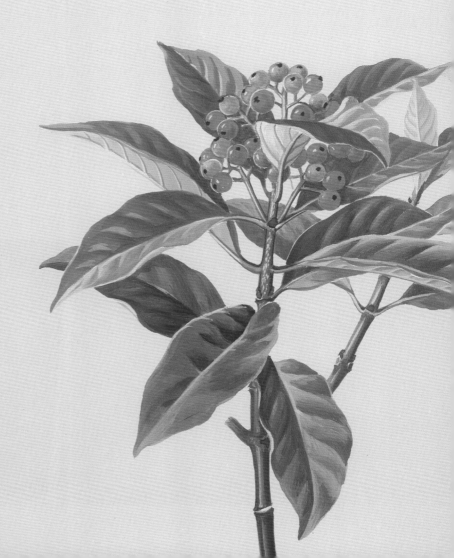

茎木类
JING MU LEI

土加藤

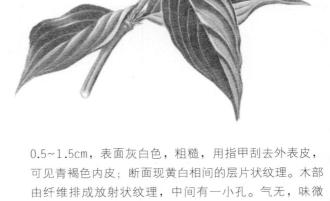

【别　名】广花耳草、土五加皮、涂藤头、亚婆巢、牛奶藤。
【来　源】本品为茜草科植物牛白藤**Hedyotis hedyotidea** DC. 的干燥藤茎。

【植物特征】草质藤本。长3~5m，触之有粗糙感；嫩枝方柱形，被粉末状柔毛，老时圆柱形。叶对生，膜质，长卵形或卵形，长4~10cm，宽2.5~4cm，顶端短尖或短渐尖，基部楔形或钝，叶面粗糙，背面被柔毛；侧脉每边4~5条，柔弱斜向上伸，在上面下陷，在下面微凸，叶柄长3~10mm，上面有槽，托叶长4~6mm，顶部截平，有4~6条刺状毛。花序腋生和顶生，由10~20朵花集聚而成一伞形花序；总花梗长2.5cm或稍过之，被微柔毛；花4数，有长约2mm的花梗；花萼被微柔毛，萼管陀螺形，长约1.5mm，萼檐裂片线状披针形，长约2.5mm，短尖，外反，在裂罅处常有2~3条不很明显的刺毛；花冠白色，管形，长10~15mm，裂片披针形，长4~4.5mm，外反，外面无毛，里面被疏长毛；雄蕊二型，内藏或伸出，在长柱花中内藏，在短柱花中突出；花丝基部具须毛，花药线形，基部2裂；柱头2裂，裂片长1mm，被毛。蒴果近球形，长约3mm，直径2mm，宿存萼檐裂片外反，成熟时室间开裂为2果爿，果爿腹部直裂，顶部高出萼檐裂片；种子数粒，微小，具棱。花期4—7月。

【生　境】生于沟谷、灌丛或丘陵坡地。

【分　布】广西、云南、贵州、福建、台湾等地。越南也有分布。

【采集加工】夏、秋季采割藤茎，洗净，趁鲜切成斜片，晒干。

【药材性状】本品多已切成斜片，长3~5cm，直径0.5~1.5cm，表面灰白色，粗糙，用指甲刮去外表皮，可见青褐色内皮；断面现黄白相间的层片状纹理。木部由纤维排成放射状纹理，中间有一小孔。气无，味微甘。以片块厚薄和大小均匀、淡黄白色者为佳。

【性味归经】味甘、淡，性凉。归脾、肝经。

【功能主治】祛风活络，消肿止血。用于风湿关节痛，痔疮出血，疮疖痈肿，跌打损伤。

【用法用量】用量15~30g。

【附　方】风湿性关节炎，腰肌劳损：牛白藤30g，两面针30g，石胡荽30g，宽筋藤60g，蟾酥4.5g，没药、乳香各6g。熬成膏药，制成300贴，每周1贴，敷患处。

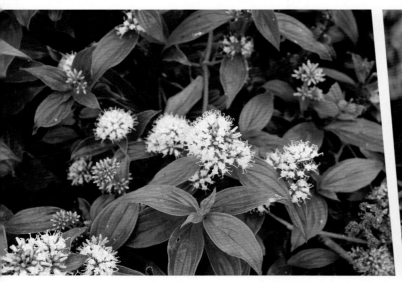

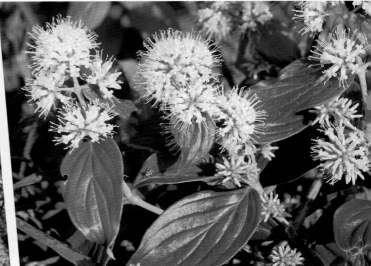

山大颜

【别　名】九节木、山大刀。

【来　源】本品为茜草科植物九节 **Psychotria asiatica** Linn. [*Psychotria rubra*（Lour.）Poir.] 的干燥地上部分。

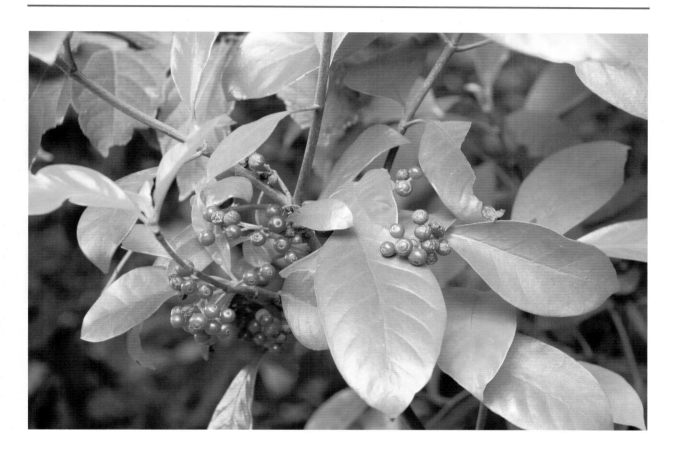

【植物特征】灌木或小乔木，高达5m。叶对生，纸质或革质，长圆形、椭圆状长圆形或倒披针状长圆形，稀长圆状倒卵形，有时稍歪斜，长5~23.5cm，宽2~9cm，顶端渐尖、急渐尖或短尖而尖头常钝，基部楔形，全缘，鲜时稍光亮，干时常暗红色或叶面淡绿色，背面褐红色，中脉和侧脉在上面凹下，在下面凸起，脉腋内常有束毛，侧脉5~15对，弯拱向上，近叶缘处不明显连结；叶柄长0.7~5cm，无毛或稀有极短的柔毛；托叶膜质，短鞘状，顶部不裂，长6~8mm，宽6~9mm，脱落。聚伞花序通常顶生，无毛或稀有极短的柔毛，多花，总花梗常极短，近基部三分歧，常呈伞房状或圆锥状，长2~10cm，宽3~15cm；

花梗长1~2.5mm；萼管杯状，长约2mm，宽约2.5mm，檐部扩大，近截平或不明显地5齿裂；花冠白色，冠管长2~3mm，宽约2.5mm，喉部被白色长柔毛，花冠裂片近三角形，长2~2.5mm，宽约1.5mm，开放时反折；雄蕊与花冠裂片互生，花药长圆形，伸出，花丝长1~2mm；柱头2裂，伸出或内藏。核果球形或宽椭圆形，长5~8mm，直径4~7mm，有纵棱，红色；果柄长1.5~10mm；小核背面凸起，具纵棱，腹面平而光滑。

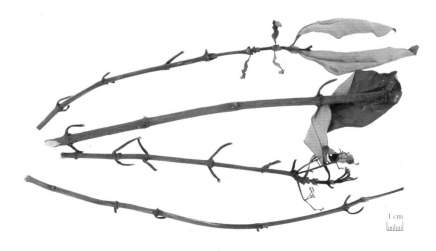

1 cm

花、果期全年。

【生　境】常生于山地林中。

【分　布】海南、广东、香港、广西、云南、福建、湖南、贵州、台湾等地。越南、老挝、柬埔寨、马来西亚、印度也有分布。

【采集加工】全年可采，割取地上部分，晒干。

【药材性状】本品干燥后呈棕红色或暗红色，长约1m。茎圆柱形，枝近四方形，表面均有纵裂纹；皮部薄，易剥落；断面中空，并可见圆环状线纹。叶皱缩，上面暗红色，下面淡红色，侧脉腋内可见簇生短柔毛。气微，味淡。以茎枝粗大均匀、色棕红者为佳。

【性味归经】味苦，性寒。归肺、膀胱经。

【功能主治】清热解毒，消肿拔毒。用于感冒发热，白喉，扁桃体炎，咽喉炎，痢疾，肠伤寒，胃痛，风湿骨痛。叶外用治跌打肿痛，外伤出血，毒蛇咬伤，疮疡肿毒，下肢溃疡。

【用法用量】用量15~30g。外用适量，取鲜品捣烂敷患处。

【附　方】

❶白喉：山大颜鲜嫩叶，1岁以内36g，1~3岁72g，4~5岁90g，6~10岁150g，水煎，分4次服。

❷下肢溃疡：山大颜嫩叶，沸水烫过使叶较软，如溃疡面腐肉多，用叶背向溃疡面贴；如溃疡面干净，照上法用叶面向溃疡面贴。每日早、晚各换药1次。

❸肠伤寒：山大颜根、叶晒干研粉。成人每次服2~3g（儿童0.5g），每日3次。

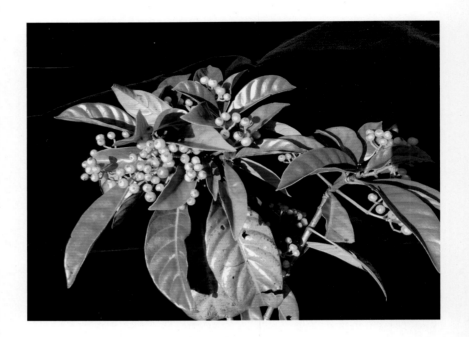

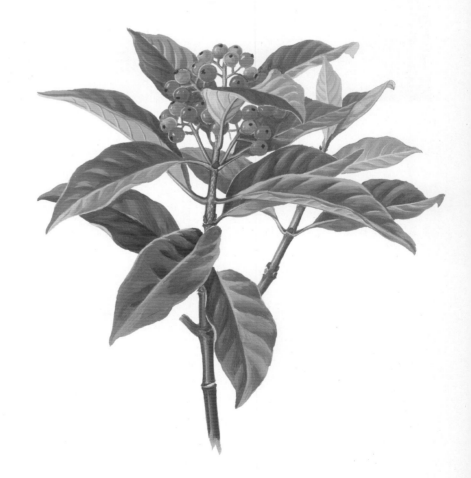

方梗宽筋藤

【别　名】戟叶粉藤。

【来　源】为葡萄科植物翼茎白粉藤Cissus pteroclada Hayata [*Cissus hastata*（Miq.）Planch.] 的藤茎。

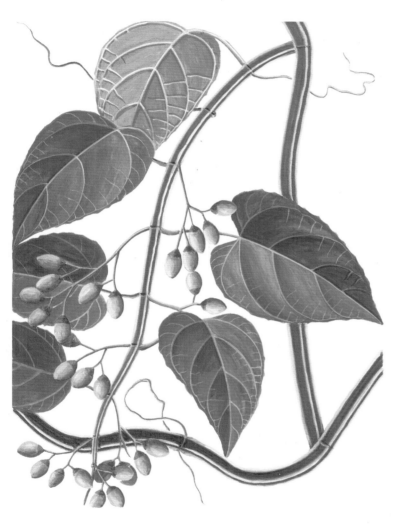

【采集加工】秋季采收。割取藤茎，截段，晒干。

【药材性状】本品茎呈方柱形，有4条明显的翅状纵棱，长短不一，直径0.5~2cm。表面灰棕色至棕褐色，粗糙，有突起皮孔、细的纵皱纹和横的裂纹，节膨大。质硬，易折断，断面不平整，纤维性，皮部窄，棕褐色至棕红色，木部红黄色或黄棕色，髓部方形，淡紫色。气微，味酸，微苦。以茎条粗壮者为佳。

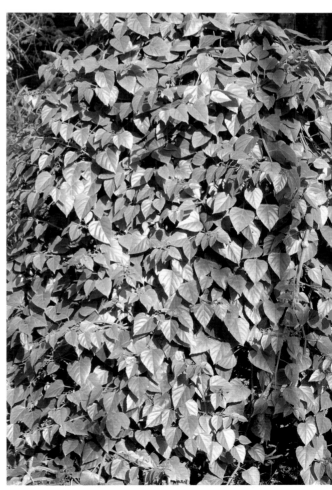

【植物特征】草质藤本，长3~4m。枝粉白色，方柱形，棱上有狭翅；卷须与叶对生，二叉状。单叶互生，膜质，卵状心形或近心形，长6~12cm，宽4~8cm，先端尾状渐尖或渐尖，基部心形，近全缘或有疏离钝齿，两面无毛；基出脉5条，中脉每边有3~4条侧脉；叶柄长2~5cm。花白色，甚小，排成与叶对生的伞房状聚伞花序，花序与叶柄等长或较长；花梗长2~4mm；萼小，檐部截平；花瓣5，卵状长圆形，长约2mm，无毛。浆果椭圆状，长约6mm，成熟时黑色。花期6—8月；果期8—12月。

【生　境】生于山坡、山谷阴湿处。

【分　布】台湾、福建、广西、广东、香港、海南、云南等地。越南、老挝、柬埔寨、马来半岛和印度尼西亚也有分布。

【性味归经】味微酸、涩，性平。归肝、脾经。

【功能主治】祛风湿，舒筋络。用于风湿痹痛，关节胀痛，腰肌劳损，筋络拘急。

【用法用量】用量15~30g。水煎服或浸酒内服外搽。

【附 注】有些地区将同属的翅茎白粉藤Cissus hexangularis Thorel. ex Planch.按方梗宽筋藤入药。因其茎有6翅状直棱，故亦称六方藤或六棱宽筋藤。其性味功效和方梗宽筋藤近似。

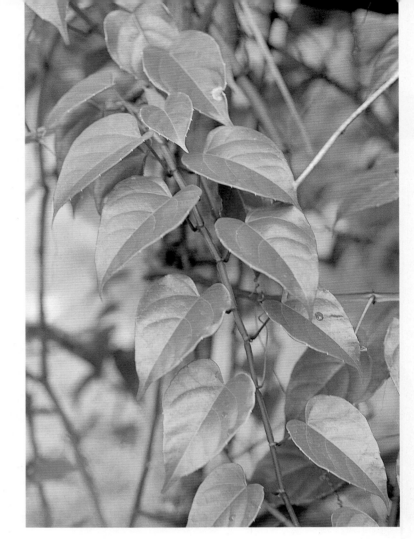

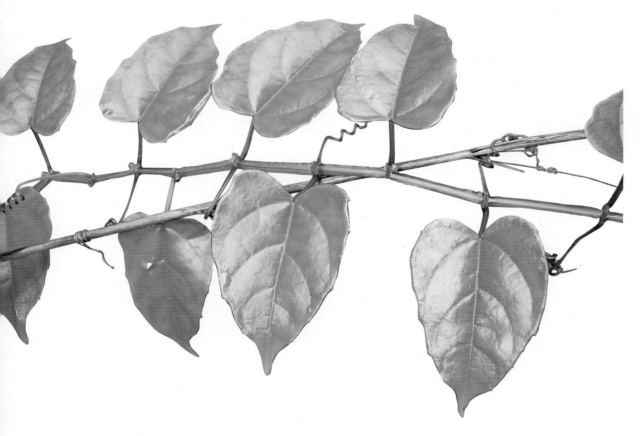

石吊兰

【别　名】岩泽兰。

【来　源】本品为苦苣苔科植物吊石苣苔**Lysionotus pauciflorus Maxim.**的干燥地上部分。

【植物特征】附生藤状灌木；茎木质，长7~30cm，无毛或被微柔毛。叶3片轮生，有时对生或4片轮生，具极短柄或近无柄；叶片革质、线形、倒披针形或倒卵状长圆形，长1.5~6cm，宽0.4~1.5cm，顶端短尖或钝，基部钝至圆，上部边缘有少数齿缺或有时全缘，两面无毛，侧脉不明显。聚伞花序通常有花1或3朵，生于枝顶叶腋，总梗细而长；苞片披针状线形；花梗长达10mm；萼长3~4mm，5裂几达基部，裂片狭长三角形；花冠白色或紫色，长3.5~4.8cm，冠管近漏斗形，长2.5~3.5cm，冠檐稍呈二唇形，上唇短，2浅裂，下唇3裂；发育雄蕊2，不育雄蕊3；花盘杯状，有尖齿。蒴果线形，长5.5~9cm，宽2~3mm，无毛；种子纺锤形，两端各有1条长毛状附属物。花期7—10月。

【生　境】生于山地、沟谷石崖上或树干上。

【分　布】广东、台湾、福建、江西、浙江、江苏、安徽、湖南、湖北、陕西、广西、贵州、云南、四川等地。越南和日本也有分布。

【采集加工】夏、秋季叶茂盛时采割，除去杂质，晒干。

【药材性状】本品茎呈圆柱形，长通常10~30cm，直径0.2~0.5cm，表面淡棕色或灰褐色，有纵皱纹，下部节上常有不定根；质脆，易折断，断面黄绿色至黄棕色，空心。叶轮生或对生，有短柄；叶片披针形至狭卵形，长1.5~6cm，宽0.5~1.5cm，边缘上部有齿缺，两面灰绿色至灰棕色。气微，味苦。以叶多、茎细者为佳。

【性味归经】味苦，性凉。归肝、肺经。

【功能主治】清热利湿，祛痰止咳，活血调经。用于淋巴结结核、咳嗽，支气管炎，痢疾，钩端螺旋体病，风湿疼痛，跌打损伤，月经不调，白带异常。

【用法用量】用量6~15g。

【附　方】

❶慢性支气管炎：a.鲜石吊兰144g，洗净切碎，水煎2次，每次煎1小时以上，再浓缩至60mL，每次服30mL，每日2次，10日为一个疗程，连服二个疗程。b.石吊兰、岩白菜、麦斛、虎杖各9g，七叶一枝花1.5g，水煎去渣，浓缩为60mL，每次服20mL，每日3次，10日为一个疗程。

❷钩端螺旋体病：石吊兰60g，金钱草15g，水煎服。

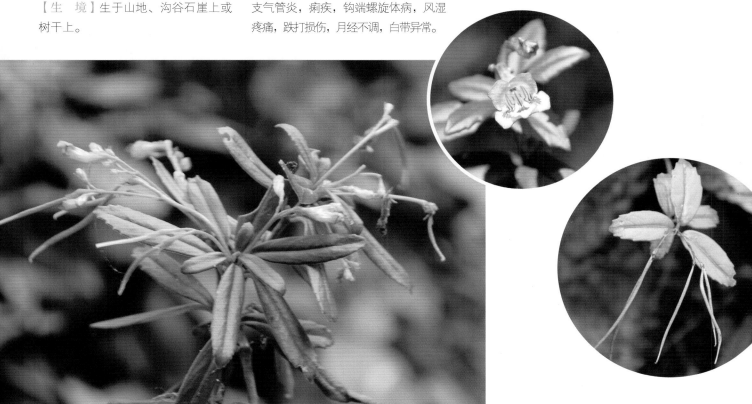

汉桃叶

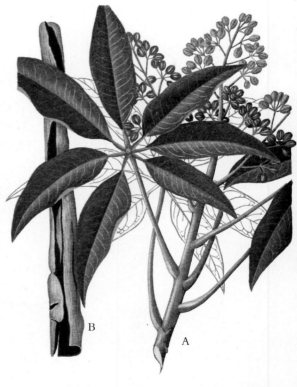

【别　名】广西鸭脚木。

【来　源】本品为五加科植物广西鹅掌柴**Schefflera kwangsiensis** Merr. ex Li 的干燥茎枝。

【植物特征】灌木，高2m，有时攀缘状；节间短，长1~1.5cm。叶有小叶5~7枚；叶柄长4~8cm，幼时密生短柔毛，很快变无毛；小叶革质，长圆状披针形，稀椭圆状长圆形，长6~9cm，宽1.5~3cm，顶端渐尖，基部楔形，两面均无毛，边缘全缘，反卷，中脉仅下面隆起，侧脉5~6对，和稠密的网脉在两面甚明显而隆起；小叶柄纤细，长0.5~2.5cm，中央的较长，两侧的较短。圆锥花序顶生，长约12cm；分枝很少，多少呈伞房状，幼时被绒毛，老时变稀至无毛；伞形花序直径约1cm，总状排列在长约7cm的分枝上；总花梗长1~1.5cm，花梗长约5mm，均疏生星状绒毛；萼长1mm，被毛或无毛，边缘近全缘；花瓣5，长约2mm，无毛；雄蕊5，花丝长约3.5mm；子房5室；无花柱，柱头5；花盘稍隆起。果实卵形，有5棱，黄红色，无毛，连隆起的花盘长6~7mm，直径5mm；花盘五角形，长为果实的1/3。花期4月；果期5月。

【生　境】生于林中。

【分　布】广东、广西等地。

【采集加工】全年均可采收，洗净，切段晒干或烘干。

【药材性状】本品茎枝为圆柱形短段，长1~3cm，直径0.4~3cm，表面灰白色至淡黄褐色，有纵皱纹和点状皮孔，有时可见新月状叶痕。体轻，质较硬，断面黄白色，木部略显放射状纹理，髓白色或成中空。叶多切碎，叶片革质，上面深绿色，有光泽，下表面色较淡，网脉两面明显凸起。气微，味微苦、涩。以枝嫩者为佳。

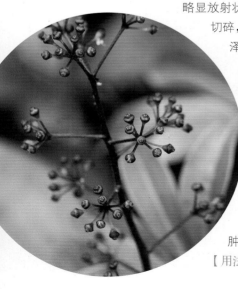

【性味归经】味甘、微苦、涩，性温。归肝、脾、胃经。

【功能主治】温经止痛，活血消肿。用于三叉神经痛，神经性头痛，坐骨神经痛，风湿性关节痛，经前痛，水肿，骨折。

【用法用量】用量3~9g。

A. 果枝；B. 药材（汉桃叶）

买麻藤

【别　名】罗浮买麻藤、倪藤。

【来　源】本品为买麻藤科植物买麻藤**Gnetum lofuense** C. Y. Cheng [*Gnetum montanum* auct. non Markgraf.] 的干燥带叶茎枝。

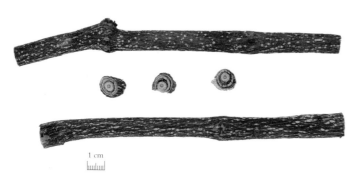

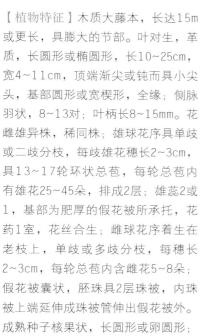

【植物特征】木质大藤本，长达15m或更长，具膨大的节部。叶对生，革质，长圆形或椭圆形，长10~25cm，宽4~11cm，顶端渐尖或钝而具小尖头，基部圆形或宽楔形，全缘；侧脉羽状，8~13对；叶柄长8~15mm。花雌雄异株，稀同株；雄球花序具单歧或二歧分枝，每歧雄花穗长2~3cm，具13~17轮环状总苞，每轮总苞内有雄花25~45朵，排成2层；雄蕊2或1，基部为肥厚的假花被所承托，花药1室，花丝合生；雌球花序着生在老枝上，单歧或多歧分枝，每穗长2~3cm，每轮总苞内含雌花5~8朵；假花被囊状，胚珠具2层珠被，内珠被上端延伸成珠被管伸出假花被外。成熟种子核果状，长圆形或卵圆形；

长1.5~2cm，外被红色假种皮；种柄长2~5mm。

【生　境】生于低海拔的山地林中。

【分　布】广东、香港、福建、江西、湖南、贵州、广西、云南等地。亚洲东南部及南部也有分布。

【采集加工】全年可采，割取带叶藤茎，趁鲜切斜片晒干。

【药材性状】本品藤茎多已切成斜片，表面灰褐色或棕褐色，具纵皱纹及淡棕色点状皮孔，节膨大。质硬，难折断，横切面有一棕色环及棕色放射状纹理，并密布小针孔，中央有一圆形髓部；嫩枝黑褐色。叶对生，皱缩，全缘，革质，上面黑褐色，略有光泽，下面棕褐色，穗状花序偶见，棕色。气微，味微苦。以茎枝粗壮、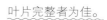

叶片完整者为佳。

【性味归经】味苦、涩，性温。归肝经。

【功能主治】祛风除湿，行气健胃，活血接骨。用于腰腿痛，骨折，消化不良，胃痛，跌打损伤，毒蛇咬伤，风湿关节痛。

【用法用量】用量6~9g。外用适量，鲜品捣烂，用酒调匀，热敷患处。

【附　注】

❶小叶买麻藤Gnetum parvifolium（Warb.）C. Y. Cheng ex Chun 及海南买麻藤Gnetum hainanense C. Y. Cheng的藤茎与买麻藤用途相同。

❷本种的成熟种子广东东部民间喜炒熟食用，称"妹子"，故本种又有"妹仔藤"的别名。

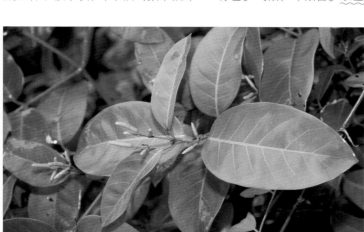

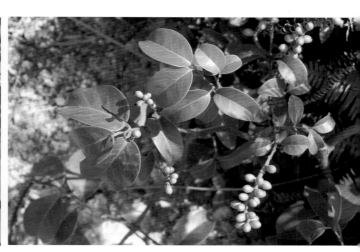

岗松

【别　名】扫把枝、铁扫把。

【来　源】本品为桃金娘科植物岗松**Baeckea frutescens** Linn. 的带花、果的干燥枝、叶。

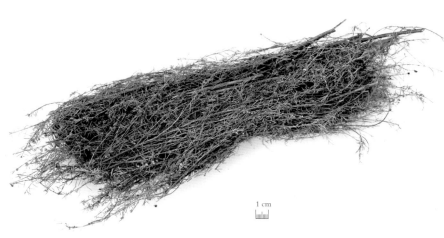

1 cm

A. 植株；B. 花

【植物特征】灌木，有时为小乔木；嫩枝纤细，多分枝。叶小，无柄，或有短柄，叶片狭线形或线形，长5~10mm，宽1mm，顶端尖，上面有沟，下面突起，有透明油腺点，干后褐色，中脉1条，无侧脉。花小，白色，单生于叶腋内；苞片早落；花梗长1~1.5mm；萼管钟状，长约1.5mm，萼齿5，细小三角形，端急尖；花瓣圆形，分离，长约1.5mm，基部狭窄成短柄；雄蕊10或稍少，成对与萼齿对生；子房下位，3室，花柱短，宿存。蒴果小，长约2mm；种子扁平，有角。花期夏、秋季。

【生　境】生于旷野、荒山、山坡、山冈上。

【分　布】我国南部。东南亚也有分布。

【采集加工】夏季花开时将枝叶、花、果采下，阴干。

【药材性状】本品叶有短柄，叶片线形或线状钻形，长0.5~1cm，宽约0.5mm，黄绿色，顶端短尖，基部渐狭，全缘，密生透明圆形油点，上面有直槽，下面隆起。通常杂有细小、黄白色的花朵和长约1mm的蒴果。气微香，味苦、涩。以叶色绿、气香者为佳。

【性味归经】味辛、苦、涩，性凉。归心、肝、脾、肾、膀胱经。

【功能主治】祛风除湿，解毒利尿，止痛止痒。内服治急性肠胃炎。外用治滴虫阴道炎和皮肤湿疹。

【用法用量】用量15~30g。

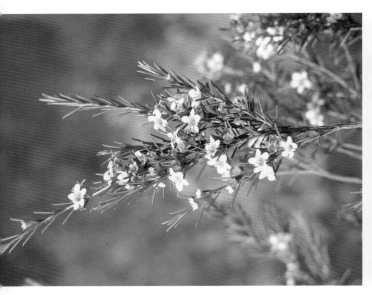

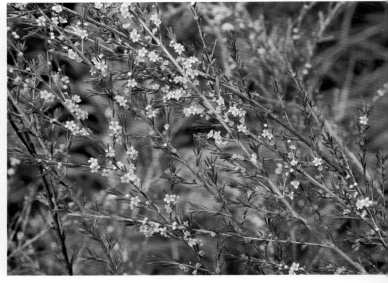

鸡矢藤

【别　名】鸡屎藤、牛皮冻。

【来　源】本品为茜草科植物鸡矢藤Paederia scandens
（Lour.）Merr. 的干燥带叶茎枝。

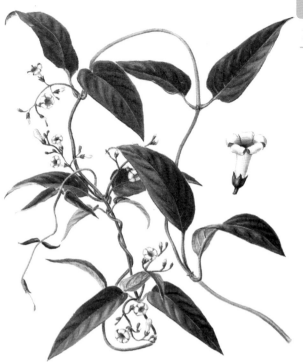

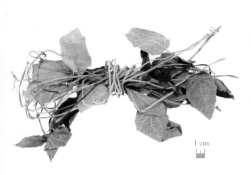

1 cm

【植物特征】柔弱多枝藤本；茎长3~5m，无毛或近无毛。叶对生，薄纸质，形状和大小变异很大，通常为宽卵形至披针形，有时近长圆形，长5~10cm，顶端短尖至渐尖，基部阔楔形、近圆钝至浅心形，全缘，两面无毛或下面被短柔毛，有时下面脉腋被簇毛；叶柄长1.5~7cm；托叶三角形，长2~3mm。花淡紫色或紫色，组成腋生聚伞花序，常多个聚伞花序再结成顶生、带叶的大型圆锥状花序；萼管陀螺形，长1~1.2mm，裂片长达1mm；花冠外面被粉状柔毛，里面被绒毛，冠管长7~10mm，裂片长约2mm；花丝不等长。果球形，直径5~7mm，成熟时橘黄色，有光泽；分核无翅，灰黑色。花期5—7月。

【生　境】常缠绕于灌木林中的灌木上。

【分　布】我国长江以南各地区。越南、印度也有分布。

【采集加工】夏、秋季采割地上部分，阴干。

【药材性状】本品茎为细圆柱形，略压扁，直径2~6mm，老茎灰白色，无毛，有纵皱纹或兼有横裂纹，嫩茎黑褐色，被柔毛；质柔韧，不易折断，切断面灰白色或浅绿色。叶多卷缩或破碎，完整叶片卵形或阔卵形，长5~10cm，基部通常圆形至浅心形，全缘，两面被柔毛或仅下面被毛。气特异，味甘、涩。以叶多、气浓者为佳。

【性味归经】味甘、微苦，性平。归肝、脾、胃经。

【功能主治】祛风利湿，消食化积，止咳，止痛。用于风湿筋骨痛，跌打损伤，外伤性疼痛，肝胆、胃肠绞痛，黄疸型肝炎，肠炎，痢疾，消化不良，小儿疳积，肺结核咯血，支气管炎，放射反应引起的白细胞减少症，农药中毒。外用治皮炎，湿疹，疮疡肿毒。

【用法用量】用量15~30g，外用适量，捣烂敷患处。

【附　方】

① 慢性支气管炎：a.鸡矢藤、山薄茶、猪小肠各30g，水煎服，5~7日为一个疗程。b.鸡矢藤30g，百部15g，枇杷叶9g，水煎，加盐少许内服。

② 有机磷农药中毒：鸡矢藤90g，绿豆30g，水煎成3大杯，先服1大杯，每隔2~3小时服1次。服药后有呕吐或腹泻反应。

③ 各种疼痛：鸡矢藤注射液，每次肌肉注射2~5mL，4小时1次。

④ 皮肤溃疡久不收口：鲜鸡矢藤叶或嫩芽适量（视病变范围而定），捣烂搽患处，每次搽5分钟，每日2~3次，连用7日。

⑤ 疖肿、蜂窝组织炎：鸡矢藤60g，小飞扬30g。将鸡矢藤、小飞扬研成粗末，浸泡于95%乙醇中，24小时后过滤，制成复方鸡矢藤酒100mL。将药液浸湿纱布，持续湿敷患部。

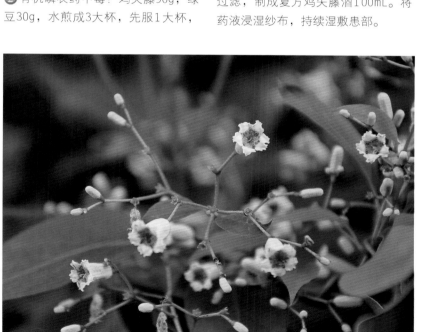

野木瓜

【别　名】七叶莲。

【来　源】本品为木通科植物野木瓜Stauntonia chinensis DC. 的干燥茎和枝叶。

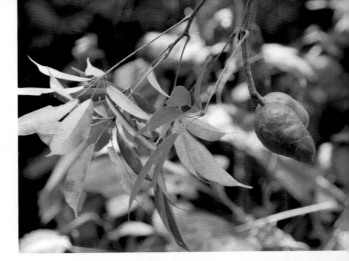

【植物特征】常绿木质藤本；茎枝无毛。叶为掌状复叶，有小叶3~7枚；小叶近革质，大小和形状变异很大，倒卵形、椭圆形或长椭圆形，长8~12cm，宽2~4cm，顶端渐尖；网脉清晰可见；小叶柄长1.5~3cm。花组成复总状花序，每个总状花序具花3~4朵；花雌雄异株，同型，具异臭，花梗基部有多个芽鳞；萼片6，淡黄色或乳白色，里面淡紫色，2轮排列，外轮披针形，长1.8cm，渐尖，内轮较小，线状披针形；雄花的雄蕊短于萼片，花丝全部合生，无蜜腺；雌花有心皮3，胚珠多数，具蜜腺6个，不孕雄蕊极小。果实浆果状，近长圆形，长达7cm，宽达3cm；种子多数，藏于果肉中。花期3—4月；果期7—10月。

【生　境】生于山地林中。

【分　布】广东、广西、福建、浙江、湖南等地。

【采集加工】全年均可采割，洗净，切段，晒干。

【药材性状】本品茎呈圆柱状，长3~6cm，直径2~35mm，表面灰黄色或灰褐色，有深纵槽，表皮常片块状脱落；枝条表面深棕色，有光泽和纵纹，叶痕明显可见；切开面皮部狭窄，深棕色，木部宽广，浅棕色，有放射状纹理和成行小针孔，髓部明显；质稍硬而韧。掌状复叶互生，小

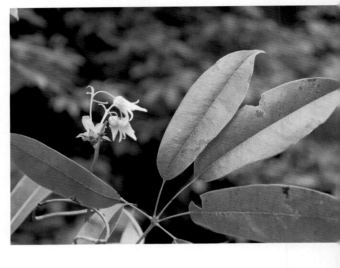

叶片革质，椭圆形，长5~10cm，宽2~4cm，基部近圆形，全缘，上面有光泽，下面浅棕绿色，有明显的小脉网；小叶柄长约1.5cm。气微，叶微苦、涩。以枝条均匀者为佳。

【性味归经】味甘，性温。归心、肾经。

【功能主治】散瘀止痛，利尿消肿，舒筋活络。用于跌打损伤，风湿性关节炎，各种神经性疼痛，水肿，小便不利，月经不调。

【用法用量】用量9~15g。孕妇忌服。

【附　方】外科手术后引起疼痛：a.野木瓜（全株）3~9g，水煎服。b.木通野木瓜片：每次服3~4片。每日3次。

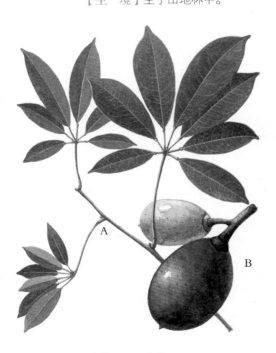

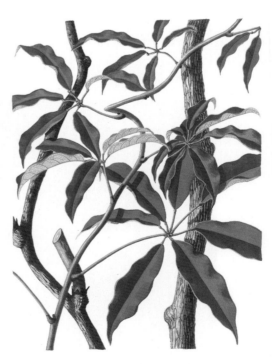

A. 叶枝；B. 果实

黑风藤

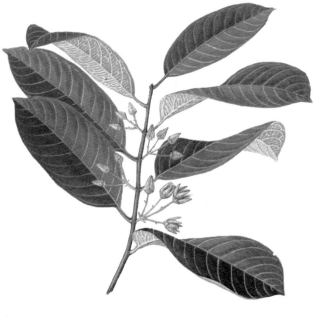

【别　名】多花瓜馥木。

【来　源】本品为番荔枝科植物黑风藤**Fissistigma polyanthum**（Hook. et Thoms.）Merr. 的干燥茎枝。

【植物特征】攀缘灌木，长达8m；嫩枝被短柔毛，后变无毛，老枝灰黑色。单叶互生，长圆形或有时椭圆形，长达17cm，顶端短尖，基部阔楔形，全缘，上面无毛，下面被短柔毛；侧脉每边12~18条，斜升至叶缘；叶柄长达15mm，被短柔毛。密伞花序腋生或与叶对生，具花3~7朵；花梗长达1.5cm，被柔毛，中部和基部有小苞片；萼片3，被柔毛；花瓣6，2轮排列，外轮长圆形，长约1.2cm，内轮长约9mm；雄蕊多数，药隔三角形；心皮分离，柱头全缘。成熟心皮圆球状，被短柔毛，直径约1.5cm；种子红褐色，椭圆形。花期几乎全年；果期3—10月。

【生　境】常生于山谷、路旁的林下。

【分　布】广东、海南、广西、云南、贵州、西藏等地。越南、缅甸、印度也有分布。

【采集加工】全年均可采割，切片，晒干。

【药材性状】本品为椭圆形或不规则的片块，切面直径3~6.5cm，外皮灰褐色至黑褐色，略粗糙，有纵向裂纹和明显的皮孔，剥去外皮呈红棕色；切开面皮部棕色至红棕色，木部淡黄色至浅红棕色，有密集的小孔和放射状及环状纹理。质坚硬，不易折断。气微，味微涩。以片块完整、色褐黑、味涩者为佳。

【性味归经】味辛、微涩，性温。归脾、肾经。

【功能主治】祛风除湿，强筋骨，活血，消肿止痛。用于风湿性关节炎，类风湿性关节炎，月经不调，跌打损伤。

【用法用量】用量9~15g，水煎或泡酒服。孕妇忌服。

【附　注】黑风藤的叶和根亦可入药，叶治哮喘，根的用途与藤茎略同。

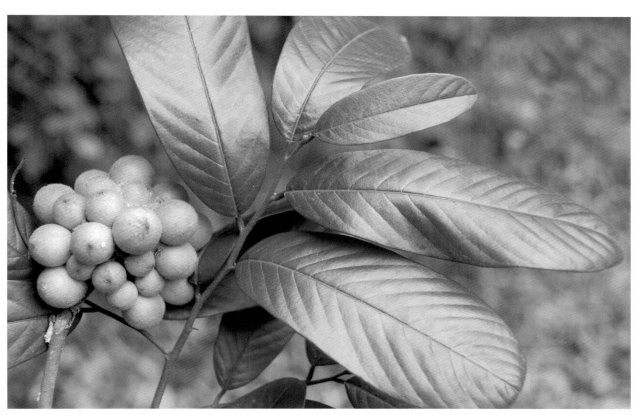

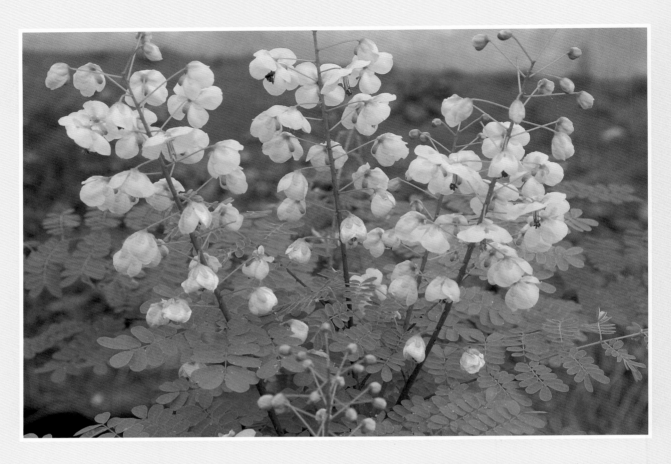
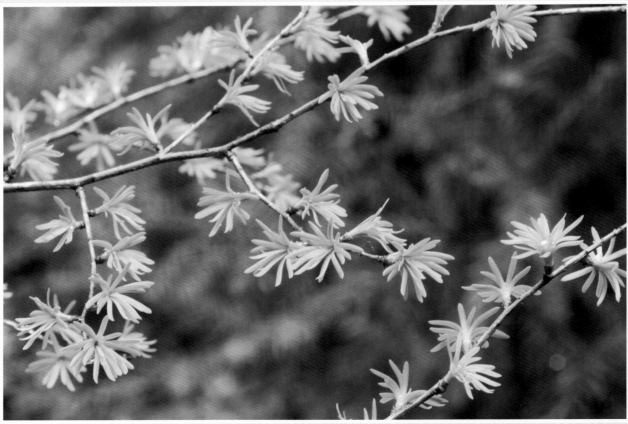

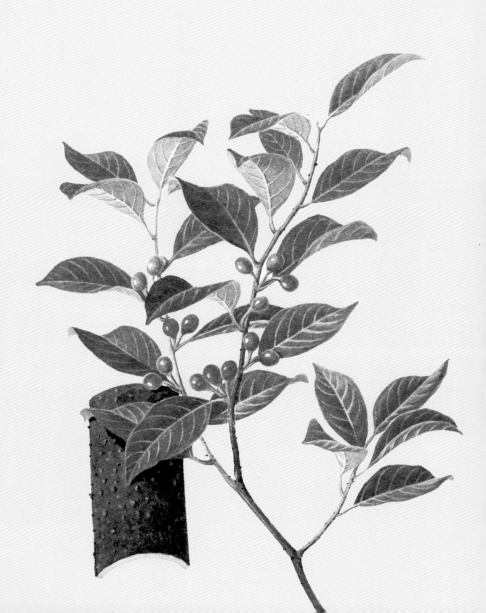

四

皮类

PI LEI

土荆皮

【别　名】土槿皮。

【来　源】本品为松科植物金钱松**Pseudolarix amabilis**（Nelson）Rehd.的干燥根皮。

【植物特征】大乔木。高可达40m；树皮灰褐色，常裂成不规则的鳞片状块片；枝平展，幼枝淡红褐色，老枝暗灰褐色，具短枝，短枝上有脱落叶痕。叶在长枝上成螺旋状散生，在短枝上螺旋状密生，并平展成圆盘形。叶线形，柔软，多成镰状，长2~5.5cm，宽1.5~4mm，顶端锐尖；中脉明显。球花雌雄同株，着生于短枝顶端，雄球花穗状，长5~8mm，梗长4~7mm，雄蕊多数，螺旋状着生，花药2，药室横裂，花丝极短，花粉有气囊；雌球花单生，具短梗，由多数螺旋状着生的珠鳞与苞鳞组成，珠鳞内侧基部具2枚胚珠，受粉后种子当年成熟。球果卵圆形或倒卵形，直径4~5cm，成熟种子与木质化种鳞同时脱落；种子卵圆形，长约6mm，有三角状披针形的翅。花期4月；果期10月。

【生　境】生于中、低海拔的温暖、湿润的森林中。

【分　布】江苏南部、浙江、福建北部、安徽、江西、湖南、湖北及四川东部等地。

【采集加工】多于5月采收，剥取根皮，晒干。

【药材性状】本品为不规则长条状或块片状，扭曲而稍内卷，长短、大小不一，厚2~5mm，外表面灰黄色，粗皮剥落处红棕色，粗糙，有皱纹和横生皮孔，内表面黄棕色至红棕色，有细致的纹理。质脆，易折断，断面裂成薄片状，且可层层剥离。气微，味苦而涩。以皮厚、形大、黄褐色者为佳。

【性味归经】味辛，性温；有毒。归肺、脾经。

【功能主治】祛湿止痒。外治体癣，手足癣，神经性皮炎。

【用法用量】浸醋或酒涂擦或研末调敷。

【附　注】

①金钱松靠近根部的树皮亦可作土荆皮入药。其与根皮的区别是较厚（达1cm），外表皮有龟裂纹，内表面较粗糙。

②广东等地用桃金娘科植物水翁Cleistocalyx operculatus（Roxb.）Merr. et Perry 的茎皮作土槿皮（土荆皮）入药，功效近本品。

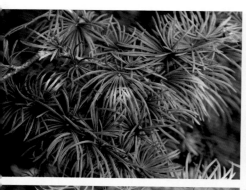

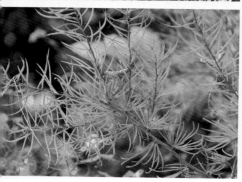

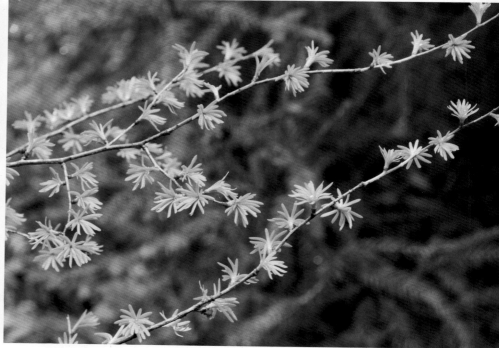

山桂皮

【别　名】山玉桂。

【来　源】本品为樟科植物阴香Cinnamomum burmannii（C. G. et Th. Nees）Bl. 的干燥树皮。

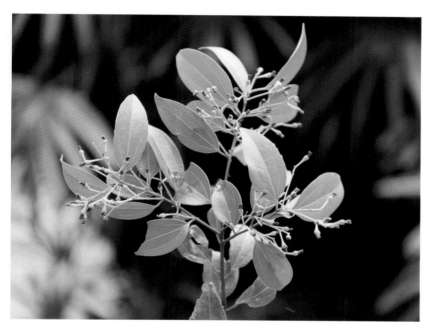

1 cm

【植物特征】乔木。叶互生或近对生，稀对生，卵圆形、长圆形至披针形，长5.5~10.5cm，宽2~5cm，顶端短渐尖，基部宽楔形，革质，叶面绿色，光亮，背面粉绿色，两面无毛，离基三出脉，中脉及侧脉在上面明显；叶柄长0.5~1.2cm，近无毛。圆锥花序腋生或近顶生，比叶短，长3~6cm，少花，密被灰白色微柔毛，最末分枝为3花的聚伞花序；花绿白色，长约5mm；花梗纤细，长4~6mm，被灰白色微柔毛；花被内外两面密被灰白色微柔毛，花被筒短小，倒锥形，长约2mm，花被裂片长圆状卵圆形，顶端锐尖；能育雄蕊9，花丝全长及花药背面被微柔毛，第一、二轮雄蕊长2.5mm，花丝稍长于花药，无腺体，花药长圆形，4室，室内向；第三轮雄蕊长2.7mm，花丝稍长于花药，中部有一对近无柄的圆形腺体，花药长圆形，4室，室外向；退化雄蕊3；子房近球形。果卵球形，长约8mm，宽5mm；果托长4mm，顶端宽3mm，具齿裂，齿顶端截平。花期3—4月。

【生　境】生于山谷林中。

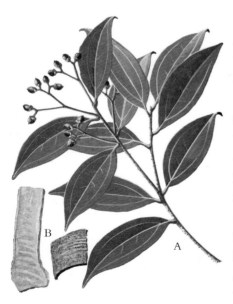

A. 果枝；B. 药材（山桂皮）

【分　布】广东、海南、广西、江西、福建、浙江、湖南、湖北、云南、贵州等地。

【采集加工】春、冬季采收。砍下杆、枝，趁鲜剥取树皮，阴干。

【药材性状】本品多呈不规则的板片状，长短不一，厚约3mm，外表面灰褐色，有多数皮孔，并有灰白色斑块，内表面红棕色或灰红色，光滑，可见细纵向纹理。质硬而脆，易折断，断面不整齐。略具樟香气，味微甜、辛。以块片完整、少破碎、气香浓者为佳。

【性味归经】味辛、微甘，性温。归脾、胃经。

【功能主治】祛风散寒，温中止痛。用于虚寒胃痛，腹泻，风湿关节痛。外用治跌打肿痛，疮疖肿毒，外伤出血。

【用法用量】用量6~9g，水煎服或1.5~3g研粉吞服。外用适量，研粉，用酒调匀涂敷或干粉撒患处。

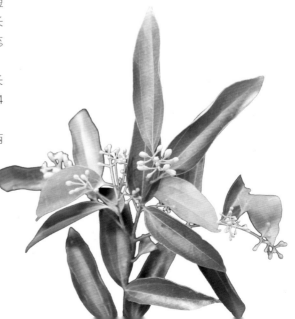

云实皮

【别　名】药王子、铁场豆、马豆、水皂角、天豆。

【来　源】本品为苏木科植物云实**Caesalpinia decapetala**（Roth）Alston [*Caesalpinia sepiaria* Roxb.] 的干燥根皮。

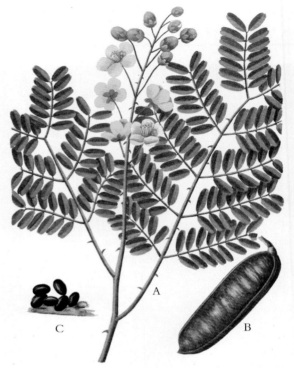

【植物特征】攀缘灌木，树皮暗红色；枝密被柔毛和散生钩刺。二回羽状复叶有羽片6~20；每羽片有小叶16~24枚；小叶长椭圆形，长10~20mm，宽6~11mm，顶端圆，微缺，基部钝，微偏斜。总状花序顶生，长15~30cm；花梗细瘦；长可达4cm；萼长9~12mm；萼管倒圆锥形，萼片5，长椭圆形；花瓣5，黄色，膜质，圆形或倒卵形，长10~12mm；雄蕊10，花丝下半部密生绵毛。荚果长椭圆状舌形，脆革质，长6~8cm，宽约2cm，顶端圆，有喙，沿腹缝线有宽3~4mm的狭翅；种子6~9粒，长圆形，棕色。花、果期4—10月。

【生　境】生于山坡灌丛中或平地。

【分　布】广东、香港、广西、云南、四川、贵州、湖南、湖北、江西、福建、浙江、江苏、安徽、河南、河北、陕西、甘肃等地。亚洲热带和温带地区也有分布。

A. 花枝；B. 荚果；C. 种子

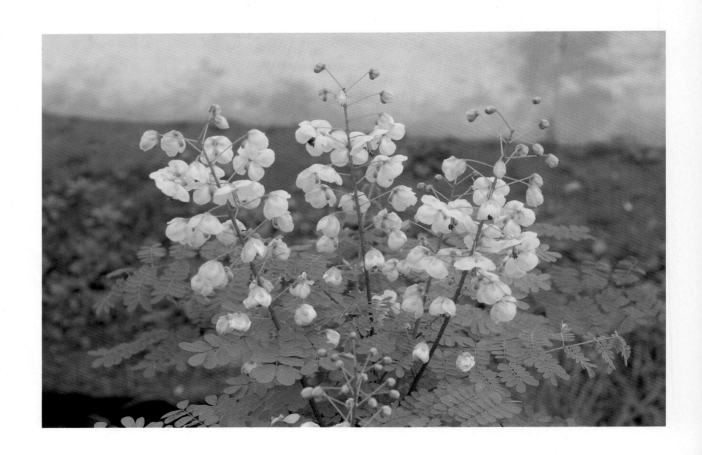

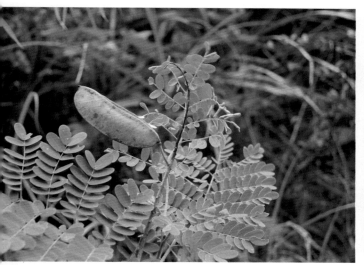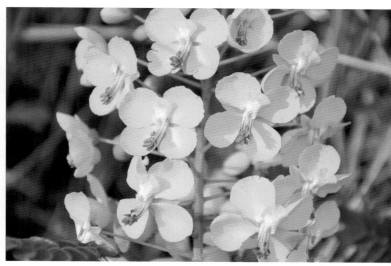

【采集加工】秋末或春初采挖，除去泥沙，剥取根皮，晒干。

【药材性状】本品呈卷筒状、槽状或板片状，长短不齐，通常长3~10cm，厚0.2~0.5cm；外表面灰褐色，较粗糙，具疣状突起及皮孔，偶有环纹；内表面浅灰棕色，有纵纹，偶有残留木部。质硬而脆，断面不平坦，棕黄色或淡紫褐色。气微，味微苦。以条大、皮厚者为佳。

【性味归经】味辛、苦，性微温。归肺、肾经。

【功能主治】解表散寒，止咳化痰。用于感冒，支气管炎。

【用法用量】用量15~30g。

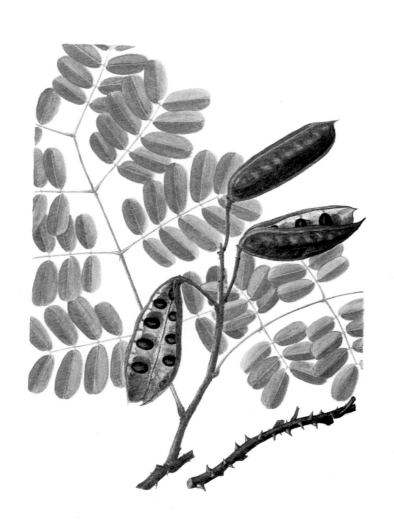

乌桕根

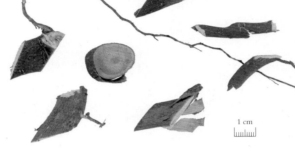

【别　名】腊子树、桕子树、木子树。

【来　源】本品为大戟科植物乌桕Sapium sebiferum（Linn.）
Roxb. 的干燥根皮。

【植物特征】落叶乔木，高可达15m，各部均无毛，具乳状汁液；树皮暗灰色，有纵裂纹；枝广展，具皮孔。叶互生，纸质，叶片菱形或菱状卵形，稀有菱状倒卵形，长3~8cm，宽3~7cm，顶端骤然紧缩，具长短不等的尖头，基部阔楔形或钝形，全绿；叶脉羽状，侧脉6~10对，斜上升，网脉明显。叶柄长2.5~6cm，顶端具2腺体。总状花序顶生，长6~20cm；花绿色，单性，雌雄同株，雄花生于花序轴上部，雌花生于花序轴下部，无花瓣；花萼杯状，3深裂；雄蕊2~3，花丝与球状花药近等长；子房卵球形，3室，花柱3，基部合生，柱头外卷。蒴果椭圆状球形，直径1~1.5cm，种子扁球形，黑色，长约8mm，覆肥厚、白色、蜡质的假种皮。花期4—8月。

【生　境】生于山坡疏林、灌木丛、丘陵旷野、村边、路旁。

【分　布】香港、广东、海南、广西、福建、台湾、江苏、浙江、山东、安徽、江西、湖南、贵州、甘肃、四川、云南等地。日本、越南、印度也有分布。

【采集加工】全年均可采挖，除去泥沙，剥取根皮，晒干。

【药材性状】本品呈槽状或筒状，长10~40cm，厚约0.1cm，浅棕色，外表面有纵皱纹及圆形或横长的皮孔，栓皮薄，易呈片状脱落，内表面具细密纵纹。质坚而韧，不易折断，断面纤维状，气微，味微苦、涩。以条大、皮厚者为佳。

【性味归经】味苦，性微温；有小毒。归脾、肾、大肠经。

【功能主治】利尿，解毒，杀虫，通便。用于水肿，膨胀，血吸虫病，肝硬化腹水，大小便不利，毒蛇咬伤。外用治疗疮，鸡眼，乳腺炎，跌打损伤，湿疹，皮炎。

【用法用量】用量9~12g。

【附　方】治疗疮：乌桕树内皮捣烂（或烤干研粉）加冰片少许，用蛋清调匀外敷。

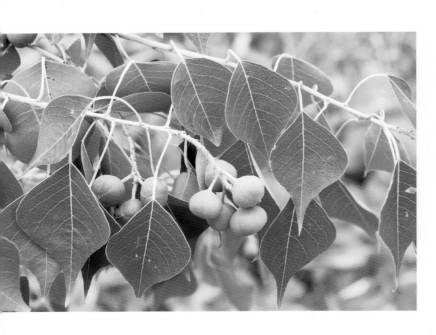

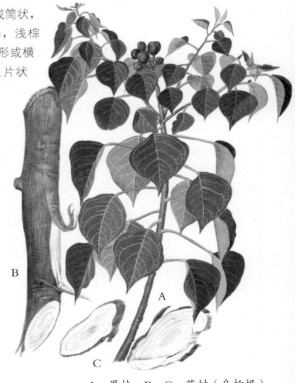

A. 果枝；B~C. 药材（乌桕根）

地枫皮

【别　名】钻地枫、追地枫。

【来　源】本品为八角科植物地枫皮**Illicium difengpi** K. I. B. et K. I. M.的干燥树皮。

【植物特征】常绿灌木，高1~3m，具芳香气味；嫩枝粗壮。单叶互生，常3~5片聚生于枝顶或节上；叶片革质或厚革质，长圆形或倒披针形，长4~10cm，宽2~4cm，顶端近圆钝，有时具短尖头，基部狭楔形，边全缘；叶柄短。花1~3朵腋生；花被片通常15~17片，近圆形；雄蕊20~23，两轮，花丝粗短；心皮9~13，轮生，花柱短，每心皮具1胚珠。聚合蓇葖果，蓇葖顶端有向内弯曲的尖头，尖头长3~5mm，成熟时沿腹缝开裂；种子椭圆形，有光泽。花期4—5月；果期8—10月。

【生　境】生于低山与丘陵。

【分　布】广西西南部。

【采集加工】春、秋季剥取树皮，干燥。

【药材性状】本品呈卷筒状或破裂成槽状，长5~15cm，直径1~4cm，厚0.2~0.3cm。外面灰棕色至深棕色，有时可见灰白色斑块，外皮脱落处为棕红色，里面棕色或棕红色，具明显的纵沟纹。质松脆，易折断，断面呈颗粒状；水泡无黏液渗出。气微香，叶微涩。以质松脆、气香者为佳。

【性味归经】味微辛、涩，性温；有小毒。归肺、肝、肾经。

【功能主治】祛风湿，行气止痛。用于风湿性关节痛。

【用法用量】用量6~9g。

【附　注】假地枫皮Illicium jiadifengpi B. N. Chang 和大八角Illicium majus Hook. f. et Thoms.的树皮均为地枫皮的常见伪品，其异点是具樟木香气，质较硬，不易折断，水泡后有大量黏液渗出，不难区别。

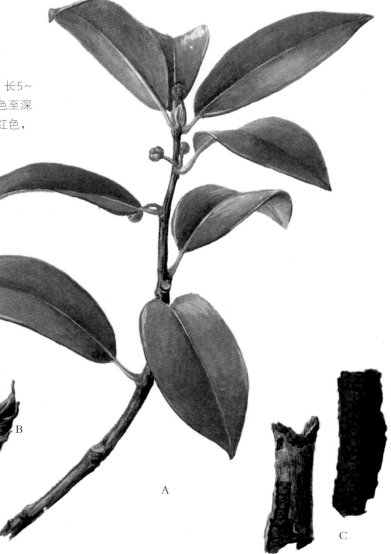

A. 花枝；B. 蓇葖果；C. 药材（地枫皮）

香叶树皮

【别　名】香果树、细叶假樟、千斤香。

【来　源】本品为樟科植物香叶树**Lindera communis** Hemsl的干燥树皮。

【植物特征】常绿小乔木或灌木，高可达10m；树皮平滑；冬芽鳞片红色。叶厚革质，互生，椭圆形，长5~8cm，宽3~5cm，顶端渐尖或短尾尖，上面光亮，下面有疏柔毛；羽状脉6~8对，上面压凹，下面隆起；叶柄短。花雌雄异株，5至多朵排成腋生聚伞花序；苞片早落；花被片6，卵形；雄花有雄蕊9，排成3轮，第3轮雄蕊花丝基部有腺体，花药2室，瓣裂；雌花有退化雄蕊9~15；子房上位，1室，含胚珠1。核果近球形或卵球形，直径约1cm，成熟时基部为膨大成杯状的果梗所承托。

【生　境】生于疏林中。

【分　布】广东、香港、广西、云南、贵州、四川、湖南、湖北、江西、浙江、陕西、甘肃、福建、台湾等地。越南也有分布。

【采集加工】夏、秋季采收，剥取树皮，斩成片块，晒干。

【药材性状】本品为正整或不正整的片块，近瓦槽状或稍平扁，大小不一，外表面紫黑色或近黑色，稍平滑，但生有许多稍凸的皮孔，内表面常灰白色或淡灰黄色，平滑或附有纤维状内皮，断面淡黄色或黄白色；质较硬，易折断，折断面不平整。味微辛，气微香。以块片较厚、外表面紫黑色、有香气者为佳。

【性味归经】味辛、微苦，性温。归肺、肾经。

【功能主治】散瘀止痛，止血，解毒。用于骨折，跌打肿痛；外伤出血，疮疖痈肿。外用适量，树皮或叶捣烂，用干粉水调敷患处。

【用法用量】用量3~10g。

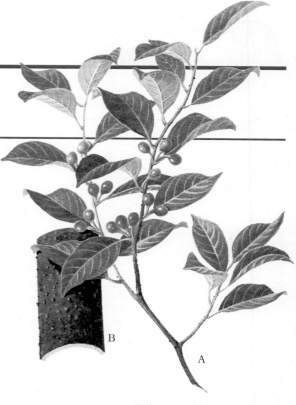

A. 果枝；B. 药材（香叶树皮）

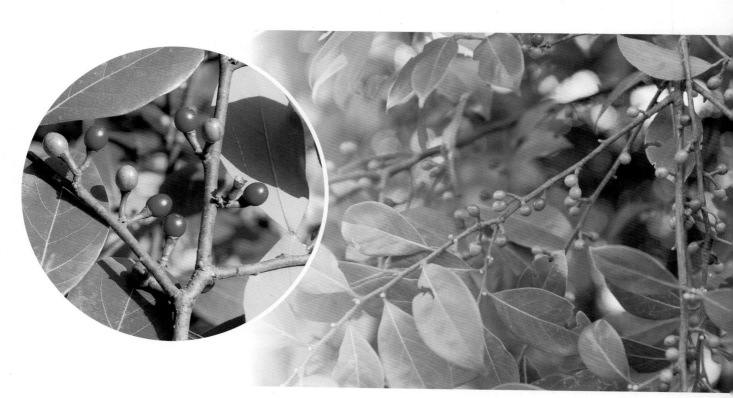

浙桐皮

【别　名】椿叶花椒、满天星、刺椒、食茱萸。

【来　源】本品为芸香科植物樗叶花椒**Zanthoxylum ailanthoides** Sieb. et Zucc. 的干燥树皮。

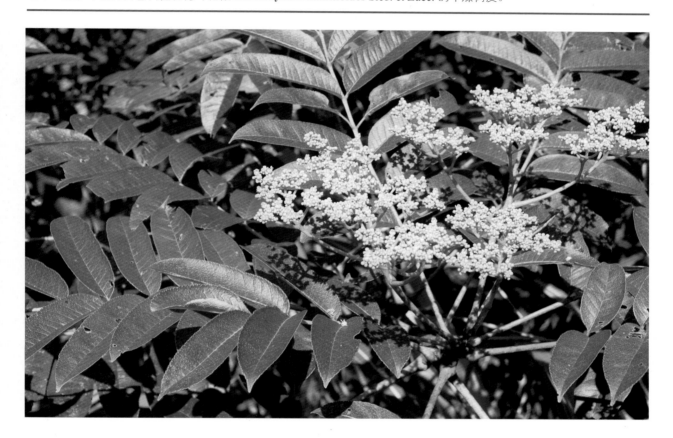

【植物特征】乔木，高达15m，有皮刺；枝灰褐色，有纵裂纹，嫩枝常中空。奇数羽状复叶互生，长25~60cm；小叶11~27，对生，小叶柄长达4mm，小叶片狭长圆形或长圆形，长达13cm，顶端尾尖，基部圆，两面无毛，边缘具圆锯齿，齿缺有透明腺点。圆锥花序顶生，长10~30cm；花单性，具短梗；萼片5，阔卵形，长不及1mm；花瓣5，长圆形，长约2.5mm；雄花有雄蕊5，长约3mm；雌花无雄蕊，子房3棱柱形，柱头盘状。成熟心皮2~3，红色；种子近椭圆球形，棕黑色。花期8—9月；果期10—12月。

【生　境】生于山谷密林中或溪边、路旁等湿润处。

【分　布】浙江、台湾、福建、湖南、广东、香港、江西等地。日本也有分布。

【采集加工】初夏剥取有皮刺的树皮，晒干。

【药材性状】本品呈不规则板片状，常两边略内卷，厚约1mm；外面灰褐色，具纵向裂纹，并有较密的扁圆锥形钉刺，刺高1~1.5cm，基部直径1~1.5cm，里面黄棕色，光滑，在皮刺着生处有印痕。质硬而韧，不易折断，断面不整齐。气微香，味微麻辣。以皮薄、带皮刺者为佳。

【性味归经】味甘、辛，性平；有小毒。归肝、脾经。

【功能主治】祛风通络，活血散瘀，解蛇毒。用于腰膝疼痛，跌打肿痛，风湿骨痛，蛇伤肿痛，外伤出血。

【用法用量】用量6~9g。外用鲜品捣烂敷患处。

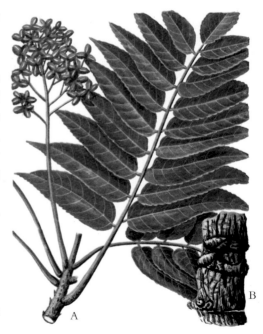

A. 果枝；B. 药材（浙桐皮）

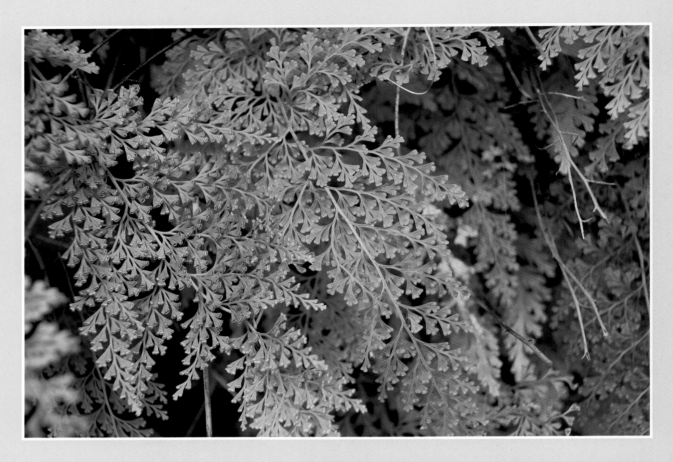

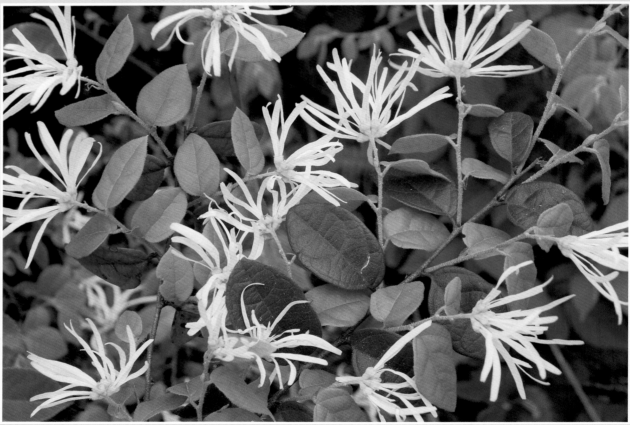

五

叶类

YE LEI

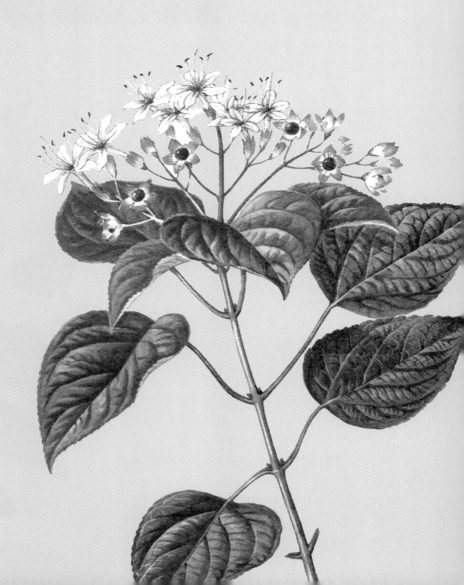

大叶桉

【别　名】大叶有加利。

【来　源】本品为桃金娘科植物大叶桉Eucalyptus robusta Smith的干燥叶及小枝。

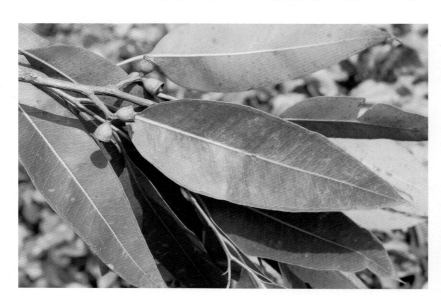

【性味归经】味微辛、苦，性平。归肺、大肠经。

【功能主治】疏风解热，抑菌消炎，防腐止痒。预防流行性感冒、流行性脑脊髓膜炎，用于上呼吸道感染，咽喉炎，支气管炎，肺炎，急、慢性肾盂肾炎，肠炎，痢疾，丝虫病。外用治烧、烫伤，蜂窝组织炎，乳腺炎，疖肿，丹毒，水田皮炎，皮肤湿疹，脚癣，皮肤消毒。

【用法用量】用量9~15g（鲜品15~30g），内服不宜过量。外用适量，煎水外洗。

【植物特征】常绿大乔木，高达20m或更高；树皮深褐色，厚2cm，松软，有不规则裂沟；嫩枝有棱。叶互生，但幼态叶对生，革质，卵形或卵状披针形，长8~15cm，宽达7cm，顶端渐尖或短渐尖，基部多少不对称，两面有腺点；侧脉多而明显，距边缘1~1.5mm连成封闭的边脉；叶柄长1~2.5cm，幼态叶的叶柄常盾状着生。花4~8朵组成腋生聚伞花序，总花梗压扁；花蕾长1.4~2cm；萼管半球形或倒圆锥形，长7~9mm；帽状体约与萼管等长，顶端具喙；雄蕊多数，长1~1.2cm，花药纵裂。蒴果卵状壶形，长1~1.5cm，上半部略收缩，果瓣3~4，深藏于萼管内。花期4—9月。

【生　境】栽培。

【分　布】我国华南地区有栽培。原产于澳大利亚。

【采集加工】全年可采摘，晒干。

【药材性状】本品小枝浅红色，长短不一。叶卵状披针形或卵形，革质，通常长7~12cm，宽2.5~4cm，顶端渐尖，基部浑圆且稍不对称，全缘，上面有光泽，下面近灰色，两面无毛，有透明腺点；侧脉极多，细而明显，沿叶缘连成边脉；叶柄长0.6~1.2cm。揉之有香气，味辛、微苦。以叶片大、香气浓者为佳。

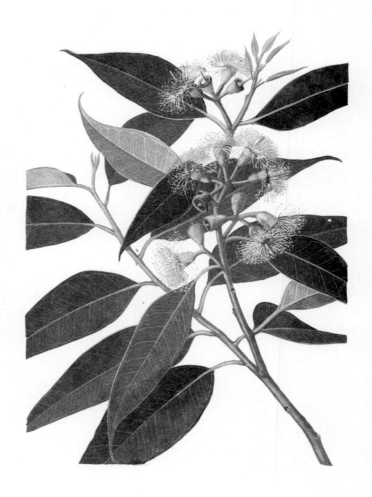

【附 方】

❶感冒：鲜大叶桉叶2 000g，桑叶1 500g，煎2次，过滤，浓缩成流浸膏状，加入野菊花粉末500g，搅匀，干燥，磨粉，加白糖适量装袋，每袋10g。每次1~2袋，每日1~2次，开水冲服。

❷丝虫病：新鲜连枝大叶桉叶90g，切细，加水3倍，小火煎3小时，去渣，再浓缩至60~100mL，于晚上8时30分至10时1次服用，儿童酌减。

❸疖肿，皮肤溃疡：取大叶桉叶1份，加水3份，煎至剩下1/6溶液时过滤，再浓缩至滴水成珠为度，以3：1比例加凡士林调匀，外敷患处。

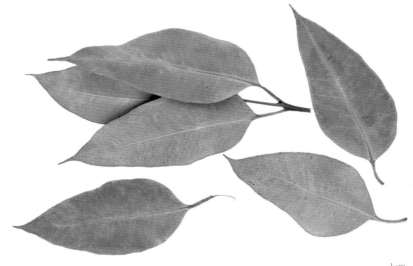

1 cm

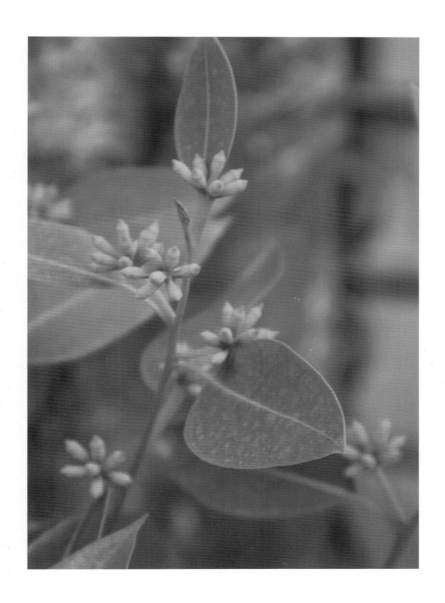

❹脓疱疮，湿疹：大叶桉叶、苦楝树皮各适量。煎水外洗，每日2次。

❺皮肤消毒：20%大叶桉叶煎剂溶液。用于针灸及皮下、肌肉和静脉注射前皮肤消毒。

❻防治水田皮炎：鲜大叶桉叶、鲜乌桕叶各5 000g。捣烂加水至50kg，煎5小时，去渣浓缩成流浸膏4 000g，加防腐剂备用。a.预防：隔1~2日搽皮肤1次，b.治疗：视病情而定，每日搽患部数次。

❼霉菌病：a.肠道霉菌病：大叶桉叶、乌桕叶、鸭脚木叶、三桠苦叶各15~30g，水煎服，每日2次，7日为一个疗程。b.阴道霉菌病：将上述四味药各等量，加水适量煎成流浸膏。用药前先洗净患部，将药物直接涂布阴道内，每日1次，7日为一个疗程。

大金花草

【别　名】乌韭。

【来　源】本品为蕨类鳞始蕨科植物乌蕨**Sphenomeris chinensis**（Linn.）Maxon [*Stenoloma chusanum*（Linn.）Ching] 的干燥叶。

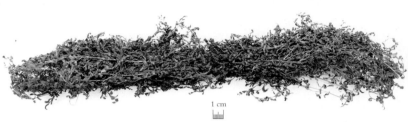

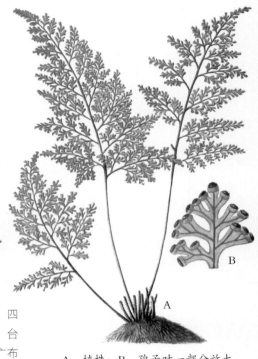

A. 植株；B. 孢子叶一部分放大

【植物特征】多年生草本，高40～60cm；根茎横走，短而粗壮，密被褐色钻状鳞片。叶近生，叶片披针形至卵形，长10～50cm，宽通常4～20cm，三或四回羽状分裂；羽片15～20对，互生，密接，生于叶轴下部的有短柄，卵状披针形，长5～12cm；一回小羽片10～15对，连接，有短柄，披针形至近菱形，长1.5～3cm，一回羽状或二回羽状；末回小羽片倒披针形，顶端截平状，全缘或有牙齿，宽1～4mm，基部楔形，下延，脉明显，二叉状分枝。孢子囊群边缘着生，每小裂片上1或2个，顶生于1或2条小脉上；囊群盖以基部附着，向叶缘开口，半杯形，灰棕色，近全缘或稍啮蚀状。

【生　境】生于海拔200～1600m的山谷路旁或灌丛中的阴湿地。

【分　布】广东、云南、贵州、四川、湖北、湖南、广西、福建、台湾、浙江南部及安徽南部等地。广布于亚洲热带至马达加斯加。

【采集加工】夏、秋季采收，除去根茎及根，晒干。

【药材性状】本品叶柄细长，近圆柱形，上面具纵沟；叶片革质，卵状披针形，绿棕色或棕褐色，略有光泽，三或四回羽状分裂，末回裂片倒披针形，顶端截平，具不明显的小齿，有的下表面顶部生有1～2枚圆形孢子囊群，囊群盖半杯状，向外开裂。无臭，味淡。以带绿色者为佳。

【性味归经】味微苦，性寒。归肺、脾经。

【功能主治】清热解毒，利湿。用于感冒发热，咳嗽，扁桃体炎，腮腺炎，肠炎，痢疾，肝炎，食物中毒，农药中毒。外用治烧、烫伤，皮肤湿疹。

【用法用量】用量15～30g，解食物中毒，用鲜叶绞汁服。外用适量，鲜草煎水洗患处。

【附　方】

❶肠炎：大金花草制成50%煎剂，每次服10～20mL，每日3次。

❷肝炎：大金花草、虎刺、扇叶铁线蕨各30g，水煎服。

❸食物中毒，农药中毒：大金花草60～90g，水煎服；可捣烂取汁，开水冲服。

❹烫伤：大金花草炒焦，研细末，食油调搽。

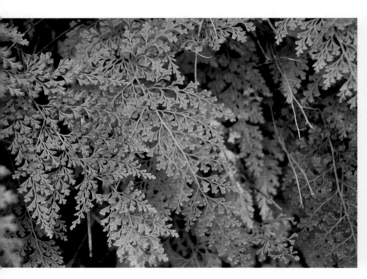

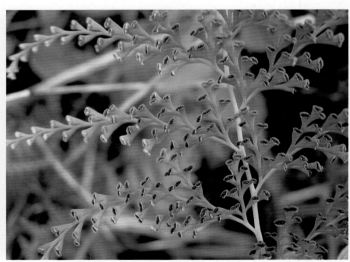

石楠叶

【别　名】千年红。

【来　源】本品为蔷薇科植物石楠**Photinia serrulata** Lindl. 的干燥叶。

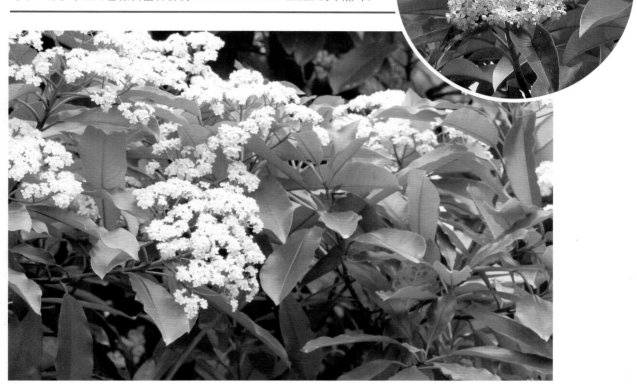

【植物特征】常绿灌木或小乔木，高通常4~6m，有时可高达10余米；小枝灰褐色，无毛。叶互生，通常有较大的柄；叶片革质，长椭圆形、长倒卵形或近椭圆状倒卵形，长8.5~20cm或稍过之，宽3~6cm或稍过之，顶端短尖，基部圆或阔楔形，边缘有细锯齿，齿尖具腺，两面无毛。花白色，排成多花、顶生大型复伞房花序；花长3~5mm，和总花梗均无毛；萼近钟状，具5枚宿存的裂片；花冠直径6~8mm，由5枚花瓣组成；雄蕊约20；子房下位。梨果球状。直径5~6mm，成熟时由橙黄色转红色或紫褐色。花期4—5月；果期10月。

【生　境】生于山地杂木林中。

【分　布】台湾、广东、广西、江西、福建、江苏、安徽、浙江、湖南、湖北、河南、陕西、甘肃、云南、四川、贵州等地。日本、印度尼西亚也有分布。

【采集加工】夏、秋季采收，晒干。

【药材性状】本品呈长椭圆形或长倒卵形，长8~16cm，宽3~6cm，顶端短尖，基部近圆形或宽楔形，边缘有细密尖锐的锯齿。上面浅绿棕色至紫棕色，较光滑，下表面较浅，主脉突起。革质，脆而易破碎。气微，味苦、涩。以叶片完整、绿棕色者为佳。

【性味归经】味辛、苦，性平；有小毒。归肝、肾经。

【功能主治】祛风止痛，通络，益肾。用于头风头痛，腰膝无力，风湿筋骨疼痛，腰背酸痛，足膝无力，偏头痛。

【用法用量】用量3~9g。

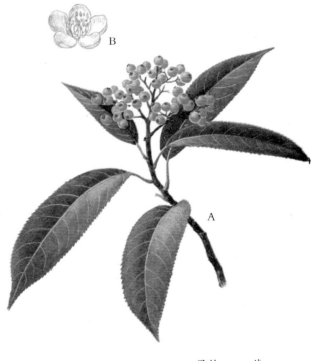

A. 果枝；B. 花

四季青

【别　名】红冬青。

【来　源】本品为冬青科植物冬青**Ilex chinensis** Sims [*I. purpurea* Hassk.] 的干燥叶。

【植物特征】常绿、小或中等大乔木，高3.5~10m，有时更高；树皮深灰色；小枝淡绿色。叶互生，具短柄；叶片革质，椭圆形、披针形或有时近卵形，长6~8cm左右，宽3~3.5cm，顶端短渐尖，全缘，干时褐黑色，无毛，有腺点。花夏季开，雌雄异株，于当年生枝上组成腋生聚伞花序；雄花序有花7~20朵，总花梗长7~14mm；雌花序有花3~7朵，萼小，5~6裂；花冠紫色，直径6~7mm，花瓣卵状长圆形，长约3mm，核果浆果状，椭圆形，长10~12mm，成熟时深红色，干后变紫黑色；分核4或5个，背部平滑，两边略隆起，中间具1条浅而阔的纵沟。花期6月；果期8—11月。

【生　境】常生于密林中。

【分　布】我国长江以南各地区。日本也有分布。

【采集加工】秋、冬季采收，晒干。

【药材性状】本品长椭圆形，长6~8cm，宽3~3.5cm，顶端短渐尖，基部楔形，边全缘，革质，上面棕褐色或灰绿色，有光泽，下面色较浅；叶柄长约1cm。味苦、涩，微有清香。以身干、色绿、无枝梗者为佳。

【性味归经】味苦、涩，性凉。归肝、肾经。

【功能主治】清热解毒，消肿祛瘀。用于肺炎，急性咽喉炎，痢疾，胆道感染，尿路感染；外用治烧伤，下肢溃疡，麻风溃疡。

【用法用量】用量15~60g。外用适量，水煎外涂。

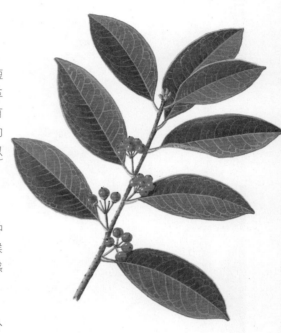

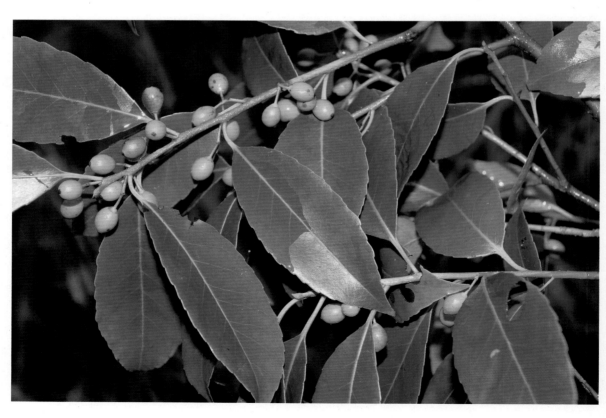

灯台叶

【别　名】灯架树、鹰爪木、象皮木、九度叶。

【来　源】本品为夹竹桃科植物糖胶树**Alstonia scholaris**（Linn.）
R. Br. 的干燥叶。

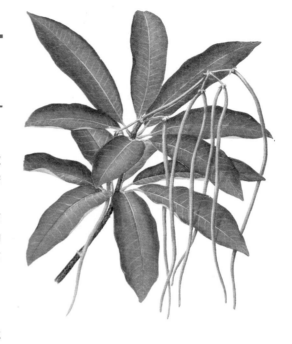

【植物特征】乔木，高达20m；茎直径约60cm；枝轮生，具乳汁。
叶3~8片轮生，倒卵状长圆形、倒披针形或匙形，长7~28cm，宽
2~11cm，顶端圆或微凹，基部楔形，无毛；侧脉每边20~30条，密
而近平行；叶柄长1~2.5cm。花多朵组成顶生，稠密的聚伞花序；
花萼短，裂片双盖覆瓦状排列；花冠白色，高脚碟状，冠管圆筒
形，长6~10mm，中部以上膨大，喉部无副花冠，裂片长圆形，长约
4mm，宽约2.5mm；雄蕊长圆形，长约7mm，与柱头离生；心皮2，离
生，花柱线形，柱头棍棒状，2深裂。蓇葖2，线形，长20~57cm；
种子长圆形，红棕色，两端有红棕色、长1.5~2cm的毛。

【生　境】栽培。

【分　布】广西和云南野生，香港、广东、海南、台湾和福建有栽
培。印度、斯里兰卡、缅甸、越南、柬埔寨、泰国、菲律宾、马来
西亚、印度尼西亚和澳大利亚等热带地区也有分布。

【采集加工】全年均可采收，晒干。

【药材性状】本品完整叶片革质，常倒卵状长圆形，
长通常12~16cm，宽4~6cm，全缘，灰绿色，上面略有
光泽，侧脉每边20~30条，近平行，于边缘处连接。无
臭，味微苦。以叶厚、色灰绿者为佳。

【性味归经】味苦，性平；有毒。归肝、肾经。

【功能主治】消炎，化痰止咳，止痛。用于慢性支气管
炎，百日咳，胃痛，腹泻，疟疾。外用治跌打损伤。

【用法用量】用量9~12g。外用适量，鲜叶捣烂敷患
处。

【附　方】慢性气管炎：灯台叶、七叶一枝花、广地
龙、瓜蒌皮各3g，紫菀1.5g。按上述剂量，将原生药碾
粉压片，每片含生药约0.5g，每日服3次，每次8片。

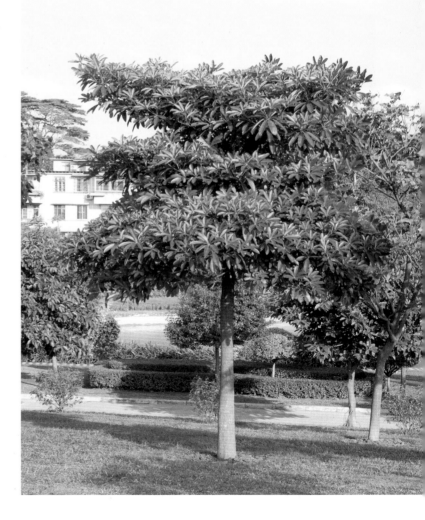

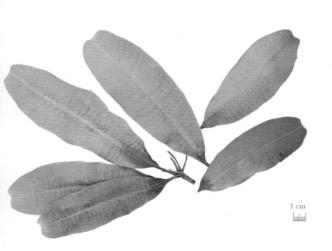

1 cm

牡荆叶

【别　名】黄荆、布荆、小荆。

【来　源】本品为马鞭草科植物牡荆**Vitex negundo** Linn. var. **cannabifolia**（Sieb. et Zucc.）Hand.-Mazz. [*Vitex cannabifolia* Sieb. et Zucc.] 的干燥叶。

【植物特征】落叶灌木或小乔木；茎高可达5m，多分枝；嫩枝四方形，密被细柔毛。叶对生，间有三叶轮生，为掌状5出复叶，枝端间有三出复叶；中间3小叶披针形，长6~10cm，宽2~3cm，基部楔形，顶端渐尖，边缘具粗锯齿；两面绿色，有细小油点，沿叶脉有短柔毛，嫩叶背面毛较密；两侧小叶卵形，长为中间小叶的1/4~1/2；总叶柄长3~6cm，密被黄色柔毛。圆锥状花序顶生或侧生，长可达30cm，密被粉状毛；小苞片小，线形，有毛，生于花梗基部；花萼钟状，上部5裂；花冠淡紫色，长约6mm，外面密生柔毛，檐部裂成二唇形，上唇2裂，下唇3裂；雄蕊4，2强，伸出；子房球形，柱头2裂。浆果黑色，约一半被宿存萼所包。花期6—7月；果期8—11月。

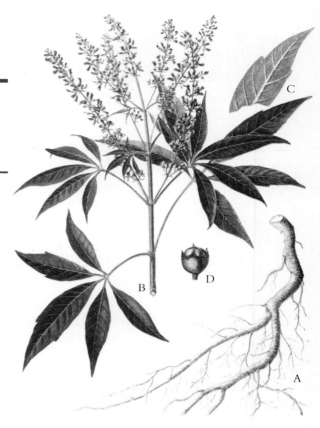

A. 根；B. 植株；C. 叶背面；D. 果实

【生　境】生于山坡、路旁灌丛中。

【分　布】我国华东各地区，以及河北、湖南、湖北、广西、广东、四川、贵州、云南等地。日本也有分布。

【采集加工】夏、秋季枝叶茂盛时采收，晒干。

【药材性状】本品多皱卷破碎，完整者为掌状五出或三出复叶；叶柄长2~6cm，有沟纹，密被灰白色或淡褐色短绒毛。小叶片椭圆状披针形，长6~10cm，宽2~3cm，顶端渐尖，基部楔形，边缘具粗锯齿，上面脉上被毛，下面中脉明显突起，脉上被密毛，中间3片小叶有柄。气香，味微辛。以色绿、香气浓者为佳。

【性味归经】味微苦、辛，性平。归肺、脾、大肠经。

【功能主治】祛痰，止咳，平喘。用于感冒、慢性支气管炎，肠炎，痢疾，疟疾，尿路感染。外用治湿疹，皮炎，脚癣，煎汤外洗；鲜叶：捣烂敷虫、蛇咬伤，灭蚊。

【用法用量】用量15~30g。

【附　方】

❶灭蚊：鲜牡荆叶，每立方米13g，用适量干草助燃，使其发浓烟，关闭门窗2小时即可。

❷灭蛆：鲜牡荆叶全株切碎，加水3倍，浸8~12小时，连同浸出液撒在粪里，经72小时有灭蛆作用。

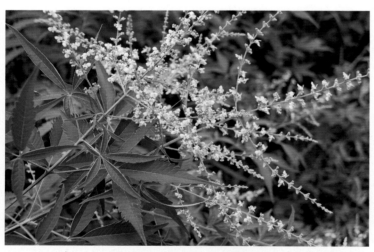

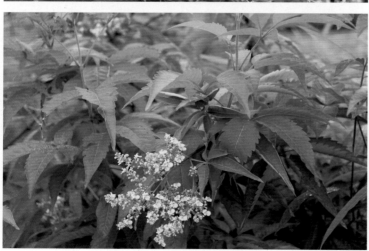

罗裙带

【别　名】十八学士、文殊兰。

【来　源】本品为石蒜科植物文殊兰**Crinum asiaticum** Linn. var. **sinicum**（Herb.）Baker 的干燥叶。

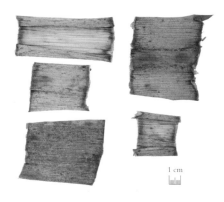

1 cm

【植物特征】多年生粗壮草本，高达1.3m；鳞茎长柱形。叶20~30枚，多列，带状披针形，长可达1米，宽7~12cm或更宽，顶端渐尖，具1急尖的尖头，边缘波状，暗绿色。花茎直立，几与叶等长，伞形花序有花10~24朵，佛焰苞状总苞片披针形，长6~10cm，膜质，小苞片狭线形，长3~7cm；花梗长0.5~2.5cm；花高脚碟状，芳香；花被管纤细，伸直，长10cm，直径1.5~2cm，绿白色，花被裂片线形，长4.5~9cm，宽6~9cm，向顶端渐狭，白色；雄蕊淡红色，花丝长4~5cm，花药线形，顶端渐尖，长1.5cm或更长；子房纺锤形，长不及2cm。蒴果近球形，直径3~5cm；通常种子1枚。花期夏季。

【生　境】常生于海滨地区或河旁沙地。

【分　布】香港、广东、海南、台湾、福建、广西等地。

【采集加工】夏、秋季采收，割取叶片，晒干。

【药材性状】叶片呈长条带状，皱缩卷曲，展平后长约60cm或更长，宽7~15cm，顶端渐尖，基部截平，全缘，两边较薄，中间稍厚，暗绿色或黄绿色，有细密纵纹及横纹，形成梯

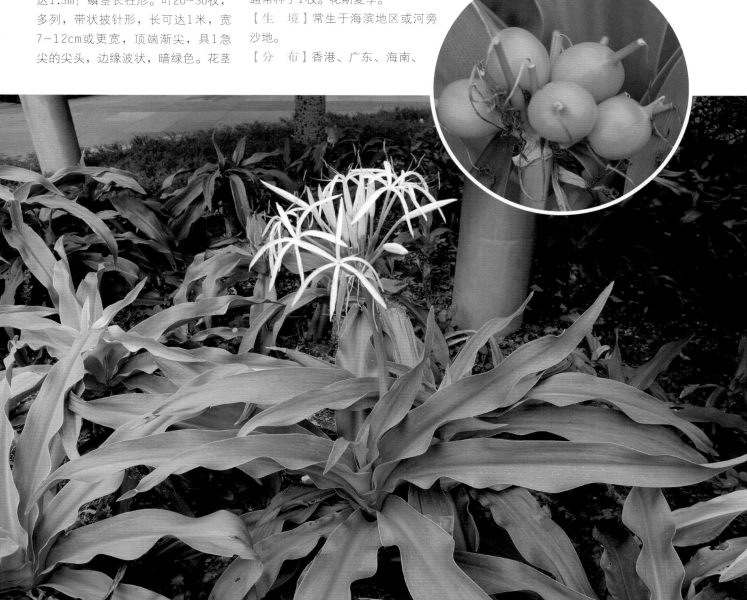

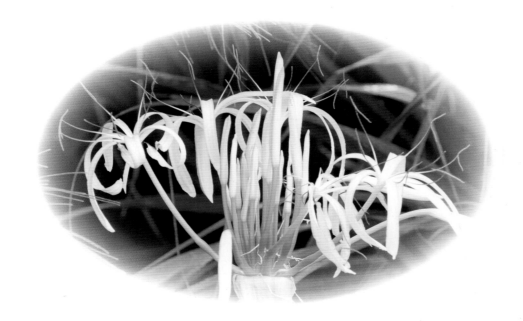

形小格，质柔韧，不易折断。气无，味辛；有小毒。以叶片大、色绿者为佳。

【性味归经】味辛，性凉；有小毒。归肝、胃经。

【功能主治】行血散瘀，消肿止痛。用于咽喉炎，跌打损伤，痈疖肿毒，蛇咬伤。

【用法用量】用量3~9g。外用适量，鲜品捣烂敷患处。

【附　方】闭合性骨折，软组织损伤：罗裙带、一点红、柏树、黑面叶、鸭脚艾、了哥王各等量。捣烂，加面粉少许，另取小鸡1只去内脏，捣烂酒炒，与上药混合外敷。

【附　注】本品全株有毒，以鳞茎最毒，内服宜慎。中毒症状：腹部疼痛，先便秘，后剧烈下泻，脉搏增速，呼吸不整，体温上升。解救方法：早期可洗胃，服浓茶或鞣酸，应特别注意休克。亦可用白米醋120g，生姜汁60g，轻者含漱，重者内服。

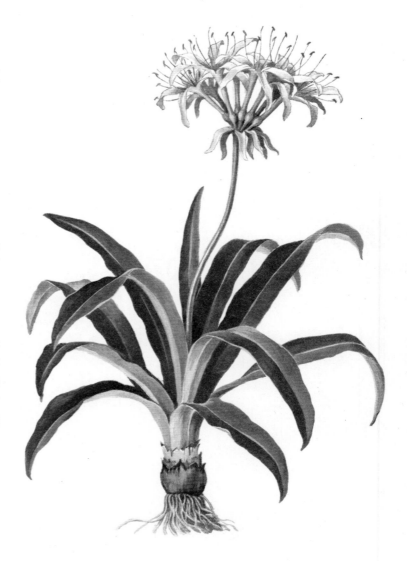

枸骨叶

【别　名】猫儿刺、功劳叶。

【来　源】本品为冬青科植物枸骨**Ilex cornuta** Lindl. et Paxt. 的干燥叶。

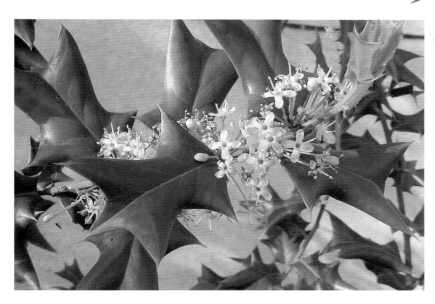

【植物特征】常绿灌木或小乔木，高约3m；小枝干后变灰色。叶互生，具短柄；叶片硬革质，二形，四角形而具阔三角形、顶端针刺状的齿，或椭圆形、心形而全缘，长4~7cm，顶端刺尖或渐尖，基部截平或圆，边缘深波状，通常有2~5对锐齿；侧脉不明显。聚伞花序通常退化为单花，常数个簇生叶腋；花夏初开，单性，雌雄异株，4数，绿白色或黄色；雄花萼盘状，直径2.5mm；花冠直径约7mm；雄蕊和花瓣近等长；雌花萼片被疏柔毛和缘毛；花瓣长3.5mm；不育雄蕊比花瓣短。核果球形，直径8~10mm，成熟时红色；分核4，长7~8mm，表面有皱纹和洼点，两端有小沟，骨质。花期4—5月；果期10—12月。

【生　境】生于丘陵、谷地、溪边或山坡水边。

【分　布】广东、江西、上海、安徽、浙江、湖北、湖南、云南等地。朝鲜也有分布。

【采集加工】秋季采收，除去杂质，晒干。

【药材性状】本品为叶片，革质，二形，一类为四方形或长方形，具阔三角形、顶端针刺状的齿，另一类为椭圆或心形，边缘深波状，无齿，长4~7cm或稍过之，上面黄绿色或灰绿色，有光泽，下面灰绿色或灰黄色。无臭，味微苦。以叶大而完整、色绿者为佳。

【性味归经】味苦，性凉。归肝、肾经。

【功能主治】滋阴清热，补肾壮骨。用于肺结核潮热，咳嗽咯血，骨结核，头晕耳鸣，腰酸脚软，白癜风，高血压。凉血平肝，益肾阴。

【用法用量】用量6~15g。

【附　方】急性黄疸型肝炎：枸骨叶6g，梓实15g。水煎服，每日1剂。

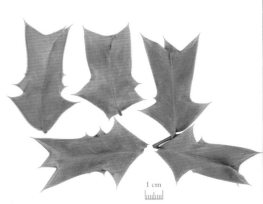

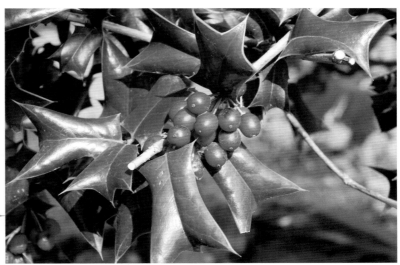

1 cm

臭梧桐叶

【别　名】泡花桐。

【来　源】本品为马鞭草科植物海州常山**Clerodendrum trichotomum** Thunb. 的干燥叶。

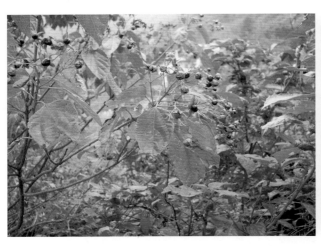
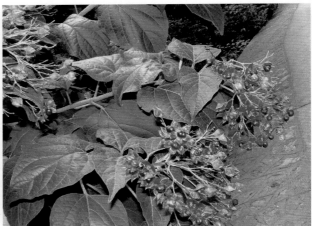

【植物特征】落叶灌木或小乔木，高可达8m；嫩枝被短柔毛，髓白色，有黄色薄片状横隔。叶对生，有长柄，阔卵形、卵形或卵状椭圆形，长5~16cm，宽3~13cm，顶端渐尖，基部近截平或阔楔形，偶有近心形，全缘或有波状浅齿，两面散生短柔毛或近无毛。花白色或粉红色，组成顶生或腋生的伞房状聚伞花序；花萼紫红色，长1~1.5cm，5深裂几达基部，裂片卵形或长圆状卵形；花冠高脚碟状，长2~2.2cm，5深裂，裂片长圆形；雄蕊和花柱均长伸出。核果近球形，直径约8mm。花、果期6—11月。

【生　境】生于山坡、路旁和村旁。

【分　布】河北、河南、山西、江苏、浙江、安徽、福建、湖北、广西、四川等地。日本和菲律宾也有分布。

【采集加工】夏季结果前采摘，晒干。

【药材性状】本品为叶片，多皱卷，展平后宽卵形或近椭圆形，长5~16cm，宽3~13cm，灰绿色或黄棕色，顶端渐尖，基部通常宽楔形或截形，全缘或有波状齿；两面均被毛或近无毛；叶柄长2~8cm，具纵沟，密被毛。气清香，味苦、涩。以色绿者为佳。

【性味归经】味甘、苦，性平。归肝经。

【功能主治】祛风湿，止痛，降血压。用于风湿痹痛，高血压。

【用法用量】用量9~15g。

【附　方】

❶高血压：a. 臭梧桐叶9g（鲜叶30g），水煎服，连服1个月。b. 臭梧桐叶6g，野荞麦根、夏枯草、荠菜各30g，玄参、生地黄、火炭母各15g，水煎服，每日3次。口苦加龙胆草9g；失眠加夜交藤30g，合欢花15g。

❷慢性气管炎：臭梧桐叶288g，麻黄、附子、肉桂、干姜各99g。加桐油、香油各1 250g。加温，沸腾半小时。滤去药渣。加黄丹500g，加温使沸腾，不断搅拌约半小时。药液由棕黄色变为黑色，至滴水成珠即可，倾入冷水中冷却凝固。取出凝固体，加微温熔化，涂于纸上（如硬币厚、直径约5cm），每张重9g。用时将膏药贴于膻中穴、肺愈穴（双侧）、定喘穴（单侧）。每5日1换，两侧定喘穴轮流贴药。10日为一个疗程。

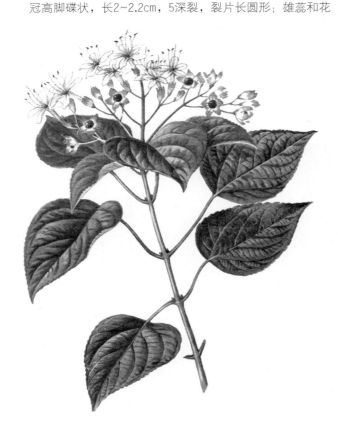

紫珠叶

【别　名】紫珠草、老蟹眼。

【来　源】本品为马鞭草科植物杜虹花**Callicarpa formosana** Rolfe的干燥叶。

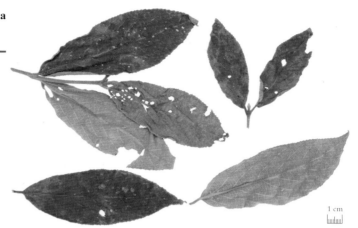

1 cm

【植物特征】直立灌木，高约1~3m；小枝、叶柄、花序和花萼均被灰黄色星状毛。叶对生，有粗壮、长达2.5cm的叶柄；叶片卵状椭圆形，长6~14cm或稍过之，顶端渐尖至近短尖，边缘有细锯齿，上面微粗糙，下面散生黄色腺点。花紫色，组成腋生、紧密、半球状的聚伞花序；总花梗长1.5~2.5cm；萼杯状，4裂，裂片短而阔，钝头；花冠长约2.5mm，裂片长约1mm，顶端钝圆；雄蕊比花冠长1倍。果实紫色，近圆球形，直径约2mm。

【生　境】生于山坡林边或溪边灌丛中。

【分　布】海南、广东、台湾、福建、江西、浙江、广西、云南等地。日本、菲律宾也有分布。

【采集加工】夏、秋季枝叶茂盛时采摘，晒干。

【药材性状】本品多皱卷，有时破碎。展平后完整叶片卵状椭圆形，长通常6~14cm，宽2.5~7cm，顶端渐尖或短尖，边缘有细锯齿，近基部全缘，上面灰绿色或棕绿色，粗糙，下面淡绿色或淡棕绿色，被棕黄色腺点；叶柄长0.5~2.5cm。无臭，味微苦涩。以叶片完整、带绿色者为佳。

【性味归经】味辛、苦，性平。归肝、脾经。

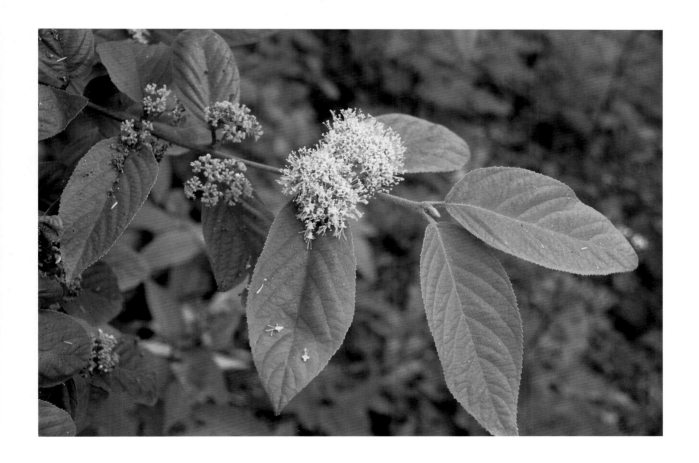

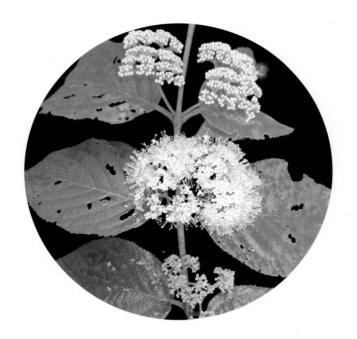

【功能主治】散瘀消肿，止血，止痛。用于衄血，咯血，胃肠出血，子宫出血，上呼吸道感染，扁桃体炎，肺炎，支气管炎。外用治外伤出血，烧伤。

【用法用量】用量3~15g，粉末1.5~3g。外用适量，敷患处。

【附　方】

❶肺结核咯血，胃、十二指肠溃疡出血：紫珠叶、白及各等量。共研细粉，每次服6g，每日3次。

❷肺结核咯血，消化道出血，鼻出血：紫珠叶浸膏150mL，药用淀粉100g，碳酸钙48.5g，硬脂酸镁3g，压片，每片0.3g。每次服6~8片，每日3次。

❸胃肠道出血，外科手术时切口出血及手术后出血：紫珠叶注射液，肌肉注射，每日2~3次，每次2~4mL。

❹血小板减少性出血症（紫癜、咯血、衄血、牙龈出血、胃肠出血）：紫珠叶、侧柏各60g。水煎服，每日1剂。

❺外伤出血：紫珠叶，研成细粉，撒于伤口。

❻上呼吸道感染，扁桃体炎，肺炎，支气管炎：紫珠叶、紫金牛各15g，秦皮9g。水煎服，每日1剂。

❼阴道炎，宫颈炎：150%紫珠叶溶液，每次10mL，涂抹阴道，或用阴道栓，每日1次。1周为一个疗程。

❽结膜炎，角膜炎，角膜溃疡，沙眼：50%紫珠叶溶液100mL，加生理盐水于500mL，过滤，滴眼。

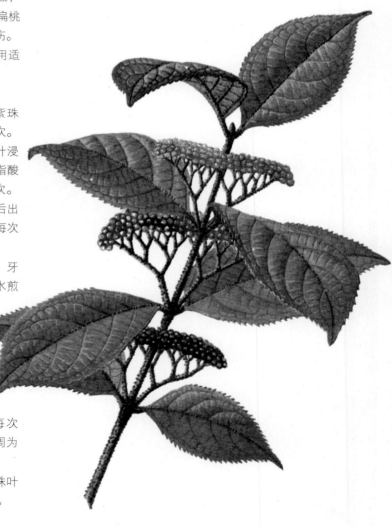

裸花紫珠

【别　名】白花茶、白花婆、细叶斑鸡花。

【来　源】本品为马鞭草科植物裸花紫珠*Callicarpa nudiflora* Hook. et Arn. 的干燥叶。

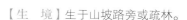

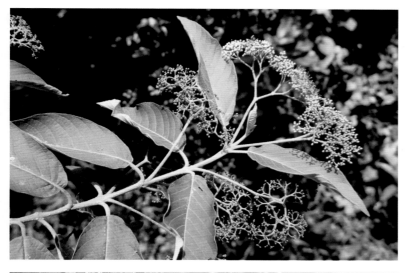

【植物特征】灌木或小乔木，高通常3~4m，有时可达7m；小枝、叶柄和花序均密被棕色星状绒毛。叶对生，具柄；叶片卵状长椭圆形至披针形，长12~22cm，宽4~7cm，短尖至渐尖，边缘有疏齿，上面干后变黑色，中脉上有星状毛，下面密被绒毛和星状毛。花紫色或粉红色，组成腋生、多回分枝的聚伞花序。总花梗甚长；苞片线形或披针形；花萼杯状，檐部截平或具极浅的4裂；花冠长约2mm，无毛；雄蕊长为花冠的2~3倍，花药细小。果实近球形，直径约2mm，红色，干后变黑色。

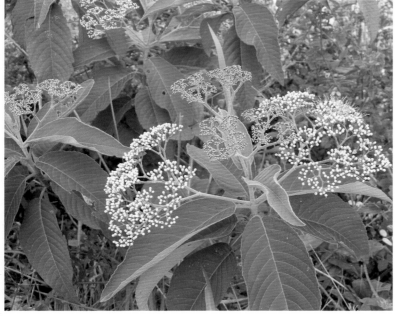

【生　境】生于山坡路旁或疏林。

【分　布】香港、广东、海南、广西等地。印度、中南半岛、马来半岛和新加坡也有分布。

【采集加工】全年均可采收，除去杂质，晒干。

【药材性状】本品常皱卷，展平后完整叶片卵状披针形或长圆形，长6~18cm，宽4~8cm，全缘或边缘有疏齿，上面黑色，下面密被黄褐色星状毛和绒毛；侧脉羽状，小脉近平行与侧脉几成直角；叶柄长0.5~1cm，被星状毛。气微香，味涩、微苦。以叶片完整、被毛浓密者为佳。

【性味归经】味苦、辛，性温。归肝、脾、胃经。

【功能主治】止血止痛，散瘀消肿。用于肝炎，化脓性炎症，急性传染性肝炎，烧伤或烫伤，刀伤出血，内出血，扭伤肿痛。

【用法用量】用量9~30g。外用适量，煎浓汤涂敷患处。

【附　注】大叶紫珠*Callicarpa macrophylla* Vahl的干燥叶与本品很相似，比较明显的区别只是前者背面被毛为灰白色。由于两者性味功用近似，故虽有混淆，但无大碍。

檵木叶

【别　名】桎木柴、继花、坚漆。

【来　源】本品为金缕梅科植物檵木Loropetalum chinense（R. Br.）Oliv.的干燥叶。

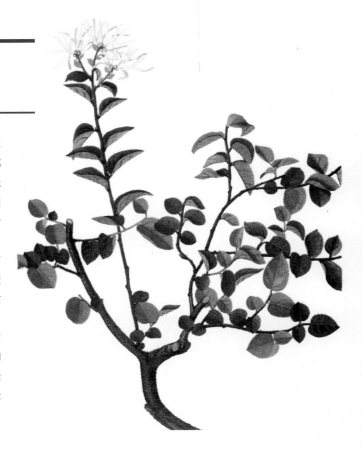

【植物特征】灌木或乔木，多分枝，小枝有星毛。叶革质，卵形，长2~5cm，宽1.5~2.5cm，顶端尖锐，基部钝，不等侧，叶面略有粗毛或秃净，干后暗绿色，无光泽，背面被星毛，稍带灰白色，侧脉约5对，在上面明显，在下面突起，全缘；叶柄长2~5mm，有星毛；托叶膜质，三角状披针形，长3~4mm，宽1.5~2mm，早落。花3~8朵簇生，有短花梗，白色，比新叶先开放，或与嫩叶同时开放，花序柄长约1cm，被毛；苞片线形，长3mm；萼筒杯状，被星毛，萼齿卵形，长约2mm，花后脱落；花瓣4，带状，长1~2cm，顶端圆或钝；雄蕊4，花丝极短，药隔突出成角状；退化雄蕊4，鳞片状，与雄蕊互生；子房完全下位，被星毛；花柱极短，长约1mm；胚珠1个，垂生于心皮内上角。蒴果卵圆形，长7~8mm，宽6~7mm，顶端圆，被褐色星状茸毛，萼筒长为蒴果的2/3。种子圆卵形，长4~5mm，黑色，发亮。花期3—4月。

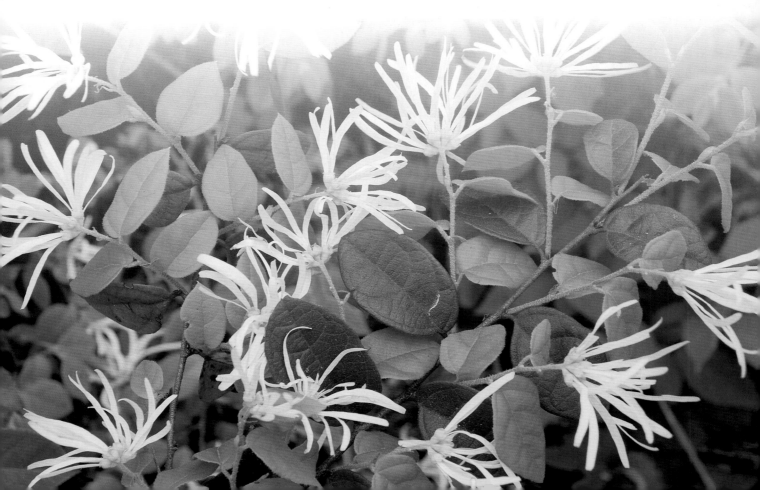

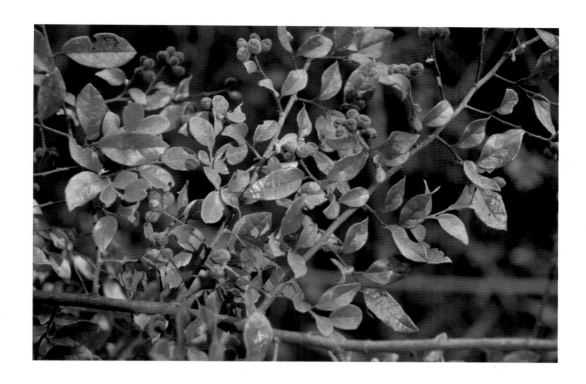

【生　境】生于丘陵或荒山灌丛中。

【分　布】我国长江中、下游以南，北回归线以北地区有分布。日本和印度也有分布。

【采集加工】夏、秋季枝叶茂盛时采收，晒干。

【药材性状】本品多少皱卷，展开后完整叶片椭圆形或卵形，长1.5~3cm，宽1~2.5cm，顶端锐尖，基部钝，稍偏斜，通常全缘，上面灰绿色或浅棕褐色，下面色较浅，两面被星状毛；叶柄被棕色星状绒毛。气微，味涩、微苦。以色绿者为佳。

【性味归经】味苦、涩，性平。归大肠经。

【功能主治】止血，止泻，止痛，生肌。用于外伤出血，吐血，子宫出血，腹泻。外用治烧伤，外伤出血。

【用法用量】用量15~30g。外用鲜品适量，捣烂敷患处。

【附　方】

❶烧伤：檵木鲜叶1kg，洗净捣烂，加第二遍洗米水，搅拌过滤，滤液加热煎浓，放冷后涂于皮肤上能形成薄膜时，加15%茶油，高压消毒备用。清创后，每15~30分钟涂1次，创面干后每1~2小时涂1次，直至痂皮脱落。

❷子宫出血：檵木叶、大血藤各30g。水煎分2次服，每日1剂。

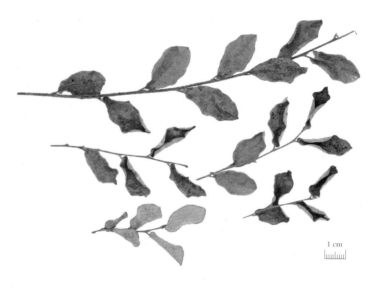

1 cm

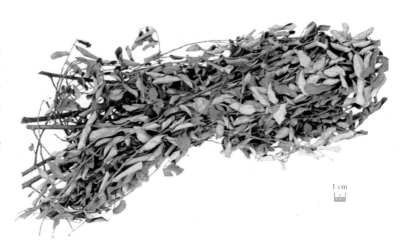

1 cm

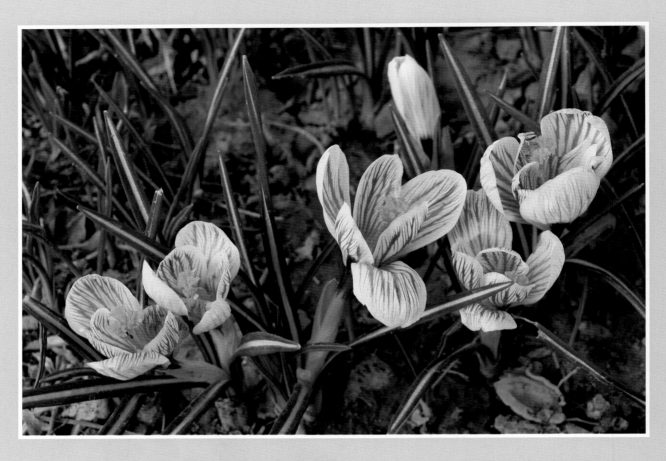

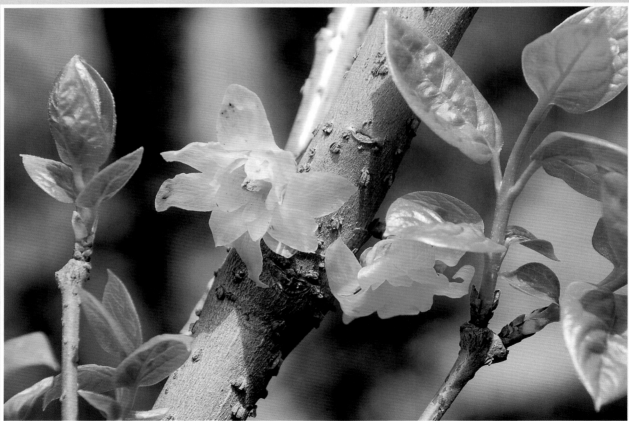

花类

HUA LEI

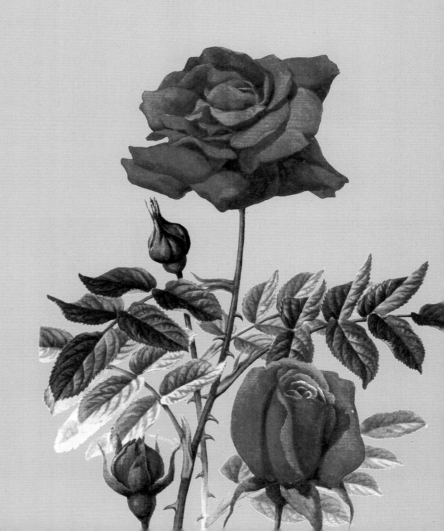

月季花

【别　名】月月红。

【来　源】本品为蔷薇科植物月季 **Rosa chinensis** Jacq. 的干燥花朵。

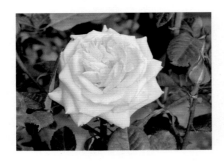

【植物特征】直立灌木，高1~2m；小枝粗壮，具少数钩状皮刺或无刺。奇数羽状复叶互生，有小叶3~5片或7片，连叶柄长5~11cm；小叶阔卵形或卵状长圆形，长3~6cm，宽1~3cm，顶端渐尖，基部阔楔形或近圆形，边缘具锐锯齿，无毛，顶生小叶有柄，侧生的无柄；叶柄和叶轴有皮刺和短腺毛；托叶大部附生于叶柄上，边缘有腺毛。花单生或数朵聚生枝顶，微香，红色或玫瑰红色，直径约5cm；花梗长2.5~6cm，散生短腺毛；萼片5，卵形，羽状分裂，边缘有腺毛；花冠重瓣，花瓣倒卵形，顶端凹缺，基部楔形；雄蕊多数，着生于花盘周围；花柱离生，伸出萼筒外。蔷薇果卵圆形或梨形，长1.5~2cm，成熟时红色。

【生　境】栽培。

【分　布】我国各地普遍有栽培。

【采集加工】全年均可采收，花初开时采摘，阴干或低温干燥。

【药材性状】本品呈类球形，直径1.5~2.5cm；花托长圆形；萼片5，暗绿色，羽状分裂，顶端尾尖；花冠重瓣，花瓣多数或部分散落，倒卵圆形，紫红色或粉红色，脉纹明显；雄蕊多数，黄色。体轻，质脆，易碎，

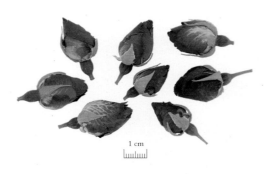

1 cm

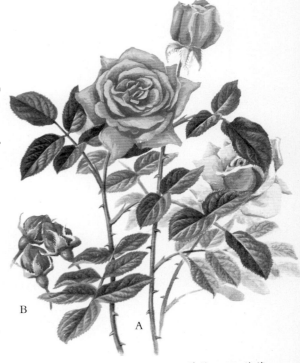

A. 花枝；B. 花蕾

气清香，味淡，微苦。以完整、色紫红、气清香者为佳。

【性味归经】味甘，性温。归肝经。

【功能主治】活血调经，散毒消肿。用于月经不调，痛经，痈疽肿毒，淋巴结结核（未溃破）。

【用法用量】用量3~6g。

【附　方】

❶月经不调，痛经：月季花、益母草各9g，水煎服。

❷赤白带下：月季花根9~15g，水煎服。

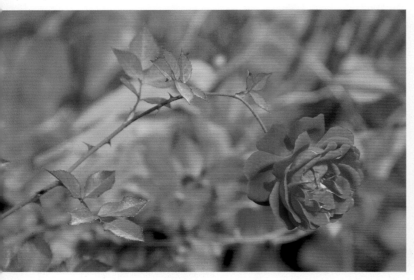

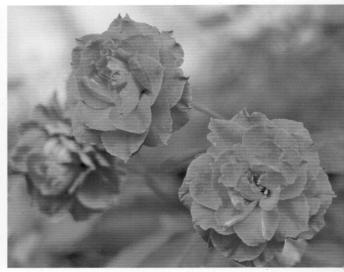

红花

【别　名】草红花、刺红花、杜红花、金红花。

【来　源】本品为菊科植物红花Carthamus tinctorius Linn. 的花。

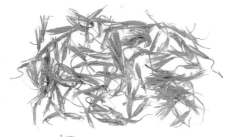

1 cm

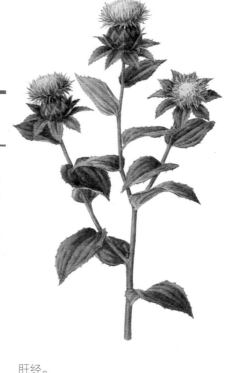

【植物特征】一年生直立草本，高30~100cm；茎、枝坚硬，浅白色，无毛。叶互生，革质，卵形至披针形，长7~15cm，宽2.5~6cm，顶端短渐尖，基部抱茎，边缘具各类有针刺的锯齿，稀羽状深裂。头状花序为具针刺的苞叶所围绕，于茎、枝之顶复作伞房花序式排列；总苞卵形，总苞片4层，外层中部缢缩呈琴状，上部叶状，绿色，下部黄白色，中内层硬膜质，狭倒披针形；花夏季开，橘红色，同型，全为两性管状花；花冠长约2.8cm，檐部5深裂；雄蕊的花丝短，分离；花柱枝短，贴合。瘦果倒卵形，乳白色，具4纵棱，长约5.5mm。花、果期5—8月。

【生　境】栽培。

【分　布】我国东北、华北、西北等地区，内蒙古广泛栽植，新疆尤多。我国华东、西南各地区亦有栽培，但较少。原产于中亚地区。

【采集加工】夏季花由黄色变红色时采摘，阴干或晒干。

【药材性状】本品长约1.5cm，红黄色或红色，花冠筒细长，顶端5裂，裂片呈狭线形，长5~7mm；雄蕊5，花药聚合成筒状，黄白色；柱头长圆柱形，顶端微分叉。质柔软。气微香，味微苦。以色红黄、鲜艳、质柔软者为佳。

【性味归经】味辛，性温。归心、肝经。

【功能主治】活血，散瘀，通经。用于经闭，痛经，恶露不行，腹部肿块，跌打损伤。

【用法用量】用量3~6g。

【附　注】本品因产地不同，商品质量和规格亦有差异。其中怀红花（产于河南）的花较大，质柔，色红，气芳香，质量最佳；产于四川的川红花和产于新疆的新疆红花，花较小，质较硬，色红黄，质量均不及怀红花。

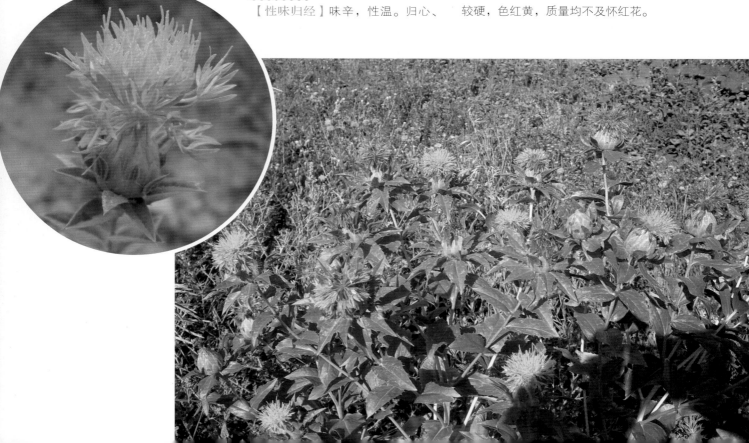

芫花

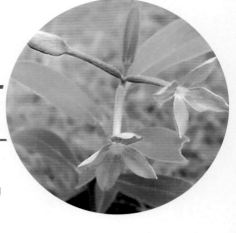

【别　名】南芫花、紫芫花、闷头花。

【来　源】本品为瑞香科植物芫花**Daphne genkwa** Sieb. et Zucc. 的干燥花蕾。

【植物特征】直立落叶灌木，高通常35~90cm，有时超过1m；嫩枝密被淡黄色绢毛，老枝脱净。叶通常对生，很少互生，有短柄或近无柄；叶片纸质，长圆形至卵状披针形，长3~4cm或稍过之，嫩叶下面密被黄色绢毛，老叶仅下面中脉上略被绢毛。花淡紫色，3~6朵簇生于叶腋；花被管状，长14~16mm，外面被绢毛，顶部4裂，裂片卵形，长约5mm，顶端钝圆；雄蕊8，排成2轮，花被管中部和上部各生1轮；花盘无毛；子房长约2mm，被绢毛。核果成熟时白色。花期3~5月；果期6—7月。

【生　境】生于林中或林缘，亦见于山地灌丛中。

【分　布】河北、山西、陕西、甘肃、山东、江苏、安徽、浙江、江西、福建、台湾、河南、湖北、湖南、四川、贵州等地。

【采集加工】在春末夏初，花将开放时采收，摘取花蕾，晒干或晾干，除去枝梗和杂质。

【药材性状】本品常3~6个花蕾簇生于一短柄上，亦有分离成单个花蕾；花蕾为弯曲、稍压扁的棒状，长约1cm，直径约0.3cm，紫色或灰紫色，上端稍膨大，裂为4片，淡黄棕色，下端较细，灰棕色，密被白色绢毛；质较硬。气微香，久嗅刺鼻，有灼热感；味微甘，嚼之辛辣。以花蕾多而整齐、色淡紫、气香者为佳。

【性味归经】味辛、苦，性温；有毒。归肺、肾、胃、大肠经。

【功能主治】泄水逐饮，涤痰止咳。用于痰饮喘咳，身面浮肿，大腹水肿，肋痛，心腹症结胀满。外用治头疮、顽癣。

【用法用量】用量1.5~3g。外用适量，研末调敷患处。孕妇忌用。

【附　注】

❶河朔荛花Wikstroemia chamaedaphne Meisn. 的花蕾亦作芫花入药，称黄芫花或北芫花。其与本品药材性状虽很相似，但药用功能并不完全相同，宜分开使用。

❷芫花的根亦入药，功能活血消肿，解毒。

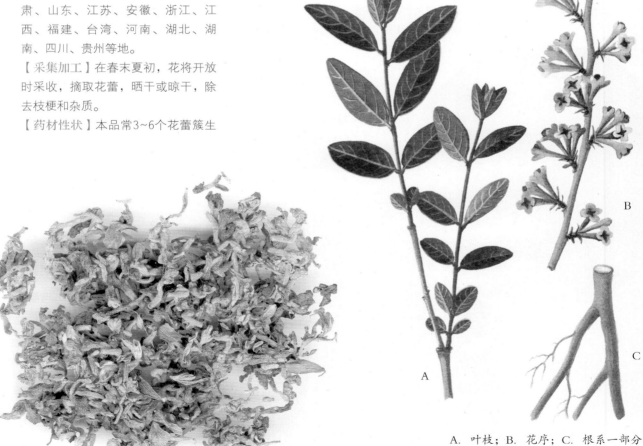

A. 叶枝；B. 花序；C. 根系一部分

玫瑰花

【别　名】刺客、穿心玫瑰、刺玫花、赤蔷薇。

【来　源】本品为蔷薇科植物玫瑰**Rosa rugosa** Thunb.的干燥花蕾。

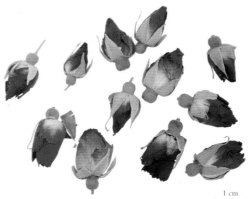

1 cm

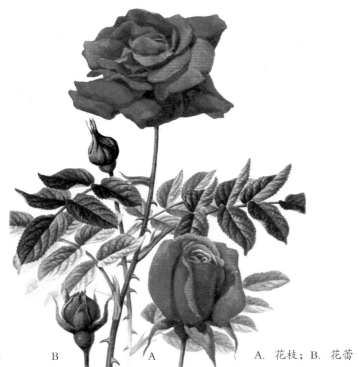

B　　　　　A　　　　A. 花枝；B. 花蕾

【植物特征】直立灌木，高约2m；茎粗壮，直立或弯曲，有皮刺和腺毛，嫩枝密被绒毛。羽状复叶有小叶5~9；小叶椭圆形或椭圆状倒卵形，长2~5cm，宽1~2cm，顶端短尖，基部阔楔形或圆形，边缘具锐尖锯齿，上面多皱纹，光亮，无毛，下面有绒毛及腺体；叶柄和叶轴有绒毛，疏生小皮刺及刺毛；托叶大部贴生于叶柄上，离生部分卵形，边缘有锯齿。花春、夏季开，单生或3~6朵聚生，红色或白色，芳香，直径6~8cm；花梗长5~25mm，被绒毛和腺体；萼片卵状披针形，顶端尾尖，下面密被柔毛和腺毛；花瓣倒卵形，有时重瓣；雄蕊多数，生于花盘周围；花柱离生，较雄蕊短，被毛。蔷薇果扁球形，直径2~2.5cm，成熟时砖红色。具宿存萼片。花期5—6月；果期8—9月。

【生　境】栽培。

【分　布】我国各地有栽培。朝鲜、日本也有分布。原产于我国北部。

【采集加工】在春末夏初，花将开放时分批采摘，及时低温干燥。

【药材性状】本品略呈半球形；萼片5，卵状披针形，黄绿色或棕绿色，被细柔毛；花瓣宽卵形，多皱缩，紫红色，或有时变黄棕色；雄蕊多数，黄褐色，着生于花托周围。体轻，质脆。气芳香，味微苦涩。以朵大、完整、色紫红、不露蕊、香气浓者为佳。

【性味归经】味甘、微苦，性温。归肝、脾经。

【功能主治】理气，活血。用于肝胃气痛，上腹胀满，跌打损伤，月经不调。

【用法用量】用量3~6g。

【附　方】

❶胃痛：玫瑰花、川楝子、白芍各9g，香附12g。水煎服。

❷月经不调：玫瑰花、月季花各9g，益母草、丹参各15g。水煎服。

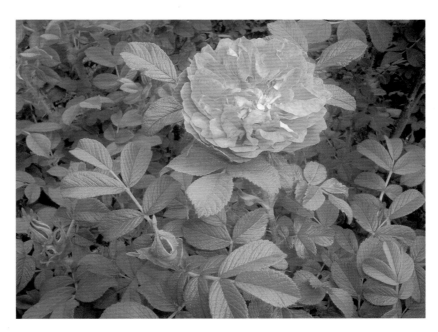

松花粉

【别　名】松树。

【来　源】本品为松科植物马尾松**Pinus massoniana** Lamb. 的干燥花粉。

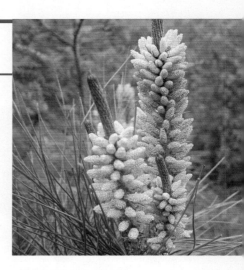

【植物特征】大乔木，高可达45m；树皮红褐色，下部灰褐色，常裂成不规则鳞片状块片；分枝平展或斜展，每年一轮，稀2轮。针叶通常为2针一束，长12~20cm，横切面半圆形，具边生树脂道，叶缘具刺毛状的细锯齿；叶鞘半膜质，灰褐色或灰黑色，宿存。雄球花淡红褐色，圆柱形，聚生于新枝下部苞腋内；雄蕊多数，螺旋状着生，花药2，药室纵裂，花粉具气囊；雌球花单生或2~4个聚生于新枝顶端，由多数螺旋状着生的珠鳞与苞鳞组成，珠鳞内侧具2枚倒生胚珠，珠鳞外侧基部具一短小的苞鳞，受粉后胚珠第二年发育

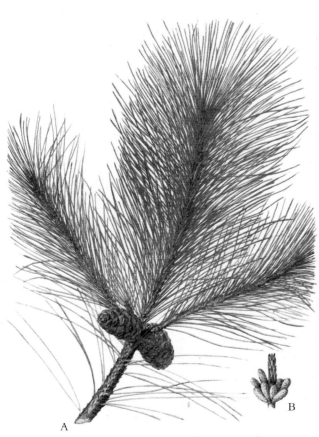

A. 球果枝；B. 雄球花

成熟。球果卵圆形或长卵圆形，长4~7cm，直径2.5~4cm，成熟时种鳞木质，种鳞上端具盾状鳞盾，鳞盾上横脊明显，并有微凹的鳞脐；种子长卵圆形，长4~6mm，具单侧着生种翅，种翅长2~2.7cm，成熟时种鳞张开。花期3—5月。

【生　境】生于山地林中。

【分　布】我国淮河流域和汉水流域以南，西至四川、贵州中部和云南东南部。

【采集加工】春季花初开时，采摘花穗，晒干，收集花粉，除去杂质。

【药材性状】本品为淡黄色细粉。体轻，易飞扬，手捻有滑润感。气微，味淡。以体轻、色淡黄者为佳。

【性味归经】味甘，性温。归肝、脾经。

【功能主治】益气血，祛风燥湿，收敛。用于血虚头晕，黄水疮，皮肤湿疹、糜烂，婴儿尿布性皮炎。

【用法用量】用量3~6g。外用适量，撒敷患处。

【附　注】

❶油松Pinus tabulaeformis Carr.的花粉亦可作松花粉入药，功效与本种相同。

❷马尾松和油松的干燥瘤状节或分枝节亦入药，称油松节。味苦、性温。归肝、肾经。功能祛风燥湿，强筋骨。用量5~19g。

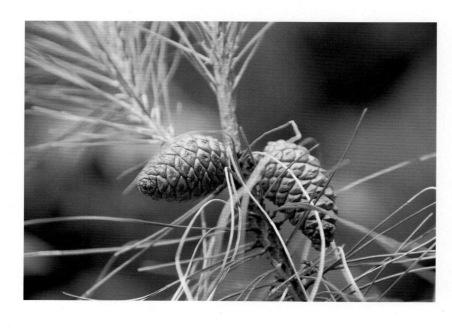

粟米须

【别　名】玉米须、玉米。
【来　源】本品为禾本科植物玉蜀黍**Zea mays** Linn. 的干燥花柱。

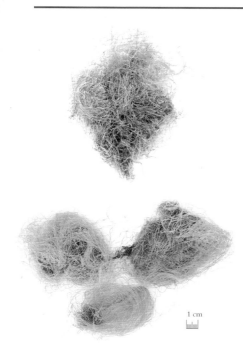

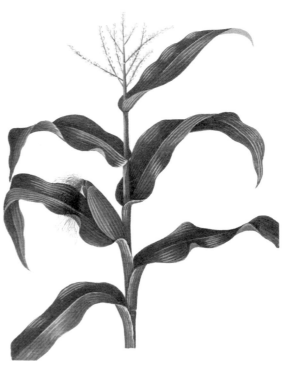

15~25cm，黄褐色或浅棕色；质柔软而韧。气微，味微甘。以条长、色黄褐者为佳。

【性味归经】味甘，性平。归肾、胃、肝、胆经。

【功能主治】利尿消肿，平肝利胆。用于急、慢性肾炎，水肿，急、慢性肝炎，高血压，糖尿病，慢性副鼻窦炎，尿路结石，胆道结石，并可预防习惯性流产。

【用法用量】用量15~60g。

【附　方】

①急、慢性肝炎：粟米须、太子参各30g，水煎服，每日1剂，早晚分服。有黄疸者加茵陈同煮服；慢性者加锦鸡儿根（或虎杖根）30g同煎服。

②急性肾炎：粟米须60g，西瓜皮30g，蝼蛄7个，生地黄15g，肉桂1.5g。水煎服。隔日1剂。连服4~5剂，症状消退后，服济生肾气丸，每日2次，每次6~9g。

③胆石症（肝胆管及胆总管泥沙状结石，或胆道较小的结石在静止期）：

粟米须、芦根各30g，茵陈15g，水煎服，每日1剂。

④慢性副鼻窦炎：本品晒干，切成短丝与当归尾（焙干研粉）混合，入烟斗燃点吸烟，每日5~7次，每次吸1~2烟斗，至症状消失为止。

⑤预防习惯性流产：在怀孕以后，每天取1个玉蜀黍的粟米须煎汤代饮，至上次流产的怀孕月份，加倍用量，服到足月时为止。

【附　注】玉蜀黍的干燥果序轴亦入药，称粟米心。味甘，性平。健脾去湿，利尿。用于小便不利，水肿，脚气，泄泻。用量15~30g。

【植物特征】一年生草本，高约2.5m。秆直立，粗壮，有节，实心，下部节上常有支柱根。单叶互生，常二列，叶片阔而扁平，线形或线状披针形，长30~120cm，宽5~10cm，顶端渐尖，中脉明显；叶鞘包裹节间，一侧开缝。花序单性，雄花序顶生，由数个总状花序组成疏散圆锥花序；雌花序腋生，由极多小穗生于圆柱状的穗轴上；雄小穗有雄花2朵，生于延长的穗轴上，一无柄，一具柄；颖膜质，顶端渐尖，内外稃均膜质透明；雌小穗无柄，有一结实小花，颖顶端钝头而内凹，颖和稃的质地与雄花同；花柱长丝状，伸出于总苞外。颖果近球形，有白色、黄色、红色、紫色等不同颜色。花、果期秋季。

【生　境】栽培。

【分　布】现我国广为栽培。原产于拉丁美洲。

【采集加工】秋季收取玉米时，收集其花柱，晒干。

【药材性状】本品呈长条丝线状，长

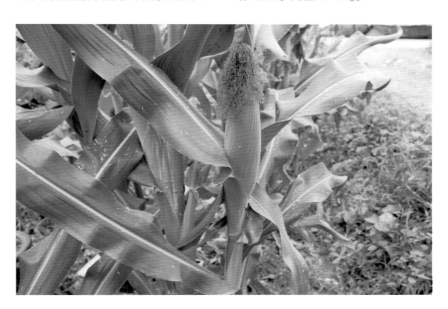

番红花

【别　名】藏红花、西红花。

【来　源】本品为鸢尾科植物番红花Crocus sativus Linn. 的干燥花柱柱头。

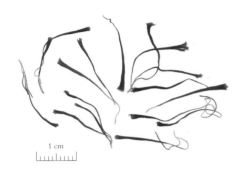

【植物特征】多年生草本；鳞茎球形，外被褐色膜质鳞叶；地上茎不明显。叶基生，9~15片，狭线形，长15~20cm，宽2~3mm，边缘背卷，被微柔毛，基部有4~5片阔卵形、鞘状鳞片。花葶自球茎抽出，有花1~2朵，与叶等长或稍短，直径2.5~3cm；花被片6，倒卵形，筒部细管状，长4~6cm；雄蕊3，花药大，黄色；子房下位，花柱细长，黄色，顶端3深裂，伸出花被外，下垂，深红色，柱头略膨大呈喇叭状，顶端边缘有不规则的锯齿，一侧具裂隙。蒴

果长圆形，长约3cm，具3钝棱；种子多数，圆球形，种皮革质。花期9—10月。

【生　境】栽培。

【分　布】西藏、浙江、上海等地有栽培。原产于产欧洲南部。

【采集加工】冬季开花时采收花朵，摘取柱头，晾干或文火烘干。

【药材性状】本品暗红棕色或有时黄棕色，松散而不黏结。柱头或3枚由短的花柱连成一束，单一柱头如线状，稍弯曲，长约3cm，上端较阔，向下渐细，内侧有一短裂缝，顶部边缘有不整齐的小齿和毛状突起。浸于水中柱头膨胀成长喇叭形，水液染黄色。气香，味微苦而后甘凉。以暗红棕色、气香浓者为佳。

【性味归经】味甘，性平。归心、肝经。

【功能主治】活血化瘀，清热解毒。用于月经不调，产后腹痛，麻疹热毒，瘀血肿痛等。

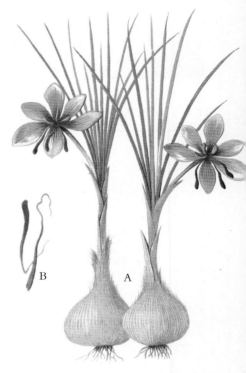

A. 植株；B. 药材（番红花）

【用法用量】用量1~5g。孕妇慎用。

【附　注】

❶本品经进一步加工，使之成红色，油润有光泽，且常彼此粘连，商品称西红花或湿西红花。由于加工厂商不同，包装上常有不同牌号和商标。

❷本品除药用外，亦作香料和染料，但价格昂贵，使用不广。

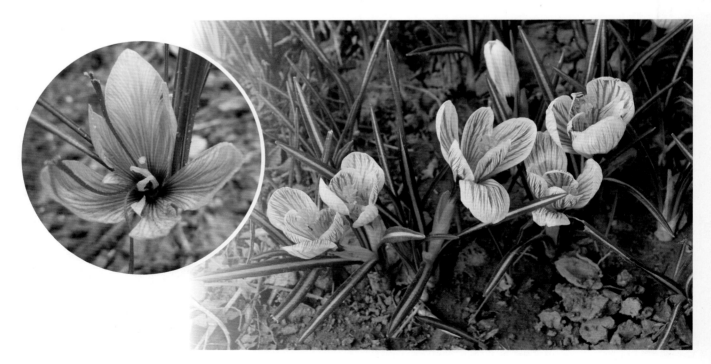

蜡梅花

【别　名】黄梅花、黄腊梅、腊木、铁筷子。

【来　源】本品为蜡梅科植物蜡梅Chimonanthus praecox（Linn.）Link的干燥花蕾。

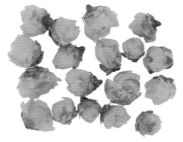

1 cm

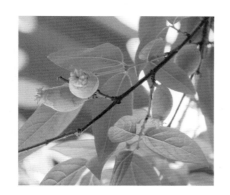

【植物特征】落叶灌木，高达5m；嫩枝方柱形，老枝圆柱形，灰褐色，有皮孔；芽鳞腋生，近圆形，覆瓦状排列，被毛。单叶对生，纸质或革质，卵形、椭圆形到卵状椭圆形，长2~25cm，宽2~8cm，顶端渐尖至短尖，基部近圆形，下面叶脉上被毛。花两性，芳香，直径2~4cm，单生于侧枝顶端；花被片15~25，螺旋状排列于杯状花托外围，圆形、长圆形、倒卵形或匙形，长2~20mm，宽5~15mm，无毛，生于内部的较短且基部有爪；雄蕊5~6，长约4mm，生于杯状花托上，花丝丝状，内弯，较花药长，药隔短尖；退化雄蕊长约3mm，位于雄蕊内侧；心皮5~15，离生，基部被硬毛。果托木质，坛状，长2~5cm，直径1~2.5cm，口部收缩并有钻状附属物，具多数聚合瘦果。瘦果长圆形，具1种子。花期11月至翌年3月；果期4—11月。

【生　境】栽培。

【分　布】我国南部各地有栽培。日本、朝鲜、欧洲、美洲均有栽培。

【采集加工】冬末春初采摘花蕾，用文火烘干或晒干。

【药材性状】本品呈圆球形、长圆形至倒卵形，长1~1.5cm，宽0.4~0.8cm，黄色或棕黄色，中部以下由多数膜质鳞片状花被片包裹；花被片黄褐色，略呈三角形，覆瓦状排列，外被微毛。气清香，味微甜稍苦，略有油腻感。以色黄、鲜艳、气清香者为佳。

【性味归经】味甘、微苦，性微寒。归肺、胃经。

【功能主治】解暑生津，开胃散郁，止咳。用于麻疹痘毒，热病烦渴，暑热头晕，呕吐，气郁胃闷，麻疹，百日咳。外用浸于花生油或菜油中成"蜡梅花油"，治烫火伤，中耳炎，用时搽患处或滴注耳心。

【用法用量】用量花蕾3~6g。外用治火烫伤。

【附　方】治腰肌劳损、风湿关节炎：蜡梅根注射液，肌肉注射，每日2次，每次2mL，按经络给药，每穴0.5mL，每次2~3穴。

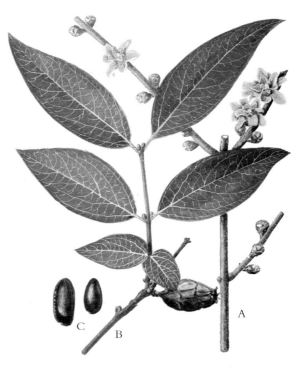

A. 花枝；B. 果枝；C. 种子

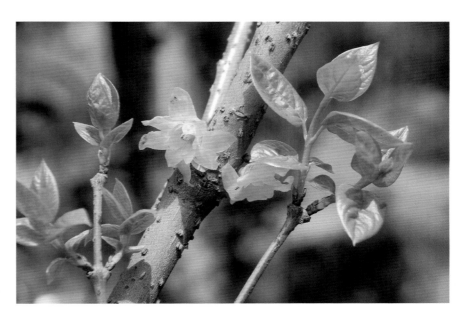

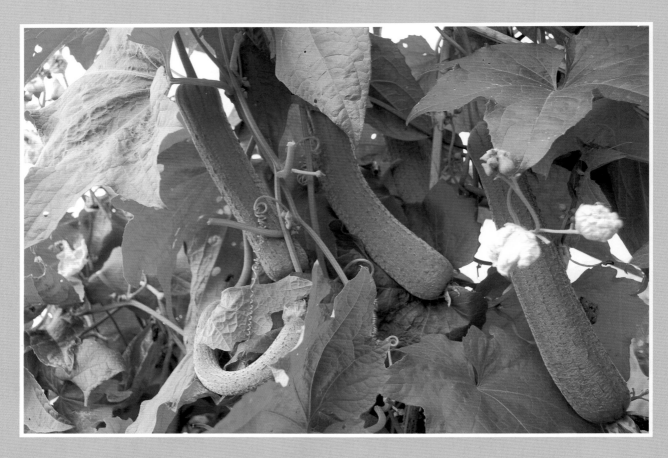

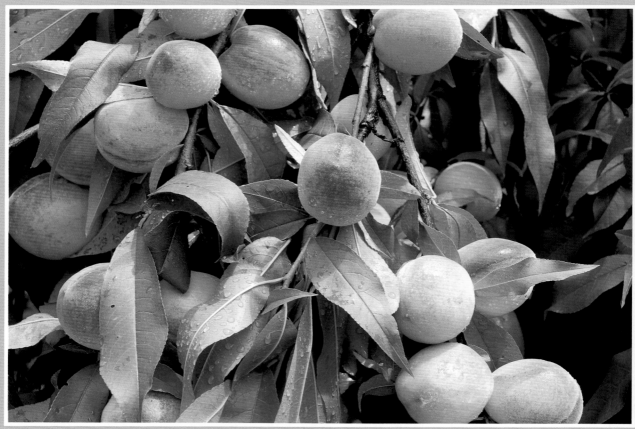

七

果实及种子类

GUOSHI JI ZHONGZI LEI

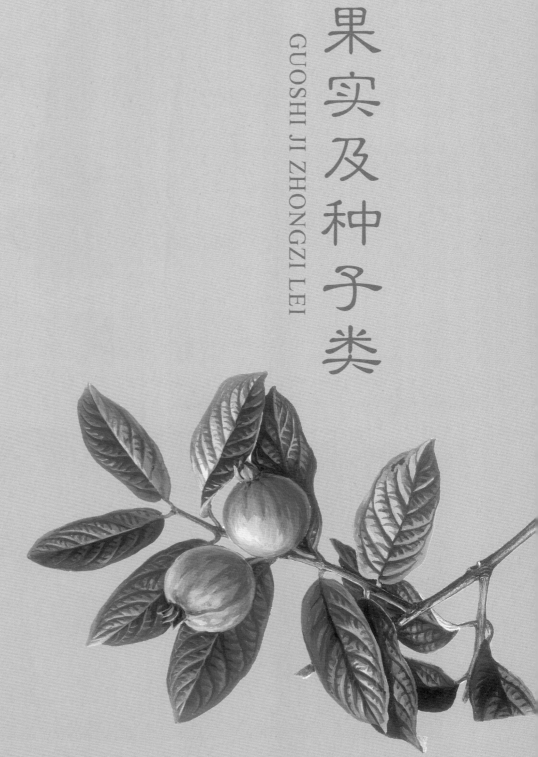

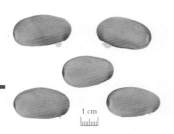

刀豆

【别　名】刀豆仁。

【来　源】本品为蝶形花科植物刀豆**Canavalia gladiata**（Jacz.）DC. 的干燥成熟种子。

【植物特征】一年生缠绕革质大藤本，无毛或被疏毛。叶为三出复叶，叶柄长8~12cm；小叶片阔卵形或卵状长椭圆形，长8~15cm，宽5~13cm，边全缘，侧生小叶两侧不对称。总状花序腋生，总梗很长；花数朵，生于花序轴中部以上，有短梗；花萼管状钟形，檐部二唇形，上唇长约1cm，2裂，下唇3齿小，长2~3mm；花冠淡红色或淡紫色，蝶形，长3~4cm，旗瓣近圆形，翼瓣较短，约与龙骨瓣等长，龙骨瓣弯曲；雄蕊10，连合为单体；子房具短柄。荚果大，扁带状，长10~30cm，直径3~5cm，被贴生短柔毛，边缘有隆起的脊，顶端弯曲成钩状，内含种子10~14粒。种子卵状椭圆形，粉红色或红色，种脐约占全长的3/4，扁平而光滑。花期7—9月；果期10月。

【生　境】栽培。

【分　布】我国长江以南有栽培。广布热带亚热带，原产热带非洲。

【采集加工】夏、秋季采收，种子、果壳、根晒干。

【药材性状】本品呈卵圆形或近肾形，压扁，长2~3.5cm，宽1~2cm，厚0.5~1.2cm，淡红色至红紫色，微有皱缩纹。边缘具黑色、长约2cm的种脐，种脐上有白色细纹3条。质硬，难破碎，破开革质种皮可见其内表面棕绿色而光亮；子叶2片，黄白色，油润。无臭，味淡，嚼之有豆腥气。以粒大、饱满、色淡红者为佳。

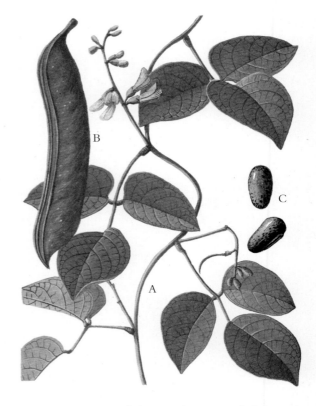

A. 花枝；B. 荚果；C. 药材（刀豆）

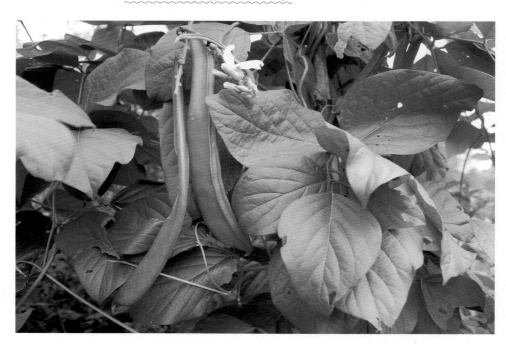

【性味归经】味甘，性温。归胃、大肠、肾经。

【功能主治】温中降逆，补肾。用于虚寒呃逆，胃痛，肾虚，肾虚腰痛。

【用法用量】用量4.5~9g。

【附　注】刀豆荚果的果皮入药，称刀豆壳。味甘，性平。归胃、大肠经。温中下气，活血，止痢。用于反胃，经闭，久痢，喉痹，腰痛。

大蕉皮

【别　名】粉芭蕉、芭蕉根、芭蕉头。

【来　源】本品为芭蕉科植物大蕉**Musa sapientum** Linn. 的干燥果皮。

【植物特征】多年生高大草本；假茎高3~7m，具匍匐茎。叶直立或上举，长圆形，长1.5~3m，下面明显被白粉，基部近心形或耳形；叶柄长30cm以上，叶翼闭合。穗状花序顶生，下垂，花序轴无毛；苞片卵形或卵状披针形，长15~30cm，脱落，外面紫红色，内面深红色，每苞片内有花2列；花黄白色，下部苞片内的花为雌花，上部苞片内的花为雄花。果序由多梳果束组成；果长圆形，长10~20cm，直或微弯，棱角明显，果肉细腻，成熟时味甜或略带酸味，但无浓郁的香蕉香气，无种子或具少数种子。

【生　境】栽培。

【分　布】香港、广东、海南、台湾、福建、广西、云南等地有栽培。

原产印度、马来西亚等地。

【采集加工】全年可采，剥取或拾取果皮，晒干。

【药材性状】本品呈不规则条状，常扭曲，单片或3~4片分裂连结于短果柄上，长6~8cm，外表面黑褐色，内表面有多数纤维。质略柔韧，不易折断。气微香，味淡微涩。以片大、完整、洁净、黑褐色者为佳。

【性味归经】味微苦、涩，性微温。归大肠、胃经。

【功能主治】消食化积，涩肠止泻。治食滞，消化不良，痢疾，腹痛。

【用法用量】用量5~15g。

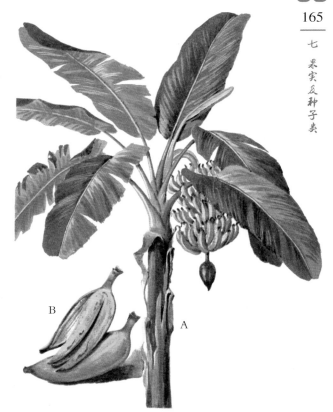

A. 植株；B. 药材（大蕉皮）

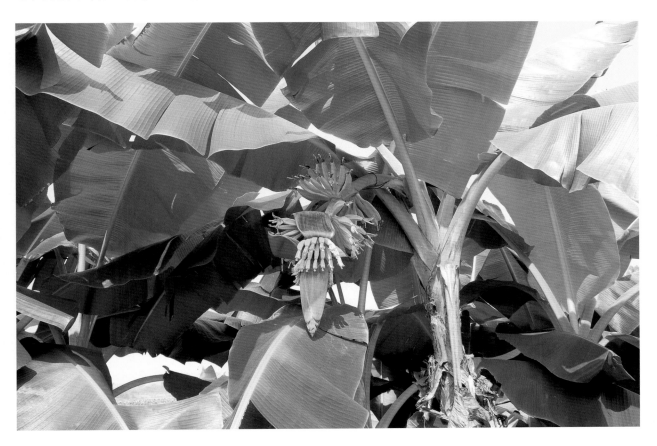

山茱萸

【别　名】萸肉、枣皮。

【来　源】本品为山茱萸科植物山茱萸**Cornus officinalis** Sieb. et Zucc. 的干燥成熟果实（去核）。

【植物特征】落叶灌木或小乔木，高通常2~7m；枝近圆柱状，稍粗壮，黑褐色。叶对生，有柄；叶片厚纸质，卵形至椭圆形，很少卵状披针形，长5~12cm，宽2.5~5.5cm，顶端渐尖，基部楔形，两面被贴伏的柔毛，下面毛较密，且脉腋内有黄褐色簇毛；侧脉每边6~8条，弧形。伞形花序腋生，下面承托4个小型苞片；萼4裂，裂片宽三角形；花瓣4，黄色，卵形；花盘肉质，环状。核果椭圆形，成熟时红色。花期3—4月；果期9~10月。

【生　境】生于山谷、林缘。

【分　布】山西、陕西、甘肃、山东、江苏、浙江、安徽、江西、河南、湖南。朝鲜、日本。

【采集加工】在秋末冬初，果实变红时采摘。文火烘焙至膨胀，将核取出，或置沸水中略烫后，及时除去果核，晒干或烘干。

【药材性状】本品呈不规则片状或扁囊状，常皱缩或破裂，长1~1.5cm，宽0.5~1cm，外表面光亮，紫红色或紫黑色，有宿萼痕迹和残存果梗；质柔软，不易破碎。气微酸或无，味酸、涩、微苦。以肉厚、柔软、色紫红而油润者为佳。

【性味归经】味酸、涩，性微温。归肝、肾经。

【功能主治】补益肝肾，收敛固脱。用于头晕目眩，耳聋耳鸣，腰膝酸软，遗精滑精，尿频，虚汗不止，内热消渴，妇女崩漏。

【用法用量】用量5~10g。

【附　方】

①肾虚腰痛，阳痿遗精：山茱萸、补骨脂、菟丝子、金樱子各12g，当归9g，水煎服。

②自汗：山茱萸、党参各15g，五味子9g，水煎服。

③汗出不止：山茱萸、白术各15g，生龙骨、生牡蛎（先煎）各30g，水煎服。

④遗尿：山茱萸、牡丹皮、茯苓、覆盆子（酒炒）、肉桂、附子（盐炒）各9g，熟地黄、山药各12g，薏苡仁（盐炒）、甘草各3g，水煎服。

⑤老人尿频失禁：山茱萸9g，五味子4.5g，益智仁6g，水煎服。

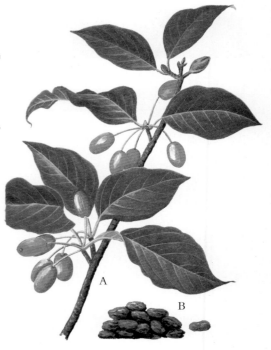

A. 果枝；B. 药材（山茱萸）

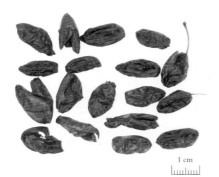

1 cm

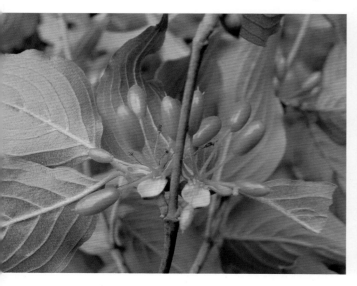

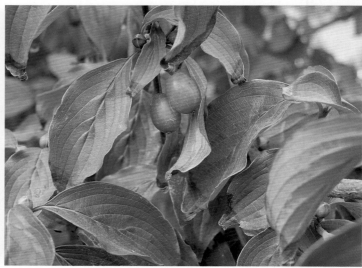

五味子

【别　名】北五味子、辽五味子。

【来　源】本品为五味子科植物五味子**Schisandra chinensis**（Turcz.）Baill. 的干燥成熟果实。

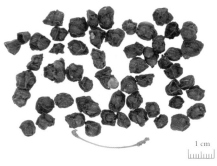

1 cm

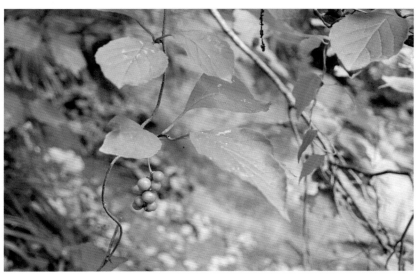

【植物特征】落叶木质藤本，长近8m，全株无毛或近无毛；小枝灰褐色，稍有棱。叶互生，纸质或近膜质，阔椭圆形、卵形或倒卵形，长5~10cm，宽2~5cm，顶端短尖或渐尖，基部楔形，边缘疏生具腺小齿，上面有光泽，无毛，下面幼嫩时被短柔毛；叶柄长1.5~4.5cm。花单性，雌雄异株，单生或簇生于叶腋；花梗细长而柔弱，比叶柄长很多；花被片6~9片，乳白色或粉红色，芳香；雄花有雄蕊5；雌蕊群椭圆形，心皮17~40，覆瓦状排列在花托上，在花后花托渐伸长，果熟时为穗状聚合果；浆果肉质，球形，深红色。花期5—7月；果期7—10月。

【生　境】生于林中或林缘。

【分　布】我国东北、华北，以及湖北、湖南、江西、四川等地。

【采集加工】秋末果实完全成熟时摘下，拣除杂质，晒干。

【药材性状】本品呈圆球形或扁球形，直径0.5~0.8cm；果肉为红褐色或紫红色，皱缩而柔软，有油润光泽和潮湿感，不易完全干燥；种子1~2枚，多为2枚，呈肾形，偶见外露于果肉之外，表面黄棕色，具光泽，种皮坚硬而脆。果肉味酸，种子味辛、微苦。以粒大、肉厚、显油润者为佳。

【性味归经】味酸、甘，性温。归肺、心、肾经。

【功能主治】收敛固涩，益气生津，补肾宁心。用于久咳虚喘，梦遗滑精，遗尿，尿频，久泻不止，自汗，盗汗，津伤口渴，内热消渴，心悸失眠。

【用法用量】用量3~6g。

【附　方】

❶ 神经衰弱：a.五味子9~15g，水煎服；或五味子30g，用300mL白酒浸7日，每次饮酒1酒盅。b. 五味子、山药各15g，酸枣仁、柏子仁各9g，龙眼肉30g，水煎服。或五味子、女贞子各60g，何首乌30g，酒250mL，上药共泡1周加开水600mL。每日17时服

1次，20时再服1次，每次1小杯，连服数日。

❷ 无黄疸型传染肝炎：五味子烘干，研成粉（或炼蜜为丸），粉剂每次服3g，每日3次。1个月为一个疗程。谷丙转氨酶恢复正常后，仍宜继续服药2~4周，以巩固疗效。

❸ 肾虚型慢性气管炎：五味子、麻黄、当归、补骨脂、半夏各9g，水煎服。

【附　注】

❶ 华中五味子Schisandra sphenanthera Rehd. et Wils.的果实亦作五味子入药，但品质稍逊，商品称西五味子。

❷ 本品皮和肉味酸、性甘，核味辛、性苦，全果有咸味，五味俱全，故称五味子。

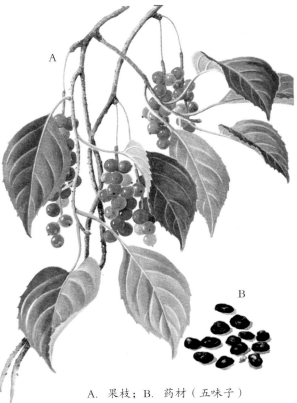

A. 果枝；B. 药材（五味子）

化橘红

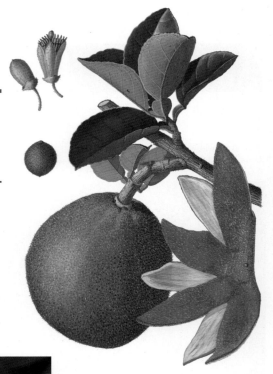

⊙ 化州柚

【别　名】化州毛橘红、橘红。

【来　源】本品为芸香科植物化州柚**Citrus grandis**（L.）Osbeck
　　　　　var. **tomentosa** Hort. 或柚**Citrus grandis**（L.）Osbeck
　　　　　的未成熟果皮。

◎化州柚

【植物特征】常绿小乔木。高3~5m。嫩枝、叶下面、花梗、花萼
和子房均被柔毛；嫩枝扁且微有纵棱，并有微小针刺。叶互生，
嫩枝常暗紫红色，成长叶厚，椭圆形至阔卵形，长7~13cm，宽
3~6cm，先端圆或微凹，基部圆，边浅波状，深绿色；羽叶倒心
形，长2~3cm，宽2.5~3cm。花白色，极香，单生叶腋或组成腋生

⊙ 化州柚

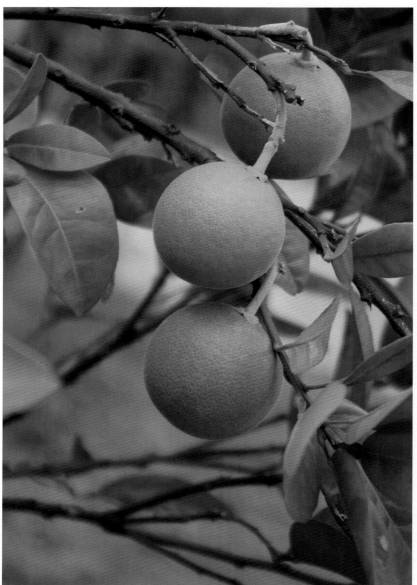

总状花序；萼直径约1cm，4浅裂；花
瓣长圆形；雄蕊20~25。柑果球形或
扁球形，成熟时直径11~15cm，幼果
绿色，被黄绿色绒毛，成熟果实柠檬
黄色，顶部稍凹，果皮厚约2cm，有
极厚、与果肉不易分离的白色海绵组
织；瓢囊16瓣，味极酸；种子多数，
扁圆形，白色。花期4—5月；果期
9—12月。

【生　境】栽培为主。

【分　布】广东、海南大量栽培；广
西、四川、湖南等地有少量栽培。

◎柚

【植物特征】乔木。嫩枝、叶背、花
梗、花萼及子房均被柔毛，嫩叶常
暗紫红色，扁且有棱。叶质颇厚，
色浓绿，阔卵形或椭圆形，连冀叶
长9~16cm，宽4~8cm或更大，先端
钝或圆，有时短尖，基部圆，翼叶
长2~4cm，宽0.5~3cm，个别品种的
翼叶甚狭窄。总状花序，有时兼有
腋生单花；花蕾淡紫红色，稀乳白
色；花萼不规则3~5浅裂；花瓣长
1.5~2cm；雄蕊25~35，有时部分雄
蕊不育；花柱粗长，柱头略较子房
大。果圆球形、扁圆形、梨形或阔圆
锥状，横径常10cm以上，淡黄色或黄

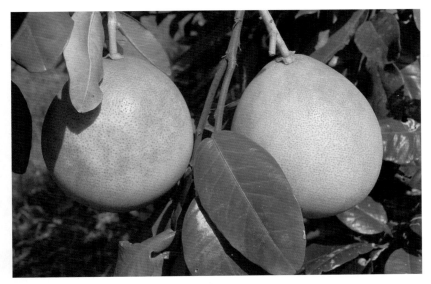

⊙ 柚

柚　外表面黄绿色至黄棕色，无毛。

【性味归经】味辛、苦，性温。归肺、脾经。

【功能主治】理气化痰，燥湿消食。用于风寒咳嗽，痰多气逆，食积暖气，胃气不和，胸腹胀闷。

【用法用量】用量3~9g。

【附　方】乳痈未结即散，或已结即溃、极痛不可忍：橘红（汤浸去白，晒干，面炒黄）研末，麝香研末，每次10g，以酒调服。

【附　注】化州柚的幼果和花均可入药，前者称橘红胎，后者称橘红花。性味、功能均与化橘红相同，但药效稍逊。

绿色，杂交种有朱红色的，果皮甚厚或薄，海绵质，油胞大，凸起，果心实但松软，瓤囊10~15或多至19瓣，汁胞白色、粉红色或鲜红色，少有带乳黄色；种子达200余粒，也有无子的，形状不规则，常近似长方形，上部质薄且常截平，下部饱满，多兼有发育不全的，有明显纵肋棱，子叶乳白色，单胚。花期4—5月；果期9—12月。

【生　境】多为栽培。

【分　布】我国长江以南各地广泛栽培。原产亚洲东南部的亚热带、热带地区。

【采集加工】夏季摘取未成熟的果实，置沸水中稍烫至果皮柔软，捞起稍晾干，用刀稍润湿后，对摺，用木板压平，复焙或晒至足干。

【药材性状】化州柚　呈对折的七角或展平的五角星状，单片呈柳叶形。完整者展平后直径13~28cm。外表面黄绿色，被密或稍疏的毛茸，有皱纹及小油胞，内表面黄白色或淡褐色，有脉络纹。质脆，易折断，断面不平整，边缘有一列不整齐的下凹的油胞，内侧稍有弹性。气芳香，味苦、微辛。以气香浓、毛茸密、色青、皮薄者为佳。

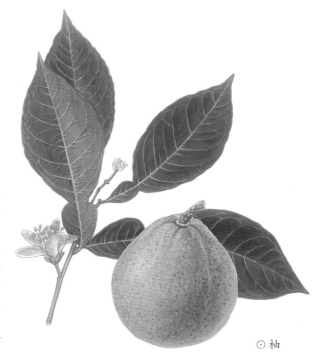

⊙ 柚

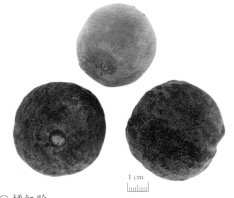

⊙ 橘红胎

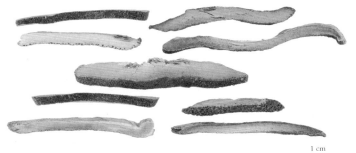

1 cm

⊙ 化橘红

白花菜子

【别　名】臭菜、臭花菜、羊角菜。

【来　源】本品为白花菜科植物白花菜**Cleome gynandra** Linn. 的干燥成熟种子。

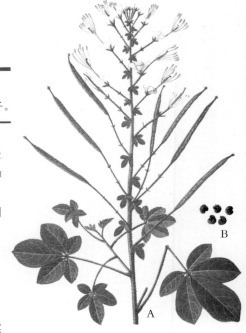

A. 花、果枝；B. 药材（白花菜子）

【植物特征】一年生直立草本，高0.3~0.8m或稍过之；嫩枝被腺毛，触之粘手。指状复叶互生，具长柄；小叶5片或上部叶仅有3小叶，无柄或近无柄；小叶片膜质，倒卵形或倒卵状长圆形，中间一片长3~5cm，最外侧的一对长1.5~2cm，顶端短尖或钝，基部楔形，边全缘或有不明显小齿。夏、秋季为盛花期。总状花序顶生，甚长，被腺毛；苞片叶状，3裂；花大，花梗长1~2cm；萼片4，披针形，长约4mm，绿色，被腺毛；花瓣4，白色或淡紫色，长约8mm，具长约5mm的爪；雄蕊6，着生于长约2cm的雌雄蕊柄上，花丝长1.5~2.3cm，花药黄色；子房密被腺毛。蒴果圆柱状，长4~8cm；种子多数，肾状，小，褐黑色。花、果期6—10月。

【生　境】生于旷野荒地上。

【分　布】我国见于黄河南北各地。广布世界热带地区。

【采集加工】夏、秋季采摘成熟果实或拔取全株，晒干，打下种子，除去杂质。

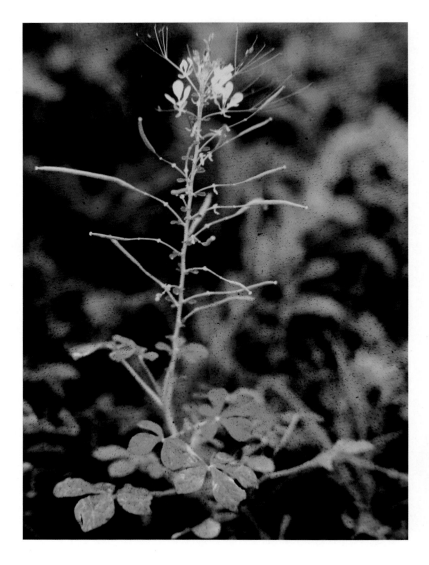

【药材性状】本品呈扁球形，直径1~1.5mm，厚约1mm，黄褐色或黑褐色，粗糙，有同心环状网纹，种脐凹入；破开后内有子叶2片，黄白色。气微，味微苦。以颗粒饱满、色黑者为佳。

【性味归经】味苦、辛，性温；有小毒。归心、脾经。

【功能主治】祛风散寒，活血止痛。用于风湿疼痛，腰痛，跌打损伤，痔疮。

【用法用量】外用适量，捣烂外敷或煎水洗患处。

【附　方】

❶风湿性及类风湿性关节炎、筋骨麻木、肩臂腰腿酸痛：白花菜3.3g，川椒2.7g，二甲基亚砜10mL。将白花菜子与川椒共研细粉，与二甲基亚砜调匀，分成2份，摊在一两块塑料薄膜上，贴在适当的穴位，用胶布固定，贴3~4小时取下，5~6日内勿用水洗，两次贴用间隔10~15日。

❷风湿关节炎、类风湿关节炎、关节疼痛：外敷白花菜子抗风湿药，其用法将塑料袋四周剪开，分成2份，分放在塑料袋之两块薄膜上，贴在适当穴位，用胶布固定，贴3~4小时即可揭去。

白果

【别　名】公孙树、飞蛾叶、鸭脚子。

【来　源】本品为银杏科植物银杏**Ginkgo biloba** Linn. 的干燥成熟种子。

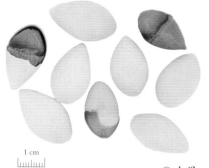

1 cm

⊙ 白果

【植物特征】大乔木，高可达40m；树皮灰褐色，深纵裂，粗糙；枝近轮生，斜上展或雌株枝略平展；长枝灰黄色，具细裂纹；短枝密被落叶痕，短枝端常可再长出长枝。叶扇形，淡绿色，在长枝上呈螺旋状互生，在短枝上为螺旋状簇生状，叶宽5~8cm，上端常具波状缺刻，常具2裂口或无裂口，基部宽楔形；叶柄长通常5~8cm。球花雌雄异株，着生于短枝顶端，基部具鳞片状苞叶；雄球花具多数雄蕊，呈葇荑花序状，雄蕊花药2，长椭圆形，药室纵裂，花丝细；雌球花具长梗，梗端膨大，具2枚、稀1枚或3~5枚盘状珠座，每珠座着生1枚裸生的胚珠，通常仅1枚发育成种子。成熟种子卵圆形或近球形，直径2~3cm，假种皮肉质，成熟时黄色，种皮骨质，具2~3条纵脊，内种皮膜质，胚乳丰富，肉质。

【生　境】全国各地山区有栽培。

【分　布】全国广为栽种，仅浙江天目山有野生。朝鲜、日本及欧美各国有栽培。

【采集加工】秋季种子成熟时采收，除去肉质假种皮，洗净，稍蒸或略煮后，烘干。

【药材性状】本品略呈阔椭圆形，稍扁，长1.5~2.5cm，厚约1cm，黄白色或淡棕黄色，平滑，上端稍尖，下端钝，边缘有2或3条棱脊。壳骨质，较硬；种仁宽卵形或卵圆形，一端留有淡棕色内种皮，横断面外层黄色，内部淡黄色或淡绿色，粉质，中间有空隙。无臭，味甘、微苦。以粒大、饱满、色白、种仁肥厚者为佳。

【性味归经】味甘、苦、涩，性平；有小毒。归肺、肾经。

【功能主治】杀虫，温肺益气，镇咳止喘，涩精，止带，抗利尿。用于支气管哮喘，慢性气管炎，肺结核，尿频，遗精，白带；外敷主治疥疮。

【用法用量】用量4.5~9g。

【附　方】

❶慢性气管炎：银杏250mg，地龙、黄芩素各150mg（每片含量）。加适量淀粉，制粒，压片。每服5片，每日2次，早晚空腹服。10日为一个疗

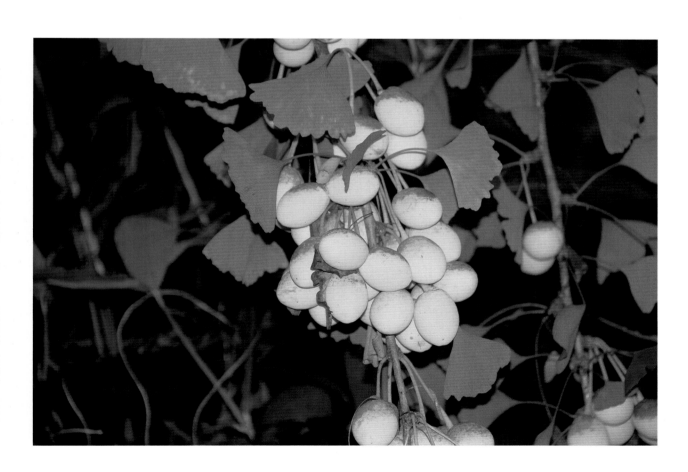

程，中间休息5日。

❷肺结核：秋后采嫩银杏（带肉质外种皮）浸入菜油中100日，即为油浸白果，每次服1粒，每日3次，连服30~100日。

❸冠状动脉粥样硬化性心脏病心绞痛：a.舒血宁片：每片含银杏叶总黄酮量约2毫克，每次舌下含服1~2片，每日3次。b.复方银杏片：银杏叶、何首乌、钩藤各4.5g，制成片剂，为1日量。c.舒血宁注射液：每2mL含银杏叶黄酮甙元0.3mg及聚乙二醇30%。肌肉注射，每次4mL，每日1次。疗程6~10周。

❹血清胆固醇过高症：银杏叶提取主要成分黄酮，制成糖衣片，每片含黄酮1.14mg。每

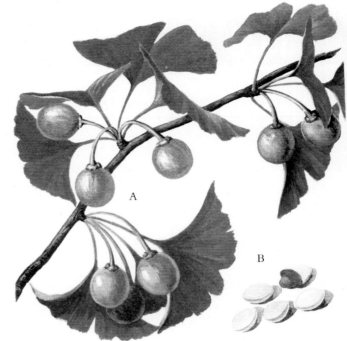

A. 果枝；B. 药材（白果）

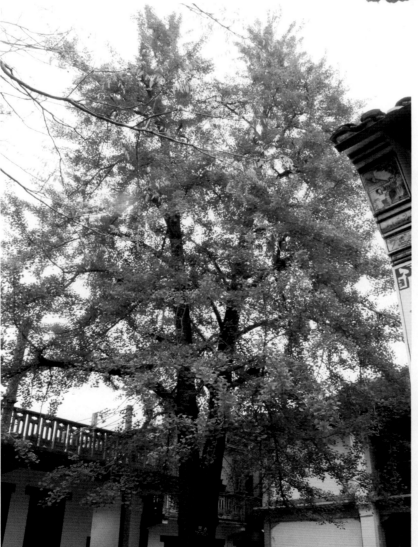

次服4片，每日3次。

❺小儿肠炎：银杏干叶3~9g，加水2碗，煎成1碗，擦洗小儿脚心，手心，心口（巨阙穴周围），严重者擦洗头顶。每日2次。

【附 注】银杏叶亦入药。味甘、苦、涩，性平。归肺经。敛肺，平喘。治肺虚咳喘，高血脂，高血压，心绞痛，脑血管痉挛等。用量3~6g。

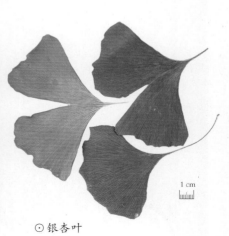

1 cm

⊙银杏叶

丝瓜络

【别　名】水瓜。

【来　源】本品为葫芦科植物丝瓜**Luffa aegyptica** Mill.〔*Luffa cylindrica*（Linn.）Roem.〕老熟果实的网状纤维。

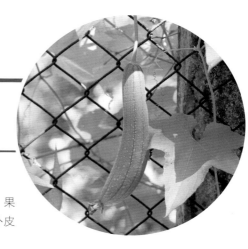

【植物特征】一年生攀缘草本；茎柔弱，粗糙；卷须稍被毛，2～4叉；叶柄强壮而粗糙；叶片轮廓三角形或近圆形，通常掌状5裂，边缘有锯齿。花单性，雌雄同株，雄花组成总状花序，雌花单生叶腋；花萼裂片卵状披针形，长约1cm；花冠黄色，直径5～9cm，裂片长圆形；雄蕊5，药室多回折曲；子房长圆柱状，柱头3，膨大。果实圆柱状，长15～50cm，有纵向浅槽或条纹，未成熟时肉质，成熟后干燥，里面有网状纤维，充分成熟后，由顶端盖裂；种子黑色，扁平，边缘狭翼状。花、果期夏、秋季。

【生　境】栽培。

【分　布】全国各地普遍栽培。世界其他热带地区也有栽培。

【采集加工】夏、秋季果实成熟，果皮变黄，内部干枯时采摘，除去外皮及果肉，洗净，晒干，除去种子。

【药材性状】本品为纤维交织而成的网状物，多呈长梭形或圆柱形，略弯曲，常稍扁，长30～70cm，直径7～10cm，淡黄白色。体轻，质韧，有弹性，不能折断。横切面有腔室3个。气微，味淡。以筋络清晰、质韧、色淡黄白者为佳。

【性味归经】味甘，性平。归肝、胃经。

【功能主治】清热解毒，活血通络，利尿消肿。用于筋骨酸痛，胸胁胀痛，肢体酸痛，闭经，乳汁不通，乳腺炎，水肿。

【用法用量】用量9～15g。

【附　方】

❶蛔虫病：黑生丝瓜子40～50粒，剥去壳，取其仁嚼烂，空腹时用温开水送服（或将丝瓜子仁捣烂装入胶囊服），儿童每服30粒，每日1次，连服2日。

❷慢性支气管炎：经霜丝瓜藤150～240g，水煎服，每日1剂，10日为一个疗程，连服两个疗程。

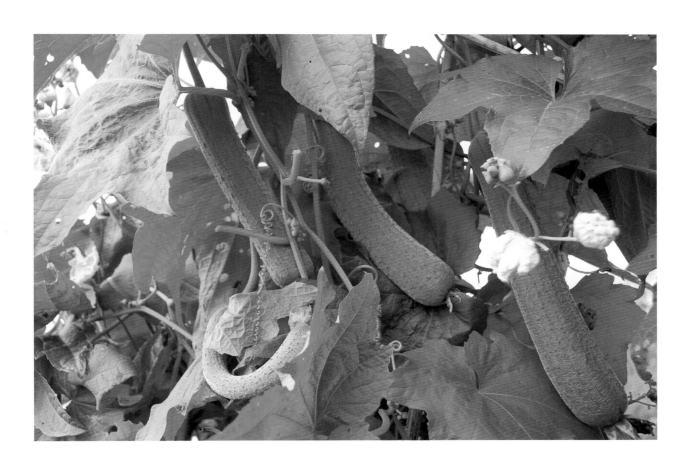

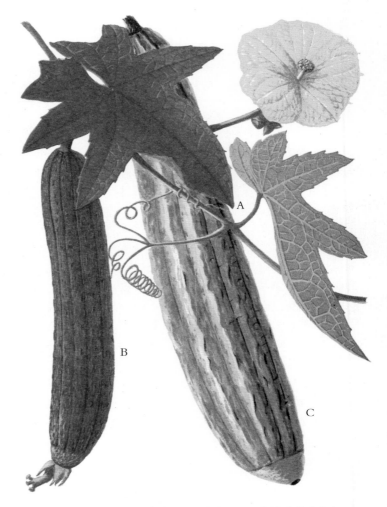

A. 花枝；B. 果实；C. 药材（丝瓜络）

❸支气管炎：丝瓜藤90~150g，切碎，水煎2次，合并滤液，浓缩至100~150mL，1日分3次服，10日为一个疗程。

❹慢性鼻窦炎：a.丝瓜藤切碎，焙至半焦，研粉吹入鼻腔内，每日2~3次，2~4日为一个疗程。b.丝瓜藤，取近根3尺，于摘瓜后切碎，晒干，炒至微焦，研末，制成6g重的蜜丸，每服1丸，每日3次，可较长时间服用。

❺鼻炎：丝瓜根500g，黄栀子250g。共研细粉，每服9g，每日3次。

❻水肿，腹水：丝瓜络60g，水煎服。

❼神经性皮炎：鲜丝瓜叶洗净，研细后在患处摩搽，直到局部发红，甚至见隐血为止。每7日1次，2次为一个疗程。

【附　注】参阅本《中国中草药三维图典》第1册263页粤丝瓜络条及其附注。

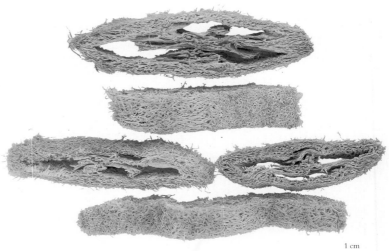

1 cm

红枣

【别　名】大枣。

【来　源】本品为鼠李科植物枣Ziziphus jujuba Mill.的干燥成熟果实。

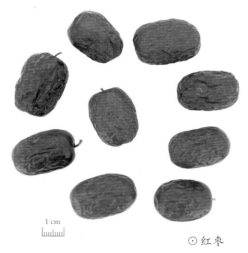

⊙红枣

【植物特征】落叶灌木或小乔木，高4~10m；枝光滑无毛，具针状刺，刺常反曲，如成对时则一枚向上，另一枚下弯。叶二列状排列，状如羽状复叶，具短而细的叶柄；叶片卵形至卵状披针形，长约2.5~5cm，宽1.5~4cm，顶端稍钝、凹入或有芒尖头，两面无毛或下面脉上被疏柔毛，边缘有钝齿。花芳香，有短梗，2~3朵组成腋生聚伞花序；萼5裂；花瓣5，黄绿色，近匙形，开放时外展；花盘10裂；子房2室。核果暗红色或深红色，卵圆形至长圆形，长3~6cm。核骨质，二端尖。花期5—7月；果期8—9月。

【生　境】栽培。

【分　布】辽宁、内蒙古、河北、山西、陕西、甘肃、河南、湖北、山东、安徽、江苏、四川、广西、广东。原产我国，现亚洲、欧洲、美洲均有栽培。

【采集加工】秋季采收成熟果实，晒干。

【药材性状】本品呈椭圆形或近圆球形，长2~3.5cm，直径1.5~2.5cm，暗红色，微有光泽，常有不规则皱缩纹，顶端有1小突点，基部凹陷，有短果梗；外果皮薄，中果皮棕黄色或淡褐色，肉质，富糖性而油润。核纺锤形，两端锐尖，质坚硬。气微香，味甜。以个大、色紫红、油润者为佳。

【性味归经】味甘，性温。归脾、胃经。

【功能主治】补脾益气，养心安神。用于脾虚泄泻，体倦乏力，心悸，失眠，盗汗，血小板减少性紫癜。

【用法用量】用量6~15g。

【附　方】

❶过敏性紫癜：红枣60g，煎汤服，每日3次，喝汤吃枣，连服一周。

❷老年慢性气管炎：枣树皮消炎片，每次1~2片，每日2次。

❸外伤出血：枣树皮适量，去掉外面

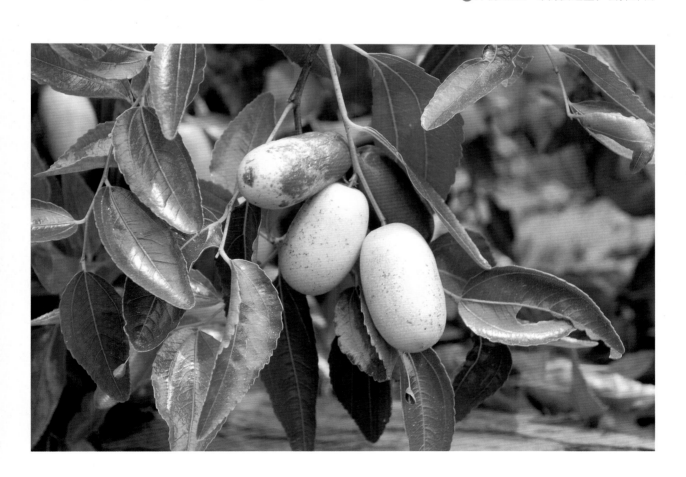

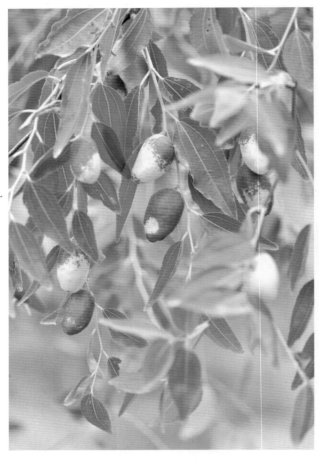

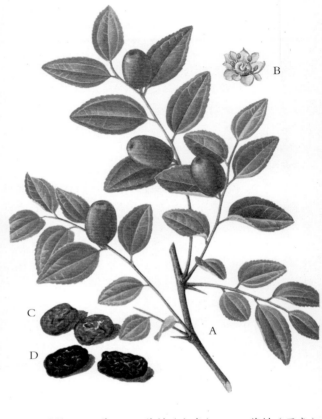

A. 果枝；B. 花；C. 药材（大枣）；D. 药材（黑枣）

和里面的皮，将中层皮用微火炒成黄色，研成细粉，加冰片少量（500∶1）混匀备用。

❹胃肠炎，胃痛，下痢腹痛：枣树皮12~15g，水煎去渣，加红糖服。

❺表虚自汗：红枣10个，乌梅肉9g，桑叶12g，浮小麦15g，水煎服。

【附　注】

❶成熟枣的果实为深红色，经烟熏炕焙干燥后变黑色，习称黑枣，广东等地用作大枣入药，性味功能与本品同。

❷酸枣Ziziphus. jujuba Mill. var. spinosa（Bunge）Hu为本种的变种，果较小，长在1.2cm以下，核两端钝。它的种子入药称酸枣仁。味甘、酸，性平。归肝、胆、心经。功能养心安神，生津，敛汗。用于虚烦不眠，惊悸多梦，体虚多汗，健忘，伤津口渴。

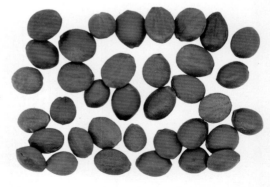

⊙酸枣仁

1 cm

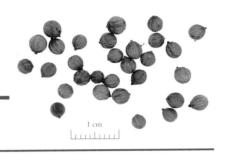

1 cm

芫荽子

【别　名】芫茜、香菜、胡荽、延荽。

【来　源】本品为伞形科植物芫荽Coriandrum sativum Linn. 的干燥成熟果实。

【植物特征】一年生草本，高25~50cm，全株无毛；主根细长，略带纺锤状，生有许多须根；茎直立，具直线纹。叶互生，膜质，多回羽状深裂或多回三裂，基生叶和茎下部叶阔卵形或楔形而深裂，上部叶羽状细裂，具狭线形的裂片；叶柄基部鞘状。花白色或紫红色，组成顶生或与叶对生的复伞形花序，总花梗长2~8cm，有3~8条长1~2.5cm的伞梗，无总苞片；萼小，萼齿常不相等，短尖；花瓣倒卵形，屈折，凹头，小伞形花序外缘花常为辐射瓣。果近球形，直径约1.5mm，心皮腹面稍凹陷。花、果期4—12月。

【生　境】栽培。

【分　布】全国各地均有栽培。原产欧洲地中海地区。

【采集加工】8—9月果实成熟时采摘果枝，晒干后打下果实，除去杂质。

【药材性状】本品多呈圆球形，直径3~5mm，顶端有2裂的花柱残迹，围绕花柱有5个宿萼裂片，基部圆钝，常附有残存果梗，外面淡棕色或黄棕色，较粗糙，有10条波纹状的初生棱线和12条直出的次生棱线，初生棱线常不很明显；部分果实2裂，分果爿背部隆起，腹面中央下凹，可见3条纵棱线，其中两侧的棱线常弧曲。质稍硬，揉碎后有浓烈的特殊香气，味微辣。以籽粒饱满、无杂质者为佳。

【性味归经】味辛，性温。归肺、胃经。

【功能主治】发表透疹，健胃。治食积不消，食欲不振，痘疹不透。

【用法用量】用量3~9g。

【附　方】

❶麻疹不透：a.芫荽（全草）、蝉蜕各6g，薄荷2.4g，水煎服，外用鲜芫荽30~60g，捣烂搓前胸及后背。b.鲜芫荽（全草）9~15g，水煎服；或加鲜浮萍9g，水煎服。

❷消化不良，食欲不振：芫荽子（果实）6g，陈皮、六曲各9g，生姜3片，水煎服。

❸胸膈满闷：芫荽子研末，每次3g，开水吞服。

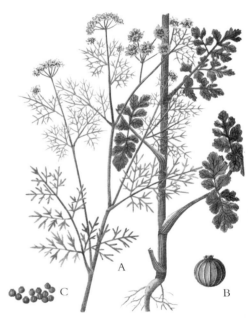

A. 植株；B. 果实（放大）；
C. 药材（芫荽子）

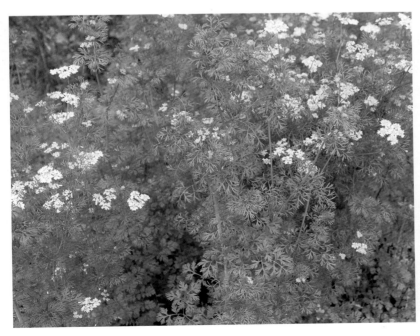

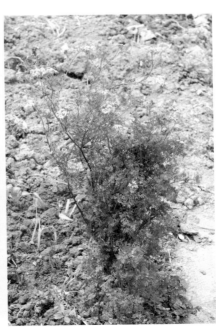

陈皮

【别　名】橘皮、橘子皮、广陈皮。

【来　源】本品为芸香科植物茶枝柑Citrus reticulata cv. Chachi或行柑Citrus reticulata Blanco cv. Hanggan 及其他品种的橘的成熟果皮。

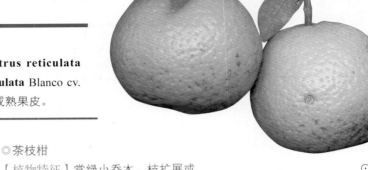

⊙茶枝柑

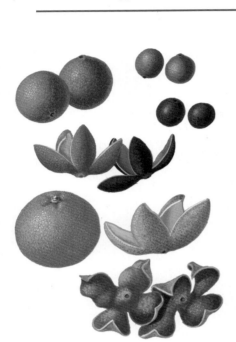

⊙茶枝柑

◎茶枝柑

【植物特征】常绿小乔木。枝扩展或下垂，有刺。叶互生，指状复叶，叶片近革质，椭圆形、卵形或披针形，长4~8cm，宽2.5~3cm，先端钝，常凹头，基部楔尖，边缘稍有圆齿或钝齿，很少全缘；叶脉至叶片先端凹缺处常叉状分枝，侧脉清晰；羽叶狭长或仅有痕迹，与叶片相连处有关节。花白色，两性，1~3朵腋生；花萼长约3mm，不规则5~3裂；花瓣长圆形，长不超过1.5cm；雄蕊20~25。柑果扁圆形，高4.5~6cm，宽6.5~7cm，顶部略凹，花柱痕迹明显，有时有小脐，蒂部偶见放射状排列的沟槽，深橙黄色，略显粗糙，果皮厚2.7~3.3mm，甚脆，易折断；瓣囊10~12瓣。花期4—5月；果期10—12月。

【生　境】栽培植物。

【分　布】广东新会大量栽培，四会等地也有栽培。

◎行柑

【植物特征】行柑又名四会柑。植物形态与茶枝柑相似，区别是行柑的柑果较扁，顶端圆或微凹，蒂部圆，有多条放射状伸出的沟槽，果皮较薄，平滑而光亮，质较韧，不易折断。花期4—5月；果期10—12月。

⊙茶枝柑

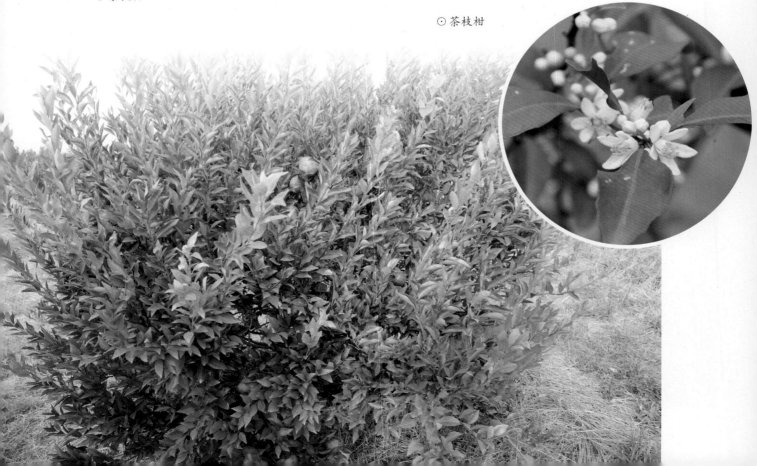

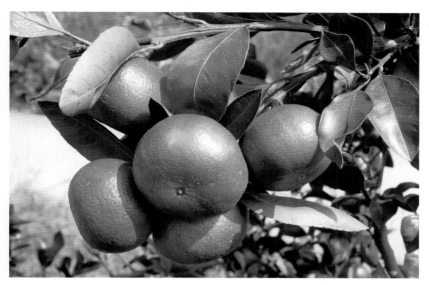

⊙ 行柑

【生　境】栽培植物。

【分　布】广东四会等地大量栽培。

【采集加工】冬季摘下成熟果实，将果皮开成相等的三瓣或十字横开四瓣，底部相连。剥下，晒干。

【药材性状】茶枝柑　为纵开三或四瓣，基部相连，间有单瓣，瓣片常向外反卷，厚1～3mm。表面棕红色、橙红色至青黄色，有皱纹，密布凹孔状油胞，里面淡黄白色，粗糙，质地较疏松，有筋络。质柔软，富有弹性，不易折断。气清香，味甘、微辛，嚼之稍有麻舌感。以片大肉厚、色橙红、质柔软、多油胞、气清香者为佳。

行柑　较薄，厚约1mm。油胞较大，对光照视透明清晰。质较柔软。

【性味归经】味苦、辛，性温。归肺、脾经。

【功能主治】理气健胃，燥湿化痰。用于胸脘胀满，食少吐泻，咳嗽痰多。

【用法用量】用量3～10g。

【附　方】

❶咳嗽痰多：陈皮、半夏、茯苓各9g，甘草6g，水煎服。

❷呕吐，呃逆：陈皮、竹茹各9g，生姜、甘草各6g，大枣5枚，水煎服。

❸急性乳腺炎：陈皮30g，连翘、柴胡各9g，金银花4.5g，甘草6g，水煎

服。每日1～2剂。

❹较严重的血淋：陈皮、香附子、赤茯苓等各等量，粉碎。每次9g，饭前服。

❺感冒咳嗽：陈皮20g，榕树叶30g，枇杷叶（去毛）20g，水煎，分2次服，每日1剂。

【附　注】

❶本品仅指广陈皮，与《中华人民共和国药典》收载品不尽相同。除茶枝柑（新会柑）和行柑（四会柑）外，其他品种的橘的成熟果皮亦均可加工成陈皮，但商品外形与广陈皮有所不同，商品质量也逊于广陈皮，因而广陈皮称为道地陈皮。

❷柑橘未成熟的果实，亦入药，称青皮。其中稍大的开成4瓣，挖去瓤囊，晒干，称四花青皮；较小的整个晒干，称小青皮。味苦、辛，性温。具疏肝破气，消积化滞之功。

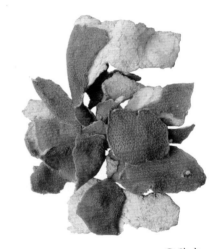

⊙ 陈皮

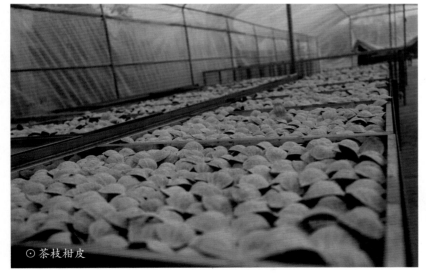

⊙ 茶枝柑皮

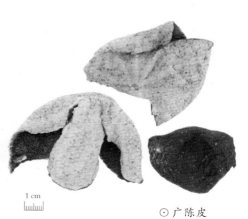

1 cm

⊙ 广陈皮

青果

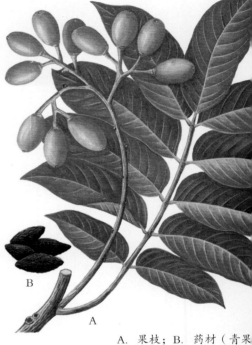

【别　名】白榄干。

【来　源】本品为橄榄科植物橄榄**Canarium album**（Lour.）Raeusch. 的干燥成熟果实。

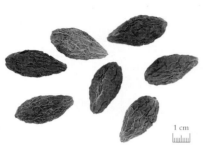

1 cm

【植物特征】常绿乔木，高可达25m；嫩枝被极短绒毛，有皮孔。奇数羽状复叶长达30cm；小叶11~15片，对生，长圆状披针形或椭圆形，长6~15cm，顶端渐尖，基部歪斜，全缘，上面无毛，下面沿脉上常有疏短柔毛；侧脉每边12~16。花序腋生；雄花序为聚伞圆锥花序，长达30cm；雌花序为总状花序，长达6cm，有花数朵至10余朵。花3数，被绒毛或无毛，雄花长达8mm；花萼长达3mm；花瓣长圆状倒卵形；雄蕊6，花丝合生；雌花长达7mm；花萼长达3mm，近截平；雌蕊密被短柔毛，子房3室，每室具胚珠2。核果卵圆形至椭圆形，长2.5~3.5cm，无毛，成熟时黄绿色或绿色。花期4—5月；果10—12月。

【生　境】生于低海拔的杂木林中。

【分　布】海南、广东、香港、台湾、福建、广西、云南。越南、日本、马来半岛有栽培。

【采集加工】秋季果实成熟时采收，晒干或阴干。

【药材性状】本品呈纺锤形，两端小而钝，长2.5~3.5cm，直径1~1.5cm，棕黄色或黑褐色，有不规则皱纹或沟槽。果肉灰棕色或棕褐色，柔韧；果核棱形，暗红棕色，具纵棱，破开后，内多分3室，各有种子1粒，无臭，果肉味涩，久嚼微甜。以肉厚、味先涩后甜者为佳。

【性味归经】味甘、涩，性平。归肺、胃经。

【功能主治】清热解毒，利咽喉，生津。用于咽喉肿痛，咳嗽，暑热烦渴，肠炎腹泻。鲜果汁：可解河豚、鱼、鳖中毒。

【用法用量】用量3~9g。鲜果汁用量不拘。

【附　方】癫痫：鲜青果500g，郁金、白矾（研末）各24g。先将青果打碎，加适量水，放锅内熬开后，捞出去核，捣烂，再加郁金熬至无青果味，过滤去渣，再加入白矾末熬，约成500mL。每次服20mL，每日早晚各1次，温开水送服。

【附　注】藏青果有时亦简称青果，但它是诃子未成熟的干燥果实，两者不可混淆（参阅本《中国中草药三维图典》第1册244页诃子条之附注）。

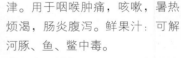

A. 果枝；B. 药材（青果

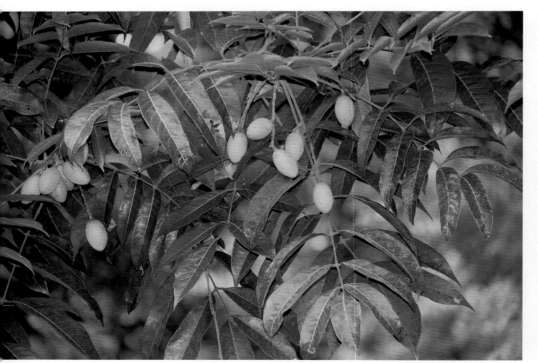

青葙子

【来　源】本品为苋科植物青葙Celosia argentea L. 的成熟种子。

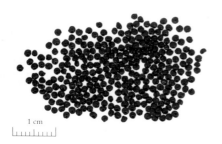

1 cm

【植物特征】一年生直立草本。茎常带淡红色。叶互生，薄膜质，披针形至长圆状披针形，长5~11cm，先端长渐尖或渐尖，基部渐狭。花两性，白色或淡红色，组成顶生、密花的穗状花序；苞片长卵形至披针形，长达5mm，宿存；萼片长圆状披针形，长达7mm；雄蕊5，花药4室。胞果具宿存花柱，成熟时盖裂；种子多数，扁圆形，直径约1.5mm，黑色，有光泽。花期5—8月；果期6—10月。

【生　境】生于旷野、田边、村旁。

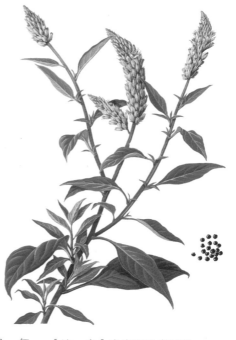

【分　布】我国长江以南各地。广布全世界热带地区。

【采集加工】秋季果实成熟时采割植株或摘取果穗，晒干，收集种子，除去杂质。

【药材性状】本品呈扁圆形，少数呈圆肾形，边缘稍薄，直径1~1.5mm。表面黑色或棕黑色，有光泽。中间微隆起，侧边微凹处有种脐；种皮薄而脆。气微，味淡。以颗粒饱满、黑色、光亮者为佳。

【性味归经】味苦，性微寒。归肝经。

【功能主治】祛风明目，清肝火。用于目赤肿痛，视物不清，气管哮喘，胃肠炎，角膜炎，角膜云翳，虹膜睫状体炎，眩晕。

【用法用量】用量3~9g。

【注　意】青光眼患者禁服。

【附　方】

❶ 夜盲目翳：青葙子15g，乌枣30g，开水冲炖，饭前服。

❷ 视物不清：青葙子6g，夜明砂60g，蒸鸡肝或猪肝服。

❸ 头昏伴有眼矇、眼棱骨痛：青葙子9g，平顶莲蓬5个，水煎服。

❹ 月经过多：青葙子18g，响铃草15g，配瘦猪肉炖服。

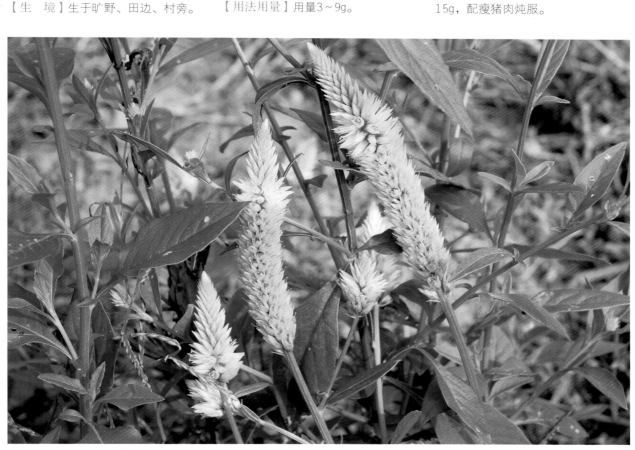

苦瓜干

【别　名】凉瓜、癞瓜。

【来　源】本品为葫芦科植物苦瓜**Momordica charantia** Linn. 的干燥成熟果实。

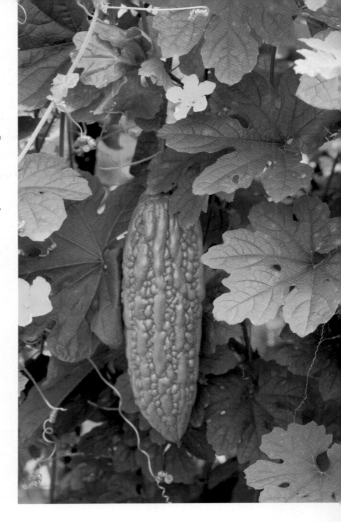

【植物特征】一年生攀缘草本；茎、枝、叶柄及花梗被柔毛；卷须腋生，不分叉。叶近圆形或近肾形，直径3~12cm，掌状5~7深裂，裂片椭圆形，具深或浅裂齿。花春末夏初开，雌雄同株，单朵腋生或数朵排成聚伞花序；花梗或总花梗长，中部常具一肾形或圆形的苞片叶；花萼管钟状，上端具5萼齿；花冠幅状，黄色，裂片倒卵形；雄花具雄蕊3，药室弯曲褶皱；雌花子房下位，纺锤形，密生瘤状凸起。瓠果长椭圆形，成熟时肉质，表面具多数不整齐瘤状突起；种子长圆形，成熟时红色。花、果期5—11月。

【生　境】栽培。

【分　布】我国南北各地有栽培。世界广为栽培。

【采集加工】夏、秋季选取青绿色鲜苦瓜，切成约1cm厚片块，晒干。

【药材性状】本品为椭圆形或长圆形片块，厚0.2~0.3cm，长3~15cm，宽2~4cm；切口边缘皮部青绿色，皱缩不平，中间瓤部白色或黄白色，少数红色，柔软而微有弹性，其内嵌生近长圆形而扁的种子5~10枚，种子脱落后常留下孔洞。质略韧，不易断。气微，味苦。以青边、肉白、片薄、种子少者为佳。

【性味归经】味苦，性寒。归心、肺、脾、胃经。

【功能主治】消暑涤热，明目，解毒，健胃。用于癍痧发热，热病烦渴，中暑，痢疾，赤眼疼痛，糖尿病，痈肿丹毒，恶疮。

【用法用量】用量5~15g。

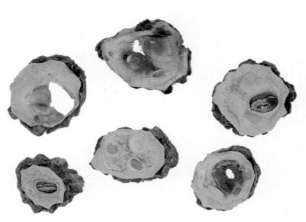

1 cm

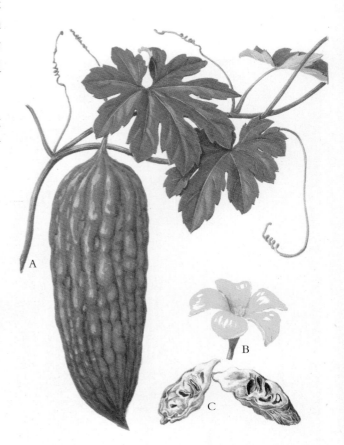

A. 果枝；B. 花；C. 药材（苦瓜干）

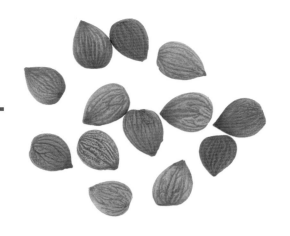

苦杏仁

【别　名】杏仁。

【来　源】本品为蔷薇科植物杏**Armeniaca vulgaris** Lam. ［*Prunus armeniaca* Linn.］、野杏**Armeniaca vulgaris** Lam. var. **ansu**（Maxim.）Yu et Lu、山杏**Armeniaca sibirica**（Linn.）Lam. 和东北杏**Armeniaca mandshurica**（Maxim.）Skv. 的干燥成熟种子。

◎杏

【植物特征】小乔木，高一般5~8m；树皮灰褐色，纵裂；当年生小枝红褐色，无毛，具多数皮孔。叶阔卵形至近圆形，长5~9cm，宽4~8cm，顶端短尖至短渐尖，基部圆形或近心形，边缘有钝圆齿，两面无毛或有时下面脉腋间有柔毛；叶柄长2~3.5cm，近顶端有2腺体。花白色或略带红色，单生，直径2~3cm；花梗长1~3mm，被短柔毛；花萼裂片5，卵形或长卵形，顶端短尖或钝圆，花后反折；花瓣5，圆形或倒卵形，基部具短爪；雄蕊20~45，稍短于花瓣；子房卵形，被短柔毛，花柱稍长或几与雄蕊等长，下部被毛。核果近球形，直径约2.5cm，成熟时黄白色或黄红色，常具红晕，微被短柔毛，具沟槽，成熟时不开裂，果肉多汁；核卵形或椭圆形，两侧压扁，表面平滑或稍粗糙；种子扁圆形。花期3—4月；果期6—7月。

【生　境】栽培。

【分　布】我国各地，多数为栽培，少数逸为野生。世界各地均有栽培。

◎野杏

【植物特征】野杏与杏不同之处在于叶片基部楔形或宽楔形；花常2朵，淡红色；果实近球形，红色；核卵球形，离肉，表面粗糙而有网纹，腹棱常锐利。

【生　境】栽培。

【分　布】主产我全国北部，多数为栽培，少数逸为野生。日本、朝鲜也有分布。

◎山杏

【植物特征】山杏为灌木或小乔木，高2~5m；树皮暗灰色；小枝无毛，稀幼时疏生短柔毛，灰褐色或淡红褐色。叶片卵形或近圆形，长5~10cm，宽3~7cm，顶端长渐尖至尾尖，基部圆形至近心形，叶边有细钝锯齿，两面无毛，稀下面脉腋间具短柔毛；叶柄长2~3.5cm，无毛，有或无小腺体。花单生，直径1.5~2cm，

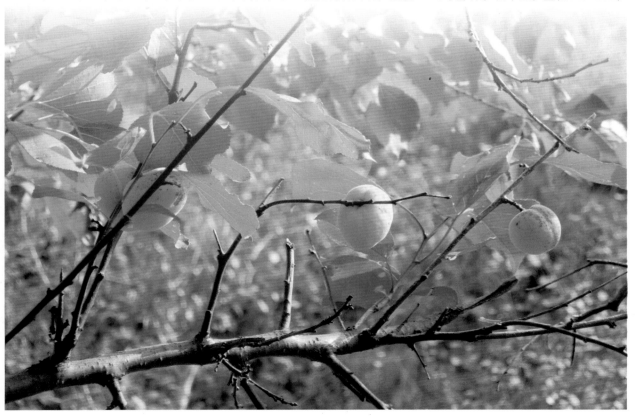

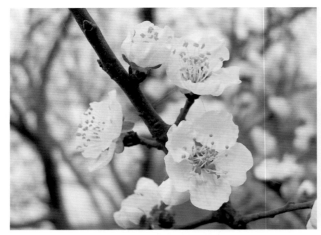
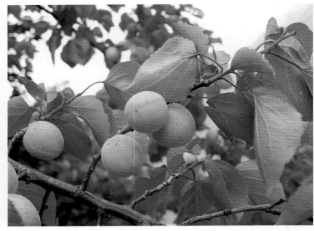

先于叶开放；花梗长1~2mm；花萼紫红色；萼筒钟形，基部微被短柔毛或无毛；萼片长圆状椭圆形，顶端尖，花后反折；花瓣近圆形或倒卵形，白色或粉红色；雄蕊几与花瓣近等长；子房被短柔毛。果实扁球形，直径1.5~2.5cm，黄色或橘红色，有时具红晕，被短柔毛；果肉较薄而干燥，成熟时开裂，味酸涩不可食，成熟时沿腹缝线开裂；核扁球形，易与果肉分离，两侧扁，顶端圆形，基部一侧偏斜，不对称，表面较平滑，腹面宽而锐利；种仁味苦。花期3—4月；果期6—7月。

【生　境】生于干燥向阳山坡上、丘陵草原或与落叶乔灌木混生，海拔700~2 000m。

【分　布】黑龙江、吉林、辽宁、内蒙古、甘肃、河北、山西等地。蒙古东部和东南部、苏联远东地区和西伯利亚也有分布。

◎东北杏

【植物特征】东北杏为乔木，高达15m；树皮木栓质发达，深裂，暗灰色；嫩枝无毛，淡红褐色或微绿色。叶片宽卵形至宽椭圆形，长5~13cm，宽3~6cm，顶端渐尖至尾尖，基部宽楔形至圆形，有时心形，叶边具不整齐的细长尖锐重锯齿，幼时两面具毛，逐渐脱落，老时仅下面脉腋间具柔毛；叶柄长1.5~3cm，常有2腺体。花单生，直径2~3cm，先于叶开放；花梗长7~10mm，无毛或幼时疏生短柔毛；花萼带红褐色，常无毛；萼筒钟形；萼片长圆形或椭圆状长圆形，顶端圆钝或急尖，边常具不明显细小锯齿；花瓣宽倒卵形或近圆形，粉红色或白色；雄蕊多数，与花瓣近等长或稍长；子房密被柔毛。果实近球形，直径1.5~2.6cm，黄色，有时向阳处具红晕或红点，被短柔毛；果肉稍肉质或干燥，味酸或稍苦涩，果实大的类型可食，有香味；核近球形或宽椭圆形，长13~18mm，宽11~18mm，两侧扁，顶端圆钝或微尖，基部近对称，表面微具皱纹，腹棱钝，侧棱不发育，具浅纵沟，背棱近圆形；种仁味苦，稀甜。花期4月，果期5—7月。

【生　境】生于海拔400~ 1 000m开阔的向阳山坡灌木林或杂木林下。

【分　布】吉林、辽宁等地。俄罗斯远东地区和朝鲜北部也有分布。

【采集加工】夏季采收成熟的果实，除去果肉及核壳，取出种子，晒干。

【药材性状】本品呈卵形或椭圆形，压扁，长1~1.9cm，宽0.8~1.5cm，厚5~8mm，上端尖，下端钝圆，较肥厚，且左右不对称，黄棕色至深棕色，上端一侧有短线形的种脐，下端合点处向上具多数深棕色的脉纹。种皮薄，除去种皮，可见乳白色子叶2片，富油质。无臭，味苦。以颗粒饱满、完整者为佳。

【性味归经】味苦，性温；有小毒。归肺、大肠经。

【功能主治】止咳，平喘，润肠。用于咳嗽，气喘，便秘。

【用法用量】用量4.5~9g。宜后下。服用勿过量，婴儿慎用。

【附　方】咳嗽气喘：杏仁、紫苏子各9g，麻黄、贝母、甘草各6g，水煎服。

【附　注】本品含苦杏仁甙（amygdaline），水解后产生有毒物质氢氰酸，故内服不能过量。

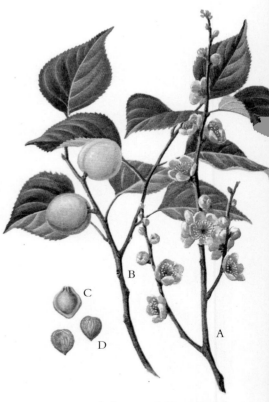

A. 花序；B. 果枝；C. 果实；
D. 药材（苦杏仁）

苘麻子

【别　名】冬葵子。

【来　源】本品为锦葵科植物苘麻**Abutilon theophrasti** Medicus 的干燥成熟种子。

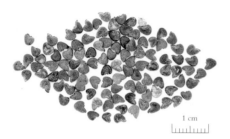

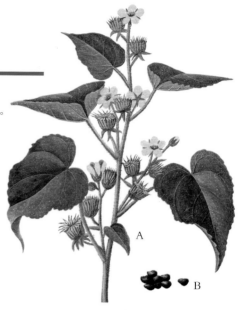

A. 花、果枝；B. 药材（苘麻子）

【植物特征】直立亚灌木，高1～3m，枝、叶和花梗均被星状毛。叶互生，具长柄；叶片近圆心形，长3.5～15cm，顶端骤然渐尖，基部心形，边缘具浅圆齿或小齿；托叶线形，长约8mm。花黄色，很大，单朵腋生，或几朵在侧生短枝上结成顶生总状花序；花梗长2～3cm，有关节；花萼杯状，直径约1cm，内外均被黄色短绒毛，具5个卵状三角形的裂片；花瓣5片。分果扁球形，直径约2cm，由10～16个分果爿组成，分果爿有直棱，顶端具2条芒刺，果皮膜质，被黄色绒毛；种子肾形，长约3mm，被短毛。花期7—8月。

【生　境】偶见生于路旁或荒地上。

【分　布】全国各地均有零星分布。现已遍布世界各地。

【采集加工】秋季采收成熟果实，晒干，打下种子，除去杂质。

【药材性状】本品呈三角状肾形，长3mm，宽2.5～4.5mm，厚1～2mm，灰黑色或暗褐色，有白色稀疏绒毛，种脐生于凹陷处，近椭圆形，淡棕色，四周有放射状纹理；种皮坚硬，子叶2片，藏胚乳中，折曲重叠，富油质。气微，味淡。以饱满、色灰黑者为佳。

【性味归经】味苦，性平。归大肠、小肠、膀胱经。

【功能主治】清热利湿，解毒，退翳。用于角膜云翳，痢疾，痈肿，小便涩痛。

【用法用量】用量6～12g，水煎或入散剂服。

【附　注】历代本草所记载的冬葵子，据有关专家考证应为锦葵科植物冬葵Malva verticillata Linn. 的干燥成熟种子。但据调查目前全国大多数地区均以本品作冬葵子入药。在《中华人民共和国药典》中冬葵以果实入药，称冬葵果，而苘麻以种子入药，称苘麻子，不列冬葵子一名。本书从《中华人民共和国药典》称本品为苘麻子。

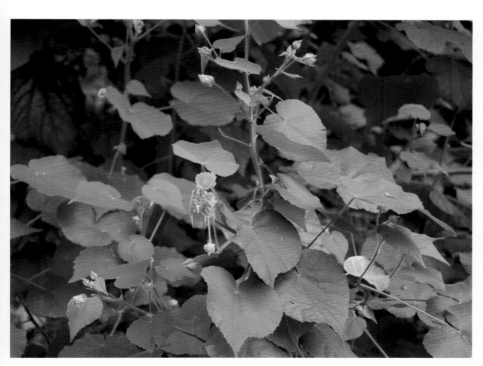

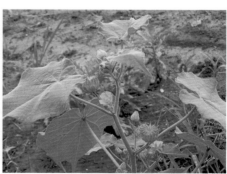

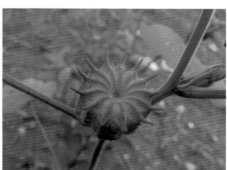

板栗壳

【别　名】栗子、枫栗、毛栗壳。

【来　源】本品为壳斗科植物板栗Castanea mollissima Bl. 的壳斗。

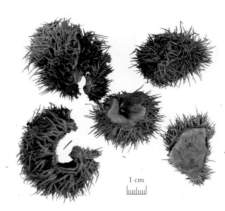

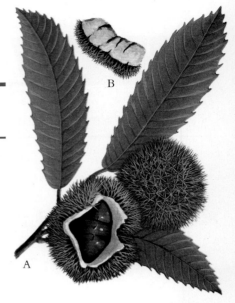

【植物特征】落叶乔木，高15~20m；树皮深纵裂；嫩枝被毛；冬芽短，阔卵形，被毛。叶2列，卵状长圆形至椭圆状披针形，长9~15cm，基部圆或宽楔形，有时偏斜，羽状脉，边缘有锯齿，齿端有芒，上面无毛或嫩叶薄被星状短柔毛，下面密被白色、星状短绒毛和较长的单毛；叶柄短。花单性同株；雄蕊黄花序直立，细长；雌花集生于枝条上部的雄花序基部。

壳斗球形，上有针刺，刺上密被紧贴的柔毛，成熟时开裂而散出坚果；坚果半球形或扁球形，通常2个，暗褐色，直径2~3cm。花期4—6月；果期8—10月。

【生　境】栽培，适宜于山地向阳山坡及干燥的沙质土壤。

【分　布】我国广泛栽培于辽宁、河北及黄河流域和以南各地。

【采集加工】秋季采收成熟果实时剥取壳斗，晒干。

【药材性状】本品呈球状，略扁，连刺直径4~8cm，高3~4cm，常纵向开裂成2~4瓣；外表面黄棕色或棕色，密布分枝利刺，刺长1~1.5cm，密被灰白色至灰绿色柔毛；内表面密被紧贴的黄棕色丝质长绒毛，底部有2~3个坚果脱落后的疤痕。质坚硬，断面颗粒状，暗棕褐色。气微，味微涩。以个大、质坚、色黄棕者为佳。

A. 果枝；B. 药材（板栗壳）

【性味归经】味甘、涩，性平。归脾、胃经。

【功能主治】止咳，化痰，消炎。用于慢性支气管炎，咳嗽痰多，百日咳，淋巴结炎，腮腺炎。

【用法用量】用量30~60g。

【附　方】

①痰火头疬：板栗壳30g，蜜枣3粒，水煎服。

②痰火核：板栗壳、夏枯草适量，水煎服。

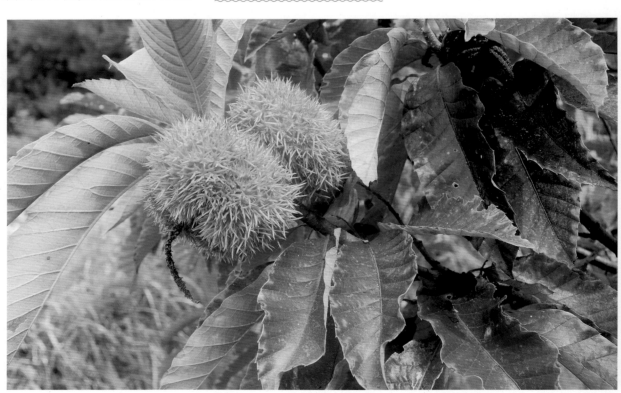

郁李仁

【别　名】秧李。

【来　源】本品为蔷薇科植物郁李Cerasus japonica（Thunb.）Lois.［*Prunus japonicus* Thunb.］的干燥成熟种子。

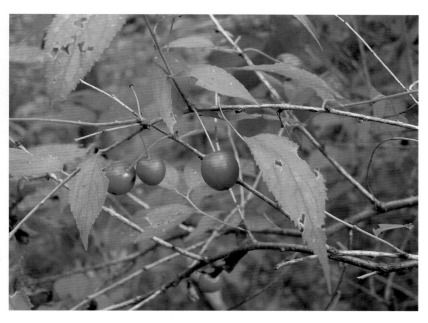

【植物特征】灌木，高约1.5m；小枝纤细，灰褐色，无毛。单叶互生，卵形或卵状披针形，长3~7cm，宽1.5~2.5cm，顶端渐尖，基部圆形或楔形，边缘具锐利重锯齿，无毛；侧脉5~8对；叶柄长2~3mm；托叶线形，长4~6mm，边缘具腺齿，早落。花2~3朵簇生于叶腋，直径1.5cm；花梗长5~10mm，无毛；萼筒陀螺形，长宽近相等，无毛或被短柔毛，裂片5，椭圆形，较萼筒长，花后反折；花瓣白色或淡红色，倒卵形；雄蕊多枚，离生，较花瓣短；花柱约与雄蕊等长或较长，无毛。核果近球形，直径约1cm，成熟时暗红色，有光泽。花期5月；果期7—8月。

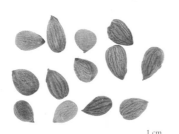

1 cm

【生　境】生于山地林中。

【分　布】黑龙江、吉林、辽宁、河北、山东、江苏、浙江、湖南、广东、江西、福建。日本、朝鲜也有分布。

【采集加工】夏、秋季采收成熟果实，除去果肉及核壳，取出种子，晒干。

【药材性状】本品呈卵圆形，长5~7mm或稍过之，直径3~5mm，黄白色或浅棕色，顶端渐尖，基部钝圆，种脐位于顶端，线形，合点位于基部，向上具多条纵脉纹。种皮薄，除去种皮可见富油质的乳白色子叶2片。气微，味微苦。以颗粒饱满、大小均匀、完整、色黄白或灰白者为佳。

【性味归经】味辛、苦、甘，性平。归肺、大肠、小肠经。

【功能主治】润肠通便，下气利水，消肿。用于大肠气滞，肠燥便秘，水肿腹满，脚气浮肿，小便不利。

【用法用量】用量3~10g。孕妇慎用。

【附　方】大便秘结：郁李仁、火麻仁、柏子仁各12g，桃仁9g，水煎服。

【附　注】长梗郁李Cerasus japonica（Thunb.）Lois. var. nakaii（Lévl.）Yu et Lu.、欧李Cerasus humilis（Bunge）Sok.和毛樱桃Cerasus tomentosa（Thunb.）Wall.的种子均作郁李仁入药。郁李、欧李和长梗郁李的种子商品称小郁李仁；毛樱桃的种子商品称中郁李仁或大郁李仁。本品虽然来源于多种植物，但其性味功能相同。

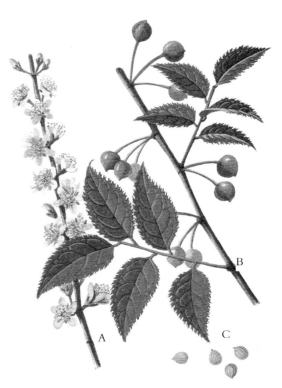

A. 花序；B. 果枝；C. 药材（郁李仁）

罗汉果

【别　名】光果木鳖。

【来　源】本品为葫芦科植物罗汉果**Siraitia grosvenorii**（Swingle）C. Jeffrey ex A. M. Lu et Z. Y. Zhang［*Momordica grosvenorii* Swingle］的成熟果实。

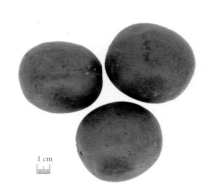

1 cm

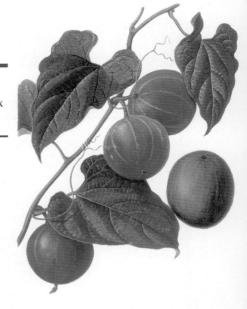

【植物特征】草质攀缘藤本。长2~5m。密被黄褐色柔毛和黑色疣状腺鳞，有直棱。卷须2歧，在分叉处的上下均旋卷。单叶互生，膜质，卵状心形或三角状卵形，长12~23cm，宽5~17cm，先端渐尖，基部深心形，全缘或具小钝齿，有缘毛，上面疏被柔毛和黑色腺鳞；叶柄长2~7cm。花雌雄异株，雄花序总状，有花6~10朵；花萼钟状，上部直径8mm，裂片5；花冠黄色，直径2~3cm，有黑色腺鳞；雄蕊5，药室二回折曲；雌花单生或2~5朵聚生，常有退化雄蕊5。果实球形或椭圆形，直径4~8cm，果皮薄，干后质脆易破碎；种子多数，扁圆形，有沟纹，直径10~12mm。花期5—7月；果期7—9月。

【生　境】生于山谷林中较阴湿处。

【分　布】海南、广东、广西、贵州、湖南、江西等地。

【采集加工】立秋后果实由嫩绿转为深绿色时采摘，剪去果柄，晾数日后，炭火低温焙干。

【药材性状】本品呈圆球形、长卵形或椭圆形，长4~8.5cm，直径3~7cm。表面黄褐色、灰褐色或绿褐色，有深色斑块和残留的稀疏短柔毛，微具光泽，有的可见纵条纹6~11条。先端浑圆，中央有花柱基痕，基部有果柄痕。体轻，果皮薄，质脆，易破碎，果皮内表面黄白色，果瓤疏松，海绵状，内有排列整齐的种子多数。种子扁平，椭圆形或近圆形，少数呈三角形，表面常棕红色，边缘较厚，两面中部均微凹陷，四周有放射状沟纹，边缘有槽。气微香，味极甜，尤以种子的甜度更大。以个大完整、无破裂、摇之不响、无焦黑者为佳。

【性味归经】味甘，性凉。归肺、大肠经。

【功能主治】清肺止咳，润肠通便。用于肺燥实热，咽痛失音，急、慢性支气管炎，急、慢性扁桃体炎，咽喉炎，急性胃炎，大便秘结。

【用法用量】用量10~15g。

【注　意】脾胃虚寒者忌服。服药期间忌烟、酒及辛辣、生冷、油腻、煎炸、刺激性食物。不宜在服药期间同时服用滋补性中药。

【附　方】

❶喉痛失音：罗汉果1个，切片，开水冲泡，待冷后频频饮服。

❷肺燥咳嗽痰多：罗汉果半个，陈皮6g，瘦猪肉100g。先将陈皮浸软，然后与罗汉果、瘦猪肉共水炖，食肉喝汤。

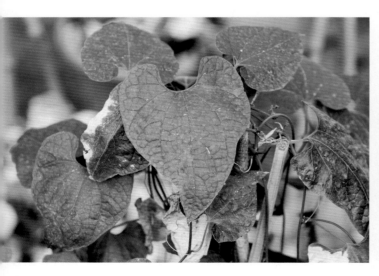

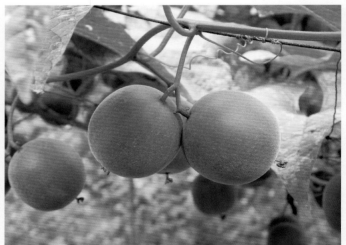

金樱子

【别　名】金英子、金樱肉。

【来　源】本品为蔷薇科植物金樱子**Rosa laevigata** Michx. 的果实。

【植物特征】攀缘状灌木。高达5m。枝条常弯曲，散生扁而弯的钩刺。叶互生，革质，为奇数羽状复叶；小叶3~5片，椭圆状卵形或倒卵形，长2~6cm，宽1.2~3.5cm，顶生小叶常最大，先端急尖或钝圆，边缘锐钝齿；小叶片和叶轴有皮刺和腺毛；托叶大部分贴生于叶柄上。花单朵生于侧枝先端，白色，直径5~7cm；花梗长1.8~3cm；花萼有腺毛和皮刺，萼片5，卵状披针形，边缘羽状浅裂或不裂；花瓣阔倒卵形，先端稍凹；雄蕊和心皮均多数，花柱离生，比雄蕊短。果梨形或倒卵形，密被刺毛，有宿存萼片，紫绿色，成熟时橙黄色。花期4—6月；果期7—11月。

【生　境】生于低海拔的山地林中或灌丛。

【分　布】陕西、安徽、江苏、浙江、湖北、湖南、江西、福建、台湾、广西、广东、云南、四川、贵州等地。

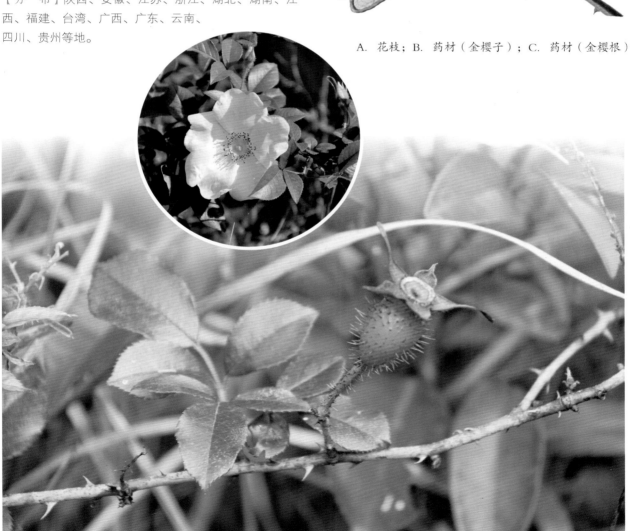

A. 花枝；B. 药材（金樱子）；C. 药材（金樱根）

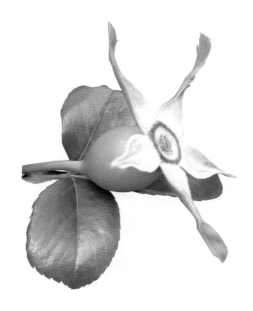

③肾盂肾炎：金樱子、广金钱草各30g，金线风、海金沙各15g，葫芦茶3g，加水500mL，煎煮并浓缩至200mL，分2~3次服。每日1剂。

④乳糜尿：金樱子根15g，黄毛耳草30g，贯众、车前草各9g，水煎服。每日1剂。

⑤子宫脱垂：金樱子根30~60g，水煎服。

⑥烫伤：a.鲜金樱子根适量，水煎，浓缩成半流浸膏，按半流浸膏、花生油为4：1的比例加入花生油，高压消毒。涂抹患处，每日4~5次。b.金樱子根50g，水煎，浓缩至75~100g。涂抹患处，每日4~5次。

【附　注】金樱子的根亦入药。味酸、涩，性平。具固肾涩精，祛风除湿，活血散瘀之功。

【采集加工】秋末冬初果实红熟时采摘，用沸水烫过，晒干，撞去毛刺。

【药材性状】本品呈长椭圆形或倒卵形，长2~3.5cm，直径1~2cm。表面暗棕红色或红黄色，微有光泽，全体有刺毛脱落后残存的点状凸起。顶端有似喇叭口形的宿存花萼或盘状花萼残基，中间有黄色花柱基略突出。质硬，切开可见内壁呈淡红黄色，被绒毛，内含淡黄色被绒毛的小瘦果30~40。气微，味甘、微涩。以果大、色红黄者为佳。

【性味归经】味酸、甘，性平。归肾、膀胱、大肠经。

【功能主治】补肾固精，涩肠止泻。用于肝肾亏虚，腰膝酸软，神经衰弱，高血压，神经性头痛，久咳，自汗，盗汗，脾虚泄泻，慢性肾炎，遗精，遗尿，尿频，白带，崩漏。

【用法用量】用量3~15g。

【附　方】

①脾虚泄泻：金樱子、党参、茯苓、莲子、芡实、白术各9g，水煎服。

②遗精，带下：金樱子、芡实各等量，共研细粉，炼蜜为丸，每丸重9g，每次服1丸，每日2次。

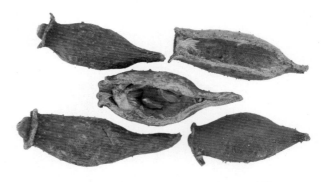

⊙金樱子

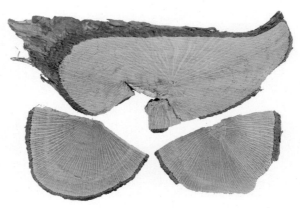

⊙金樱根

泡桐果

【别　名】紫花泡桐。

【来　源】本品为玄参科植物毛泡桐**Paulownia tomentosa**（Thunb.）Steud.的干燥成熟果实。

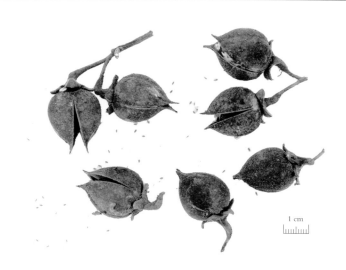

【植物特征】落叶乔木，高可达20m；树皮灰褐色；嫩枝被短腺毛。叶对生，心形，长达40cm，顶端短尖或有时渐尖，全缘或波状浅裂，上面疏被星状毛，下面密被星状毛，有时杂有腺毛；叶柄被短腺毛。圆锥花序长达50cm，由小聚伞花序组成；萼浅钟形，长约1.5cm，5裂，裂片卵状长圆形，外面被星状绒毛；花冠紫色，漏斗状钟形，长约7cm，内面近无毛，外面被星状毛和腺毛，檐部2唇形，直径约4cm；雄蕊4，二强，长约2.5cm；子房卵球形，2室，花柱短于雄蕊，内弯。蒴果木质化，卵形，长约4cm，室背开裂；种子多数，扁而有翅。花期4—5月；果期8—9月。

【生　境】通常为栽培。

【分　布】我国南北均有栽培，仅西部有野生。日本、朝鲜等亦有引种。

【采集加工】秋季果实近成熟时采收，晒干。

【药材性状】本品呈卵圆形，长3~4cm，直径2~3cm，红褐色或黑褐色，顶端尖嘴状，两侧各有纵沟1条，另两侧各有直线棱，常沿棱线裂成2瓣；果皮较硬而脆，革质，黑或淡棕色。宿萼呈五角星形，裂片三角形。果梗扭曲，长2~3cm。种子多数，细小，扁而有翅。气微，味微甘、苦。以个大、开裂少、带宿萼者为佳。

【性味归经】味淡、微甘，性温。归肺经。

【功能主治】味止咳，祛痰，平喘。用于慢性支气管炎，咳喘痰多。

【用法用量】用量60~90g。

【附　方】慢性气管炎：鲜泡桐果240g，百部18g，桔梗、青果各15g，猪胆汁1.8g。先将泡桐果加水煎煮去渣，再将百部、桔梗、青果加水煎煮去渣，与泡桐果煎液、猪胆汁混命，加热浓缩成膏，加适量防腐剂，共成45mL。每次服15mL，每日3次。10日为一个疗程。

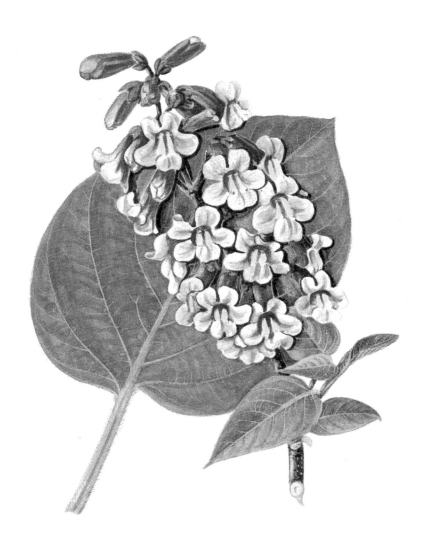

荜茇

【别　名】荜拔。

【来　源】本品为胡椒科植物荜茇**Piper longum** L. 的干燥近成熟或成熟果穗。

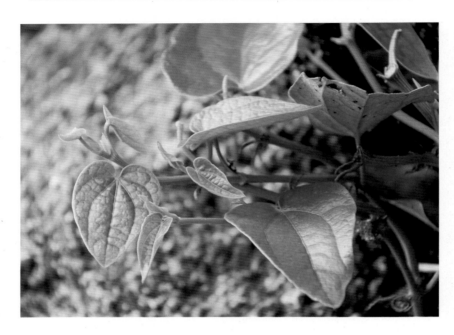

整齐，颗粒状。浆果球形，直径约1mm。有特异香气，味辛辣。以条长饱满、坚实、色黑褐、气味香浓者为佳。

【性味归经】味辛，性热。归胃、大肠经。

【功能主治】温中散寒，止痛。用于胸腹冷痛，呕吐，腹泻，牙痛，头痛，鼻旁窦炎，龋齿痛。

【用法用量】用量1.5~3g。外用适量，研末塞龋齿孔中。

【附　方】妇女血气不和，疼痛不止，下血无时，月经不调：炒荜茇、炒蒲黄各等量，研末，炼蜜为丸。每日服30丸，温酒送服。患者不能饮酒，则改用米汤送服。

【植物特征】攀缘藤本。长达数米。枝有纵棱和沟槽。叶互生，膜质，下部的卵圆形或几为肾形，向上渐次为卵形至卵状长圆形，长6~12cm，宽3~12cm，先端短尖至渐尖，基部阔心形，有时具重叠的两耳，全缘，两面沿脉上被粉状短柔毛，背面尤著；掌状脉7条，均自基出；叶柄长短不一，下部的长达9cm，顶部的有时无柄而抱茎；托叶早落。花无花被，单性，雌雄异株，密集成与叶对生的穗状花序，雄花序长4~5cm，雌花序长1.5~2.5cm；苞片近圆形，具短柄，盾状着生，直径1~1.5mm；雄蕊2，花丝极短；柱头3，先端尖。浆果下部嵌于花序轴中间，上部圆，先端有脐状凸起。花期7—10月。

【生　境】生于海拔600m左右的疏林下。

【分　布】广东、福建、广西南部有栽培，我国仅云南南部有野生。斯里兰卡、越南、印度、马来西亚均有分布。

【采集加工】9月果穗由绿黄色变黑色时采收，除去杂质，晒干。

【药材性状】本品呈圆柱形，稍弯曲，由多数小浆果半嵌于花序轴上而成，长1.5~3.5cm，直径0.3~0.5cm。表面黑褐色或棕色，基部有时残存果穗梗。质硬而脆，易折断，断面不

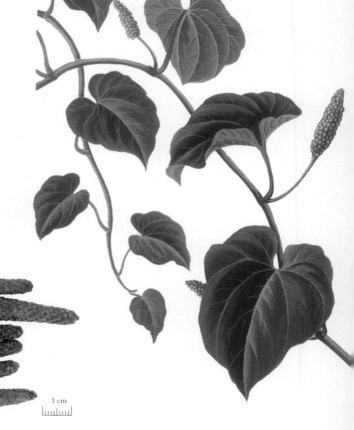

1 cm

荜澄茄

【别　名】木姜子、山鸡椒。

【来　源】本品为樟科植物山苍子Litsea cubeba（Lour.）Pers. 的干燥成熟果实。

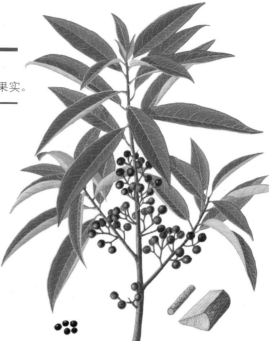

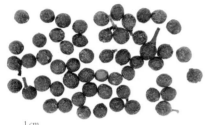

1 cm

【植物特征】落叶灌木或小乔木。高3~8m，全株有香气。茎皮绿色，老茎皮灰褐色，有皮孔。叶互生，膜质，披针形或长圆状披针形，长5~13cm，宽1.5~2.5cm，先端渐尖，基部楔形，下面粉绿色；叶柄长达2cm。花于春季长叶前或长叶时开放，单性异株，淡黄色，4~6朵排成伞形花序，花序单生或簇生于叶腋，较叶短；雄花直径约3mm；雄蕊9，排成3轮，第三轮基部具有柄腺体；雌花较雄花晚开，直径约2mm。核果浆果状，球形，直径4~6mm，成熟时黑紫色。花期2—3月；果期7—8月。

【生　境】生于向阳的山坡、疏林、灌丛中。

【分　布】广东、海南、广西、贵州、云南、四川、西藏、湖北、湖南、江西、福建、台湾、浙江、江苏、安徽。东南亚也有分布。

【采集加工】秋季果实成熟时采收，除去杂质，晒干。

【药材性状】本品近球形，直径4~6mm。表面棕褐色至黑褐色，有网状皱纹，基部偶有宿萼及残存果梗。外果皮和中果皮柔软。果核硬而脆，内含种子1粒；子叶2片，肥厚，黄棕色，富油性。气芳香，味稍辣而微苦。以颗粒大、油性足、香气浓者为佳。

【性味归经】味辛、微苦，性温。归脾、胃、大肠经。

【功能主治】祛风散寒，理气止痛。用于感冒头痛，消化不良，胃痛。

【用法用量】用量3~9g。

【附　方】

① 单纯性消化不良：荜澄茄6g，茶叶3g，鸡矢藤9g，水煎，分3~4次服。每日1剂。

② 风寒感冒：荜澄茄15~30g，水煎服。红糖为引。

③ 胃痛（虚寒型）：a.荜澄茄、香附各15g，樟木子9g，水煎服。b.荜澄茄30g，大枣15g，水煎，早晚饭前各服1次。

④ 急性乳腺炎：鲜山苍子叶适量与淘米水共捣，外敷患处。

⑤ 行走过多引起的脚肿：山苍子叶、三加皮各15g，仙茅12g，薄荷、香附各3g。上药均用鲜品混合捣烂，加白酒适量调匀敷于患处，每日换药1次。

【附　注】

① 山苍子的根入药称豆豉姜。味辛，性温。具祛风除湿，行气止痛之功。

② 从山苍子植物中提取的油对冠心病和心绞痛有明显疗效。但据报道油中含有的黄樟素有致癌作用，应进一步考证。

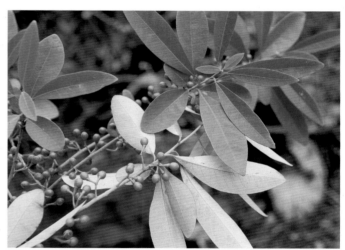

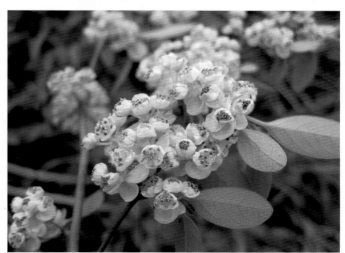

草果

【别　名】草果仁、草果子。
【来　源】本品为姜科植物草果Amomum tsao-ko Crevost et Lem. 的干燥成熟果实。

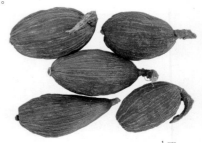

1 cm

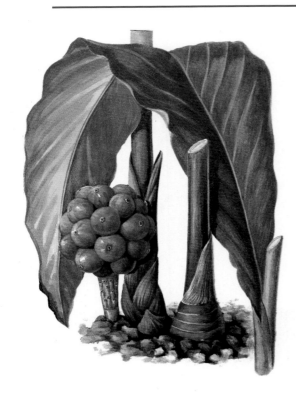

【植物特征】多年生丛生草本，高达2.5m，具匍匐茎。叶片纸质，长椭圆形或披针形，长约55cm，宽近20cm，顶端渐尖，基部渐狭，边缘干膜质；叶柄短或无；叶舌长0.8~1.2cm。穗状花序自根茎发出，长约13cm，宽约5cm。蒴果密集，长圆形或卵圆形，长2.5~4.5cm，直径2~3cm，顶端具花柱残迹，果皮红色，具皱缩的纵线条，果梗长2~5cm，基部常具宿存苞片。

【生　境】生于沟谷旁林下。
【分　布】广东有栽培。广西、云南、贵州亦有分布。
【采集加工】立秋后，果实变灰褐色时采收，将果实放入沸水中约2分钟后取出晒干，再用微火焙过备用。
【药材性状】本品呈长椭圆形，具三钝棱，长2.5~4cm，直径1.5~2.5cm，灰棕色至红棕色，具直沟及线棱，顶端有突起的圆形花萼残迹，基部有残存果梗；果皮质坚韧，易纵向撕裂，剥去外皮，可见黄棕色隔膜将种子团分成3瓣，每瓣有种子8~11粒；种子为圆锥状多角形，直径约5mm，红棕色，外被灰白色膜质的假种皮，种脊沟槽状，种脐凹窝状。质硬，破开后可见灰白色种仁。气香，味辛、辣、微苦。以个大、饱满、气辛香者为佳。

【性味归经】味辛，性温。归脾、胃经。
【功能主治】燥湿健脾，祛痰截疟。用于脘腹胀满冷痛，痰饮胸满，心腹疼痛，脾虚泄泻，反胃呕吐，疟疾。
【用法用量】用量3~6g。
【附　方】脾胃虚寒，反胃呕吐：草果仁4.5g，熟附子、生姜各6g，枣肉12g，水煎服。

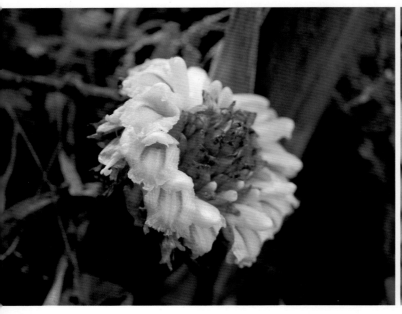

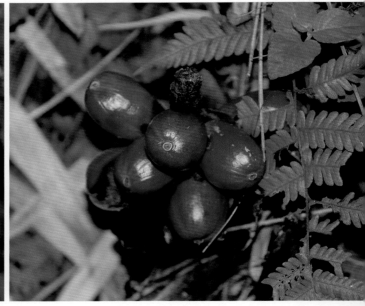

胡椒

【别　名】白胡椒、黑胡椒。

【来　源】本品为胡椒科植物胡椒**Piper nigrum** L. 的果实。

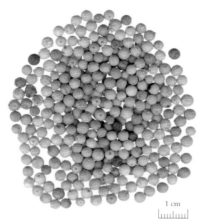

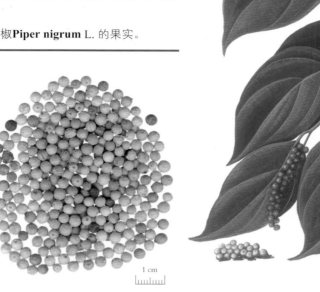

1 cm

【植物特征】木质攀缘藤本。茎枝无毛，具膨大的节。叶近革质，阔卵形至卵状长圆形，长10~15cm，宽5~8cm，先端短尖，基部圆，常稍偏斜，全缘，两面均无毛；掌状脉5~7条，网脉明显；叶柄长1~2cm；托叶早落。花无花被，杂性，通常雌雄同株，密集成与叶对生而与叶片近等长的穗状花序；总花梗与叶柄近等长；苞片匙状长圆形，长3~3.5mm，先端阔而圆，与花序轴分离，呈浅杯状，中部以下与花序轴合生；雄蕊2，花丝极短；柱头3~4，偶有5。浆果球形，无毛，直径3~4mm，成熟时红色，未成熟的干后黑色。花期6—10月。

【生　境】热带地区栽培。

【分　布】海南、广东、广西、云南、福建和台湾均有引种栽培。现广泛栽培于热带和亚热带国家。原产东南亚。

【采集加工】果实变红时采收，用水浸渍数日，擦去果肉，晒干，为白胡椒；秋末至次春果实呈暗绿色时采收，晒干，为黑胡椒。

【药材性状】白胡椒　呈球形，直径3~4mm，灰白色，平滑，顶端略压扁或有时微凹入，有纵脉纹10~16条。外皮薄而稍坚硬，破开后大部分为黄棕色或黄白色的坚硬外胚乳，胚和少量内胚乳位于顶端。以均匀饱满、色白、辛辣味强烈者为佳。

黑胡椒　表面黑褐色，具隆起网状皱纹，易剥离。一般认为质次于白胡椒。

【性味归经】味辛，性热。归胃、大肠经。

【功能主治】温中散寒，理气止痛。用于胃寒呕吐，腹痛腹泻，慢性气管炎，哮喘，呕吐，泄泻，寒痰食积，食欲不振。外用治疟疾。

【用法用量】用量1~4.5g。

【注　意】阴虚火旺者忌服。

【附　方】

①疟疾：胡椒粉0.9g，小膏药1张。把胡椒粉撒在膏药上，于疟疾发作前2小时，在第三胸椎或大椎穴处用经消毒的针浅刺几下，然后把膏药贴上，一般贴1~3日取下。

②胃寒痛：干胡椒2g，猪肚1个，猪肚洗净，将捣碎的胡椒放入猪肚内，用温火煮2~3小时，吃肉喝汤。

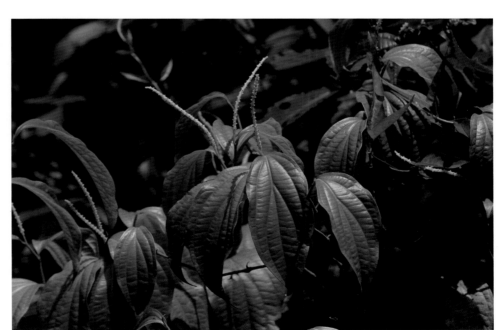

南天竹子

【别　名】白天竹、天竹子、土黄连。

【来　源】本品为小檗科植物南天竹**Nandina domestica** Thunb. 的干燥成熟果实。

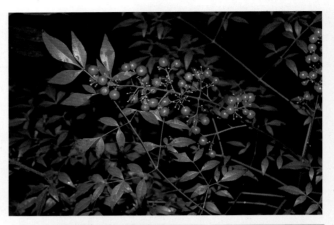

【植物特征】常绿小灌木。茎常丛生而少分枝，高1~3m，光滑无毛，幼枝常为红色，老后呈灰色。叶互生，集生于茎的上部，三回羽状复叶，长30~50cm；二至三回羽片对生；小叶薄革质，椭圆形或椭圆状披针形，长2~10cm，宽0.5~2cm，顶端渐尖，基部楔形，全缘，叶面深绿色，冬季变红色，背面叶脉隆起，两面无毛；近无柄。圆锥花序直立，长20~35cm；花小，白色，具芳香，直径6~7mm；萼片多轮，外轮萼片卵状三角形，长1~2mm，向内各轮渐大，最内轮萼片卵状长圆形，长2~4mm；花瓣长圆形，长约4.2mm，宽约2.5mm，顶端圆钝；雄蕊6，长约3.5mm，花丝短，花药纵裂，药隔延伸；子房1室，具1~3枚胚珠。果柄长4~8mm；浆果球形，直径5~8mm，熟时鲜红色，稀橙红色。种子扁圆形。花期3—6月；果期5—11月。

【生　境】生于石灰岩山地；各地庭园有栽培。

【分　布】江苏、浙江、福建、安徽、江西、湖南、湖北、广东、广西、四川、陕西等地。日本也有分布。

【采集加工】秋、冬季果实成熟时采收，除去杂质，晒干。

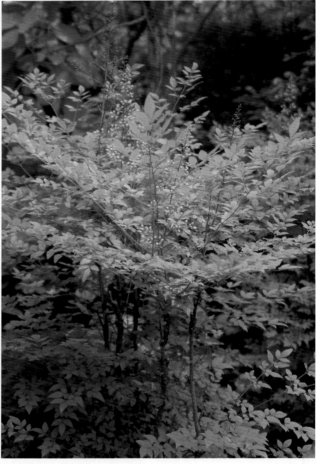

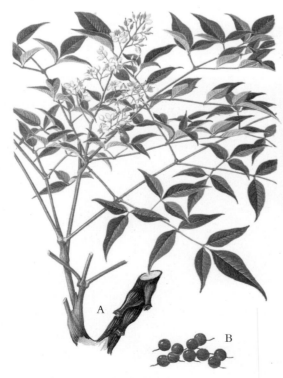

A. 花枝；B. 药材（南天竹子）

【药材性状】本品呈球形，直径约7mm；表面棕红色或暗紫色，微有光泽，久贮则色变深，而失去光泽。顶端有花柱残基，基部间有残存果梗。体轻。果皮质脆，易碎；种子两粒，近半球形，淡棕色。气微，味微酸、涩。以颗粒均匀、饱满、体重、无果柄者为佳。

【性味归经】味酸、甘、苦，性平；有小毒。归肺经。

【功能主治】止咳平喘。用于咳嗽，哮喘，百日咳。

【用法用量】用量3~6g。外感风寒咳嗽者慎用。

枳椇子

【别　名】拐枣、万字果。

【来　源】本品为鼠李科植物枳椇Hovenia dulcis Thunb. 的果实和花序轴。

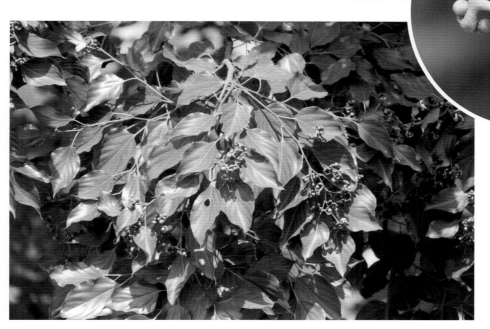

【性味归经】味甘、酸，性平。归心、脾、胃经。

【功能主治】止渴除烦，解酒毒，利二便。用于醉酒，烦热，口渴，呕吐，二便不利。

【用法用量】用量4.5~9g。

【植物特征】落叶乔木。高10~20m。树干灰褐色，纵裂，小枝红褐色，有黄色皮孔。叶互生，阔卵形或卵状椭圆形，长8~15cm，宽5~10cm，先端渐尖，基部心形，边缘有细钝齿；基出脉3条，常呈淡红色；叶柄具锈色细毛。聚伞花序腋生或顶生；萼片5，近卵状三角形；花瓣5，倒卵形；雄蕊5，花丝细；雌蕊1，子房3室，每室有胚珠1颗，花柱3裂。果实圆球形或椭圆形，灰褐色；果梗肉质肥大，弯曲，红褐色，无毛，成熟后味甘可食。种子扁圆形，红褐色。花期4—6月；果期9—11月。

【生　境】生于山地林中、村旁。

【分　布】我国长江流域以南各地。日本和朝鲜也有分布。

【采集加工】秋季果实成熟时连果柄摘下，除去枝梗，蒸熟，晒干。

【药材性状】本品果实圆球形或椭圆形，表面灰褐色，果皮膜质，易破裂，内含3粒扁圆形的种子，种皮坚硬，红棕色而有光泽。果柄质稍松脆，易折断，断面略平坦，似角质，淡红棕色或红棕色。花序轴及果柄肉质肥厚，略弯曲，形似鸡脚爪，长3~5cm，直径4~6mm，表面棕褐色，略有光泽，有纵皱纹，偶有灰白色皮孔。气微，味甜。种子味苦微涩。以果柄肥厚、色红褐、无枝梗者为佳。

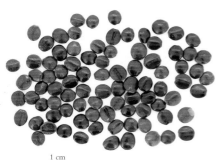

1 cm

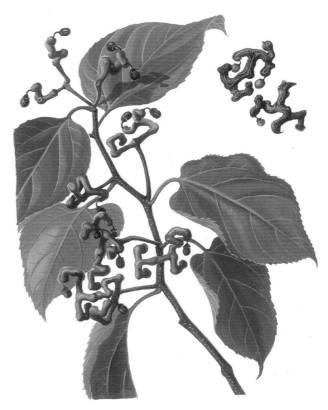

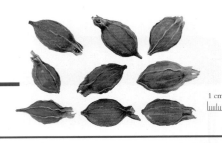

栀子

【别　名】黄栀子、黄枝子、黄果树、水黄枝、山栀子、红枝子。

【来　源】本品为茜草科植物栀子**Gardenia jasminoides** Ellis 的成熟果实。

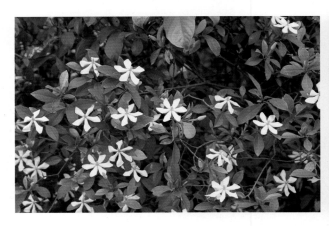

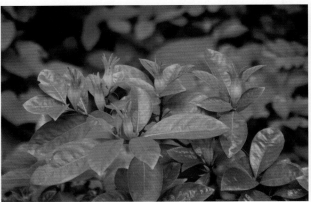

【植物特征】常绿灌木。高0.5~1.5m，很少呈小乔木状，高达3m。小枝圆柱形，嫩部被短柔毛；叶对生或3叶轮生，薄革质，通常长圆状披针形、长圆状倒卵形或椭圆形，长3~25cm，宽1.5~8cm，先端渐尖，基部楔尖，全缘，通常两面无毛；侧脉每边8~15条；托叶膜质，鞘状。花白色，硕大，芳香，常单朵顶生；萼管倒圆锥状，长8~25mm，有纵棱，檐部管状，顶部5~8裂，裂片线状披针形，长10~30mm；花冠高脚碟状，长5~9cm，檐部5~8裂，盛开时直径5~8cm；雄蕊与花冠裂片同数，生喉

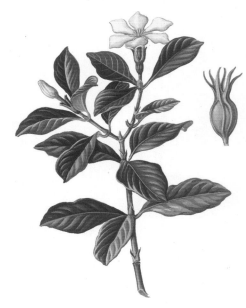

部，花药线形，伸出。果实卵形，球形，椭圆形或长圆形，长1.5~7cm，有5~9条狭翅状纵棱，顶冠以5~8片增大的宿萼裂片。花期3—7月；果期5月至翌年2月。

【生　境】生于山野间或水沟边，也有庭园栽培。

【分　布】我国南部和中部各地。日本、朝鲜、越南、老挝、柬埔寨、印度、尼泊尔、巴基斯坦、太平洋岛屿、美洲北部也有分布。

【采集加工】9—11月果实成熟时采收，除去果梗及杂质，略蒸或置沸水中略烫，取出，晒干。

【药材性状】本品呈卵圆形或椭圆形，长1.5~5cm，直径1~1.5cm。表面红黄色或棕红色，具5~9条翅状纵棱，棱间常有1条明显的纵脉纹。顶端残存萼片，基部有残存果梗。果皮薄而脆，略有光泽，破开后可见内表面有光泽，具2~3片隆起的假隔膜。种子多数，集结成团，扁卵圆形，深红色或红黄色，表面密具细小疣状突起。气微，味微酸而苦。以皮薄、饱满、色红黄者为佳。

【性味归经】味苦，性寒。归心、肾、大肠经。

【功能主治】泻火解毒，清热利湿，凉血散瘀。用于热病高烧，心烦不

眠，实火牙痛，口舌生疮，鼻衄，吐血，眼结膜炎，疮疡肿痛，黄疸型传染性肝炎，尿血。外用治外伤出血，扭挫伤，瘀血肿痛。

【用法用量】用量3~9g。外用适量，研末调敷。

【附　方】

❶黄疸型传染性肝炎：鲜栀子15g，淡竹叶根、白茅根、桑白皮各30g，水煎服。

❷跌打损伤：a.栀子250g，当归、桃仁、红花各150g，共研细粉。取面粉250g放锅内，加适量水，加热，搅成糊状，倒入药粉搅匀，再加凡士林250g、米醋500mL调匀即成。外敷患处，每日1次。b.栀子250g，红花30g，大黄、姜黄各150g，土鳖虫30g，共研细粉，用白酒调匀，敷患处。每日换药1次。

❸四肢扭伤：栀子适量，捣碎，研成粗粉，用量以栀子粉厚约0.2cm为宜。把栀子粉在温水调成糊状，加入少许酒精，平摊于纱布上，包扎伤处。3~5日换药1次，如血肿明显者2日更换1次。如有脱臼应先整复后再用，如有骨折不宜敷用。

【附　注】栀子全株入药，用于传染性肝炎，跌打损伤，风火牙痛。用量30~60g。外用适量，研末敷患处。

枸杞子

【别　名】杞子。

【来　源】本品为茄科植物宁夏枸杞Lycium barbarum L. 的果实。

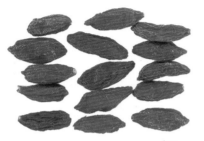

1 cm

【植物特征】灌木。高50~150cm。树冠圆形，主茎粗壮，分枝细长，先端常弯曲下垂，常成刺状。单叶互生或有时数叶密集成簇于短枝上，叶片卵状披针形或窄倒卵形，长2~8cm，宽0.5~3cm，边缘全缘，两面无毛；叶柄短。花腋生，常单一或2~6朵簇生于短枝上，花梗细；花萼钟状，先端2~3裂，稀4~5裂，常深裂至一半或更深，裂片宽卵状或卵状三角形，裂片先端有时再2浅裂；花冠漏斗状，管部长约8mm，较裂片长，管中下部变窄，先端5裂；雄蕊5，生于花冠管上，外露。浆果卵圆形或椭圆形，长1~2cm，成熟时红色。种子呈肾形，扁平。种子多数。花、果期5—10月。

【生　境】生于潮湿、强日照、土层深厚的黄土沟岸及山坡。多为栽培。

【分　布】山西、内蒙古、陕西、甘肃、青海、宁夏、新疆等地。

【采集加工】夏、秋季采收成熟果实，用热风烘干。

【药材性状】本品呈类纺锤形或椭圆形，长6~20mm，直径3~10mm。表面红色或暗红色，顶端有小突起状的花柱痕，基部有白色的果梗痕。果皮柔韧，皱缩；果肉肉质，柔润。种子20~50粒，类肾形，长1.5~1.9mm，宽1~1.7mm，表面浅黄色或棕黄色。气微，味甜。以粒大、色红、肉厚、质柔润、籽少、味甜者为佳。

【性味归经】味甘，性平。归肺、肝、肾经。

【功能主治】滋补肝肾，益精明目。用于肾虚精血不足，阳痿遗精，内热消渴，血虚萎黄，腰脊酸痛，性神经衰弱，头目眩晕，视力减退。

【用法用量】用量6~12g。

【附　方】

❶肾虚腰痛：枸杞子、金狗脊各12g，水煎服。

❷肝肾不足，头晕盗汗，迎风流泪：枸杞子、菊花、熟地黄、怀山药各12g，山萸肉、牡丹皮、泽泻各9g，水煎服。

❸虚劳烦渴不止：枸杞子（酒拌微炒）250g，地骨皮（微炒）300g，共研末。麦冬（去心）、熟地黄各120g，酒煮捣膏，与前药共为丸。每日早晚各服12g，白酒送服。

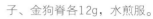

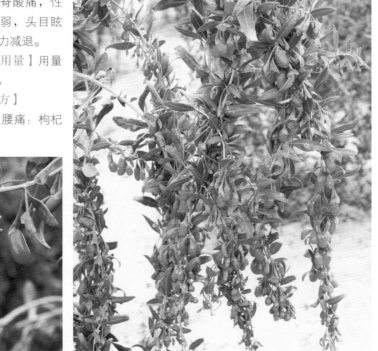

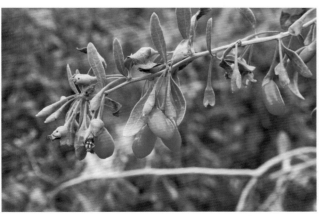

砂仁

【别　名】春砂仁、阳春砂仁。

【来　源】本品为姜科植物阳春砂**Amomum villosum** Lour.、绿壳砂**Amomum villosum** Lour. var. **xanthioides**（Wall. ex Bak.）T. L. Wu et Senjen或海南砂**Amomum longiligulare** T. L. Wu 的成熟果实。

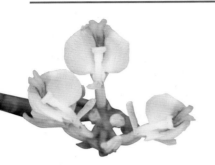

◎阳春砂

【植物特征】多年生草本。具匍匐地面的根茎。茎散生。叶片披针形或线形，长25~37cm，先端尾尖，基部近圆形，两面光滑无毛，无柄或近无柄；叶舌半圆形；叶鞘上有略凹陷的方格状网纹。穗状花序由根茎上长出，椭圆形；总花梗长4~8cm；小苞片管状；花冠管长1.8cm，裂片3，白色，先端具2裂、反卷、黄色的小尖头，中脉凸起，黄色而染紫红；雄蕊1，

药隔附属体3裂。蒴果椭圆形，长1.5~2cm，成熟时紫红色，干后褐色，果皮被柔刺；种子多角形，有浓郁的香气，味苦、凉。花期5—6月；果期8—9月。

【生　境】野生林下阴湿处，以栽培为主。

【分　布】海南、广东、福建、广西、云南等地。

◎绿壳砂

【植物特征】绿壳砂与阳春砂的主要区别：绿壳砂的蒴果成熟时绿色，果皮上的柔刺较扁。

【生　境】生于海拔600~800m的林下潮湿处。

【分　布】云南南部（勐

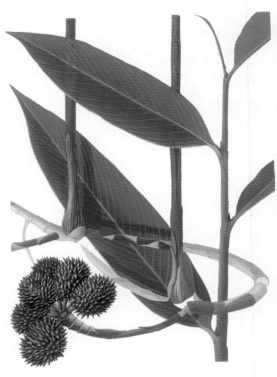

⊙ 砂仁

⊙ 砂仁

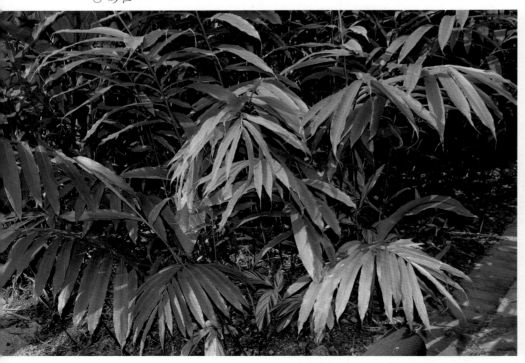

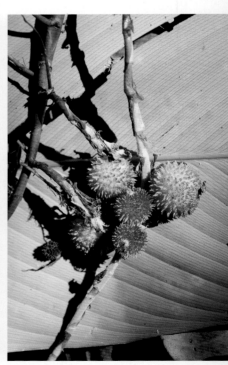

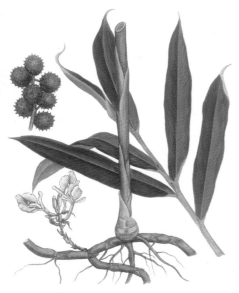

⊙ 绿壳砂

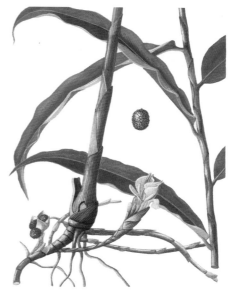

⊙ 海南砂仁

体3裂，先端裂片半圆形，二侧的近圆形。蒴果卵圆形，具钝三棱，长1.5~2.2cm，宽0.8~1.2cm，被片状、分裂的短柔刺，刺长不超过1mm；种子紫褐色，被淡棕色、膜质假种皮。花期4—6月；果期6—9月。

【生　境】生于山谷密林中或栽培。

【分　布】海南的澄迈、崖县、儋州等地。广东的徐闻、遂溪等地也有引种。

【采集加工】夏季采收果实晒干。

【药材性状】阳春砂、绿壳砂　呈椭圆形或卵圆形，有不明显的3钝棱，长1.5~2cm，直径1~1.5cm。表面棕褐色或紫红色，密生刺状突起，顶有花被残基，基部常有果梗。果皮薄而软，易纵向撕开，内表面稍平滑，棕色。种子集结成团，种子团具3钝棱，中有白色隔膜将种子团分成3瓣，每瓣有种子6~15粒。种子为不规则多面体，常有棱角，直径2~3mm；表面棕红色或暗褐色，有细皱纹，外被淡褐色膜质假种皮；质硬，胚乳灰白色。气芳香而浓烈。

腊、沧源等地）。老挝、越南、柬埔寨、泰国、印度也有分布。

◎ 海南砂

【植物特征】多年生草本。株高1~1.5m，具匍匐根茎。叶片线形或线状披针形，长20~30cm，宽2.5~3cm，先端具尾状细尖头，基部渐狭，两面均无毛；叶柄长约5mm；叶舌披针形，长2~4.5cm，薄膜质，无毛。总花梗长1~3cm，被长约5mm的宿存鳞片；苞片披针形，长2~2.5cm，褐色，小苞片长约2cm，包卷住萼管，萼管长2~2.2cm，白色，先端3齿裂；花冠管较萼管略长，裂片长圆形，长约1.5cm；唇瓣圆匙形，长和宽约2cm，白色，先端具突出、二裂的黄色小尖头，中脉隆起，紫色；雄蕊长约1cm，药隔附属

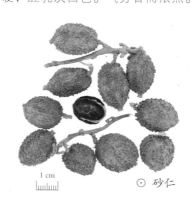

1 cm

⊙ 砂仁

味辛凉，微苦。以个大、坚实、仁饱满、气味浓厚者为佳。

海南砂　呈椭圆形或卵圆形，有明显的3棱，长1.5~2cm，直径0.8~1.2cm。表面被片状、分枝软刺，基部具果梗痕。果皮厚而硬。种子团较小，每瓣有种子5~17粒，种子长1.5~2mm。气味较阳春砂稍淡。

【性味归经】味辛，性温。归脾、胃、肾经。

【功能主治】化湿开胃，温脾止泻，理气安胎。用于湿浊中阻，脘痞不饥，脾胃虚寒，呕吐泄泻，妊娠恶阻，胎动不安。

【用法用量】用量3~6g。

【附　方】

❶口疮：砂仁适量，火煅存性，研末，撒于患处。

❷牙齿疼痛：砂仁适量，嚼之。

❸血崩：砂仁适量，于新瓦上炒至有香气，研末。每次10g，米汤调服。

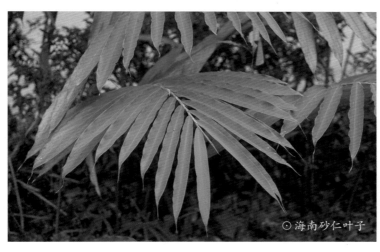

⊙ 海南砂仁叶子

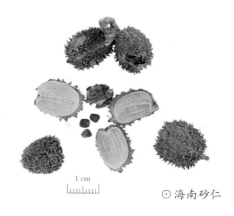

1 cm

⊙ 海南砂仁

牵牛子

【别　名】黑丑、白丑。

【来　源】本品为旋花科植物裂叶牵牛**Pharbitis nil**（L.）Choisy［*Ipomoea hederacea* Merr. et Chun］或圆叶牵牛 **Pharbitis purpurea**（L.）Voigt 的成熟种子。

◎裂叶牵牛

【植物特征】一年生缠绕草本。多分枝，全株被硬毛。叶互生，卵状心形，长8~15cm，常3裂至中部，裂口宽面圆，先端尖，基部心形，两面均被柔毛，全缘；叶柄长5~7cm。花夏季开放，腋生。花序有花1~3朵，总花梗短于叶柄；花梗长约1cm，具2细长苞片；萼5深裂，裂片条状披针形，长2~3cm，先端长尖，基部密被开展的长硬毛；花冠漏斗状，先端5浅裂，蓝紫色、紫红色或白色，长5~8cm；雄蕊5，生于花冠近基部；子房圆形，3室，柱头头状。蒴果球形；种子5~6粒，卵圆形，无毛。花、果期9—12月。

【生　境】生于村边路旁、空旷地或绿篱中。

【分　布】香港、澳门、广东、海南、福建、

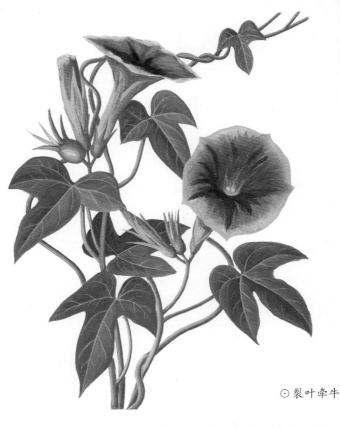

⊙裂叶牵牛

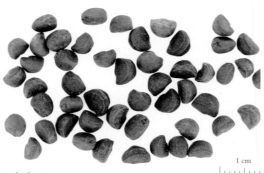

⊙牵牛子

1 cm

江西、浙江、江苏、湖南、河南、河北、山东、陕西、广西、贵州、云南、四川。热带和亚热带地区也有分布。

◎圆叶牵牛

【植物特征】一年生缠绕草本。茎被短柔毛和倒向的长硬毛。叶圆卵形或阔卵形，长4~18cm，宽3.5~16.5cm，被糙伏毛，基部心形，边缘全缘或3裂，先端急尖或急渐尖；叶柄长2~12cm。花序1~5朵花；花序轴长4~12cm；苞片线形，长6~7mm，被伸展的长硬毛；花梗至少在开花后下弯，长1.2~1.5cm。萼片近等大，长1.1~1.6cm，基部被开展的长硬毛，靠外的3枚长圆形，先端渐尖；靠内的2枚线状披针形；花冠紫色、淡红色或白色，漏斗状，

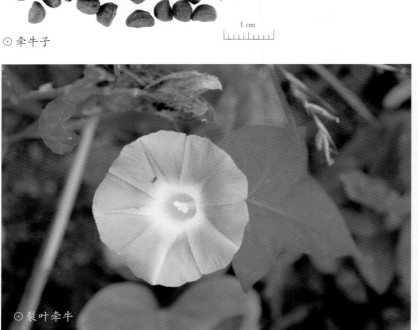

⊙裂叶牵牛

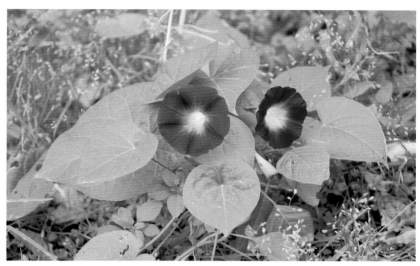

⊙ 圆叶牵牛

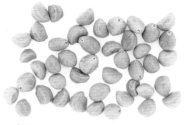

⊙ 圆叶牵牛子

长4~6cm，无毛；雄蕊内藏，不等大，花丝基部被短柔毛；子房无毛，3室，柱头3裂。蒴果近球形，直径9~10mm，3瓣裂。种子黑色或禾秆色，卵球状三棱形。花、果期8—12月。

【生　境】生于平地、田边、路边、宅旁或山谷林内。

【分　布】广东、香港、广西、贵州、云南、四川、湖南、湖北、江西、江苏、河北、陕西、辽宁、新疆。原产美洲。

【采集加工】秋末果实成熟、果壳未开裂时采割植株，晒干，打下种子，除去杂质。

【药材性状】本品似橘瓣状，扁而有3棱，长4~8mm，宽3~5mm。表面灰黑色（习称黑丑）或淡黄白色（习称白丑），背面有一条浅纵沟，腹面有一条线棱，棱的下端有一点状种脐，微凹。质硬，横切面可见2片淡黄色或黄绿色皱缩折叠的子叶，微显油性。种子浸水后种皮龟裂，且有黏液。气微，味辛、苦，有麻舌感。以颗粒均匀、饱满者为佳。

【性味归经】味苦，性寒；有小毒。归肺、肾、大肠经。

【功能主治】泻水通便，驱虫。用于二便不通，水肿胀满，蛔虫腹痛，痰饮，脾虚气弱。

【用法用量】用量3~6g。

【附　方】

① 水肿：牵牛子适量，研末，每次3g，水冲服。

② 停饮肿满：牵牛子120g，茴香30g（炒），或加木香30g。研末，每次3~6g，以生姜汁调匀，睡前服。

③ 风热赤眼：牵牛子适量，研末，葱汤调匀，敷患处。

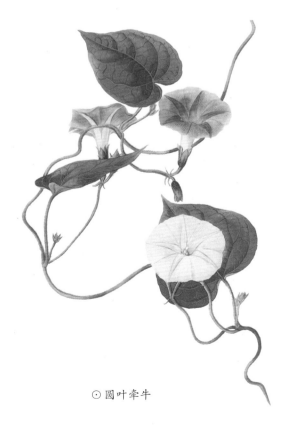

⊙ 圆叶牵牛

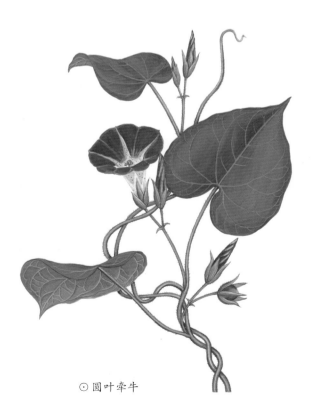

⊙ 圆叶牵牛

中国中草药三维图典

Zhongguo Zhongcaoyao Sanwei Tudian

急性子

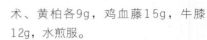

【别　名】指甲花、透骨草、灯盏花。

【来　源】本品为凤仙花科植物凤仙花**Impatiens balsamina** L. 的成熟种子。

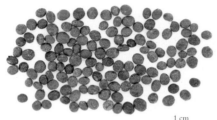

1 cm

【植物特征】一年生肉质草本。高30~100cm。茎直立，粗壮，无毛或被柔毛。叶互生，披针形或狭披针形，长4~13cm，宽0.8~3.5cm，先端渐尖，基部渐狭，边缘有很密的钝齿；叶柄两侧有数颗腺体。花夏季开放，较大型，直径2~3cm，两侧对称，花梗短，腋生；萼片3，阔卵形，后面的一片较大，呈花瓣状，向后延伸成一中空的距，侧生的2片小，阔卵形；花瓣5或重瓣，粉红色、深红色、紫色或白色，前面的1片大，称旗瓣，圆形，先端凹，凹缺内有小凸尖，另2对为翼瓣，极阔，侧面的裂片圆形，顶生裂片极大，2裂；雄蕊5，花丝短而阔，花药合生。蒴果椭圆形，被茸毛，成熟时室背开裂，果瓣由中轴上弹裂且旋卷。花期7—10月；果期8—11月。

【生　境】通常栽培，亦常见逸为野生。

【分　布】我国南北各地均有栽培。全球热带及温带地区广泛种植。

【采集加工】秋季采收尚未开裂的成熟果实，晒干，打下种子，除去果皮及杂质。

【药材性状】本品呈扁圆形或卵圆形，微有棱角，直径1.5~3mm。表面灰褐色或棕褐色，密生棕色小点，粗糙，除去栓皮，则显光泽，种脐位于狭端，稍突出。质坚实，不易破碎。子叶灰白色，半透明，油性。气微，味淡、微苦。以颗粒饱满、色棕褐者为佳。

【性味归经】味微苦，性温；有小毒。归脾、肝经。

【功能主治】活血通经，软坚消积。用于经闭，难产，骨鲠咽喉，肿块积聚。

【用法用量】用量6~9g。

【附　方】

❶风湿关节痛：急性子、防风、苍术、黄柏各9g，鸡血藤15g，牛膝12g，水煎服。

❷小儿麻痹后遗症：急性子、麻黄各15g，木瓜、牛膝、当归、蜂房各9g，红花6g，水煎，熏洗患肢，盖被至汗出，每日洗2~3次。

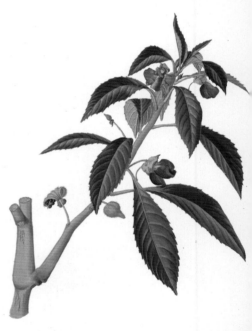

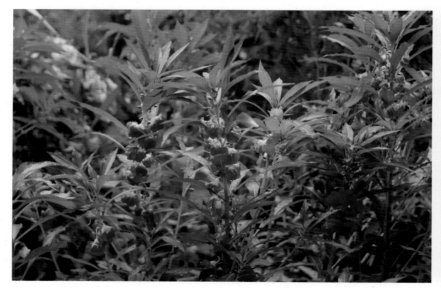

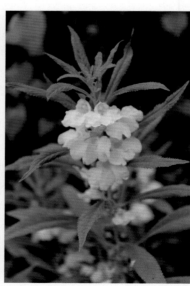

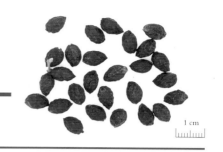

鸦胆子

【别　名】苦参子、老鸦胆。

【来　源】本品为苦木科植物鸦胆子**Brucea javanica**（L.）Merr. 的成熟果实。

【植物特征】灌木或小乔木。高通常1.5~3m。小枝上有明显的叶脱落后的疤痕，被黄色柔毛。叶互生，为奇数羽状复叶，长20~35cm；小叶5~11片，卵形或卵状披针形，长5~10cm，先端渐尖，基部阔楔尖，侧生小叶常略偏斜，边缘有粗钝齿，两面被柔毛。花夏季开放，单性，暗紫色，直径1.5~2mm，组成腋生、狭而长的圆锥花序；萼极小，被短柔毛；花瓣线状匙形；雄花中的雄蕊伸出；雌蕊由4个分离心片组成。成熟心皮核果状，长卵形，长6~8mm，成熟时黑色，无毛，干时有网纹。花期6—7月；果期8—10月。

【生　境】常生于山坡、丘陵、旷野、村边、路旁的疏林或灌丛中。

【分　布】广东、香港、海南、台湾、福建、广西、云南、西藏等地。

亚洲东南部至大洋洲北部也有分布。

【采集加工】秋季果实成熟时采收，除去杂质，晒干。

【药材性状】本品呈卵形，长6~8mm，直径4~7mm。表面黑色、棕色或绿黄色，有隆起的网状皱纹，网眼呈不规则的多角形，两侧有明显的线状棱，顶端渐尖，基部有凹陷的果梗痕。果壳质硬而脆，内含卵形种子1粒，表面近白色或黄白色，具网纹。种皮薄，种仁乳白色，富油性。气微，味极苦。以粒大、饱满、种仁色白、油性足者为佳。

【性味归经】味苦，性寒；有小毒。归大肠、肝经。

【功能主治】杀虫，止痢，止疟。用于阿米巴痢疾，疟疾。外用除疣，鸡眼。

【用法用量】用量0.5~2g。

【注　意】不宜入汤剂。

【附　方】

❶阿米巴痢疾：鸦胆子适量，研末，分装胶囊，或用龙眼肉包裹。每次服10~15粒，每日3次，连服7~10日。

❷疟疾：鸦胆子适量，研末，分装胶囊，或用龙眼肉包裹。每次服10粒，每日3次，第3日后服用量减半，连服5日。

❸鸡眼，疣：鸦胆子适量，捣烂。用温开水浸洗患处，用刀刮去表面角质层，然后将鸦胆子贴敷患处。每3日换药1次，注意保护患处周围的健康皮肤。

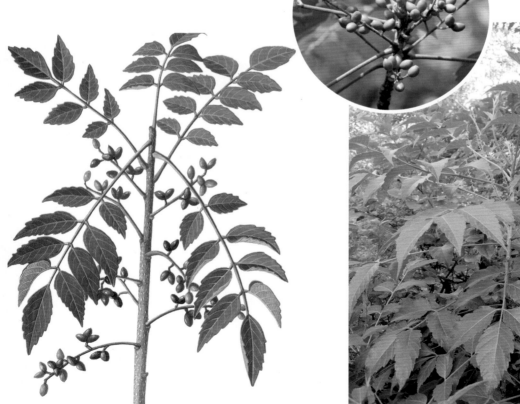

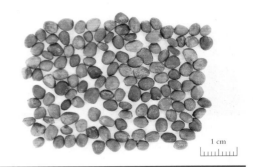

莱菔子

【别　名】萝卜子。

【来　源】本品为十字花科植物萝卜**Raphanus sativus** L. 的成熟种子。

【植物特征】二年生粗壮草本。高可达100cm。根肉质，通常长圆形，白色。茎无毛或有短硬毛。茎生叶大头羽状半裂，长可达60cm，有8~12对裂片，顶生裂片卵形，侧生裂片长圆形，有钝齿，被硬毛；上部叶长圆形。总状花序顶生兼腋生；花梗长达15mm；萼片4，长圆形；花瓣4，白色，长约15mm，倒卵状楔形，下部有长爪；雄蕊6，4长2短。长角果圆柱形，长3~6cm，横隔海绵质，顶具长喙，果梗长达15mm；种子1~6，扁卵形，长约3mm，红棕色，有网纹。花期2—4月；果期4—6月。

【生　境】栽培植物。

【分　布】全国各地广泛栽培。原产欧洲。

【采集加工】夏季果实成熟时采割植株，晒干，搓出种子，除去杂质，再晒干。

【药材性状】本品呈卵圆形或椭圆形，稍扁，微有棱角，长2.5~4mm，宽2~3mm。表面黄棕色或灰棕色；一端有深棕色圆形种脐，一侧有数条纵沟。种皮薄而脆。质稍硬，破开后可见2片黄白色折叠的子叶，有油性。气微，味淡、微苦辛。以颗粒饱满者为佳。

【性味归经】味甘、辛，性平。归肺、脾、胃经。

【功能主治】下气定喘，化痰消食。用于胸腹胀满，食积气滞作痛，痰喘咳嗽，下痢后重，肠梗阻胀气。

【用法用量】用量4.5~9g。

【附　方】

❶轻型肠粘连，不完全性肠梗阻：a.炒莱菔子、厚朴各9~15g，木香、乌药、桃仁、赤芍、番泻叶各9g，水煎服。b.芒硝6g，冲服。可因症状而加减。

❷食积气滞：莱菔子、炒山楂、炒六曲、炒谷芽、炒麦芽各9g，水煎服。

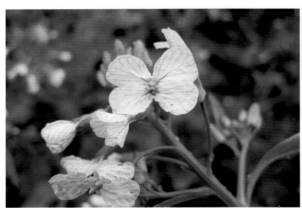

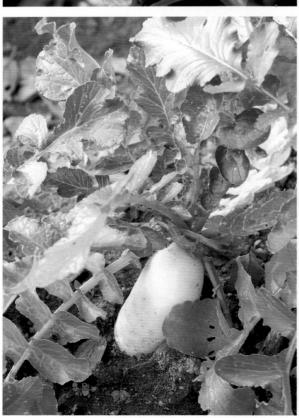

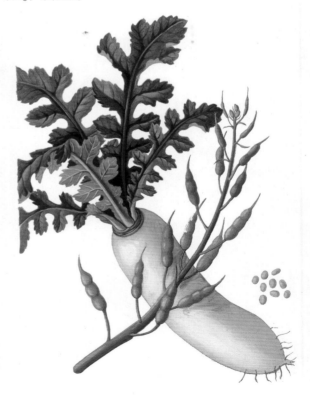

莲子

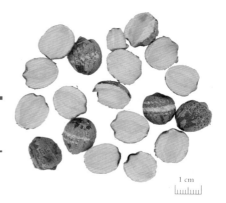

1 cm

【别　名】荷花。

【来　源】本品为睡莲科植物莲 **Nelumbo nucifera** Gaertn. 的干燥成熟种子。

【植物特征】莲为多年生草本；根茎肥厚，匍匐状，有长节间，节上生须根和鳞片状叶。叶盾状，大多高出水面，叶片纸质或草质，圆形或近圆形，直径30~90cm，全缘，粉绿色；叶脉粗大，自叶柄着生处放射状伸出；叶柄和花梗长1~2m，平滑或散生小刺，中有多数小孔。花很大，直径通常10~20cm，有清香，红色或白色；萼片4或5，早落；花瓣和雄蕊多数，着生在花托的下面，多层；花瓣椭圆形，微凹；花药顶端有棒状附属体；心皮多数，离生，嵌于一大而平顶、陀螺状花托上的凹室中。果托直径5~10cm；坚果近卵圆形，长1~1.8cm；果皮坚硬，革质，平滑；种皮海绵质。花期6—8月；果期8—10月。

【生　境】喜生于富含腐殖质土的池塘及水田中。

【分　布】我国南北各地均有栽培。俄罗斯、朝鲜、日本及亚洲东南部及大洋洲有栽培。

【采集加工】秋季果实成熟时采收莲房，取出果实，剥去果皮，晒干。

【药材性状】本品呈椭圆状球形或近圆球形，长约1.2~1.8cm，直径0.8~1.5cm，表面浅黄棕色至棕红色，有时粉红色，有脉纹和皱纹。一端中心呈乳头状突起，深棕色，多有裂口，其周边略下陷成一环状浅沟。质硬。种皮薄，难剥离。子叶大，黄白色或乳白色，肥厚，两子叶间有空隙，具绿色莲子心（幼叶和胚根）。气微，味甘，种皮微涩。以粒大、饱满、完整、无破碎者为佳。

【性味归经】味甘、涩，性平。归脾、肾、心经。

【功能主治】补脾益胃，涩精，养心安神。用于脾虚久泻，食欲不振，遗精带下，心悸失眠。

【用法用量】用量6~15g。

【附　方】脾虚腹泻：莲子、茯苓、补骨脂、六曲各9g，山药15g，水煎服。

【附　注】未去种皮的莲子称红莲子，因产地不同、药材性状稍异，又分为湘莲子（种子较圆，主产湖南）和湖莲子（种子稍长，主产湖北和江苏）；擦去种皮的称白莲子，因主产福建，故又称建莲子。

◎附：石莲子

【药材性状】本品为莲的干燥成熟果实。本品呈卵圆形或椭圆形，两端略尖，长1.5~2cm，直径1~1.5cm。表面灰棕色至灰黑色，残留灰白色粉霜，在放大镜下观察，可见多数小凹点。一端有小圆孔，另一端具短小果柄，果柄旁边有圆形棕色小突起。质坚硬，不易破开，果皮厚约1mm，内表面红棕色，除去果皮可见种子。气无，味涩。

【性味归经】味甘、微涩，性平。归心、肾经。

【功能主治】功能健脾开胃，止吐止泻。用于脾虚久痢，食欲不振。

◎附：莲子心

【药材性状】本品为莲的成熟种子中的干燥幼叶和胚根。商品呈小棒状，略扁，长1~1.5cm。幼叶2片，绿色，一长一短，顶端反折，两幼叶之间可见细小，直立的胚芽。胚根黄绿色圆柱形，长3~4mm；质脆易断，断面有多个小孔。气微，味苦。以色

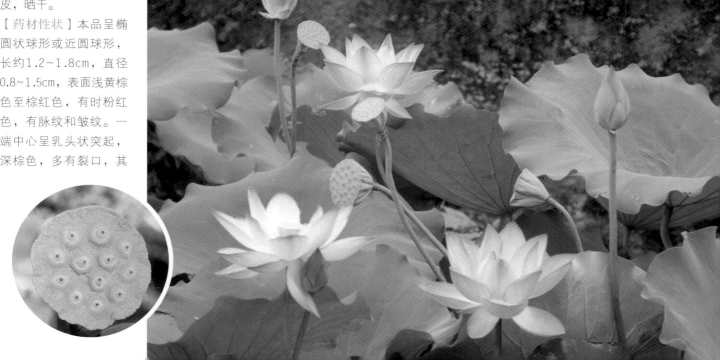

绿、完整、无莲肉者为佳。

【性味归经】味苦，性寒。归心、肺、肾经。

【功能主治】功能清心安神，交通心肾，涩精止血。用于温热病烦热，神昏，心热失眠，遗精，血热吐血。

◎附：莲房

【药材性状】本品为莲的果实成熟时的果托。商品呈倒圆锥状式扁陀螺状，顶面平，多已撕裂，高4.5~6cm，直径5~8cm，表面灰棕色至紫棕色，具纵纹和皱纹，顶面有多数种子取出后留下的圆形孔穴，基部有长约1cm的花梗残基。质疏松，破碎面海绵样，棕色。气微，味微涩。以个大、紫棕色者为佳。

【性味归经】味苦、涩，性温。归肝经。

【功能主治】功能化瘀止血。用于崩漏下血，痔疮出血，产后瘀阻，恶露未尽。

◎附：莲须

【药材性状】本品为莲花中的雄蕊。商品线条状，长2~3cm，直径不超过0.5mm，由花药和花丝构成。花药黄色或褐黄色，长1~1.5cm，扭曲；花丝丝状，略扁，长1.5~1.8cm，色较深，多少扭曲。质松。初期有浓郁的清香，存放日久则香气渐减弱。味微甘、涩。以色鲜黄、气清香者为佳。

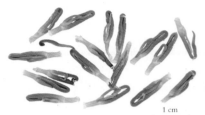
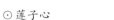
⊙莲子心 1 cm

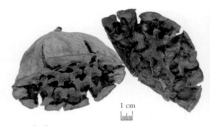
⊙莲蓬 1 cm

【性味归经】味甘、涩，性温。归心、肾经。

【功能主治】功能清心，益肾，固精，止血。用于肾虚遗精，滑精，带下，遗尿，尿频。

◎附：莲藕

【药材性状】本品为莲的鲜肥大根茎。鲜品呈结节状的短圆柱形，原条3~4节，长30~40cm。第一节较细，第二、第三节肥大，尾节瘦长。藕节细短。表面浅红色或红棕色，间划有土棕色，光滑。折断时有胶丝状物，可拉长，横断面黄白色，具多个类三角形或类圆形空洞。气无，味甘。

【性味归经】味甘，性寒。归肺、胃经。

【功能主治】止渴除烦、凉血止血。用于热病烦渴，血热所致的咯血、衄血、吐血、便血、尿血。

◎附：藕节

【药材性状】本品为莲的根茎的干燥节部，商品呈短圆柱形，中部稍膨大，长2~4cm，直径约2cm。表面灰黄色至灰棕色，有残存的须根和须根痕，偶见暗棕红色的残存鳞叶，两端有残留的藕体，表面皱缩有纵纹。质硬，难折断，横断面淡粉红色，有多数圆形的小孔。气微，味微甘、涩。以节部黑褐色、两端白色、无须根者为佳。

【性味归经】味甘、涩，性平。归肝、肺、胃经。

【功能主治】止血，消瘀。用于衄血，吐血，便血，尿血，血痢，崩漏。

◎附：莲花

【药材性状】本品为莲的干燥花瓣。本品呈匙形纸质的薄片状，顶端钝尖，质柔软，多卷缩皱褶，长6~9cm，宽3~5cm。表面紫红色或淡红色，有多数纵向细脉纹。基部稍厚而窄，略呈紫褐色或淡白色。气微香，味微苦涩。

【性味归经】味苦、甘，性温。归心、肝经。

【功能主治】活血止血，去湿祛风。用于跌损呕血，天泡湿疮。

◎附：莲梗

【药材性状】本品为莲的干燥叶柄或花梗。本品呈细长不规则圆柱形，长30~80cm，直径1~1.5cm。表面淡黄色或棕黄色，具纵沟及多数凸起的小刺。质轻，易折断，折断时有粉尘飞出，并常有白色细丝粘连，折断面淡粉白色，可见数个大小不等的孔道。气无，味淡。

【性味归经】味微苦，性平。归肝、脾、胃经。

【功能主治】消暑，理气宽中。用于中暑头昏，胸闷气滞。

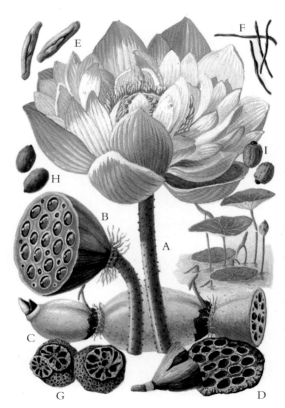

A. 花；B. 果实；C. 根状茎；D. 药材（莲房）；E. 药材（莲心）；F. 药材（莲须）；G. 药材（藕节）；H. 药材（石莲子）；I. 药材（莲子）

桂木干

【别　名】大叶胭脂、胭脂公、狗果树。

【来　源】本品为桑科植物桂木**Artocarpus nitidus** Tréc. subsp. **lingnanensis**（Merr.）Jarr. 的聚花果。

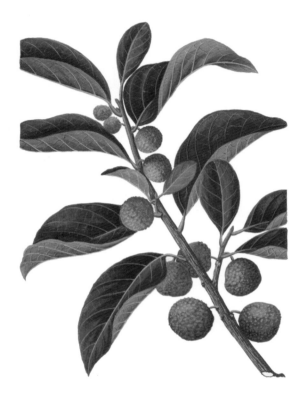

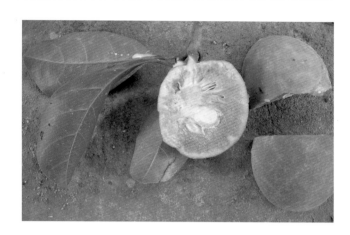

【药材性状】本品多切成片块，片块的边缘皱缩不平，厚0.3cm左右，直径2.5~4cm。表面灰黄色或灰绿色，有绒毛。果肉部分肥厚肉质，黄白色或浅红棕色。瘦果心形或卵形，黄色，埋藏于肉质体上。气微酸，味酸微甜。以片大、肉质、色黄白者为佳。

【性味归经】味甘、酸，性平。归肝、胃经。

【功能主治】清肺止咳，生津，活血止血。用于肺结核咯血，支气管炎，鼻衄，吐血，咽喉肿痛，食欲不振。

【用法用量】用量15~30g。

【附　注】桂木的根亦入药，功能清热开胃，收敛止血。

【植物特征】乔木。老树干基部常有板根，嫩枝被贴伏的柔毛。叶革质，椭圆形或卵状长椭圆形，长7~15cm，宽3~7cm，先端短渐尖，钝头，基部圆至楔尖，通常稍下延，全缘或有浅而不规则的钝齿；侧脉每边6~10条；叶柄长5~15mm；托叶脱落后的痕迹不成环状。花序由多数小而单性的花组成，花序轴肥厚，雄花序长倒卵形或长椭圆形，长4~12mm，总花梗长1~1.5mm；花萼裂片2~4，被缘毛。聚合果直径达5cm，鲜时红色，干后变褐色，被绒毛，含瘦果10~15颗。花期4—5月；果期6—8月。

【生　境】生于中海拔湿润的杂木林中。

【分　布】我国南部各地。越南、泰国、柬埔寨也有分布。

【采集加工】夏、秋季果实成熟时摘下，切片，晒干。

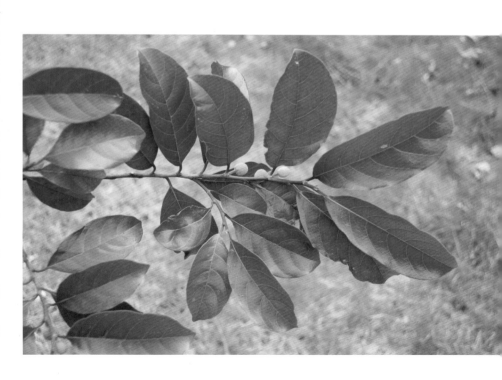

桃仁

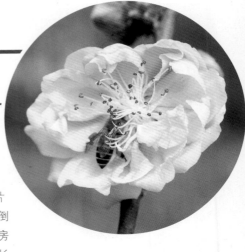

【来　源】本品为蔷薇科植物桃**Amygdalus persica** L.［*Prunus persica*（L.）Batsch］的成熟种子。

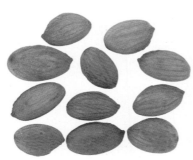

1 cm

【植物特征】小乔木。高达8m。小枝绿色或变棕色，无毛；冬芽圆锥形，常3个簇生。叶互生，长圆形或倒卵状披针形，长5~16cm，先端渐尖，基部宽楔形，边缘有钝齿，两面无毛或下面脉腋有短柔毛；侧脉每边6~12条；叶柄长1~2cm，常有腺体。花单生，近无梗，先叶开放，粉红色，直径2~2.5cm；萼管钟形，外面被柔毛，檐部5裂，裂片卵形至长圆形；花瓣5，椭圆形或倒卵形；雄蕊20~30，花药红色；子房上位，被短柔毛；核果卵球形，长3~7cm或更大，淡绿色至淡黄色，具红晕、密被短柔毛；核呈扁椭圆球形，顶尖，表面具沟和孔穴。花期3~4月；果实成熟期因品种而异，常为7—9月。

【生　境】主要为栽培。

【分　布】现我国各地常有栽培。原产中国，现世界各地广为栽培。

【采集加工】夏、秋季果实成熟时采摘，取种子，晒干。

【药材性状】本品呈扁平长卵形或椭圆形，长1.2~1.8cm，宽0.8~1.2cm，厚0.2~0.4cm。一端尖，另一端钝圆形而稍偏斜。边缘较薄。表面黄棕色或红棕色，有皱纹和很多颗粒状突起，自合点散射出多数纵向维管束，尖端一侧有一条短线状种脐。种

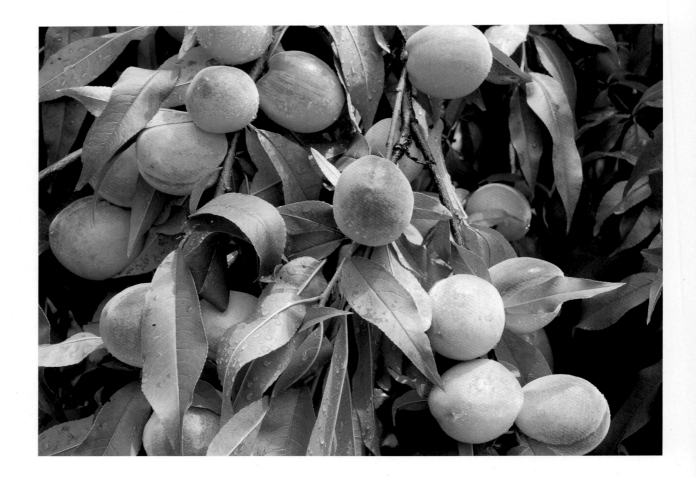

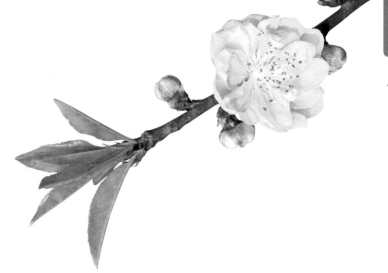

皮薄而脆，子叶2片，乳白色，富油质。气微，味微苦。以粒大饱满、扁平、不泛油者为佳。

【性味归经】味苦、甘，性平。归心、肝、大肠经。

【功能主治】活血祛痰，润肠通便。用于经闭，痛经，癥瘕痞块，瘀血肿痛，跌打损伤，肠燥便秘，咳嗽气喘。

【用法用量】用量5~10g。

【附　方】

❶血滞经闭：桃仁、红花各9g，丹参15g，牛膝12g，水煎服。

❷产后恶露不尽：桃仁4.5g，红花6g，丹参、益母草各12g，川芎3g，赤芍9g，水煎服。

❸跌打损伤：桃仁、柴胡、红花各9g，丹参15g，天花粉12g，水煎服。

❹大便秘结：桃仁9g，火麻仁15g，郁李仁12g，水煎服。

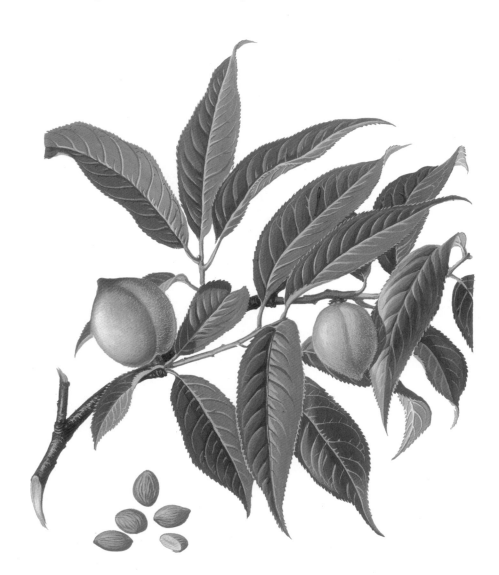

核桃仁

【别　名】核桃。

【来　源】本品为胡桃科植物胡桃**Juglans regia** Linn. 的干燥成熟种子。

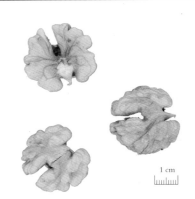

1 cm

【植物特征】落叶乔木，高20~25m；髓部薄片状。叶互生，为奇数羽状复叶，长25~30cm，有小叶5~9枚，很少3或11枚；小叶椭圆状卵形至长椭圆形，长6~15cm，宽3~6cm，上面无毛，下面仅侧脉腋内有一簇短柔毛；小叶柄短或近无。花单性，雌雄同株；雄花组成菜黄花序，下垂，长5~10cm；雄蕊6~22或更多；雌花2至数朵簇生枝顶；子房下位，花柱2，羽毛状。果序短，俯垂，有果实1~3枚；果球形，外果皮肉质，不规则开裂，内果皮骨质，表面凹凸不平或皱褶，有2条纵棱，顶端有短尖头，隔膜较薄，内果皮内壁有不规则空隙或无空隙而仅有皱褶。花期5月；果期10月。

【生　境】栽培。

【分　布】我国各地广泛栽培。原产欧洲东南部及亚洲西部。

【采集加工】秋季采收成熟果实，除去肉质果皮，晒干，再除去核壳。

【药材性状】本品常破碎为不规则的块片状，大小不一，完整者近圆形，直径2~3cm，外皮淡黄色或黄褐色，膜状，可见深棕色脉纹；子叶白色，质脆易破碎，富油性。无臭，味甘；种皮味涩、微苦。以个大、饱满、断面色白者为佳。

【性味归经】味甘，性温。归肾、肺、大肠经。

【功能主治】清肺，定喘，补肾固精。用于虚寒喘嗽，腰膝酸软，遗精阳痿。

【用法用量】用量6~9g。

【附　注】

❶胡桃果实的干燥肉质果皮入药，称青龙衣。味苦、涩，性平。功能止痛，解毒消肿；用于腹痛，水痢，疮毒，顽癣。用量10~15g。

❷胡桃果核的木质隔膜亦入药，称分心木。味苦、涩，性平。功能补肾涩精；用于肾虚遗精，遗尿，尿血，带下，泻痢。用量10~15g。

A. 果枝；B. 果核；C. 果核砸开，示木质隔膜（分心木）；D. 药材（核桃仁）

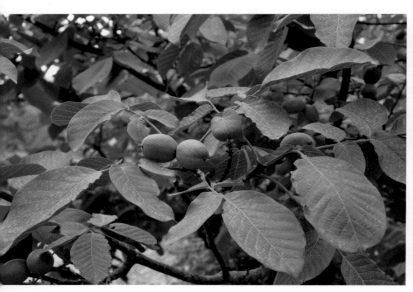

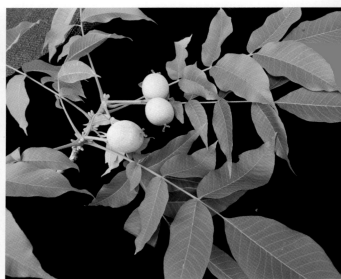

夏枯草

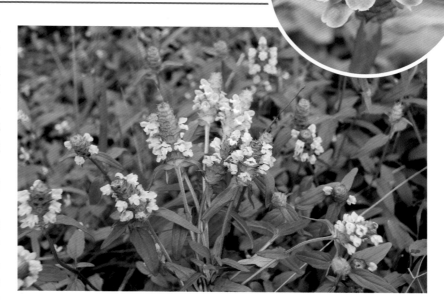

【来　源】本品为唇形科植物夏枯草**Prunella vulgaris** L. [*Brunella vulgaris* L.] 的果穗。

【植物特征】多年生草本。高20~30cm。根茎匍匐，节上生根；茎方柱状，具浅沟，紫红色，无毛或疏被糙毛，自基部多分枝。茎叶对生，草质，卵状长圆形至卵圆形，长1.5~6cm，宽0.6~2.5cm，先端钝，基部圆、阔楔尖至楔尖，常下延至叶柄成狭翅状，边近全缘或有波状齿缺，两面无毛或叶面散生短硬毛；叶柄长0.7~2.5cm。花蓝紫色或红紫色，排成顶生、密花、长2~4m的穗状花序；苞片明显，淡紫色，膜质，宽心形，长约7mm，宽达11mm，先端具骤尖头，有缘毛，脉纹放射状；萼钟状，长约10mm，疏生刚毛，檐部二唇形，上唇阔大，扁圆形，浅3裂，下唇有2个渐尖的裂片；花冠长约13mm，外面无毛，冠檐二唇形，上唇近圆形，直径约5.5mm，稍呈盔状，下唇短，3裂，中裂倒心形，边缘流苏状；雄蕊4，伸至上唇之下，前雄蕊花丝先端2裂，一裂具能育药室，另一裂钻形。小坚果卵球形，长1.8mm，褐色。花期4—6月；果期7—10月。

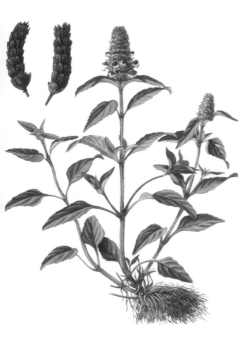

【生　境】生于山坡、路旁、荒地或田埂上。

【分　布】台湾、广东、福建、江西、浙江、湖南、湖北、河南、甘肃、陕西、广西、贵州、云南、四川、新疆。印度、巴基斯坦、澳大利亚和欧洲、北非、北美也有分布。

【采集加工】夏季果穗呈棕红色时摘取带花果穗，晒干。

【药材性状】本品呈圆柱形，略扁，长1.5~8cm，直径0.8~1.5cm。表面淡棕色至棕红色。全穗由数轮至十数轮宿存的花萼和苞片组成，彼此重叠成宝塔形，每轮有对生苞片2片，呈扇形，顶端尖尾状，淡黄色，脉纹明显，外表面有白毛。每一苞片内有花3朵，花冠多已脱落，宿萼二唇形，内有小坚果4枚，卵圆形，棕色，有光泽，尖端有白色突起。体轻。气微，味淡。以穗长、色棕红、不带茎者为佳。

【性味归经】味苦、辛，性寒。归肝、胆经。

【功能主治】清肝明目，清热散结。用于淋巴结结核，甲状腺肿，高血压，头痛耳鸣，目赤肿痛，肺结核，急性乳腺炎，腮腺炎，痈疖肿毒。

【用法用量】用量10~15g。

【附　方】

❶甲状腺肿：夏枯草、海藻各15g，昆布50g，共研细粉，炼蜜为丸。每次服9g，每日2次。

❷高血压：夏枯草、草决明、生石膏各30g，槐角、钩藤、桑叶、茺蔚子、黄芩各15g，水煎3次，过滤，取滤液加蜂蜜30g，浓缩成膏120g。每日1剂，分3次服。10日为一个疗程。

❸肺结核：夏枯草30g，水煎，浓缩成膏，干燥；加青蒿粉3g，鳖甲粉1.5g，拌匀（亦可制成丸剂服用），分3次服。

❹创伤出血：夏枯草90g，酢浆草60g，雪见草30g，研细粉。以药粉撒伤口，用消毒敷料加压1~2分钟后包扎。

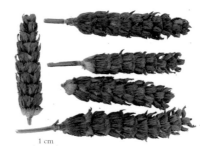

1 cm

娑罗子

【别　名】梭罗树、梭罗子。

【来　源】本品为七叶树科植物七叶树**Aesculus chinensis** Bunge 的干燥成熟果实。

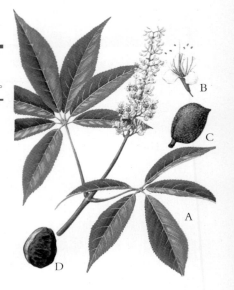

A. 花枝；B. 花；C. 药材
（娑罗子）；D. 种子

【植物特征】落叶乔木，高达25m，树皮深褐色或灰褐色，小枝圆柱形，黄褐色或灰褐色，有圆形或椭圆形淡黄色的皮孔。掌状复叶具5~7小叶，小叶纸质，长圆披针形至长圆倒披针形，长8~16cm，宽3~5cm，下面中肋及侧脉基部嫩时有疏柔毛。花序圆筒形，连总花梗长21~25cm，小花序具5~10朵花。花杂性，雄花与两性花同株，花萼管状钟形，长3~5mm，外被微柔毛，不等5裂；花瓣4，白色，长圆倒卵形至长圆倒披针形，长约8~12mm，宽5~1.5mm；雄蕊6，花丝线状，花药长圆形，长1~1.5mm；子房卵圆形，花柱无毛。果实球形或倒卵圆形，直径3~4cm，黄褐色，无刺；种子近球形，直径2~3.5cm。花期4—5月；果期10月。

【生　境】常生疏林中或栽培。

【分　布】河北和陕西等地。

【采集加工】秋季果实成熟时采收，晒干或低温干燥。

【药材性状】本品呈圆球形、卵形或倒卵形，直径2.5~4cm，棕褐色，粗糙，密布黄棕色的斑纹和疣点，有3条纵向沟纹，顶端平或微突尖，基部有果梗痕，果皮硬而脆；种子通常1枚，扁圆形，深棕色，凹凸不平，略皱，种脐色较浅，约占种子的1/2，种皮硬而脆，种仁坚硬，形似板栗，黄白色或淡棕色，粉质。无臭，味先苦后甜。以饱满、种仁色黄白者为佳。

【性味归经】味甘，性温。归肝、胃经。

【功能主治】理气，宽中，止痛。用于胃脘胀痛。

【用法用量】用量3~9g。

【附　注】天师栗Aesculus wilsonii Rehd.的种子亦作娑罗子入药，功效与本种相同。天师栗的果实和种子与本种的区别是果皮较薄，厚1.5~2mm；种脐约占种子的1/3。

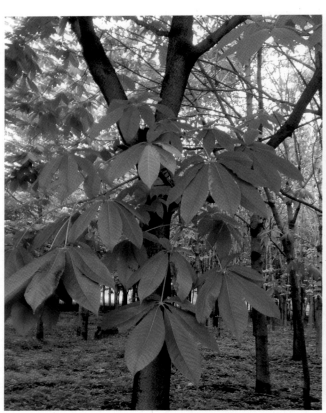

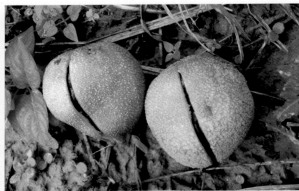

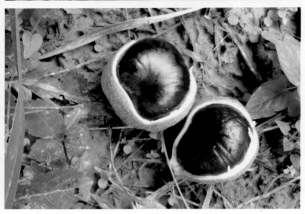

预知子

【别　名】八月扎、野木瓜、八月瓜。

【来　源】本品为木通科植物木通**Akebia quinata**（Houtt.）Decne.、三叶木通**Akebia trifoliata**（Thunb.）Koidz.或白木通**Akebia trifoliata**（Thunb.）Koidz. subsp. **australis**（Diels）T. Shimizu 的近成熟果实。

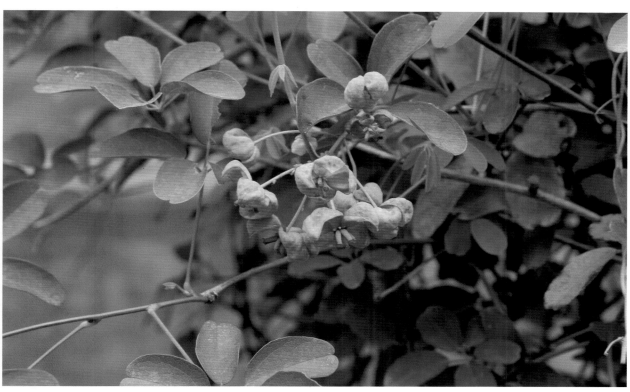

⊙ 木通

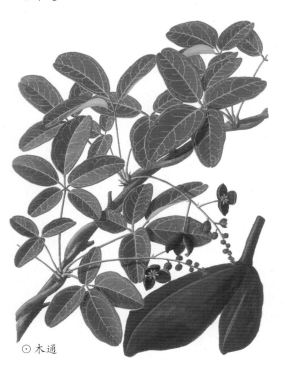

⊙ 木通

◎木通

【植物特征】落叶或半常绿缠绕藤本。长3m以上。茎灰色、有条纹。叶为掌状复叶，在短枝上的常3~5叶簇生，在长枝上互生；叶柄细长；小叶5片，革质，椭圆形，长3~6cm，先端圆，基部楔形或圆，全缘，两面无毛。春季开花。总状花序腋生，长约10cm；花单性，雌雄同株；雌花：1~2朵生于花序下部；苞片线形；花被3，紫色，椭圆形；退化雄蕊6；雌蕊6，柱状；雄花：生于花序上部，较小；花被3；雄蕊6；退化雌蕊3~4。蓇葖浆果状，两端圆，长达8cm或过之，直径宽达3cm；种子多数，黑色。花期4—5月；果期6—8月。

【生　境】生于山谷溪边或林中。

【分　布】广东、香港、江西、湖南、湖北、四川、福建、河南等地。日本也有分布。

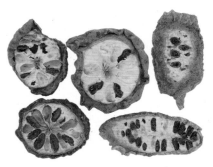

⊙ 预知子

1 cm

◎三叶木通

【植物特征】落叶木质藤本。长达10m。茎、枝无毛，灰褐色。三出复叶，小叶卵圆形，长宽变化很大，先端钝圆或具短尖，基部圆形，有时略呈心形，边缘浅裂或呈波状，叶柄细长，长6~8cm，小叶3片，革质，长3~7cm，宽2~4cm，上面略具光泽，下面粉灰色。花紫红色，雌雄异花同株。花期4~5月；果期7~8月。

【生　境】生于海拔300~1500m的山谷疏林或灌丛中。

【分　布】长江流域较普遍，我国的西南各地至云南，西北各地至河南，山西，陕西等地。

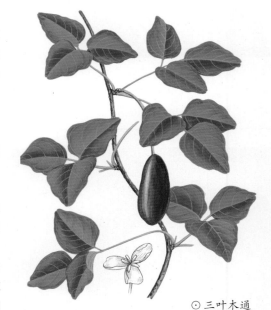

⊙三叶木通

◎白木通

【植物特征】落叶或半常绿缠绕藤本。长6~10m，全体无毛。掌状复叶；小叶3，卵形或卵状矩圆形，长3~7cm，宽2~4cm，先端圆形，中央凹陷，基部圆形或稍呈心脏形至阔楔形，全缘或微波状，两面均淡绿色。花雌雄同株，总状花序腋生，长约15cm，总花梗细长；花紫色微红或淡紫色；雌花1~3朵生于花序下部，苞片线形，花被3，椭圆形，先端圆，退化雄蕊6，雌蕊3~6，柱头头状；雄花具细小苞片，花被3，倒卵形，先端稍凹，雄蕊6，花丝三角形，退化雌蕊3或4。蓇葖状浆果，椭圆形或长圆筒形，长8~13cm，宽约4cm，成熟时紫色。种子矩圆形，暗红色。花期3—5月；果期6—10月。

【生　境】生于山谷溪边或林中。

【分　布】江苏、浙江、江西、广西、广东、湖南、湖北、山西、陕西、四川、贵州、云南等地。

【采集加工】夏、秋季果实将变黄时采摘，晒干，或置沸水中略烫后晒干。

【药材性状】本品呈长椭圆形，稍弯曲，长3~9cm，直径1.5~3.5cm。表面黄棕色至黑褐色，有不规则的深皱纹，顶端钝圆，基部有短果梗或残痕。果皮厚，质硬，破开后，果肉淡黄色或黄棕色，内含多数长卵形、压扁的种子，种皮黄棕色或紫褐色，具光泽，有条状纹理。气微香，味苦。以个大、色黄棕、质硬、皮皱者为佳。

【性味归经】味苦，性寒。归肝、胆、胃、膀胱、大肠、小肠经。

【功能主治】疏肝理气，活血止痛，利尿散结。用于胃痛，疝痛，睾丸肿痛，脘胁胀痛，遗精，月经不调，子宫脱垂，痛经，小便不利。

【用法用量】用量3~9g，大剂量可达30g。

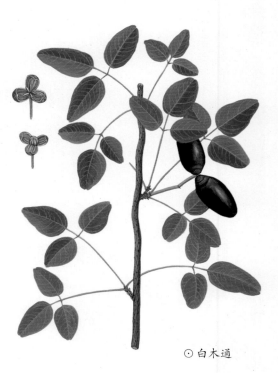

⊙白木通

⊙白木通

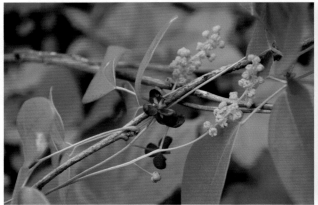

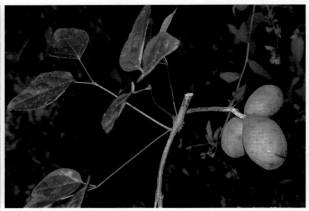

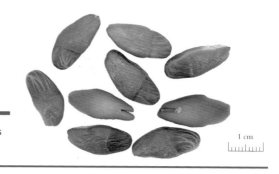

黄皮核

【来　源】本品为芸香科植物黄皮**Clausena lansium**（Lour.）Skeels 的成熟种子。

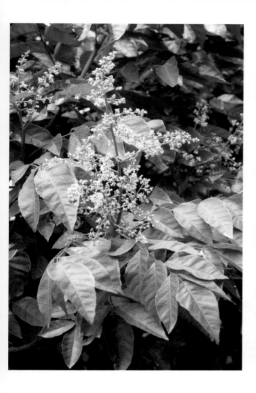

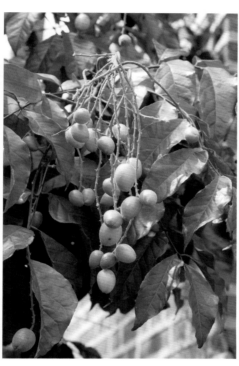

黄绿色。种皮多已脱落，故商品多为种仁。子叶2片、肥厚。质坚实，折断面黄白色。气微酸，味苦涩、辛辣。以颗粒完整、色黄绿者为佳。

【性味归经】味苦、辛，性微温。归肝、肾、胃经。

【功能主治】理气止痛，散郁，拔毒。用于脘腹胀痛，肝胃气痛，疝气痛，睾丸肿痛。外用治小儿疮疖，蜈蚣咬伤，黄蜂螫伤。

【用法用量】用量9~15g。外用鲜品适量，捣烂敷患处。

【植物特征】常绿小乔木。高5~10m。叶互生，为奇数羽状复叶；小叶5~11片，膜质，阔卵形至卵状长圆形，长6~13cm，宽2.5~6cm，先端短尖或短渐尖，基部阔楔尖至圆，稍不对称，边缘浅波状或具不明显的圆齿，两面无毛或下面疏被微柔毛。花白色，芳香，两性，排成顶生圆锥花序，花蕾近球状，有5钝角；萼基部合生，裂片5，长不及1mm；花瓣5片，长不及5mm，两面被黄色短柔毛；雄蕊10，排成2轮，外轮与萼片对生，内轮与花瓣对生，比外轮长，插生在花盘上。浆果球形、卵形、倒梨形或椭圆形，长1.2~3cm，横径1~2cm，黄色或暗黄色，被密或疏的柔毛；种子1~3颗，很少5颗。花期4—5月；果期7—8月。

【生　境】栽培植物。

【分　布】我国华南和西南各地广泛栽培。

【采集加工】夏季收集成熟种子，洗净，蒸熟，晒干。

【药材性状】本品为长卵圆形，稍扁，长1~1.8cm，宽0.6~0.8cm，基部钝圆，顶端稍尖而弯向一侧，表面光滑，明显分为两色，上部1/3灰黄色，下部

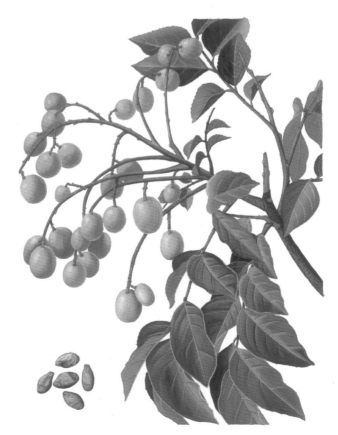

菟丝子

【别　名】吐丝子、丝子。

【来　源】本品为旋花科植物菟丝子**Cuscuta chinensis** Lam.或南方菟丝子**Cuscuta australis** R. Br. 的成熟种子。

◎菟丝子

【植物特征】一年生寄生草质藤本。茎纤细，橙黄色，长有吸盘，寄生缠绕于其他植物上。无叶。花夏、秋季开放，白色，小而多数，簇生成球形的聚伞花序，总花梗较藤茎粗壮，具苞片和小苞片；花萼浅杯状，长约2mm，5裂，裂片三角状卵形；花冠钟状或壶状，长约4mm，裂片卵形，外反；雄蕊5，与花冠裂片互生，花丝短；鳞片5，位于冠管近基部，长圆形，边缘有流苏状睫毛；子房上位，2室，每室有胚珠2颗，花柱2，直立，柱头头状。蒴果近球形，长约3mm，其外包有宿存的花冠，成熟时盖裂；种子2~4颗，淡褐色，长约1mm，表面粗糙。

【生　境】寄生于草本或灌木丛中。

【分　布】香港、广东、福建、浙江、江苏、安徽、河南、河北、山东、辽宁、吉林、黑龙江、内蒙古、山西、陕西、甘肃、宁夏、四川、云

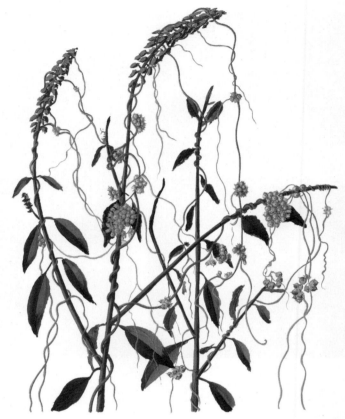

⊙菟丝子

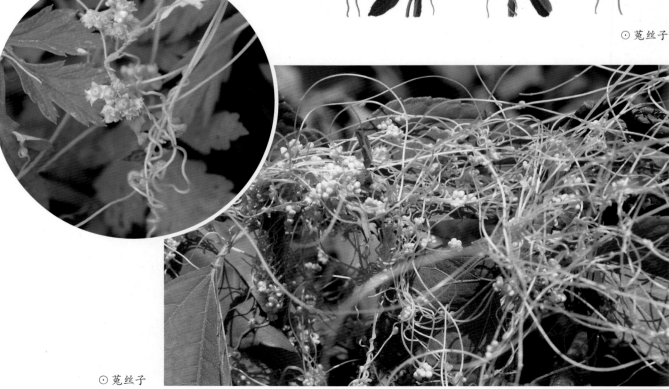
⊙菟丝子

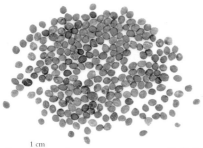

⊙ 菟丝子

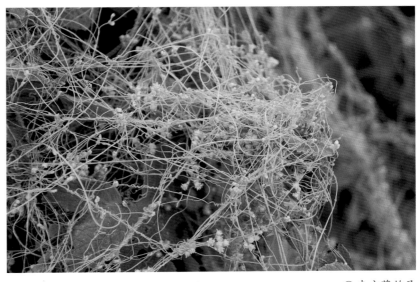

⊙ 南方菟丝子

南、新疆等地。伊朗、阿富汗向东至日本、朝鲜，南至斯里兰卡、马达加斯加、澳大利亚也有分布。

◎南方菟丝子

【植物特征】一年生寄生草本。茎缠绕，金黄色，纤细，直径1mm左右，无叶。花序侧生，少花或多花簇生成小伞形或小团伞花序，总花序梗近无；苞片及小苞片均小，鳞片状；花梗稍粗壮，长1~2.5mm；花萼杯状，基部连合，裂片3~4（~5），长圆形或近圆形，通常不等大，长0.8~1.8mm，先端圆；花冠乳白色或淡黄色，杯状，长约2mm，裂片卵形或长圆形，先端圆，与花冠管近等长，直立，宿存；雄蕊着生于花冠裂片弯缺处，比花冠裂片稍短；鳞片小，边缘短流苏状；子房扁球形，花柱2，等长或稍不等长，柱头球形。蒴果扁球形，直径3~4mm，下半部为宿存花冠所包，成熟时不规则开裂，不为周裂；常有4颗种子，淡褐色，卵形，长约1.5mm，表面粗糙。花期6—8月；果期7—10月。

【生　境】寄生于草本或灌木丛中。

【分　布】吉林、辽宁、河北、山东、甘肃、宁夏、新疆、陕西、安徽、江苏、浙江、福建、江西、湖南、湖北、四川、云南、广东、台湾等地。亚洲的中部、南部、东部，向南经马来西亚，印度尼西亚以至大洋洲也有分布。

【采集加工】秋季果实成熟时采收植株，晒干，打下种子，除去杂质。

【药材性状】本品近球形，直径1~1.5mm。表面灰棕色或黄棕色，具细密网状皱纹，一端有微凹的线形种脐。质坚实，不易以指甲压碎。气微，味淡。以颗粒饱满者为佳。

【性味归经】味辛、甘，性平。归肝、肾、脾经。

【功能主治】补养肝肾，益精，明目，安胎。用于腰膝酸软，耳鸣，阳痿，遗精，尿频，头晕目眩，视力减退，胎动不安。外用治白癜风。

【用法用量】用量6~15g。外用适量。

【附　方】肾虚腰痛、阳痿、遗精：菟丝子15g，枸杞子、杜仲各12g，莲须、韭菜子、五味子各6g，补骨脂9g，水煎服或制成蜜丸，每次服9g，每日2~3次。

【附　注】同属的金灯藤Cuscuta japonica Choisy的种子在四川、贵州等地亦作菟丝子入药。由于它的种子比较大，直径2~3mm，故通称大菟丝子。

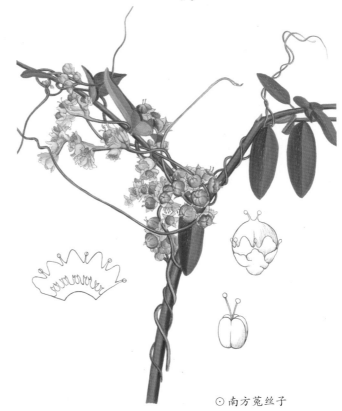

⊙ 南方菟丝子

梧桐子

【来　源】本品为梧桐科植物梧桐**Firmiana simplex**（Linn.）Wight的干燥成熟种子。

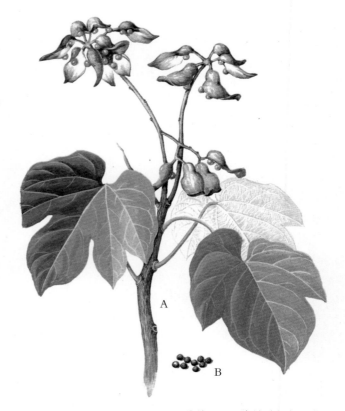

【植物特征】落叶乔木，高达16m；树皮绿色，平滑。单叶互生，心形，掌状3~5深裂，直径15~30cm，裂片三角形，顶端渐尖，下面稍被毛或无毛；基出脉7条；叶柄长15cm以上。花夏季开，杂性，黄绿色，无花瓣，多朵排成顶生、长20~30cm的聚伞状圆锥花序；花萼5深裂达基部，裂片线形，外卷，长7~9mm，被淡黄色茸毛；雄花的雌雄蕊柄与花萼近等长，无毛；雄蕊无花丝，花药15，不规则聚集于雌雄柄顶端扩大而成的杯状体上，退化子房小；两性花：心皮5个，黏合，花柱基部合生，柱头与心皮同数而分离，子房圆球形。蓇葖具柄，长6~11cm，宽1.5~2.5cm，果皮膜质，叶状，成熟时开裂，每蓇葖有种子2~4颗。花期6月。

【生　境】栽培。

【分　布】我国南北各地有栽培。日本也有分布。

【采集加工】秋末冬初收取成熟种子，除去杂质，晒干。

【药材性状】本品为圆球形，直径4.5~8mm，棕色或棕黄色，有网状皱纹，微显光泽，质轻而硬。除去种皮，可见淡红色外胚乳，其内为肉质、白色内胚乳，均富油质；子叶2片，大而菲薄，黄色，紧贴内胚乳上。气微，味微甜。以大小均匀、色棕黄、无杂质者为佳。

【性味归经】味甘，性平。归心、肺、肾经。

【功能主治】顺气和胃，补肾，健脾消滞。用于胃痛，伤食腹泻，疝气，小儿口疮，须发早白。

【用法用量】用量3~10g。外用适量，煅存性，研粉撒患处。

【附　注】梧桐叶的浸膏片入药，称梧桐片。功能降低血清胆固醇。

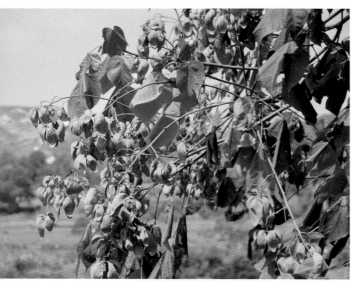

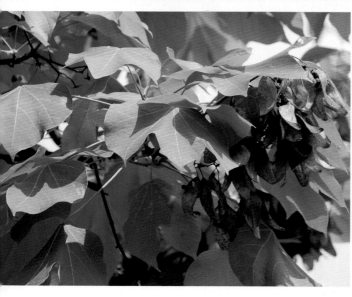

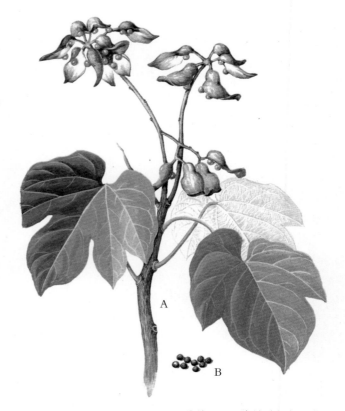

A. 果枝；B. 药材（梧桐子）

蛇床子

【别　名】野茴香、野胡萝卜子、蛇米、蛇粟。

【来　源】本品为伞形科植物蛇床Cnidium monnieri（L.）Cuss. 的成熟果实。

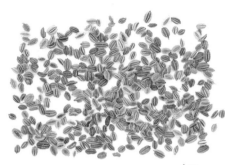

1 cm

【植物特征】一年生草本。高15~60cm。主根狭长圆锥状。茎直立或斜生，多分枝，中室，有纵走线棱，触之粗糙。叶互生，下部叶具短柄，叶鞘短而宽，边缘膜质，上部叶具阔柄，全部鞘状；叶片二或三回三出式羽状全裂，轮廓为卵形或三角状卵形，长3~8cm；羽片轮廓卵形至卵状披针形，长1~3cm，先端稍呈尾状；末回裂片线形至线状披针形，长3~10mm，先端具凸尖，边缘粗糙。花白色，小，排成顶生和侧生、直径2~3cm、通常具长梗的复伞形花序；总苞片6~10片，线形或线状披针形，长约5mm，边缘膜质；伞辐8~20个，不等长，有粗糙线棱，每伞辐末端着花15~20朵；萼檐截平；花瓣倒卵形，长约1mm，先端具内折的小舌片；花柱2，向外反曲，长1~1.5mm。分生果长圆形，长1.5~3mm，横切面近5棱形，主棱5条均具翅，每棱槽内有油管1，合生面有油管2。花期4—7月；果期6—10月。

【生　境】生于旷野、路旁潮湿处。

【分　布】我国南北各地。亚洲东北部、美洲北部和欧洲均有分布。

【采集加工】夏、秋季果实成熟时采收，除去杂质，晒干。

【药材性状】本品椭圆形，长

2~3mm，宽1.5~2mm。表面灰黄色或灰绿色，顶端有小突起，基部偶有残存果梗；果瓣2，背面有薄而狭翅状的纵棱5条，合生面可见2条棕色线棱。果皮松脆，种子细小，灰棕色，油质。气香，味辛凉，有麻舌感。以颗粒饱满、色灰黄、香气浓者为佳。

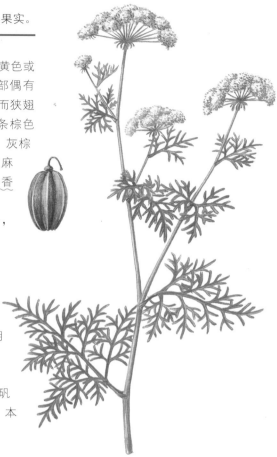

【性味归经】味苦、涩、微辛，性温；有小毒。归肾、脾经。

【功能主治】温肾壮阳，祛风燥湿，杀虫止痒。用于阴痒带下，阴道滴虫，皮肤湿疹，阳痿。

【用法用量】用量3~9g。外用适量，煎汤熏洗。

【附　方】滴虫性阴道炎：蛇床子15g，川椒6g，苦参、白矾各9g，煎汤熏洗阴道1~2次。本方亦可治湿疹。

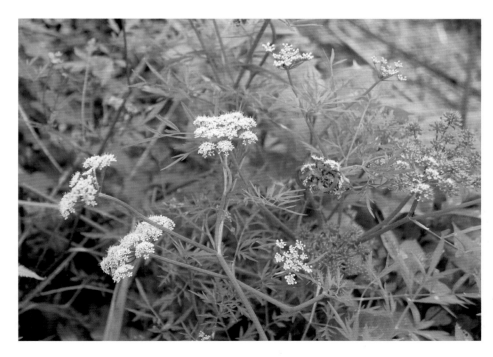

猪仔笠

【别　名】饭甑桐。

【来　源】本品为壳斗科植物饭甑青冈Cyclobalanopsis fleuryi（Hick. et A. Camus）Chun［Quercus fleuryi Hick. et A. Camus］带壳斗的成熟果实。

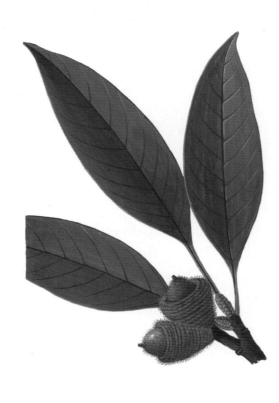

【植物特征】高大乔木。高15~20m。小枝粗壮，幼时密被黄褐色或红褐色绒毛，后变无毛，有密集的皮孔。叶厚革质，长圆形、狭椭圆形、披针形或倒披针形，长14~24cm，宽4~8cm，先端渐尖或短尖，基部渐狭，边下部全缘，上部有圆钝齿，干后上面呈红褐色，下面黄褐色稍带灰白，初时被毛，后变无毛；侧脉10~15对，近边缘稍弯拱。花春末夏初开放，单性，雌雄同株，异序，雄花小，多数，通常数朵簇生，排成纤细、下垂的葇荑花序；花萼杯状，5~6深裂；花瓣缺；雄蕊常与萼裂片同数；雌花少数，单生于总苞内，排成粗壮、直立的穗状花序；萼裂与雄花同；子房下位，通常3室。坚果椭圆状圆柱形，长3~4.5cm，宽约2.5cm，密被黄色紧贴微柔毛；壳斗钟形或近圆柱形，包围坚果的1/2~2/3，有环带12~13条，外面密被棕色绒毛。花期3—4月；果期10—12月。

【生　境】生于海拔较高的山坡或沟谷林中。

【分　布】广东、海南、广西、贵州、云南等地。越南也有分布。

【采集加工】秋、冬季果实成熟时摘下，晒干。

【药材性状】本品呈椭圆形或长圆形，由壳斗及坚果两部分组成。壳斗粗厚，基部渐狭，长3.5~4cm，直径2.5~3.5cm，密被黄褐色长绒毛，具12~13条棕色环带；坚果卵圆形，高3~4.5cm，直径2.5cm，约有1/3露出壳斗之外，密被锈色绒毛。质坚硬。种子含丰富的淀粉。气微，味微苦。以个大、坚实饱满者为佳。

【性味归经】味甘、微苦，性凉。归肺经。

【功能主治】清热解毒，收敛肺气，止咳。用于肺燥咳嗽，痰火病病，湿热痢疾。外用治跌打损伤。

【用法用量】用量30~60g。外用鲜品捣烂敷患处。

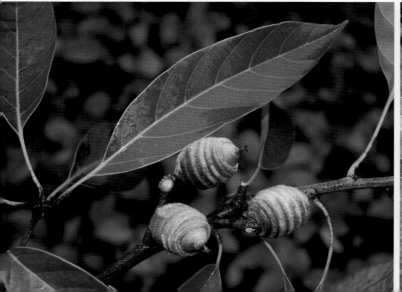

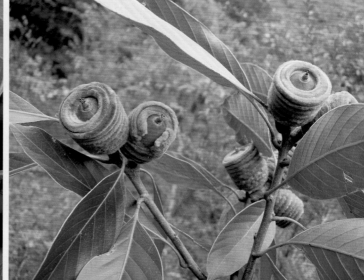

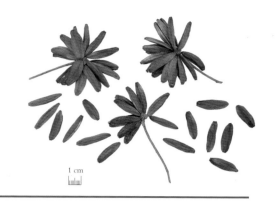

1 cm

喜树果

【别　名】旱莲木、千张树、水桐树、滑杆子树。

【来　源】本品为蓝果树科植物喜树Camptotheca acuminata Decne. 的干燥成熟果实。

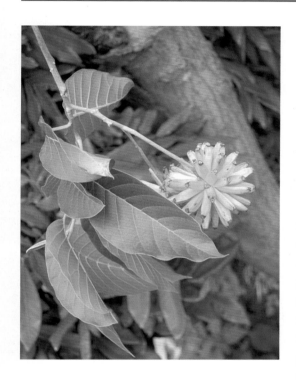

【植物特征】落叶乔木，高达20m；树皮灰色，纵裂成浅沟状；冬芽腋生，圆锥状，有卵形鳞片4对，被柔毛。单叶互生，纸质，长圆状卵形或椭圆形，长12~28cm，宽8~12cm，顶端短锐尖，基部近圆形，全缘，下面疏生短柔毛；侧脉每边11~15条；叶柄长1.5~3cm。花杂性，同株，多朵密聚成直径1.5~2cm的头状花序，此花序再作圆锥花序式排列，顶生或腋生，上部的常为雌花序，下部的为雄花序；花萼杯状，5裂，有缘毛；花瓣5，长圆形，长约2mm，淡绿色，早落；花盘微裂；雄蕊10，外轮5枚较内轮的长，花丝纤细，花药4室；子房下位，花柱长4mm，无毛。翅果长圆形，长2~2.5cm，顶端具宿存花盘，两侧具狭翅，干后黄褐色。花、果期6—10月。

【生　境】生于海拔1000m以下的山谷、溪边、村旁疏林或杂木林中。

【分　布】海南、广东、广西、江苏、浙江、江西、福建、湖北、四川、贵州、云南等地。

【采集加工】秋季果实成熟时采摘果序，晒干，除去总果梗及花托。

【药材性状】本品呈披针形，顶端钝，有柱头残基，向基部渐狭，可见着生在花托上的椭圆形疤痕，两侧有翅，长2~2.2cm，宽约6mm，深棕至棕黑色，微有光泽，有纵皱纹，有时可见黑色斑点；质韧，断面纤维状。种子1粒，干缩成条状。气微，味苦。以果实饱满、棕褐色者为佳。

【性味归经】味苦、涩，性寒；有毒。归脾、胃、肝经。

【功能主治】解毒散结，破血化瘀。用于各种癌症，急慢性白血病及血吸虫引起的肝脾肿大。外用治银屑病。

【用法用量】用量3~10g。临床上多提取喜树碱外用。用量每日10~20mg。

【附　方】

❶恶性肿瘤，急性白血病：a.喜树碱钠盐注射液，成人静脉注射10~20mg，用0.9%氯化钠液20mL稀释后注射，每日1次。10~14日为一个疗程，以后每3日注射1次作维持量。用到140~160mg时可能出现白细胞下降，但下降速度较慢，一般对血象影响较小。b.喜树果注射液，每日2~8mL（每支2mL内含喜树果8g），肌肉注射。喜树果片，每日口服8~12片相当于喜树果6~9g，分3~4次服。

❷慢性粒细胞性白血病：喜树根注射液，肌肉注射，每日4~8mL（每毫升含喜树根浸膏250mg）。

❸牛皮癣：a.外用20%喜树果软膏涂患处，每日1次。b.喜树树皮或树枝切碎，水煎浓缩，然后加羊毛脂、凡士林调成10%或20%油膏外搽。另取树皮或树枝30~60g，水煎服，每日1剂。亦可取叶加水浓煎后，外洗患处。忌用铁器煎煮、调制。

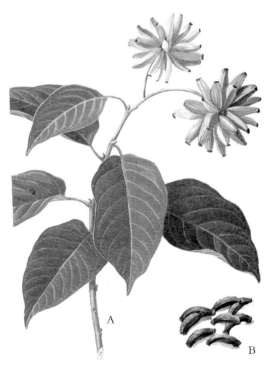

A. 果枝；B. 药材（喜树果）

葫芦

【别　名】抽葫芦、壶芦、蒲芦。

【来　源】本品为葫芦科植物葫芦**Lagenaria siceraria**（Mollina）Standl.的干燥成熟果皮。

【植物特征】一年生攀缘草本；茎、枝、叶柄、花梗及幼果被软毛；腋生卷须2叉分枝。叶大，心状卵形或肾状卵形，长、宽10~40cm，边缘浅裂或不裂，顶端锐尖，边缘具锯齿，基部心形；叶柄长5~30cm，顶端具2腺体。花单性，雌雄同株，1~2朵腋生，具长梗；花萼筒漏斗形，具5萼齿；花瓣5，白色，广卵形或倒卵形，长3~4cm，边皱曲；雄花具雄蕊3，药室折曲；雌花具长椭圆形的下位子房，花柱短，柱头3，2裂，侧膜胎痤。瓠果大，下垂，成熟时中间缢缩，果壳木质化，坚硬；种子多数，白色。花期夏季；果期秋季。

【生　境】栽培。

【分　布】全国各地均有栽培。全世界温带、热带地区常有种植。

【采集加工】秋季采收成熟果实，除去果瓤及种子，晒干。

【药材性状】本品呈瓢状，多破裂成块片，厚0.5~1.5cm，外表面黄棕色，较光滑，内表面黄白色或灰黄色，松软。体轻，质硬，断面黄白色。气微，味淡。以色黄棕、片块厚而大者为佳。

【性味归经】味甘，性平。归脾经。

【功能主治】利尿消肿。用于水肿，腹水，颈淋巴结结核。

【用法用量】用量15~30g。

【附　方】急性肾炎浮肿：a.陈葫芦壳（抽葫芦）15~30g，水煎服，每日1剂。b.抽葫芦1个，焙微黄，研末，每服9g，白开水调服，每日2~3次。

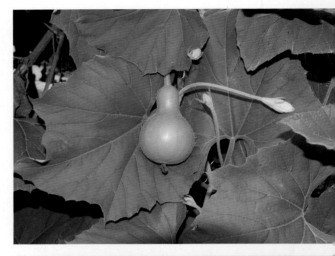

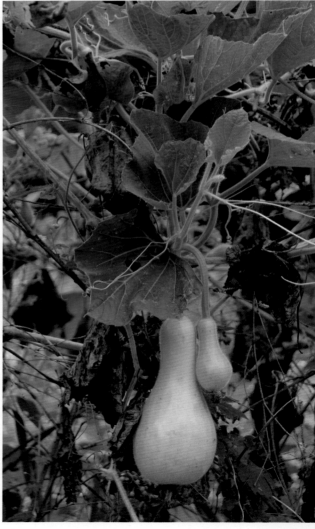

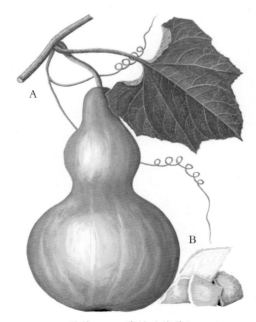

A. 果枝；B. 药材（葫芦）

葶苈子

【别　名】北葶苈子、苦葶苈子。

【来　源】本品为十字花科植物独行菜Lepidium apetalum Willd. 的干燥成熟种子。

【植物特征】一年生或二年生草本，高5~30cm；茎直立，有分枝，无毛或被微小的头状毛。基生叶窄匙形，一回羽状浅裂或深裂，长3~5cm，常脱落；叶柄长1~2cm；茎生叶线形，有疏齿或全缘。花极小，排成顶生的总状花序，果时延长达5cm；萼片早落，卵形，长约0.8mm，外面有柔毛；花瓣不存在或退化成丝状；雄蕊2或4。短角果近圆形或椭圆形，长2~3mm，扁平，顶端微缺，上部有窄翅；种子卵状椭圆形，长约1mm，平滑，棕红色。花、果期5—7月。

【生　境】生于路旁或山谷。

【分　布】我国华北、华东、西北、西南、华南等地。俄罗斯、亚洲各地也有分布。

【采集加工】夏季果实成熟时采割植株，晒干，搓出种子，除去杂质。

【药材性状】本品呈扁卵形，长1~1.5mm，棕色或红棕色，微有光泽，具纵沟2条，其中1条较明显，一端钝圆另一端微凹，种脐位于凹入处。无臭，味微辛、辣，黏性较强。以粒实饱满、红棕色、无杂质者为佳。

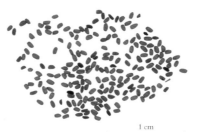

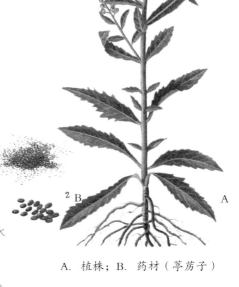

A. 植株；B. 药材（葶苈子）

【性味归经】味辛、苦，性寒。归肺、膀胱经。

【功能主治】祛痰定喘，泻肺利水。用于喘咳痰多，胸胁满闷，水肿，小便不利。

【用法用量】用量3~9g。

【附　方】结核性渗出性胸膜炎：独行菜的种子15g、大枣15枚，为基本方，对寒胸痛加茯苓、白术各12g，桂枝、瓜蒌皮、薤白头、姜半夏各9g，甘草、陈皮各4.5g。若为结核性者加百部15g，丹参、黄芩各9g；热结胸痛用柴胡、黄芩、赤白芍、半夏、枳实、郁金各9g，生姜3片，大枣4枚；若热盛者加野荞麦根、鱼腥草、葎草各30g。对恢复期患者用黄芪、白芍各9g，桂枝、甘草各6g，生姜3片，大枣6枚。

【附　注】播娘蒿Descurainia Sophia（Linn.）Webb. ex Prantl的种子亦作葶苈子入药，商品称南葶苈子或甜葶苈子。功能和本品相同。我国华南地区使用的葶苈子多为南葶苈子。

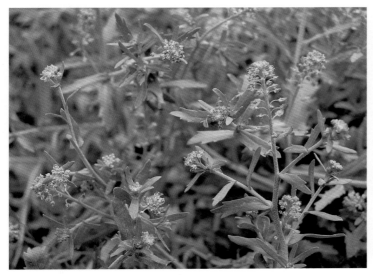

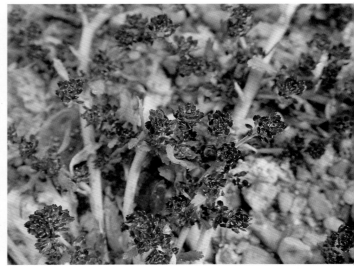

棕榈子

【别　名】败棕子、棕树果。

【来　源】本品为棕榈科植物棕榈**Trachycarpus fortunei**（Hook. f.）H. Wendl. 的干燥成熟果实。

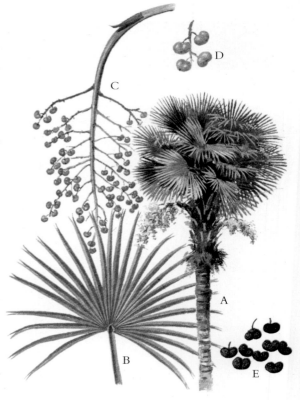

A. 植株；B. 叶；C. 果序；D. 果实；
E. 药材（棕榈子）

【植物特征】乔木，高达15m。叶簇生杆顶，团扇状，直径50~70cm，掌状深裂几达基部，裂片线形或略带披针形，宽1.5~3cm，厚革质，顶端2裂；叶柄边缘常有小锯齿，叶鞘纤维质。肉穗花序圆锥状，雄花序的分枝密而短小，雌花序的分枝疏而粗长；佛焰苞管状，棕红色；花小，单性，黄白色，雄花常密集着生于花序分枝上；萼片阔卵形，基部合生；花瓣近圆形；雄蕊6，生于花瓣基部；雌花单生或成对生于花序分枝上；萼片阔卵形或近圆形；心皮3，被长毛。核果球状肾形，长约8mm，蓝黑色。花期4月；果期10—12月。

【生　境】栽培。

【分　布】我国长江以南各地。印度、缅甸和日本也有分布。

【采集加工】冬季果实成熟时采收，除去杂质，晒干。

【药材性状】本品为肾形或扁球形，高5~8mm，径8~12mm，灰黄色或褐棕色，凹面有沟，沟的一端有果柄或其残迹，另一端有圆形点状疤痕。果皮膜质，易剥离，未成熟者干时常皱缩，肉棕黑色；核坚硬，切开面乳白色，角质。气微，味涩，微甜。以身干、饱满、质坚硬、无果柄者为佳。

【性味归经】味苦、涩，性平。归肝、肺经。

【功能主治】收敛止血。用于鼻衄、吐血，尿血，便血，功能性子宫出血，带下，痢疾。

【用法用量】用量6~12g。

【附　方】功能性子宫出血：棕榈炭、血余炭各6g，荷叶30g。水煎服。

【附　注】棕榈的叶柄亦入药，称棕板，性味功用和棕榈子略同。根可治淋病。

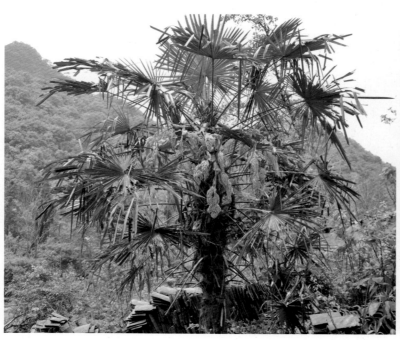

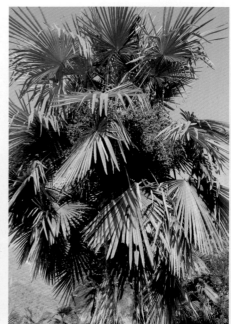

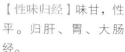

黑芝麻

【别　名】胡麻、油麻。

【来　源】本品为胡麻科植物芝麻Sesamum indicum Linn. 的干燥成熟种子。

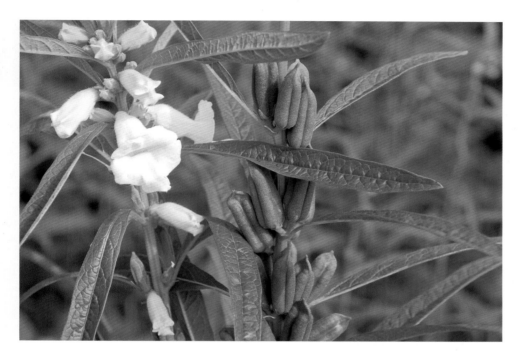

【性味归经】味甘，性平。归肝、胃、大肠经。

【功能主治】补肝益肾，养血润肠，通乳。用于肝肾不足，头晕目眩，贫血，便秘，乳汁缺乏，头发早白，病后脱发，体虚便秘。

【用法用量】用量6~15g，水煎服；研粉单服或入丸、散剂服。

【附　注】芝麻的种子分黑白两种，黑者称黑芝麻，白者称白芝麻，入药仅用黑芝麻。

【植物特征】一年生草本，高达1m；茎直立，四棱形，不分枝，被短柔毛。叶对生或上部叶互生；茎下部与中部叶卵形或椭圆状卵形，长5~15cm，宽1~8cm，顶端短尖或渐尖，基部楔形，边全缘或有锯齿，下部叶常3浅裂，茎上部叶披针形；叶柄长1.5~5cm。花单生叶腋或2~3朵排成腋生聚伞花序；花萼管筒状，萼裂片披针形，被短柔毛；花冠管状，长1.5~2.5cm，白色或有紫色或黄色斑块，上端具5裂片并呈二唇形；雄蕊4，2长2短；子房上位，2室，具多数胚珠。蒴果长椭圆形或卵圆形，长2~2.5cm，具4或多钝棱，外被短柔毛，成熟时纵向开裂；种子多数，黑色、白色或淡黄色。花、果期为夏、秋季。

【生　境】栽培。

【分　布】我国各地均有栽培。原产印度与热带非洲，现广植于全世界热带至温带地区。

【采集加工】秋季果实成熟时采割植株，晒干，打下种子，除去杂质，再晒干。

【药材性状】本品呈卵圆形，压扁，长约3mm，宽约2mm，黑色，平滑或有网状皱纹，上端尖，有棕色点状种脐，下端圆钝；种皮薄，种仁白色，富油质。气微，味甘、气香。以颗粒饱满、色黑者为佳。

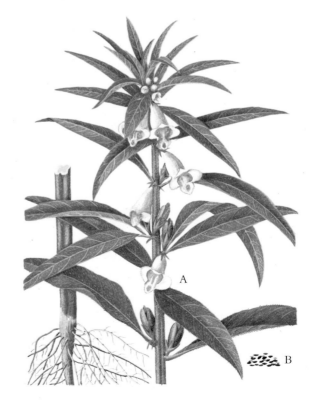

A. 植株；B. 药材（黑芝麻）

番石榴干

【别　名】鸡矢果。

【来　源】本品为桃金娘科植物番石榴**Psidium guajava** L. 的未成熟果实。

【植物特征】小乔木。高3~6m；树皮红褐色，鳞片状剥落；小枝有棱，被柔毛。叶对生，近革质，长圆形至椭圆形，长6~13cm，宽3.5~6cm，先端骤然短尖，常钝头，基部圆或钝，两面被微柔毛或上面近无毛；侧脉每边12~15条，下面明显凸起，上面凹入；叶柄短，很少超过5mm。花白色，直径约2.5cm，单生叶腋或2~3朵聚于腋生短梗上；萼裂片厚，常4片，被灰色微柔毛；花瓣4或有时5片，长圆形或倒卵形；雄蕊多数，与花瓣近等长；子房下位。浆果常近球形，长2.5~8cm，顶冠以宿萼裂片；种子多数。花、果期几乎全年。

【生　境】栽培或逸为野生；生于旷野和村庄附近。

【分　布】广东、海南、台湾、福建、广西、云南、贵州、四川等地有栽培。原产南美洲，现广布于各热带地区。

【采集加工】夏季采收。选择青色嫩果，晒干，或拾取落地幼果洗净，晒干。

【药材性状】本品近圆球形、卵形或梨形，直径1.5~3cm。表面黑褐色，粗糙，顶端有宿存花萼及残留花柱。质坚实，破开后剖面浅棕黄色，粗糙，呈颗粒状。种子多数，与果肉紧密结合成团，单个种子扁圆形或近三角形，黄白色，种皮坚满，难破开。气微，味涩。以大小均匀、饱满坚实者为佳。

【性味归经】味酸、甘、涩，性平。归脾、胃、大肠经。

【功能主治】收敛止泻，消炎止血，止痢。用于急、慢性肠胃炎，痢疾，小儿消化不良，胃痛，外伤出血。

【用法用量】用量5~10g。外用适量，研末调敷患处。

【附　方】

❶急性胃肠炎，腹泻：番石榴叶30g，大米20g。将番石榴叶切碎和米一起炒黄后，水煎，分2次服。

❷小儿消化不良：番石榴干、大田基黄各30g，红茶9~12g，炒米粉15~30g，加水1000mL，煎至500mL，加白糖、食盐适量。每日量：1~6个月者250mL；6个月至1岁者酌情加量；1岁以上者500mL，均数次服。症重者按中西医结合方法治疗。酌情禁食6~12小时。

❸细菌性痢疾，肠炎：番石榴叶、辣蓼、刺针草、凤尾草各30g，甘草3g，加水1000mL，煎至500mL，每次服50mL，每日2次。

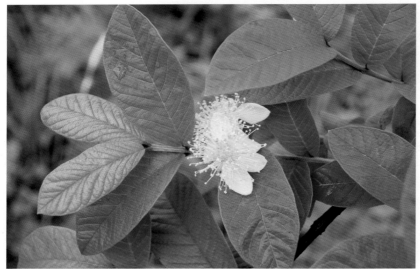

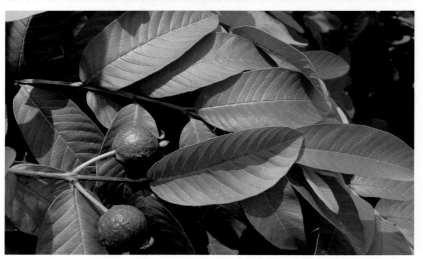

蓖麻子

【别　名】老麻子、草麻。

【来　源】本品为大戟科植物蓖麻**Ricinus communis** Linn. 的干燥成熟种子。

【植物特征】灌木或小乔木，高可达5m；茎中空，幼嫩部分被白粉。单叶互生，盾形，直径20~30cm，掌状深裂，裂片7~11，卵状披针形或长圆形，顶端短尖或渐尖，边缘有锯齿，主脉与裂片同数，辐射状；侧脉羽状，网脉明显；叶柄顶端有腺体；托叶长圆形，长2~3cm，宽约1cm。圆锥花序顶生或与叶对生，雄花生于花序下部，雌花生于花序上部；雄花的萼片披针形或椭圆形，无毛；雄蕊极多，花丝合生成束，药室近球形，分离；雌花的萼片5，卵状披针形或线状长圆形，早落；花柱3，2裂，红色，具乳头状突起。蒴

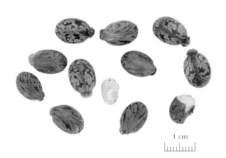

果长圆形或球形，直径1.5~2.5cm，由3个2裂的分果爿组成，具软刺；种子长约1.5cm，有灰白色斑纹及突起种阜。花期几全年。

【生　境】逸生于旷野、路旁、村旁。

【分　布】我国各地均有栽培。原产非洲。

【采集加工】秋季采摘成熟果实，晒干，除去果壳，收集种子。

【药材性状】本品呈椭圆形或卵形，稍扁，长1~2cm，宽0.5~1cm，腹面较平，背面隆起，光滑，有灰白色与黑褐色或黄棕色与红棕色相间的花斑纹；种阜灰白色或浅棕色，突起。种皮薄而脆；胚乳肥厚，白色，富油质，子叶2片，菲薄。无臭，味微苦、辛。以饱满、光亮、花纹明显者为佳。

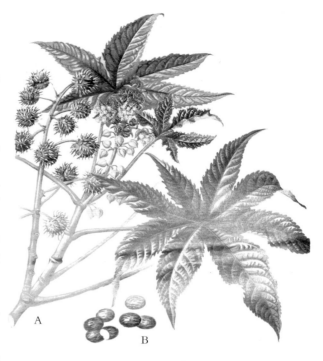

A. 花、果枝；B. 药材（蓖麻子）

【性味归经】味甘、辛，性平；有毒。归大肠、肺经。

【功能主治】消肿，排脓，拔毒。用于子宫脱垂，脱肛，捣烂敷头顶百会穴；难产，胎盘不下，捣烂敷足心，涌泉穴；面神经麻痹，捣烂外敷，病左敷左，病右敷右；疮疡化脓未溃、淋巴结核，竹、木刺金属入肉，捣成膏状外敷。

【用法用量】外用适量，捣烂敷患处。

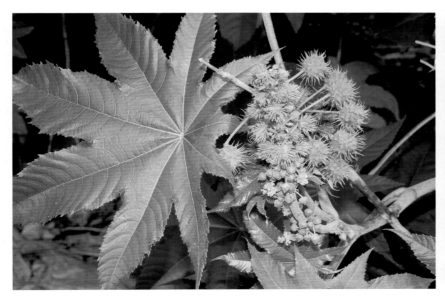

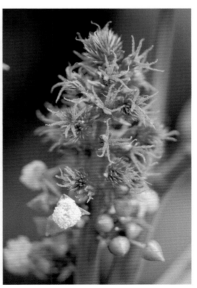

蒺藜

【别　名】白蒺藜。

【来　源】本品为蒺藜科植物蒺藜 Tribulus terrestris Muhl. 的成熟果实。

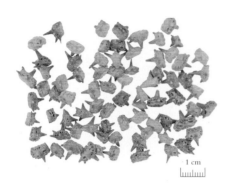

1 cm

【植物特征】一年生或二年生平卧草本。茎枝粗壮，无毛或被长毛。偶数羽状复叶对生，常一长一短；小叶4~8对，长圆形，长5~11mm，先端具凸尖，基部常歪斜，两面被银色柔毛；托叶对生，近披针形，被柔毛。花黄色，春末夏初开放，直径约1cm，单生叶腋；花梗比叶短；萼片5，狭披针形，长约4mm；花瓣楔形，比萼片稍长，先端近截平；雄蕊10，排成2轮，外轮较长，与花瓣对生，内轮花丝基部有一腺体。果由5个坚硬、不开裂的分果爿组成，分果爿长4~6mm，中部边缘有2条锐刺，下部通常也有2条较短的刺。花期5—8月；果期6—9月。

【生　境】生于海边沙滩或潮湿的沙质草地上。

【分　布】我国各地，长江以北最为普遍。全球温带及热带地区均有分布。

【采集加工】秋季果实成熟时采割植株，晒干，打下果实，除去杂质。

【药材性状】本品由5个分果瓣聚合而成，呈放射排列，直径7~12mm。单一的分果瓣呈斧状或菱角状，长3~6mm，背部黄绿色，隆起，中间有纵棱，棱上有多数小刺，中部两侧各有粗大硬刺1枚，呈"八"字形分开，基部有稍短的硬刺2枚，两侧面粗糙，有网纹，灰白色。质坚硬不易

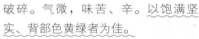

破碎。气微，味苦、辛。以饱满坚实、背部色黄绿者为佳。

【性味归经】味苦、辛，性微温。归肝经。

【功能主治】平肝明目，祛风止痒。用于头晕，头痛，目赤多泪，角膜炎，角膜云翳，胸胁胀闷，气管炎，高血压，皮肤瘙痒，风疹。

【用法用量】用量6~12g。

【附　方】

①老年慢性气管炎：内服刺蒺藜（全草）糖浆，每日2次，每次10mL。10日为一个疗程。

②风疹瘙痒：蒺藜、防风、蝉蜕各9g，白鲜皮、地肤子各12g，水煎服。

③急性结膜炎：蒺藜12g，菊花6g，青葙子、木贼、决明子各9g，水煎服。

④高血压、目赤多泪：蒺藜15g，菊花12g，决明子30g，甘草6g，水煎服。

⑤角膜溃疡（角膜开始起白点、眼红、流泪、涩痛，不欲睁眼）：蒺藜9g，煎汤一大碗，为1日量，分3次熏洗。第一次趁热先熏，稍凉澄清去渣再洗。第二、第三次使用时再加热。

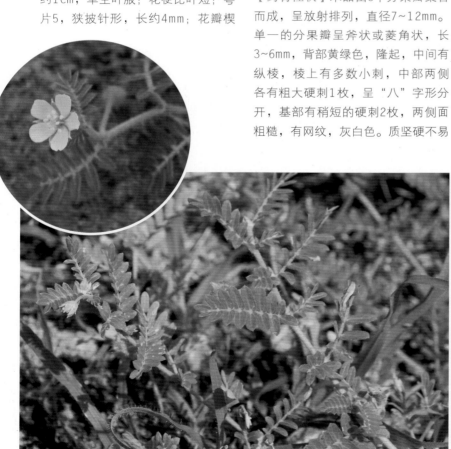

蝴蝶果

【别　名】蝴蝶草。

【来　源】本品为槭树科植物罗浮槭**Acer fabri** Hance 的干燥成熟果实。

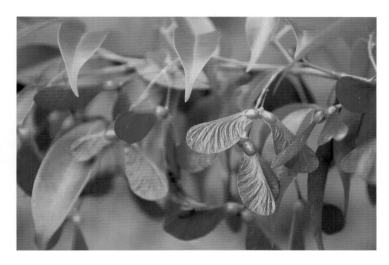

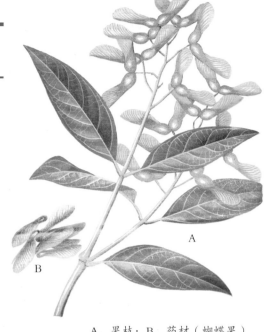

A. 果枝；B. 药材（蝴蝶果）

【植物特征】常绿乔木，高约10m；树皮淡褐色或暗灰色；嫩枝紫红色，老枝褐绿色。叶对生，革质，披针形或长圆状披针形，长6~11cm，宽2~3cm，顶端渐尖，基部钝至阔楔形，全缘，两面无毛或有时下面脉腋内有丛卷毛；叶脉羽状，侧脉5~7对，其与网脉在两面均明显；叶柄长1~1.5cm。圆锥花序生于枝顶，稍开展；花春末夏初开，雄花和两性花同株；花萼5片，长圆形，长约3mm，紫色，被短柔毛；花瓣5片，白色，倒卵形，略短于萼片；雄蕊8；子房压扁，无毛，上位，2室，每室有胚珠2颗；花柱2。小坚果球形，直径约5mm，翅长2.5~3cm，宽1~1.2cm，成钝角叉开，幼时紫红色，成熟时呈黄褐色。花期3—4月；果期8—10月。

【生　境】生于山地林中。

【分　布】海南、广东、香港、贵州、四川、湖北、湖南、江西、广西。我国特有。

【采集加工】秋季果实成熟时摘下，除净果梗，晒干。

【药材性状】本品略呈蝴蝶形，由2个带翅的小坚果组成，小坚果于果梗顶端"八"字形叉开。单一小坚果类匙形，黄色或黄棕色，小坚果扁圆形，径约5mm，稍坚实，翅长2.5~3cm，薄革质，内侧薄如蝉翅，外侧较厚，有稍弯的横脉纹。气无，味涩、微甘。以果实充分成熟、淡黄棕色者为佳。

【性味归经】味微苦、涩，性凉。归肝经。

【功能主治】清热，利咽喉。用于咽喉肿痛，声音嘶哑，咽喉炎，扁桃体炎。

【用法用量】用量10~15g。

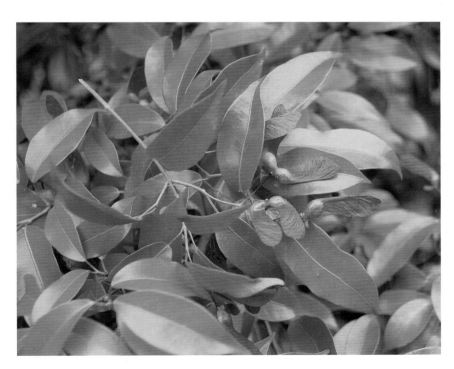

鹤虱

【别　名】北鹤虱、天蔓青。

【来　源】本品为菊科植物天名精Carpesium abrotanoides L. 的成熟瘦果。

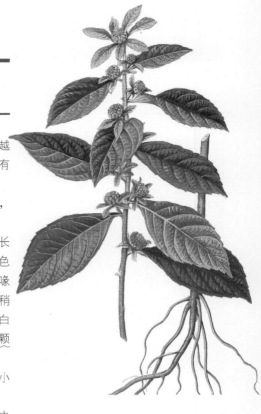

【植物特征】多年生草本。高50~120cm。茎直立，上部多分枝，茎、枝密生短柔毛或茎下部无毛。茎下部与中部叶椭圆状卵形、卵形或长圆形，长10~15cm，宽5~9cm，先端钝或短尖，基部渐狭，边缘具不规则的钝齿或全缘，上面被平贴的短柔毛，下面密生短柔毛与腺点，叶柄具翅；茎上部叶渐小，长圆形，近无叶柄。头状花序多数，具短梗或近无梗，沿茎或分枝腋生成穗状花序状，直径6~8mm，下垂或平展；总苞钟状球形或半球形，总苞片3层，外层略短小，卵形，微被短柔毛或近无毛，中、内层长圆形，无毛；花黄色，外层雌花数朵至十余朵，花冠狭管状，檐部具3~5裂齿；中央两性花多数，花冠管状。瘦果长圆形，具纵纹。花、果期6—10月。

【生　境】生于低海拔地区的村旁、路边、荒地、溪边、林缘。

【分　布】我国华东、华中、河北、陕西、西藏等地。朝鲜、日本、越南、缅甸、印度、伊朗、俄罗斯也有分布。

【采集加工】秋季果实成熟时采收，晒干，除去杂质。

【药材性状】本品呈圆柱形，长3~4mm，直径不及1mm。表面黄褐色或暗褐色，具多数细纵棱。顶端短喙状，周边扩展成灰白色圆环，基部稍尖，有小疤痕。果皮薄。种仁近白色，稍有油质。气微，味微苦。以颗粒均匀、饱满者为佳。

【性味归经】味苦、辛，性平；有小毒。归肝、大肠经。

【功能主治】消炎杀虫。用于蛔虫病，蛲虫病，绦虫病，虫积腹痛。

【用法用量】用量3~9g。

【附　方】

❶驱蛔虫，蛲虫：鹤虱、槟榔、使君子各9g，水煎服。

❷作皮肤消毒剂。天名精全草的水煎液外用。

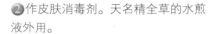

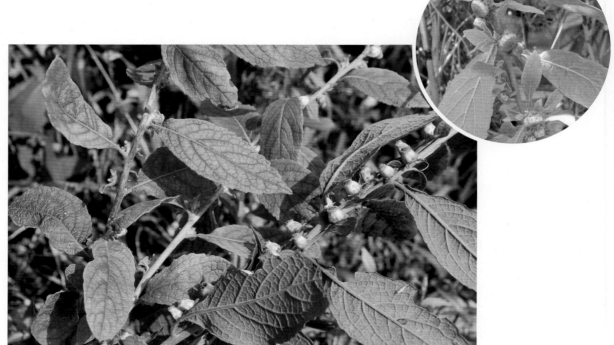

薏苡仁

【别　名】薏仁米、薏米、川谷。

【来　源】本品为禾本科植物薏苡Coix chinensis Todaro ［*Coix lacryma-jobi* var. *ma-yuen*（Roman.）Stapf］的干燥种仁。

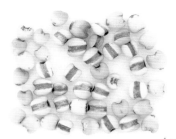

1 cm

【植物特征】多年生草本，高1～1.4m或稍过之；秆粗壮，多分枝。叶阔线形至线状披针形，长10～40cm，宽1～4cm，顶端渐尖，基部近心形，两面无毛，边缘粗糙；叶鞘无毛。总状花序一至数个自上部叶鞘抽出，长3～8cm；雄性小穗长5～6mm，覆瓦状排列于穗轴上，且伸出于念珠状总苞外；雌性小穗包藏于骨质、念珠状总苞内，总苞卵形或球形，长8～10mm，果实成熟时总苞为白色、灰色或蓝紫色。花、果期7—12月。

【生　境】生于溪边、水边、塘边或阴湿山谷。

【分　布】辽宁、河北、河南、陕西、湖北、安徽、江苏、浙江、江西、福建、台湾、广东、广西、云南、四川等地。亚洲的热带、亚热带地区，印度、缅甸、泰国、越南、马来西亚、菲律宾也有分布。

【采集加工】秋季果实成熟时采割植株，晒干打下果实，再晒干，除去外壳，收集种子。

【药材性状】本品呈宽卵圆形或长椭圆形，长4～8mm，宽3～6mm，乳白色，光滑，偶有残存的淡棕色种皮，一端钝圆，基部略平或微凹，凹入处有一淡棕色点状种脐。背面圆凸，腹面有1条较宽而深的纵沟。质坚实，断面白色，粉质。气微，味微甜。以粒大、饱满、色白无破碎者为佳。

【性味归经】味甘、淡，性微寒。归脾、胃、肺经。

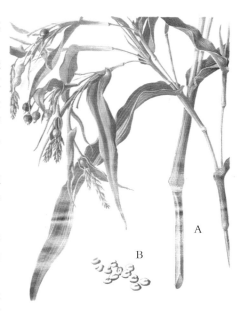

A. 花、果枝；B. 药材（薏苡仁）

【功能主治】健脾补肺，清热利湿，止泻，排脓。用于脾虚腹泻，肌肉酸重，水肿脚气，泄泻，湿痹拘挛，肺痿肠痈，消化不良，淋浊白带。

【用法用量】用量15～30g。

【附　方】

❶阑尾炎：薏苡仁30g，败酱草15g，制附子6g，水煎服。

❷水肿：薏苡仁、赤小豆、冬瓜皮各30g，黄芪、茯苓皮各15g，水煎服。

❸绒毛膜上皮癌：薏苡仁、鱼腥草、赤小豆各30g，阿胶珠、甘草各9g。腹中有块者加蒲黄、五灵脂各9g；阴道出血者加贯仲炭9g；胸痛者加郁金、陈皮各9g；咯血重者加白及15g，水煎服。

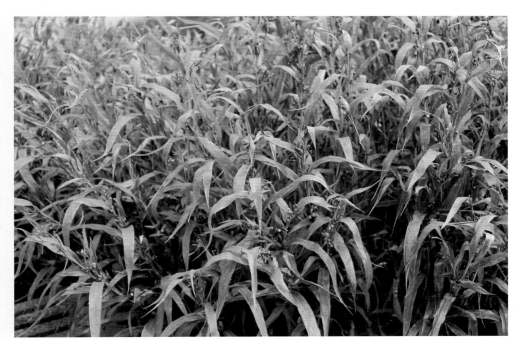

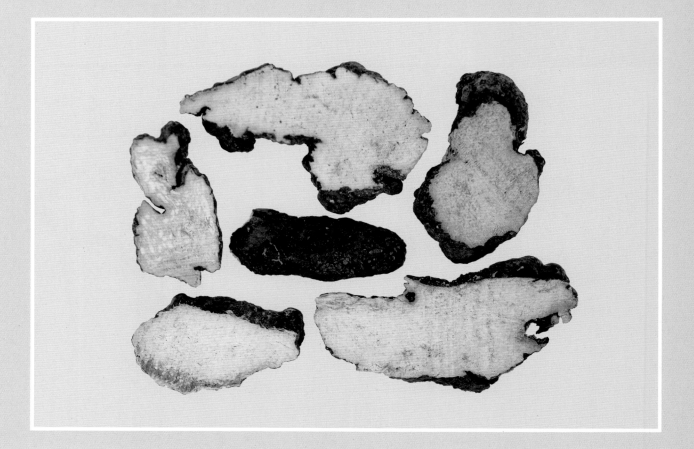

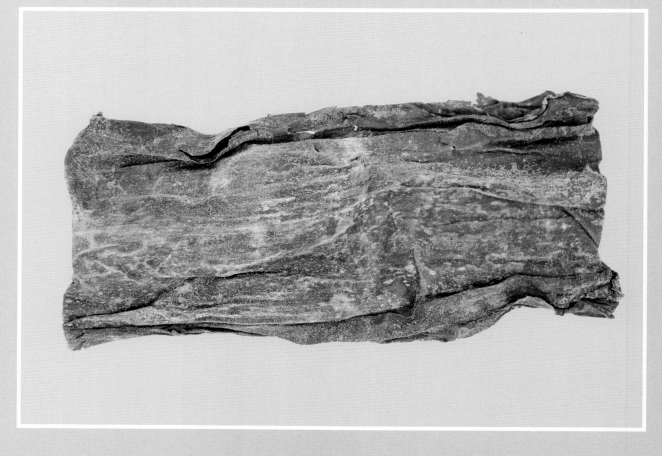

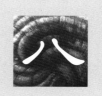

八

藻类及菌类

ZAO LEI JI JUN LEI

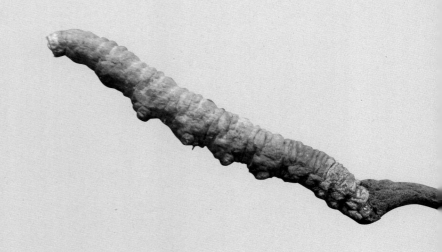

冬虫夏草

【别　名】冬虫草、虫草。

【来　源】本品为真菌类麦角菌科冬虫草菌Codyceps sinensis（Berk.）Sacc.寄生在蝙蝠蛾科昆虫上的子座及幼虫尸体的复合体。

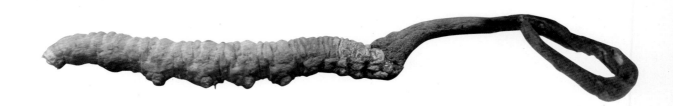

【植物特征】形态特征同药材。

【生　境】生于海拔4 000~5 000m以上的高寒山区的草原、河谷或草丛中。

【分　布】主产四川和青海，云南、四川、西藏、甘肃、贵州、山西、湖北等地亦产。

【采集加工】夏初子座出土、孢子未萌发时连同虫体一起采收，晒至六、七成干时，除去纤维状附着物及泥沙等杂质，晒干或低温焙干。

【药材性状】本品由虫体及从虫体头部长出的子座相连而成。虫体似三眠老蚕，长3~5cm，直径3~8mm，表面黄色或黄棕色，粗糙，通体有20~30环节，近头部几环较细；头部较小；足8对，中部4对较明显；质松脆，易断，断面略平坦，密实，白色。子座从虫的头部长出，基部常包裹虫头，全形棒状，长4~7cm，直径约3mm，微弯曲，灰绿色或黑褐色；质柔韧，不易折断，断面灰白色或常中空。气香、微腥，味甘，略似草菇气味。以虫体丰满、色黄、断面密实而白、子座短而粗壮、气香者为佳。

【性味归经】味甘，性平。归肺、肾经。

【功能主治】补肺益肾，止血化痰。用于久咳虚喘，劳嗽咯血，自汗盗汗，阳痿遗精，腰膝酸痛。

【用法用量】用量5~10g。

【附　注】唇形科植物地蚕Stachys geobombycis C. Y. Wu的块茎形似冬虫夏草的虫体，故有些地区曾以此类块茎混充冬虫夏草。地蚕和冬虫夏草的来源、性状、性味和功用均截然不同，故不能混淆。

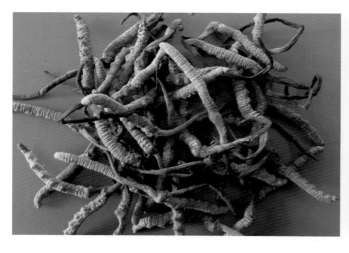

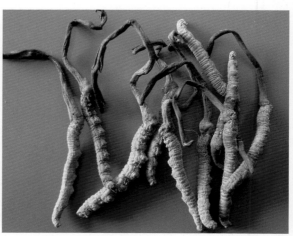

昆布

【别　名】海带。

【来　源】本品为褐藻类海带科植物海带**Laminaria japonica** Aresch. 的干燥叶状体。

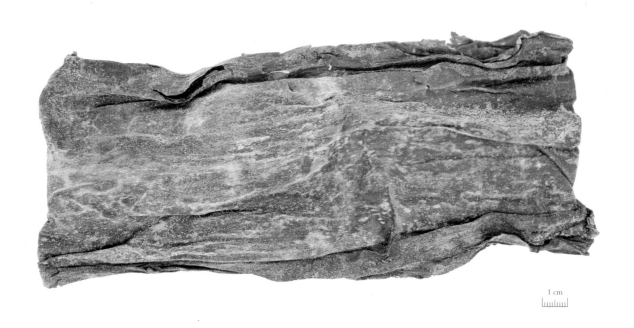

1 cm

【植物特征】形态特征同药材。

【生　境】生于低潮线下2~3m深的岩石上或人工培植。

【分　布】我国沿海海域均产，野生或栽培。

【采集加工】夏、秋季采收，晒干。

【药材性状】本品常卷缩折叠成不规则团块或缠扎成把，绿褐色或黑褐色，常覆有白色盐霜；水浸后变柔软，展开呈扁平带状，长50~150cm，有时达200cm，宽5~25cm，中部较厚，边缘薄而波状，柄部扁柱形。气腥，味咸。以叶状体肥厚、色绿褐者为佳。

【性味归经】味咸，性寒。归肝、胃、肾经。

【功能主治】软坚散结，消痰。用于甲状腺肿大，慢性支气管炎，淋巴结结核，瘰疬，睾丸肿痛，痰饮水肿。

【用法用量】用量6~15g。

【附　方】慢性气管炎：海带根500g，生姜45g，红糖适量。加水炼制成450mL的浓液糖浆。每次15mL，每日3次，饭后温开水送服，10日1个疗程。

【附　注】作昆布入药的藻类不只一种，详见本书《中国中草药三维图典》第1册272页广昆布条附注。

猪苓

【来　源】本品为真菌类多孔菌科猪苓**Polyporus umbellatus**（Pers.）Fries 的干燥菌核。

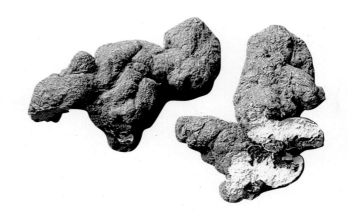

【植物特征】形态特征同药材。

【生　境】常寄生于桦、柞、槭、枫等树木的根上。

【分　布】吉林、甘肃、陕西、河南、山西、浙江、云南、四川、贵州等地。产量以云南最大，质量以浙江为佳。

【采集加工】春、秋季采挖菌核，除去泥沙，晒干。

【药材性状】本品为条形、块状或圆球状，外观常略似猪粪，有时分枝，长约5~25cm，直径2~6cm，表面有皱纹或有瘤状凸起，黑色或棕黑色。体轻，质硬，浮水，断面密实，黄白色。气微，味淡。以个大、丰满、色黑而光滑、断面色白、无黑心或空心者为佳。

【性味归经】味甘、淡，性平。归肾、膀胱经。

【功能主治】利水渗湿。用于小便不利，水肿，泄泻，淋浊，滞下。

【用法用量】用量5~15g。

【附　注】本品对恶性肿瘤患者改善症状、增进食欲有一定作用。

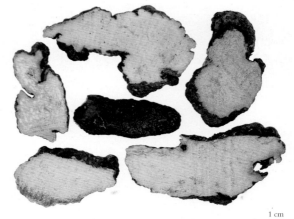

1 cm

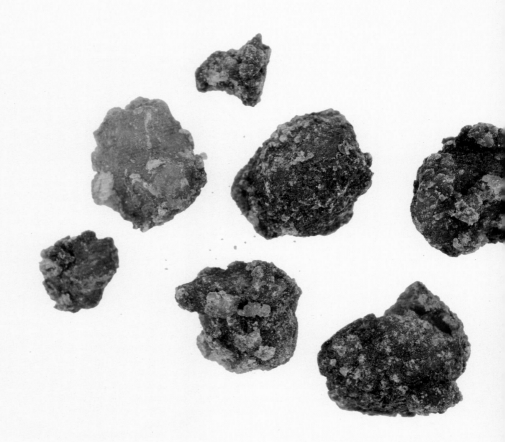

苏合香

【来　源】本品为金缕梅科植物苏合香**Liquidambar orientalis** Mill. 树干渗出的香树脂，经加工精制而成的油状液体。

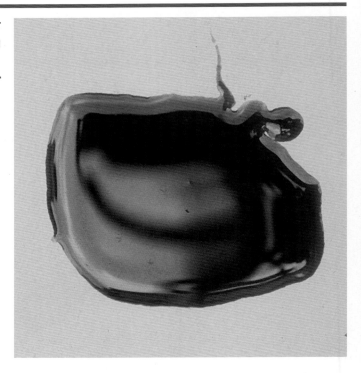

【分　布】伊朗、土耳其、索马里、印度等国。

【采集加工】夏季将树皮划伤或割破使树脂渗入树皮部。秋季将树皮剥下，榨取树脂，即成为天然苏合香。进一步加工为精制苏合香。

【药材性状】本品呈半流质的黏稠液体，棕黄色或暗棕色，半透明，挑起呈胶质，可挑高至盈尺粘丝仍连绵不断。体重，能沉于水但不溶于水，只溶于酒精，用火点燃则产生轻微爆裂响声。有特异气芳香气，味淡，微辛。以质黏稠、含油足、半透明、气香浓者为佳。

【性味归经】味辛，性温。归心、脾经。

【功能主治】开窍辟秽，豁痰止痛。用于中风痰厥，惊痫，胸腹冷痛，心绞痛，疥疮，冻疮。

【用法用量】用量0.3~1g。外用适量。

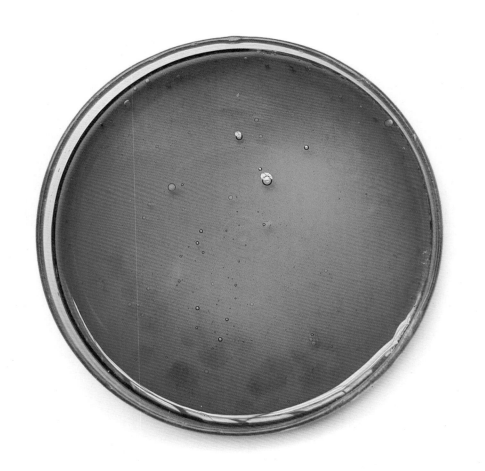

没药

【别　名】末药、明没药。

【来　源】本品为橄榄科植物地丁树Commiphore myrrha Engl.或哈
地丁树Commiphora mol mol Engl. 的茎干皮部渗出的树脂
经干燥而成。

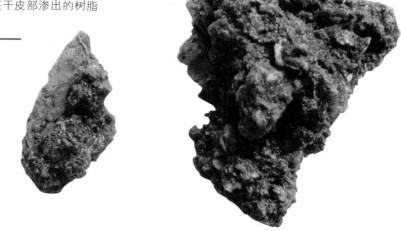

【分　布】主产于非洲东北部索马
里、埃塞俄比亚及阿拉伯半岛南部。
以索马里所产者质优。

【采集加工】夏、秋季间采收。树脂
初渗出为黄白色液体，与空气接触后
逐渐凝成红棕色硬块；采收后拣除树
皮及其他杂质。

【药材性状】本品为不规则团块，有
时夹杂有树皮碎屑或砂粒，表面黄棕
色或红棕色，间见紫黑色，粗糙。质
坚稍韧，破碎面不平，微呈颗粒状，
稍有油样光泽。有特异香气，味苦而
微辛。以红棕色、香气浓、杂质少者
为佳。

【性味归经】味苦，性平。归肝经。

【功能主治】散血去瘀，消肿定痛。
用于痈疽肿痛，癥瘕，经闭，痔漏，
目障。

【用法用量】用量3~5g。外用适量，
研末调敷患处。

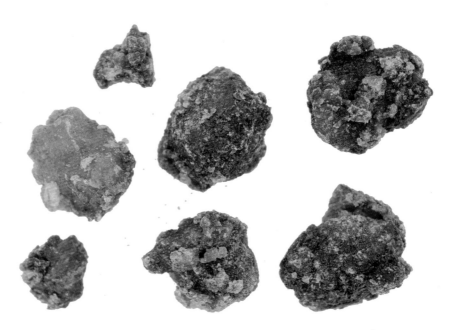

1 cm

乳香

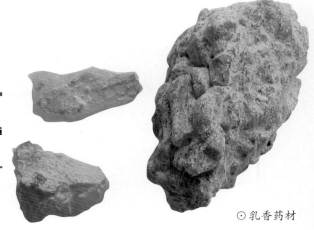

⊙乳香药材

【别　名】乳头香、滴乳香。

【来　源】本品为橄榄科植物卡氏乳香树**Boswellia carterii** Birdw. 的树干切伤后渗出的树脂经干燥而成。

【分　布】主产于非洲红海两岸，以索马里、埃塞俄比亚及阿拉伯半岛南部为多；土耳其、利比亚、苏丹、埃及等地亦产。

【采集加工】除5—8月外，全年均可采收。树脂从伤口渗出后数天自然干结成固体，即可收集。

【药材性状】本品为长卵形、滴乳状或近圆形的颗粒黏合而成的团块，大小不等，常混有树皮碎屑或砂粒，表面黄白色或淡黄白色，半透明，有光泽，常附有类白色尘粉。质坚脆，破碎面有蜡样或玻璃样光泽。气微香，味微苦。以乳头状、淡黄色、半透明、无杂质、气芳香者为佳。

【性味归经】味辛、苦，性温。归心、肝、脾经。

【功能主治】活血止痛，消肿生肌。用于气血凝滞，心腹疼痛，痛经，产后瘀血刺痛，痈疮肿毒，跌打损伤。

【用法用量】用量3~5g。

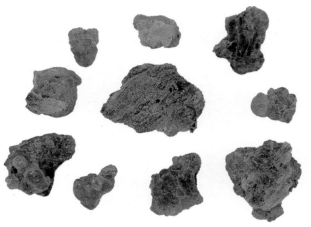

⊙卡氏乳香

1 cm

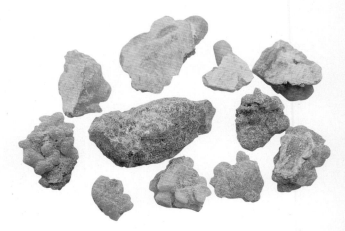

⊙乳香，埃塞俄比亚产（本品有树皮、杂质、质次）

藤黄

【别　名】玉黄、月黄。

【来　源】本品为藤黄科植物藤黄Garcinia hanburyi Hook. f. 树干渗出的树脂，经加工而成。

【分　布】主产泰国、越南、印度尼西亚、印度、柬埔寨等国。

【采集加工】秋季采收。收集伤口流出的乳状液，置锅中加热，煮至熔融状态，倒入竹筒内凝结成筒状，取出晒干。

【药材性状】本品呈圆柱形或不规则块状，直径2.5~4cm，长可达16cm，表面红黄色或橙黄色，有纵条纹，有的被黄绿色粉霜。质硬而脆，易折断，断面平滑，黄色至黄褐色，具蜡样光泽。用水研磨则呈黄色乳状液；投火中则燃烧。气微，味辛。以圆柱状或片块大、断面似蜡质、呈半透明状、红黄色者为佳。

【性味归经】味酸、涩，性凉；有大毒。归胃、大肠经。

【功能主治】消肿排脓，散瘀解毒，止血，杀虫。用于痈疽肿毒，损伤出血，金疮肿痛，顽癣。

【用法用量】用量0.03~0.06g，多入丸剂内服。外用适量，研末调敷或磨汁涂患处。

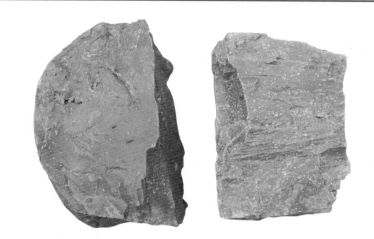

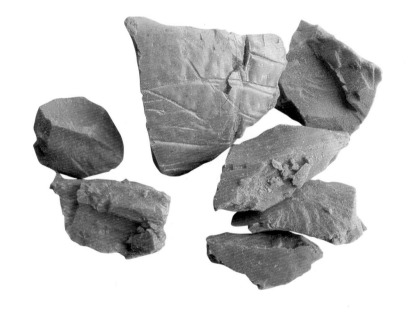

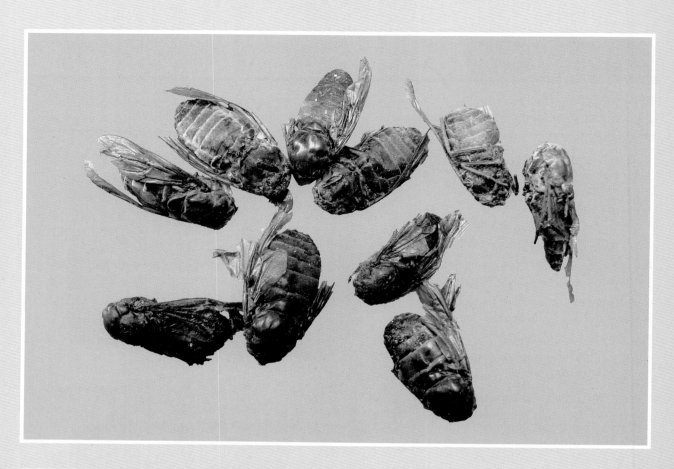

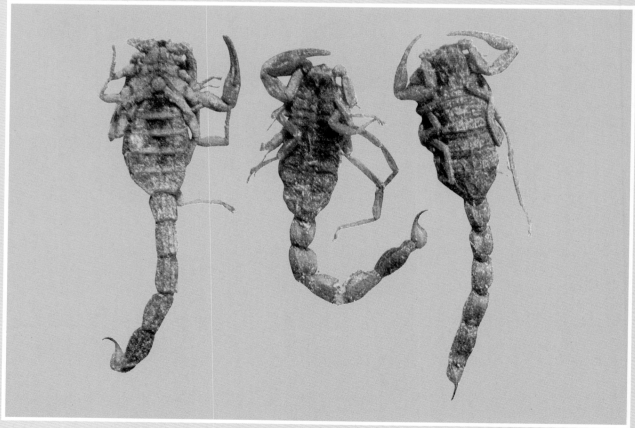

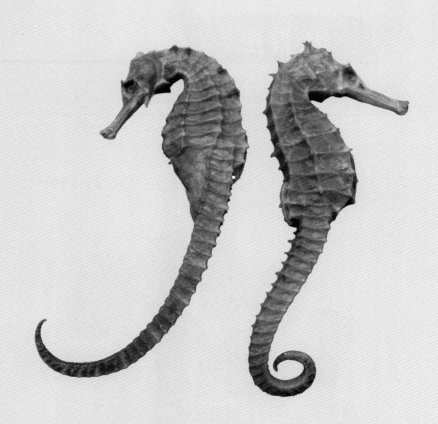

人中白

【别　名】千年冰。

【来　源】本品为人尿自然沉积所结成的固体物。

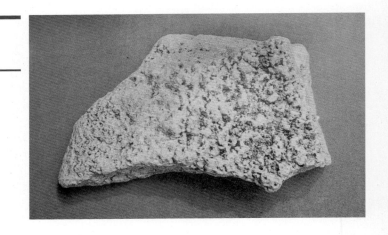

【分　布】全国各地均产。以江苏较多。

【采集加工】剥取尿器内较厚沉积固体物，放在清水中浸漂7天，每天换水1~2次，取出置空旷地日晒夜露约7天，至尿臭减弱，晒干。

【药材性状】本品多为不规则片块，厚薄不一，表面凹凸不平，呈大小不均的颗粒状；背面光滑。质经易碎，断面有层纹，灰白色或淡黄色，微具尿臭气。味咸。以块片厚大、层纹清晰、色灰白或淡黄、体轻、尿臭气淡者为佳。

【性味归经】味咸，性寒。归肝、肺、膀胱经。

【功能主治】清热降火，除痰，解毒，祛瘀，止血。用于吐血，衄血，咽喉肿痛。外治牙疳口疮。

【用法用量】用量3~5g。须经炮制后方可配剂。

【附　注】伪品人中白常为水泥制成，但其表面不呈颗粒状，体重，断面无层纹，质坚，故易于鉴别。

九香虫

【别　名】臭屁虫。

【来　源】本品为蝽科动物九香虫Aspongopus chinensis Dallas的干燥虫体。

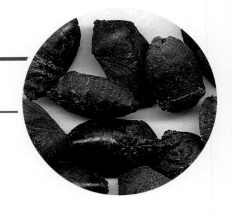

【分　布】主产于四川、湖北、云南、贵州、安徽、湖南。此外，浙江、广东、广西、江西亦产。

【采集加工】于冬、春季或夏初间捕捉成虫，烫或加酒将其闷死，用微火烘干或文火微炒至干燥。

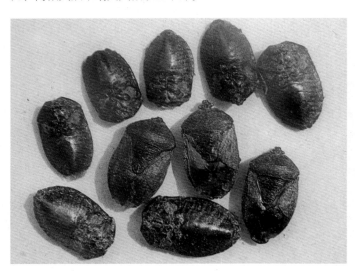

【药材性状】本品呈六角状扁椭圆形，长1.5~2cm，宽约1cm；头部小，近三角形，有突出小眼一对，触角一对，五节，多脱落；背部棕褐色或黑棕色，有膜质、半透明的翅两对；胸部有足三对，后足最长，多已脱落；腹面有棕黑色细密皱纹，具五环节，节间近边缘有凸起的小点。质脆，易折断，可见腹内含有油质的粉状物。有特异腥臭气。以虫体完整、具油性、色棕褐、发亮、无霉蛀者为佳。

【性味归经】味咸，性温。归肝、脾、肾经。

【功能主治】理气止痛，温中壮阳。用于胃寒胀痛，肝胃气痛，肾虚阳痿，腰膝酸痛。

【用法用量】用量3~9g。

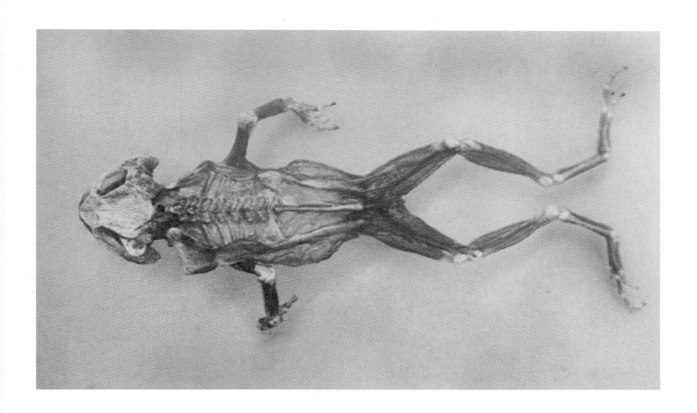

干蟾

【别　名】蟾蜍干、蟾蜍干、蛤蟆干。

【来　源】本品是蟾蜍科动物黑眶蟾蜍Bufo melanostictus Schneider的除去内脏带皮或去外皮的干燥全体。

【分　布】主产于广东、广西、浙江、福建、江西、贵州、山东等地。

【采集加工】多在春末至秋季捕捉，剖开腹部，除去内脏，或剥去外皮，置清水泡浸1小时，漂去血污，用薄竹片两块斜角撑开，晒干。

【药材性状】本品为蛙状，干瘪僵直，长13~17cm，宽4~6cm，四肢完整；头钝三角形，眼眶大而下陷；体部肌肉较薄处呈透明状，背面骨骼显露，脊椎和六对肋骨清晰可见；四肢对称伸直，指、趾均匀散开，有蹼，骨节处灰白色；去皮者黄白色，带皮者为黑褐色，满布疣点。气微腥，味微甘、微涩。以个大、全形、去皮、色鲜无臭者为佳。

【性味归经】味辛，性凉；有毒。归肝、脾、肺经。

【功能主治】消癥破结，解毒除湿，杀虫，止痛。用于癥瘕，肿毒，疳积诸症。

【用法用量】用量0.5~2g。多入丸、散剂，或煅存性入药。外用适量。

【附　注】去皮的蟾蜍干在广东被称为拐干，10只相叠扎成一小扎，多供出口。

广西白花蛇

【来　源】本品为游蛇科动物百花锦蛇**Elaphe moellendorffi**（Boettger）除去内脏的干燥体。

【分　布】主产于广西、广东、贵州、湖南、云南。越南亦产。

【采集加工】春末至夏、秋季为主要捕捉季节。捕捉后剖腹除去内脏，抹净血污，以头为中心绕卷成圆饼形，用竹签固定，置铁丝架上，用炭火烘干。

【药材性状】本品呈圆饼状。头部居盘中央，稍翘起，头似长梨形，口具细齿，头背前部为赭红色，往后部渐淡；体部灰绿色，背面较深，两侧稍淡，并有3行略似六角形深灰色斑块，中间的一行斑块较大，约29~32个，两侧斑块边缘呈蓝黑色或草绿色，尾的背部淡赭红色，有11~13块棕黑色斑纹，腹部灰白色。气微腥，味甘、咸。以大条、全形、色鲜、无霉臭虫蛀者为佳。

【性味归经】味甘、咸，性温。归肝、肾经。

【功能主治】搜风胜湿，通经络，定抽搐，强腰膝。用于中风后遗症，湿痹麻木，骨节疼痛，破伤风，麻风疥癣。

【用法用量】用量3~15g。入药须去头部及鳞片。

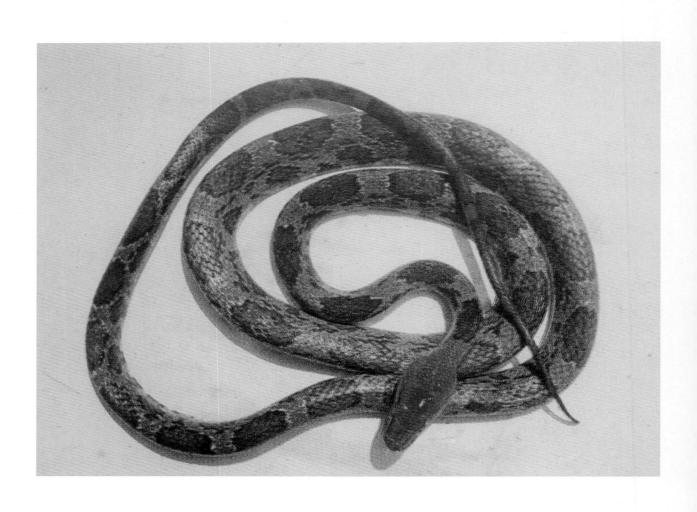

五谷虫

【别　名】罗仙子。

【来　源】本品为丽蝇科动物大头金蝇**Chrysomyis megacephala**（Fab.）的幼虫干燥体。

【分　布】主产于广东、安徽、浙江、湖北等地；广东博罗和龙门所产者质优。

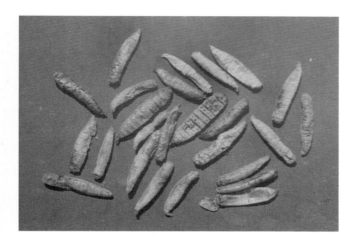

【采集加工】夏、秋季捞取肥大蛆虫，冲洗漂净，取糖灰撒覆于蛆虫上，使排出体内污物。烫死晒干后，用河沙置锅中炒至大热，将晒干的虫体倒入，炒至膨胀鼓起，筛去河沙、碎屑。

【药材性状】本品略呈扁圆锥形，中空，两端稍尖，长约1cm，黄白色，略透明；全体由14个环节组成，其中头部1节，胸部3节，腹部10节；头部稍小，自中腹部往下渐细，尾部尖小，无足。体轻质脆，气微臭。以完整、质轻膨胀、色金黄、无臭味和杂质者为佳。

【性味归经】味咸，性寒。归脾、胃经。

【功能主治】清热解毒，消积滞。用于神昏谵语，小儿疳积等症。

【用法用量】用量3~6g。

五灵脂

【来　源】本品为鼯鼠科动物复齿鼯鼠**Trogopterus xanthipes** Milne-Ed-wards 的干燥粪便。

【分　布】主产于四川、湖北、云南、贵州、安徽、湖南。此外，浙江、广东、广西、江西亦产。

【采集加工】于冬、春季或夏初间捕捉成虫，烫或用酒将其闷死，用微火烘干或文火微炒至干。

【药材性状】本品呈六角状扁椭圆形，长1.5~2cm，宽约1cm；头部小，近三角形，有突出小眼一对，触角一对，五节，多脱落；背部棕褐色或黑棕色，有膜质、半透明的翅两对；胸部有足三对，后足最长，多已脱落；腹面有棕黑色细密皱纹，具五环节，节间近边缘有凸起的小点。质脆，易折断，可见腹内含有油质的粉状物。有特异腥臭气。以虫体完整、具油性、色棕褐、发亮、无霉蛀者为佳。

【性味归经】味咸，性温。归肝、脾、肾经。

【功能主治】理气止痛，温中壮阳。用于胃寒胀痛，肝胃气痛，肾虚阳痿，腰膝酸痛。

【用法用量】用量3~9g。

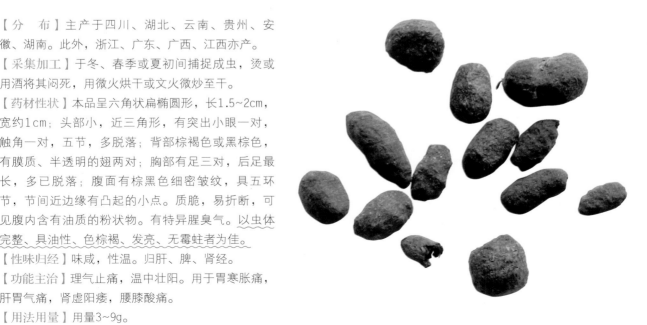

瓦楞子

【别　名】蚶壳、瓦垄子。

【来　源】本品为蚶科动物泥蚶**Arca granosa** Linnaeus 的贝壳。

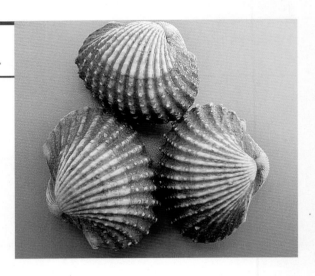

【分　布】广东、广西、福建、浙江、山东、河北等地省沿海地区。

【采集加工】全年可拾捕，以春、秋季为盛产期，多趁海潮退时采集。煮熟食肉后取壳洗净晒干。

【药材性状】本品呈三角状近扇形，长2.5~4cm，高2~3cm。背面突隆起，顶端突出向内卷，表面有明显的瓦楞状放射肋18~21条，肋上具颗粒状突起。内面平滑，白色，壳缘有与壳面放射肋相对应的凹陷，铰合部有一列小齿。质坚硬，断面白色。无臭，味淡。以个大、完整、洁净、色鲜者为佳。

【性味归经】性甘、咸，性平。归肺、胃、肝、脾经。

【功能主治】消痰化瘀，软坚散结，制酸止痛。用于顽痰积结，黏稠难咯，瘿瘤，瘰疬，癥瘕痞块，胃痛泛酸。

【用法用量】用量9~15g。入药宜煅。

【附　注】据《中华人民共和国药典》记载毛蚶Arca subcrenata Lischke和魁蚶Arca inflata Reeve 的贝壳均作瓦楞子入药。

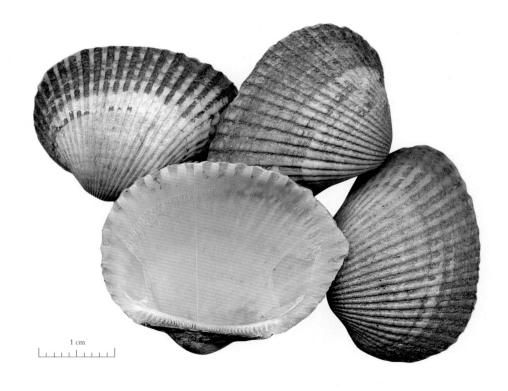

1 cm

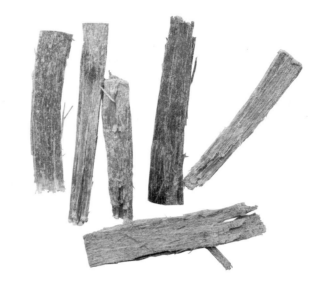

水牛角

【别　名】丑角。

【来　源】本品为牛科动物水牛**Bubalus bubalis** Linnaeus 的除去角塞的干燥角。

【分　布】主产我国华南、华东及西南各地。

【采集加工】宰牛时取双角，除去角塞、残肉，处理洁净，干燥。

【药材性状】本品稍呈弧状弯曲的扁平锥形，角尖部微圆，老角显纵裂纹，基部略呈三角形，中空，长短大小不一；表面棕黑色或灰黑色，一侧有数条横向的沟槽，另一侧有密集的横向凹陷条纹；角内面乌黑色；角尖横切面为梭形，纹理平行排列，并有数个椭圆形浅棕色同心环纹。角质，坚硬。微有腥气。以无裂隙和不老化者为佳。

【性味归经】味苦、咸，性寒。归心、肝经。

【功能主治】清热，解毒，凉血，定惊。用于温病高热，神昏谵语，发斑发疹，吐血，衄血，惊风，癫狂。

【用法用量】用量15~30g。镑片或浓缩粉入药。

【附　注】本品性味功用与犀角类似，但功效远逊于犀角，故其用量常为犀角的8~10倍或更多。

水蛭

【来　源】本品为水蛭科动物宽体金线蛭**Whitmania pigra** Whitman的干燥全体。

【分　布】主产于我国华东、华南各地。

【采集加工】春、夏季捞捕，以沸水烫死，晒干。

【药材性状】本品呈扁长纺锤形或长椭圆状条形，长5~13cm，宽1.2~3cm，由多数环节组成；背部稍高，棕黑色，可见5列黑色和淡黄斑点，两边各有一条粗的黄褐色纵纹；腹面色稍浅，平坦；后吸盘比前吸盘大。质脆，易断，断面有胶质样光泽。有土腥气。以个大、干洁、黑褐色、无臭味者为佳。

【性味归经】味咸、苦，性平；有毒。归肝经。

【功能主治】破血，逐瘀，通经。用于癥瘕痞块、血瘀经闭，跌打损伤。

【用法用量】用量1.5~3g。

【附　注】日本医蛭Hirudo nipponica Whitman 和柳叶水蛭Whitmania acranulata Whitman的干燥体和本种同等入药。

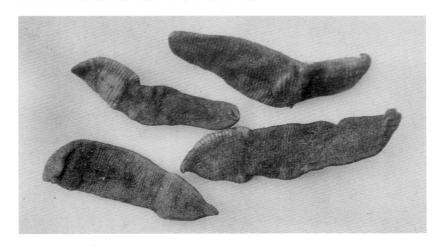

牛草结

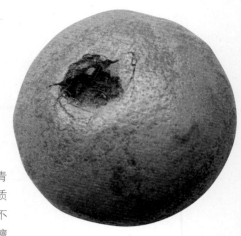

【来　源】本品为牛科动物牛 **Bos taurus domesticus** Gmelin胃内的块状草结。

【分　布】主产于我国华北、西北各地，华南及西南亦产；以畜牧区高龄的牛体中多见。

【采集加工】宰牛时如发现胃内有块状草结，取出，抹净，于通风处晾干即得。

【药材性状】本品完整者呈球状、椭圆形或大小不等的扁球形，直径3~16cm，表面稍光滑，黄褐色或青褐色，微有光泽；表皮薄而硬。质轻，断面可见棕黑色或黑色、长短不一、粗细不等的纤维状毛茸。气膻腥，味淡。以个大、完整、内部纤维状物细而柔软者为佳。

【性味归经】味淡，性微温。归心、肝经。

【功能主治】除痰降逆，镇静，止呕。用于噎膈反胃，晕车晕船，呕吐，吐酸，胃溃疡，心胃气痛。

【用法用量】用量5~20g。

牛黄

【来　源】本品为牛科动物牛 **Bos taurus domesticus** Gmelin的干燥胆结石。

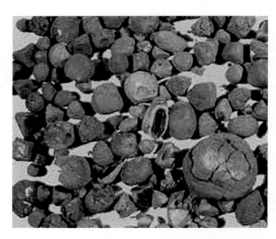

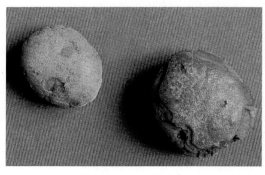

【分　布】主产于我国华北、西北、西南、华东等地。

【采集加工】宰牛时如发现胆囊、胆管和肝管中有硬块，立即滤去胆汁，取出结石，洗去血污，去净附着的肉膜等物。以灯芯、通草或吸湿性强的吸水剂包藏阴干，忌火烘与日晒风吹，以防破裂变质。

【药材性状】本品呈球状、卵状、不正整的四方形或三角形，少数颗粒状或裂成碎片，直径0.8~2.5cm；表面土黄色至棕黄色，深浅不一，有的表面覆有一层乌黑色有光泽的薄膜，习称乌金衣，有的粗糙显裂纹，微具光泽。质细腻，体轻松，断面色稍浅，间有灰白色粒点。可见不规则的类同心环状层纹。嚼之不粘牙，可慢慢溶化。气清香，味先苦后甘凉。管黄为大小不一的粗糙管状或片碎状，稍带棕黄色至棕黑色，香气逊而微腥。以完整原个者质优，片状和管状的质次，掺血者不能入药。

【性味归经】味甘，性凉。归心、肝经。

【功能主治】清心，豁痰，开窍，凉肝，熄风，解毒。用于热病神昏，中风痰迷，惊痫抽搐，癫痫发狂，咽喉肿痛，口舌生疮，痈肿疔疮。

【用法用量】用量0.15~0.35g。

乌梢蛇

【来　源】本品为游蛇科动物乌梢蛇**Zaocys dhumnades**（Cantor）除去内脏的干燥体。

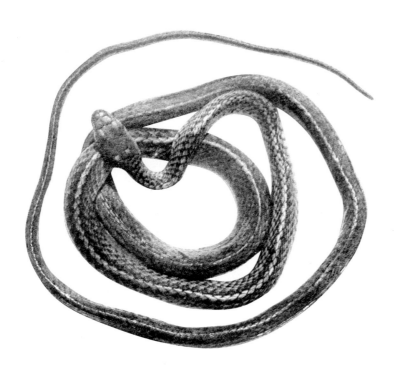

【分　布】湖南、湖北、浙江、贵州、江西、广东、广西、四川、江苏、安徽、福建、台湾等地。

【采集加工】春末至秋初捕捉，除去内脏，绕卷成圆盘状，头部居中，用柴草火熏至焦黑，取出，晒干。

【药材性状】本品为圆饼状，头部居中，直径10~20cm；头扁椭圆形，眼大而不内陷；体细长，伸展可达100~200cm，至尾部渐细，表面黑褐色或绿黑色；脊部高耸，背部中央的两行鳞片呈黄色或黄褐色，棱形，外侧的两行鳞片形成两条黑线；腹部边缘向内卷，脊肌肉厚，黄白色或淡棕色，可见排列整齐的肋骨。质坚韧。气微腥，味微咸。以全形、大条、带皮、表面黑褐色、肉黄白色、坚实、无霉臭者为佳。

【性味归经】味甘、咸，性平。归肝经。

【功能主治】祛风，通络，止痉。用于风湿顽痹，中风后遗症，破伤风及麻风疥癣，瘰疬，恶疮。

【用法用量】用量9~12g。入药须去头及鳞片。

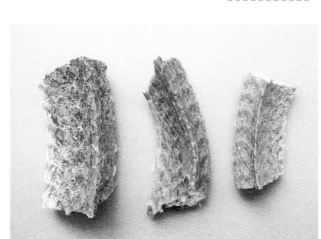

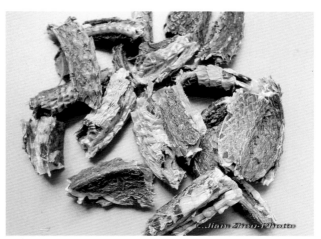

石决明

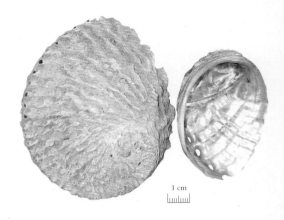

【别　名】鲍鱼壳。

【来　源】本品为鲍科动物杂色鲍**Haliotis diversicolor** Reeve 的贝壳。

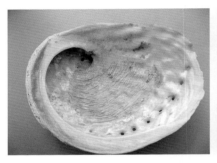 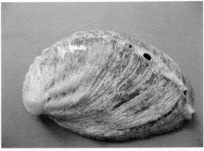 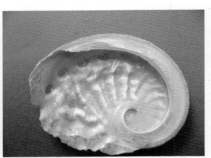

【分　布】我国东海和南海；主产于广东、福建及海南等地的沿海地区。

【采集加工】夏、秋季在低潮线至深水潮下带岩礁处铲取或潜水捕取。将鲍肉取出，洗净晒干。

【药材性状】本品呈长卵圆形，大小不一，通常长5~7cm，宽3~5cm，高1.5~2cm；外表面灰棕色而有粉红棕色云斑，有左旋的螺纹理及右旋的细密生长线互相交织；壳顶钝，略凸出，从顶处向右排列有20多个疣状突起，末端有8~9个小孔，孔口与壳面平；内表面光滑，具珍珠样光泽。质坚硬，不易破碎。无臭，味微咸。以个大、完整、洁净、壳内面呈珍珠样光泽者为佳。

【性味归经】味咸，性平。归肝经。

【功能主治】平肝潜阳，清肝明目。用于头痛眩晕，目赤翳障，视物昏花，青盲雀目。

【用法用量】用量3~15g。

【附　注】据《中华人民共和国药典》记载，皱纹盘鲍Haliotis discus hannai Ino、羊鲍Haliotis ovina Gmelin、澳洲鲍Haliotis ruber（Leach）、耳鲍Haliotis asinine Linnaeus、白鲍Haliotis laevigata（Donovar）的干燥贝壳均同等入药。

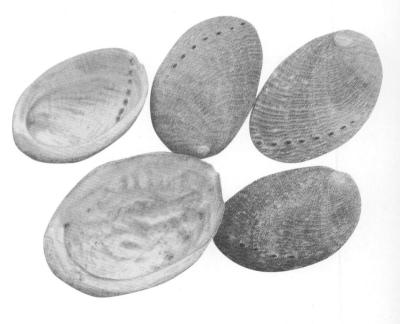

龙涎香

【来　源】本品为抹香鲸科动物抹香鲸**Physeter catodon** Linnaeus 的肠内病理分泌物的干燥品。

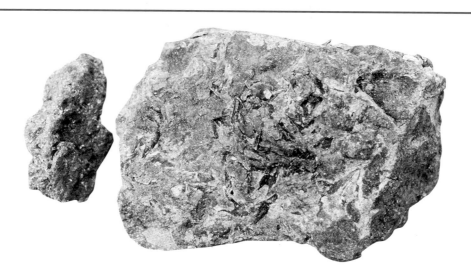

【分　布】分布各大洋。我国东海和南海有产。

【采集加工】捕杀抹香鲸时在肠中取出分泌物。抹香鲸有时候把肠内分泌物排出海上，或老鲸死后遗于海洋上，故又可在海洋上捞得。

【药材性状】本品为不透明蜡样团块，大小不等，大者可达60kg。外表为灰黑色，粗糙，覆有颗粒状物。质轻而脆，断面外表层为黑灰色，内层为黑色、灰白色与灰黄色相间。嚼之如蜡，有粘牙感，气微腥。以灰黑色、质轻、燃之有香气者为佳。

【性味归经】味甘、酸，性温。归肝经。

【功能主治】行气活血，开窍止痛。用于咳喘气逆，气结症积，神昏气闷，心腹疼痛。

【用法用量】用量0.3~1g。

白贝齿

【来　源】本品为宝贝科动物环纹货贝**Monetaria annulus** Linnaeus的贝壳。

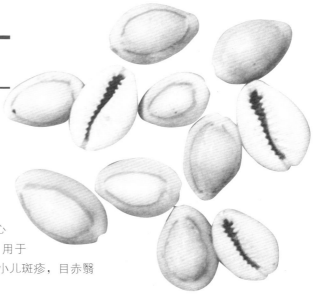

【分　布】我国南海有分布，主产于海南岛和西沙群岛等地。

【采集加工】全年可捕捉或拾取，收集后将其闷死，使其肉腐烂，然后用水冲洗去残肉，取贝壳晒干。

【药材性状】本品呈卵圆形，壳长1.2~2.5cm，宽约2cm，高约1.5cm，背面中央隆起，周围比较低平，表面瓷质，显黄白色或灰白色，背部有一橙黄色椭圆形圈纹。壳口两边均向内卷，壳口开裂，有齿10~14对。无气，无味。以色白、光亮、个小者为佳。

【性味归经】味咸，性平。归肝经。

【功能主治】清心安神，平肝明目。用于惊悸，心烦不眠，小儿斑疹，目赤翳膜。

【用法用量】用量6~12g。

白鸽屎

【别　名】左盘龙。

【来　源】本品为鸠鸽科动物家鸽**Columba liuia domestica** Linnaeus的干燥原粒粪便。

【分　布】我国大部分地区有饲养。

【采集加工】于晴天时拾取鸽舍中成鸽的原粒粪便，拣除杂质晒干。

【药材性状】本品呈圆盘状或粒状，

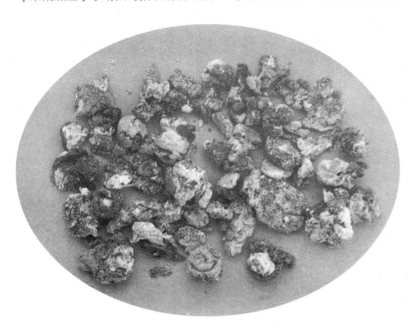

盘径1.2~2cm。完整者可见粪便呈圆条状向左盘绕，故称左盘龙；表面灰白色与灰绿色相间，常粘附有羽毛或谷粟。质脆易碎。气腥、微臭，味咸。以块粒大、碎块少者为佳。

【性味归经】味咸、甘，性微温。

【功能主治】祛风，消肿，生津，杀虫。用于腹中痞块，瘰疬疮痈，产后消渴。

【用法用量】用量10~30g。用时必须炒制。

【附　注】本品民间常治妇人产后眩晕、口渴、胃纳不佳。取净品置瓦锅中炒至黄香，趁热加入约150g水煎煮片刻温服，功效显著。

地龙

【别　名】广地龙。

【来　源】本品为钜蚓科动物参环毛蚓**Pheretima aspergillum**（Perrier）除去体腔内物的干燥全体。

【分　布】主产于广东、广西、福建。

【采集加工】清明至处暑为捕捉旺季。捕捉后，洗净，以锥将蚯蚓固定在木板上，纵向剖去内物，拉直摊在石地速晒至干燥。

【药材性状】本品呈长条薄片状，稍曲弯，长13~25cm，宽0.8~2cm，头部微尖，尾部钝圆，边缘稍向内卷，背面黑褐色或棕褐色，内表面灰棕黄色；全体由100多体环节组成，两端环节较密，一端有1条灰色生殖环带如戒指状；体壁较厚而柔韧，断面黄白色。气微腥，味微咸。以大条、色鲜、无臭味者为佳。

【性味归经】味咸，性寒。归肝、脾、膀胱经。

【功能主治】清热定惊，通络解痉，平喘，利尿。用于高热神昏，惊痫抽搐，关节痹痛，肢体麻木，半身不遂，肺热咳喘，尿少水肿，高血压症。

【用法用量】用量5~10g。

【附　注】须用甘草水泡制后入药。缟蚯蚓Allolobophora caliginosa（Savigny）trapezoides（Ant. Duges）的干燥体同等入药，商品名称土地龙。

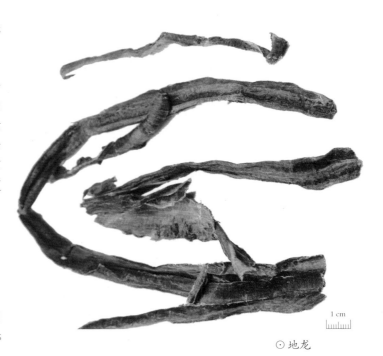

1 cm

⊙ 地龙

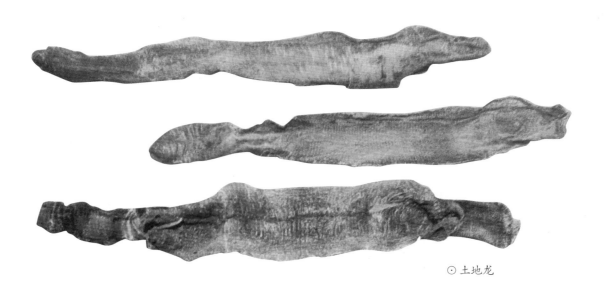

⊙ 土地龙

竹蜂

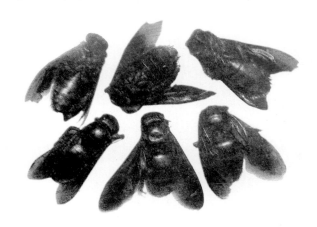

【来　源】本品为蜜蜂科动物竹蜂**Xylocopa dissimilis**（Lep.）的干燥全体。

【分　布】主产于广东、广西等地。

【采集加工】常于夏、秋季的早晨及午间，竹蜂外出飞动时，进行诱捕或兜捕。或于冬季俟竹蜂群蛰居竹筒内，砍竹，以火烤死取出干燥。

【药材性状】本品呈钝圆形，肥大，身长2~3cm，全体密披黑色柔毛；腹胸背面有黄色柔毛；头部呈三角形；翅基部紫蓝色，膜质，具光泽；足3对，较短，黑色，有毛。以个体大、全形、乌黑色者为佳。

【性味归经】味甘、酸，性寒。归胃、大肠经。

【功能主治】清热化痰，利咽止痛，祛风定惊。用于风痰闭窍，咽喉痛，口疮，小儿惊风。

【用法用量】用量2~4只或2~3g。加盐少许捣烂，以开水泡服、含服，或烘干研末冲服。

血余炭

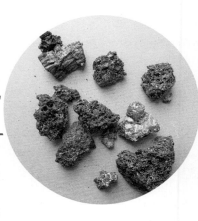

【来　源】本品为人头发经煅制而成的炭化物。

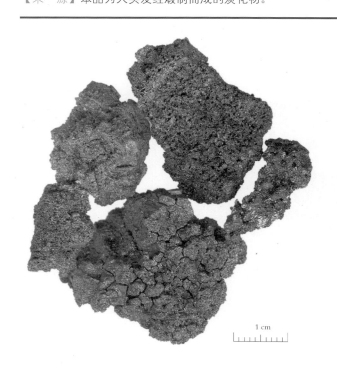

【分　布】我国各地有生产。

【采集加工】收集健康人的头发，除去杂质，用碱水反复洗去油垢，清水漂净，晒干，然后煅制存性。

【药材性状】本品呈不规则块状，大小不一，全体乌黑发亮，表面有多数不规则小孔。体轻，质脆易碎，断面呈不平坦的海绵样。用火烧之有焦发气，味苦。以体轻、色乌亮、块状者为佳。

【性味归经】味苦，性微温。归心、肝、肾经。

【功能主治】止血，化瘀。用于吐血，咯血，衄血，尿血，崩漏下血，外伤出血。

【用法用量】用量4.5~9g。

1 cm

全蝎

【来　源】本品为钳蝎科动物东亚钳蝎**Buthus martensii** Karsch的干燥体。

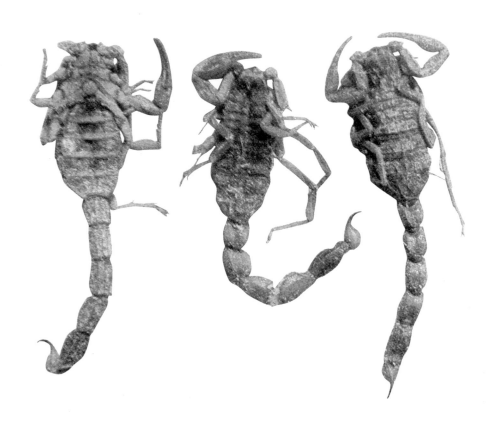

【分　布】主产于河南、安徽、山东、河北、湖北、湖南及广东北部。

【采集加工】春至秋季用灯光诱捕，置清水中，使蝎虫吐出泥土，捞出，置沸水锅内，加少量食盐，煮至蝎尾竖立、背起抽沟时捞出，漂去盐分，晒干或晾干。

【药材性状】本品头胸部和前腹部呈扁平长椭圆形，后腹部狭长尾状，体长约5~6cm；头胸部呈绿褐色，前面有一对短小的螯肢及1对较长大的钳状螯夹，形似蟹螯；背面覆有梯形背甲，腹部有足4对，均为7节，末端各具2爪钩。前腹部由7节组成，背甲上有5条脊线，背面绿褐色，后腹部棕黄色，6节，节上均有纵沟，末节有锐钩状毒刺。质脆易断，折断后可见黑色或棕黄色残余物。气微腥，味咸。以虫体大、全形、色绿褐、盐霜少、体轻、腹中少杂物者为佳。

【性味归经】味咸、辛，性平，有毒。归肝经。

【功能主治】息风镇痉，攻毒散结，通络止痛。用于小儿惊风，抽搐痉挛，中风口㖞，半身不遂，破伤风，偏正头痛，瘰疬，疮疡肿毒。

【用法用量】用量3~5g。

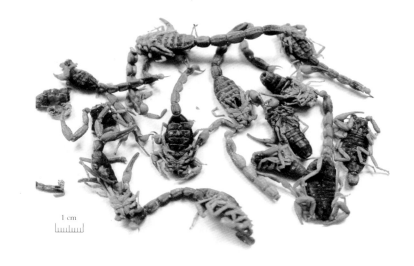

1 cm

红娘子

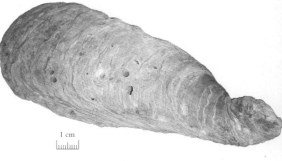

【别　名】红娘虫、红女、红姑娘、红蝉。

【来　源】本品为蝉科动物黑翅红娘子**Huechys sanguinea** De Geer 的干燥虫体。

【分　布】主产于广东、广西、湖南及华东、西南等地。

【采集加工】夏、秋季于清晨露水未干时捕捉，捕取后，烫死或蒸死，取出晒干。

【药材性状】本品似蝉而小，呈长圆形，头尾稍细，长1.6~2.5cm，中部宽0.4~0.7cm；头、颈、胸部黑棕色，复眼大，稍突出，咀部、两肩和腹部为朱红色；腹部有8个环节；背部前翅为灰黑色，后翅淡褐色，翅长超过腹部；胸部有3对黑色的足，多已脱落。质轻松，易碎。稍有臭气。以个体大、全形、翅黑、腹红、色鲜者为佳。

【性味归经】味苦，性平，有大毒。归心、肝、胆经。

【功能主治】活血化瘀，通经脉，解毒散结。用于血瘀经闭，癥瘕积聚，狂犬咬伤。外用治疥癣，恶疮，瘰疬。

【用法用量】用量0.15~0.3g。外用适量。

【附　注】本品有大毒，体虚者及孕妇忌用。内服须经炒制，其法取红娘子去头、足及翅，和米同炒至米呈深黄色取出，筛去米，放凉待用。

牡蛎

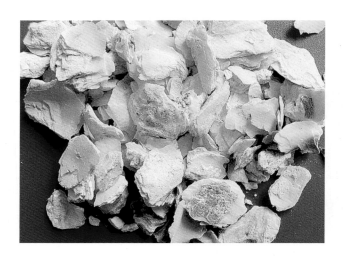

1 cm

【来　源】本品为牡蛎科动物近江牡蛎**Ostrea rivularis** Gould的贝壳。

【分　布】我国沿海地区均有分布，主产广东、广西和海南等地。

【采集加工】全年可产，以冬、春季产量较多，收集剥取蚝肉后的贝壳，洗净，晒干。

【药材性状】本品呈长圆形、三角形或形状不规则，大小厚薄不等，通常长10~20cm；表面层片分明，层层相叠，灰褐色或灰白色至暗灰色，内表面白色，有光泽；右壳多扁平而薄，左壳多凹而厚，两壳边缘均呈波状起伏，断面成层状。质坚硬。气无，味微咸。以质坚、洁净、无风化者为佳；通常认为左壳优于右壳。

【性味归经】味咸、涩，性微寒。归肝、胆、肾经。

【功能主治】重镇安神，潜阳补阴，收敛，固涩，软坚散结。用于惊悸失眠，眩晕耳鸣，瘰疬，痰火结核，癥瘕痞块，自汗盗汗，遗精崩带，胃痛泛酸。

【用法用量】用量9~30g。生用或煅用，煅用增强固涩作用。

【附　注】据《中华人民共和国药典》记载，长牡蛎Ostrea gigas Thunberg和大连湾牡蛎Ostrea talienwhanensis Crosse的贝壳可同等入药。

龟甲

【别　名】玄武甲、龟板。

【来　源】本品为龟科动物乌龟Chinemys reevesii（Gray）的干燥腹甲和背甲。

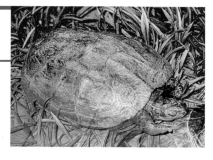

【分　布】主产于湖北、安徽、湖南、江西、江苏、浙江等地；四川、山东、河南、广西、广东等地亦产。

【采集加工】常年可取，但以夏、秋季为盛产期，捉得后杀死或用沸水烫死，剥取腹甲与背甲，除净筋肉，晒干。

【药材性状】本品为长方状椭圆形板片，通常长7~20cm，中部宽约为长的一半，厚3~6mm，前端稍阔，顶端呈两半圆或近截平，后端内凹成∧形；腹面外表面淡黄棕色至棕色，有时具紫色纹理，内侧黄白色至灰白色；腹甲由12块对称鳞甲嵌合而成，鳞甲间呈锯齿状嵌合，两侧均有呈翼状斜向上弯曲的甲桥。质坚硬，切断面外缘为象牙白色，内为乳白色或肉红色，有孔隙。气微腥，味微咸。以板块大、无破碎、洁净、无残肉者为佳。

【性味归经】味咸、甘，性微寒。归肝、肾、心经。

【功能主治】滋阴潜阳，益肾健骨。用于阴虚潮热，骨蒸盗汗，头晕目眩，虚风内动，筋骨痿软，心虚健忘。

【用法用量】用量9~30g。

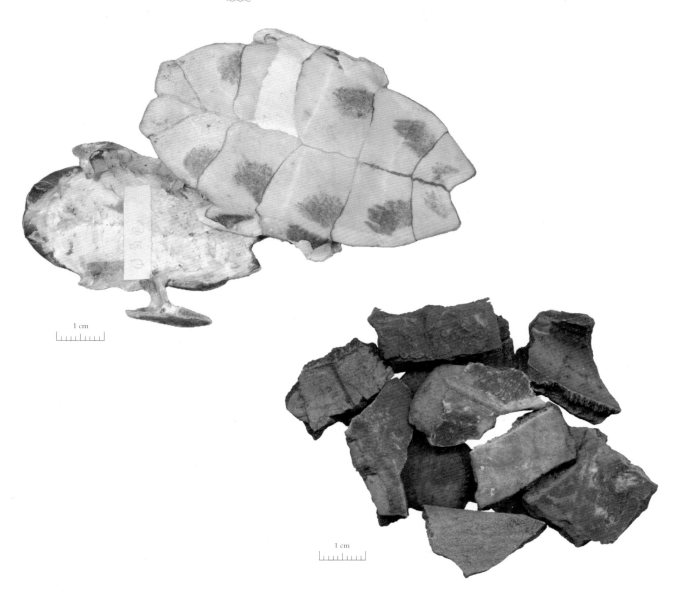

1 cm

1 cm

鸡内金

【来　源】本品为雉科动物家鸡Gallus gallus domesticus Brisson的干燥砂囊内壁。

【分　布】我国各地。

【采集加工】全年可采收，剖开砂囊，趁热将内壁剥下，洗净，晒干。

【药材性状】本品呈不规则片状或卷片状，长3.5~5cm，宽3~5cm，厚约2~3mm，金黄色、黄褐色或绿黄色，具多条纵向波状皱条纹。质轻，脆，易碎，断面角质样，有光泽。气微腥，味微苦。以片大、完整、洁净、色鲜者为佳。

【性味归经】味甘，性平。归脾、胃、小肠、膀胱经。

【功能主治】健胃消食，涩精止遗。用于食滞，脘胀，小儿疳积，呕吐泻痢，遗尿，遗精，砂淋诸症。

【用法用量】用量6~15g。

【附　注】商品中偶有以鸭的砂囊内壁混充鸡内金的。鸭砂囊的内壁较厚，条状皱纹较少，表面紫绿色或紫黑色，多破碎，气腥，与鸡内金不同。

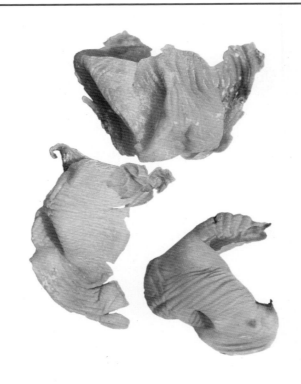

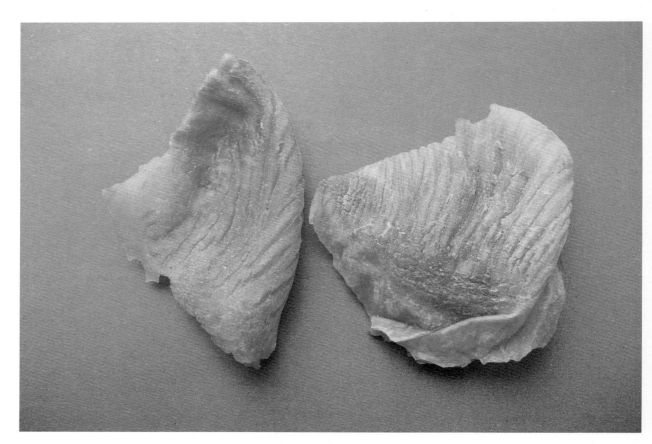

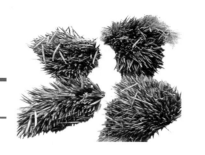

刺猬皮

【来　源】本品为刺猬科动物刺猬**Erinaceus europaeus** Linnaeus的带刺的干燥皮。

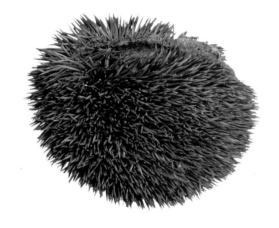

【分　布】主产于我国华北、东北、华中等地，广东北部亦有分布。

【采集加工】秋季及冬初，刺猬入蛰前捕捉，剥取皮，翻转，于内皮上撒上石灰粉，冷风阴干。

【药材性状】本品呈不规则的多角形刺刷状、条状、筒状或块状，长10~30cm，表面密布黄褐色或灰白色的硬刺，刺基部突起，内面为灰褐色，留有筋肉残痕。具特殊腥臭味。以皮张大、肉脂刮净、刺洁净无臭者为佳。

【性味归经】味苦，性平。归胃、大肠、肾经。

【功能主治】收敛，止血，解毒镇痛。用于反胃，腹痛，痔疮便血，小便频数。

【用法用量】用量10~15g。炒制后入药。

【附　注】短刺猬Hemiechnus dauricus Sundevall和大耳刺猬Hemiechnus auritus Gmelin的皮同等入药。

金边土鳖

【来　源】本品为姬蠊科动物赤边水䗪 Opisthoplatia orientalis Burm. 的雌虫干燥体。

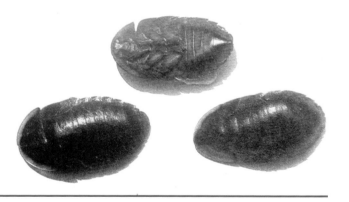

【分　布】广东、广西、福建、海南等地，尤以广东东部沿海地区为多。

【采集加工】夏、秋季雌虫体丰腴时捕捉。捕获后，用热水将虫烫死，晒干或烘干。

【药材性状】本品为椭圆形，微向内弯，形似鳖，长3~4cm；背面黑棕色，有光泽，呈甲壳状；头部位于前胸背板之下，眼不明显，有线状触角一对，多脱落；全体由10个覆瓦状排列的横节组成，第一节较宽，边缘浅黄绿色，以下9节边缘为红棕色，每节均有锯齿；第二、第三节的两侧各有一对特异翅状物；足3对，位于胸部，腿节下缘有刺。腹内常有豆夹形卵鞘。体轻。味腥。以大而完整、有黑棕色光泽、体轻、无臭者为佳。

【性味归经】味咸，性寒；有小毒。归肝经。

【功能主治】破瘀血，续筋骨。用于瘀血经闭，筋骨折伤。

【用法用量】用量3~10g。孕妇及无瘀者忌用。

【附　注】本品为广东部分地区的地方性习惯用药，与《中华人民共和国药典》所载的土鳖虫的原动物不同。后者为鳖蠊科动物地鳖Eupolyphaga sinensis Walker或冀地鳖Steleophaga plancyi（Boleny）的雌虫干燥体。金边土鳖与土鳖虫性味功用相同。

金沙牛

【别　名】蚁狮。

【来　源】本品为蚁蛉科动物蚁蛉**Myrmeleon formicarius** Linnaeus的幼虫干燥体。

【分　布】主产于广东、广西、山东、四川、浙江、湖南、云南、贵州、海南等地。

【采集加工】全年可捕捉，多在夏、秋季蚁蛉栖身处铲沙筛取，捕捉后用文火微炒至虫体膨胀为度。

【药材性状】本品谷粒状，长7～15mm，全体呈黄褐色，有黑褐色斑点；头部较扁大，口器发达，上颚1对，扁长内弯如钳螯状；胸部大，腹部有环节10个，胸、腹部膨胀或微胀，两侧有短毛，末端有刺；足3对，中足最长，在采收加工炒制时多已脱落。体轻，质松脆。气微腥，味微咸。以体大、全形、黄褐色、体轻膨胀、无沙泥者为佳。

【性味归经】味辛、咸，性温。归肾、膀胱经。

【功能主治】解热，镇痉，散结，利尿通淋，化疔毒。用于小儿高热，肾及尿道结石，小便不利，瘰疬，疔疮。

【用法用量】用量3~9g，煎剂或研末冲服。

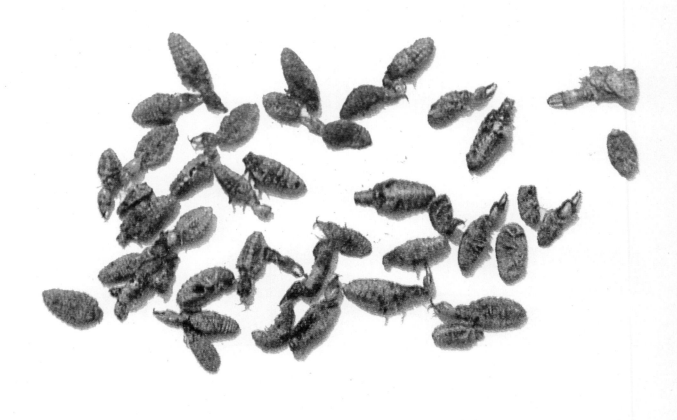

金钱白花蛇

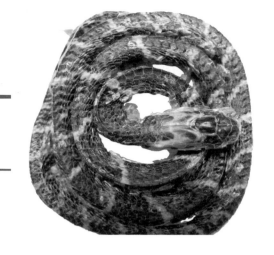

【别　名】广东白花蛇。

【来　源】本品为眼镜蛇科动物银环蛇**Bungarus multicinctus** Blyth 的幼蛇除去内脏的干燥体。

【分　布】主产广东、广西、福建、湖南、贵州、海南、云南等地；广东汕头和梅县地区产量最大。野生和家养。

【采集加工】夏、秋季捕捉后，拔去毒牙，剖开蛇腹，除去内脏，抹净血污，用75%乙醇泡浸处理。以头为中心绕卷成盘状，将蛇尾纳于蛇口，用幼竹签固定，低温烘干或晒干。

【药材性状】本品绕成圆盘状，直径约3cm，头部居中，蛇尾纳于口中；头呈椭圆形；体背黑色或灰黑色，有多数白环纹，棱脊显著突出，鳞片细密，有光泽；腹部黄白色，鳞片稍大，散生黑色小斑点。气微腥，味微咸。以头尾齐全、色泽明亮、盘圆形如铜钱般大者为佳。

【性味归经】味甘、咸，性温。归肝经。

【功能主治】祛风，通络，止痉。用于风湿顽痹，麻木拘挛，中风口眼㖞斜，半身不遂，抽搐痉挛，破伤风症，麻风，疥癣，瘰疬恶疮。

【用法用量】用量3~6g。用时去头、鳞。头部有毒。

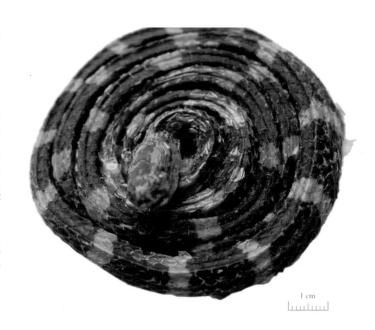

1 cm

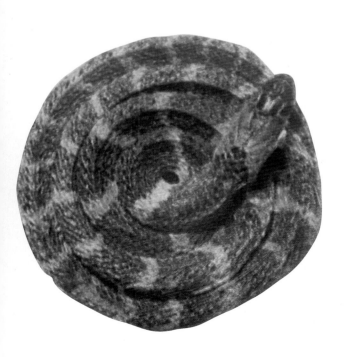

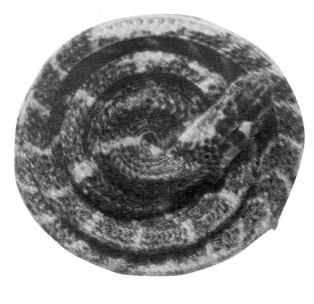

鱼脑石

【来　源】本品为石首鱼科动物大黄鱼**Pseudosciaena crocea**（Richardson）头骨中的耳石。

【分　布】分布于我国黄海南部至南海沿线。主产于浙江舟山群岛及山东、广东、海南等地沿海地区。

【采集加工】夏、秋季鱼汛期捕捞，劈开头部取出耳石，洗净，晒干。为加工鱼鲞时的副产品。

【药材性状】本品近椭圆形，具三棱，全体磁白色，长1.5~2cm，宽0.8~1.8cm，前端宽圆，后端狭尖；里缘及外缘成弧形，背面隆起，并有弧状横行嵴痕，腹面较平坦，有一蝌蚪形印迹，尖端稍向上昂扬直达前缘，宽圆处中间有一圆形突起；边缘沟宽短，明显，位于腹面里侧缘。质坚硬。气微，味微涩。以粒大、色瓷白、洁净者为佳。

【性味归经】味咸，性平。归肾经。

【功能主治】化石通淋，消肿。用于石淋，小便不利，耳痛流脓，鼻渊，

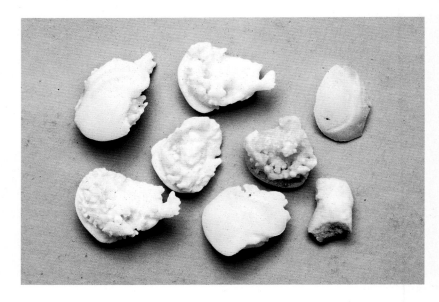

脑漏。

【用法用量】用量5~12g。生用或煅用。

【附　注】小黄鱼Pseudosciaena polyactis Bleeker 的耳石同等入药，且功效相同。

狗鞭

【来　源】本品为犬科动物犬**Camis familiaris** Linnaeus的雄性带睾丸的干燥阴茎。

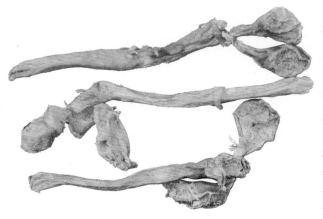

【分　布】全国有产，尤以广西、广东居多，均为家养。

【采集加工】宰雄性狗时把阴茎连睾丸割下，去脂肪及残肉，抹净干燥。

【药材性状】本品为长条棒状，长10~15cm，直径1.5~2.5cm，全体棕红色，有光泽；顶端稍尖，下连皱缩包皮，下端茎管两边连接扁椭圆形睾丸，有不规则皱褶。阴茎质坚硬不易折断。气微腥。以大条、带睾丸、色鲜明者为佳。

【性味归经】味甘、咸，性温。归肾经。

【功能主治】温补肾阳，益精，壮阳。用于肾阳衰弱，阳痿，遗精，腰膝痿弱无力，妇女带下。

【用法用量】用量3~10g或整具。

珍珠

【来　源】本品为珍珠贝科动物马氏珍珠贝**Pteria martensii**（Dunker）、蚌科动物三角帆蚌**Hyriopsis cumingii**（Lea）或褶纹冠蚌**Cristaria plicata**（Leach）等双壳类动物受刺激形成的珍珠。

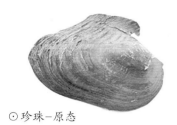

⊙ 珍珠-原态

【分　布】主产广西、广东、海南沿海地区，以及江苏、浙江、安徽等地。

【采集加工】天然珍珠全年可取，以秋、冬季为旺产期；养殖珍珠则常于冬季捞取放养二年以上的蚌取珠。

【药材性状】珍珠分为天然和人工养殖两类。

天然珍珠　呈圆柱形、椭圆形、近圆球形或不规则之球状，直径0.1~0.5cm；表面玉白色，晶莹，半透明，具美丽光泽。质坚硬，难破碎，断面成层纹状。无气，味淡。以粒大而圆、晶莹、玉白色、有珍珠光彩者为佳。

人工养殖珍珠　近圆球形、长矩圆形或米粒状，常略扁；表面有光泽或皱纹，显珠光，颜色多样，有银白色、黄白色、粉红色、浅蓝色或淡黄色等，间或有小黑点。易破碎，破碎面可见层纹。气无，味淡。以圆球形、表面玉白色、少杂色、光滑、有珠光色泽者为佳。

【性味归经】味甘、咸，性寒。归心、肝经。

【功能主治】安神定惊，明目消翳，

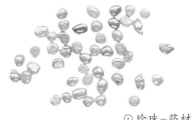

⊙ 珍珠-药材

解毒生肌，清热消痰。用于惊悸失眠，惊风癫痫，去翳明目，解毒生肌，疮疡不敛。

【用法用量】用量0.3~0.6g。多入丸、散剂用。外用适量，撒敷患处。水飞幼粉入药。

【附　注】马氏珍珠贝的贝壳亦可入药，又经加工成细粉称珍珠层粉。

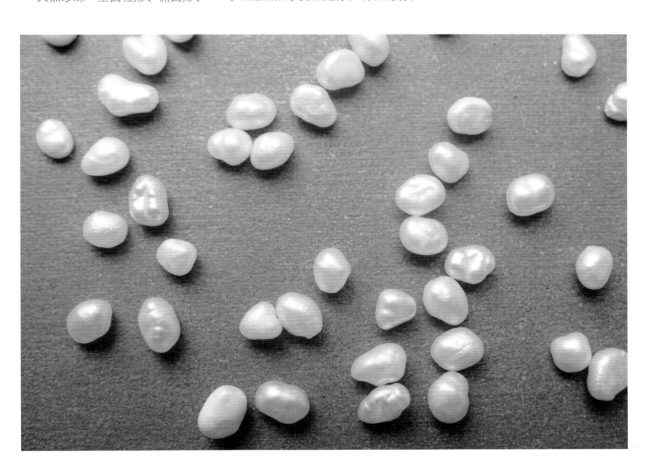

虻虫

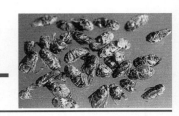

【来　源】本品为虻科动物中华虻**Tabanus signatipennis** Portsch雌性成虫的干燥体。

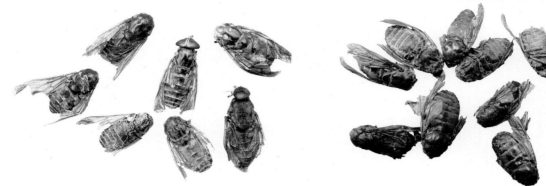

【分　布】主产于广东、广西、湖南、江西、云南、贵州、山东等地。

【采集加工】夏、秋季捕捉。捕捉后用沸水烫死，晒干或阴干。注意勿使吸入腹部的牛血流出。

【药材性状】本品形似大苍蝇，长15~18mm，头宽阔，复眼大，触角粗短，双翅透明，翅长超过尾部；胸部背板灰黑色，被白色长毛，有五条黑灰色纵线直达后盾片后端；腹部圆锥形，具6节，第1~5节背部中央具大而明显的三角形白斑，两侧具斜方形白斑，腹面浅灰色，有一条深灰色纵纹，每节后缘具浅黄色窄横带。体轻易碎。气微腥，味微咸。以身干、个大、完整者为佳。

【性味归经】味苦，性凉；有毒。归肝经。

【功能主治】逐瘀，破积，通经。用于跌打积瘀，血滞经闭，小腹积血，癥瘕，积聚。

【用法用量】用量1~1.5g。入药需去头、足、翅。孕妇禁用。

【附　注】黄绿原虻Arylotus bivittateinus Takahasi、指角原虻Tabanus yao Macquart和三重原虻Tabanus trigeminus Coquillett的雌虫体均可作虻虫入药。

盐蛇干

【别　名】壁虎、天龙、守宫。

【来　源】本品为壁虎科动物蹼趾壁虎**Gekko subpalmatus** Guenther及同属多种壁虎的干燥全体。

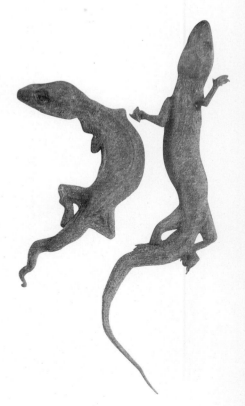

【分　布】我国南方各地均有产，以江苏、浙江、江西较多见。

【采集加工】全年可捕捉，以夏、秋季较多。捕获后用热水烫死或闷死，晒或焙干，也有剖腹除去内脏，以竹片撑开晒干。

【药材性状】本品为干燥虫体，屈曲僵直，略扁平，长约11~13cm；头部近三角形，口大，吻圆，舌肥厚，两颌密生细齿，颅骨、眼眶显露；背部有暗灰色或灰白色相杂的斑纹，密布珠形鳞片，无疣；四肢短，具五趾。除第一趾外，均具钩爪，有蹼，趾下面有吸盘。微腥，味咸。以完整、大条、身干、色洁净、无臭味者为佳。

【性味归经】味咸，性寒；有小毒。归心、肝经。

【功能主治】祛风，解痉，除痰，散结。用于中风瘫痪，手足不举，小儿疳积，破伤风，肿瘤和蝎螫伤。

【用法用量】用量3~5g。体虚及孕妇慎用。

海龙

【来　　源】本品为海龙科动物刁海龙Solenognathus hardwickii（Gray）的干燥全体。

【分　　布】分布我国南海。主产于广东、海南、广西、福建、台湾沿海地区。马来西亚、菲律宾、泰国、印度尼西亚、澳大利亚亦产。

【采集加工】全年可采捕。捕捉后，除去皮膜及内脏，洗净，晒干。

【药材性状】本品呈长条形，略扁，长30~50cm，表面黄白色或灰白色；头部前方具有1管状长吻，口小，上下两侧具细齿，眼圆而深陷，腮盖突出，头与体轴略呈钝角；躯干五棱形，尾部前段六棱形，后段渐细，四棱形，尾端卷曲；全体有稍突的圆形花纹，排列整齐，略呈放射状，背棱两侧各有一列灰黑色斑点；背鳍位于尾背前部，较长，无尾鳍。骨质，坚硬。气微腥，味微咸。以条大、色白、头尾整齐者为佳。

【性味归经】味甘、咸，性温。归肝、肾经。

【功能主治】补肾壮阳，散结消肿。用于阳痿遗精，癥瘕积聚，瘰疬痰核，跌打损伤。外治痈肿疔疮。

【用法用量】用量3~9g。外用适量，研末敷患处。

【附　　注】据《中华人民共和国药典》记载拟海龙Syngnathoides biaculeatus（Bloch）及尖海龙Syngnathus acus Linnaeus的干燥全体，亦作海龙入药。

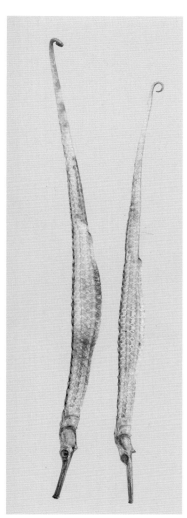

⊙ 海龙

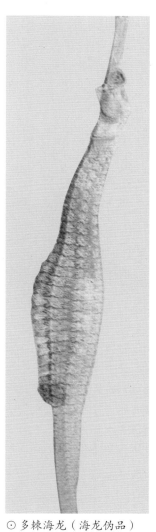

⊙ 多棘海龙（海龙伪品）

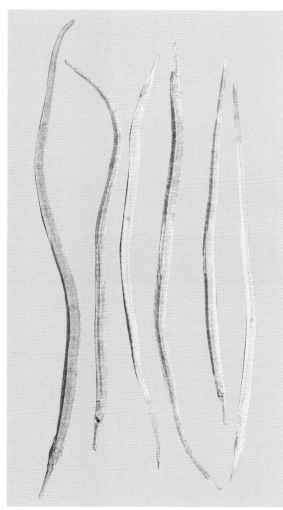

⊙ 尖吻海龙

海底柏

【来　源】本品为海底柏科动物鳞海底柏**Melitodes squamata** Nutting的石灰质骨骼。

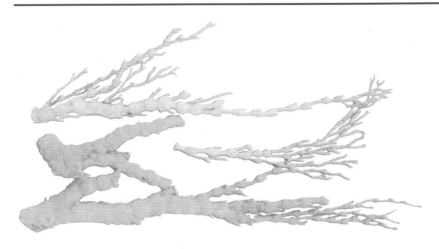

【分　布】主产于广东、海南的浅海中。印度尼西亚等地也产。

【采集加工】全年可采，用网捞或潜海采收，以淡水漂洗清净，晒干。

【药材性状】本品柏树状，赭红色，粗糙；主干呈圆柱形，长25~70cm，直径1~4cm，多球形结节；分枝互生。粗细不等，远端渐小，完整分枝系统状如扇形。质硬易断，折断处多在节部，断面不平坦，两断面一凹一凸，均可见不规则的小孔。气微腥，味微咸。以枝条均匀、色赭红者为佳。

【性味归经】味咸、甘，性平。归肺经。

【功能主治】疗肺，止血，定惊。用于肺结核、吐血，小儿惊风。

【用法用量】用量10~15g。

【附　注】赭色海底柏Melitodes ochracea（Linnaeus）的石灰质骨骼亦作海底柏入药。

海星

【来　源】本品为角海星科动物骑士章海星**Stellaster equestris**（Retzius）的干燥全体。

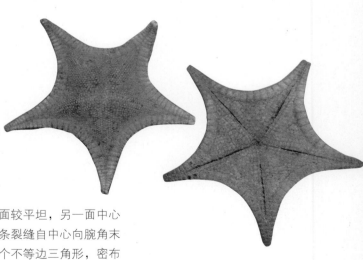

【分　布】分布于广东、海南、福建、浙江、江苏、山东等沿海地区。

【采集加工】全年可捕捉，多为渔捞的副产品，捞获后以淡水洗净，晒干。

【药材性状】本品呈五角星形，黄白色；盘较大而腕宽，腕尾端上翘或不翘，渐尖，一面较平坦，另一面中心稍下陷，有五条裂缝自中心向腕角末端直伸形成五个不等边三角形，密布细粒样棘突；边缘有众多的横纹。气微腥，味微咸。以五角星完整、色黄白、无盐霜者为佳。

【性味归经】味咸，性平。归心、胃、大肠经。

【功能主治】软坚，消瘿。用于甲状腺肿大。

【用法用量】用量9~12g。

海麻雀

【来　源】本品为海娥鱼科动物海娥**Pegasus laternarius** Cuvier 的干燥全体。

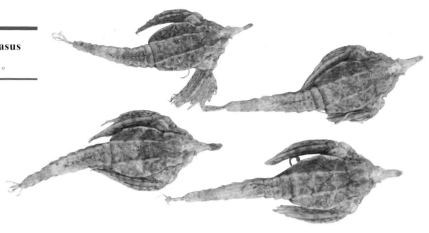

【分　布】广东沿海均有产，以潮阳、惠来一带产量较多。

【采集加工】夏、秋季渔汛时，常夹杂在鱼群中活动。网捕后，从鱼堆中拣出，洗净，晒干。

【药材性状】本品形状稍似麻雀，褐色或灰黄色，全体长5~8cm；嘴尖，眼骨突起；躯干宽扁，腹部扁平，背部有四条纵棱，另有4~5条弧形横纹与纵棱相交成瓦格形，尾部有纵棱4条，呈节状，方柱形，愈近尾端愈小。气腥，味咸。以完整、只大者为佳。

【性味归经】味咸，性温。归肺、大肠经。

【功能主治】散结，消肿，解毒。用于淋巴结肿大，咽喉肿痛，疮疔肿毒。

【用法用量】用量10~15g。

【附　注】飞海娥Pegasus volitans Cuvier的干燥全体与海麻雀相似，但体细长，头短，吻特长，亦作海麻雀入药，且功效相同。

海螵蛸

【来　源】本品为乌鲗科动物曼氏无针乌贼**Sepiella maindroni** de Rochbrane 的干燥骨状内壳。

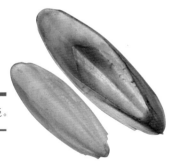

⊙海螵蛸–药材

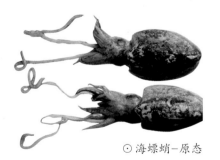

⊙海螵蛸–原态

【分　布】我国各海域均产。

【采集加工】全年有产，夏、秋季较多。将漂浮在海边或海滩上的乌贼骨拾取，以清水漂洗干净后，晒干。

【药材性状】本品呈扁平椭圆形，中部厚，愈近边缘愈薄，长8~16cm，宽3~4cm；背面瓷白色，有小疣点，中央有一纵向突起，四周有半透明的角质边檐；腹面灰白色，有横向水波状纹理。质松脆，折断面具弯曲平行细纹。气微腥，味微咸而涩。以干燥、体大、色白、完整者为佳。

【性味归经】味咸、涩，性温。归脾、肾经。

【功能主治】收敛止血，涩精止带，制酸，敛疮。用于溃疡病，胃酸过多，吐血衄血，崩漏便血，遗精滑精，赤白带下。外治损伤出血，溃疡久不收口。

【用法用量】用量5~10g。外用适量，研末敷患处。

【附　注】《中华人民共和国药典》收载的海螵蛸原动物有两种，除正文所述者外，金乌贼Sepia esculenta Hoyle的干燥骨状内壳亦作海螵蛸入药。

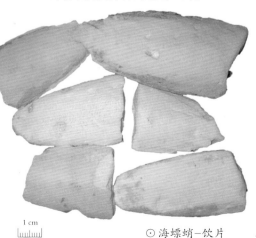

1 cm

⊙海螵蛸–饮片

海螺厣

【来　源】本品为蝾螺科动物蝾螺**Turbo cornutus** Sorander的干燥厣石。

【分　布】分布我国东海和南海，主产于浙江、台湾、福建、广东、海南、广西等地。

【采集加工】全年可采。捕捉蝾螺后剥取掩厣，洗净，晒干。

【药材性状】本品近圆形，中部直径1～3cm，高约0.2～1cm，一侧厚，另一侧向下倾斜，近顶处中央有一圈下凹的螺纹直透至底部；上表面灰黄白色，间有灰绿色云彩，有密集的粒状突起；下表面棕黄褐色，较平坦，略有光泽，亦具螺纹。体重，质坚硬，不易砸碎，断面不平坦，灰白色。气微，味微咸。以个大、色鲜、坚厚者为佳。

【性味归经】味咸，性凉。归胃、大肠经。

【功能主治】清湿热，解疮毒，止泻痢。用于脘腹疼痛，肠风痔疾，疥癣，头疮，小便淋漓涩痛。

【用法用量】用量5～15g。

桑螵蛸

【别　名】软桑螵蛸、团螵蛸。

【来　源】本品为螳螂科动物大刀螂**Tenodera sinensis** Saussure的干燥卵鞘。

⊙ 桑螵蛸

【分　布】广东、广西、湖北、贵州、云南、江苏等地。

【采集加工】秋季至翌春采收，收集后隔水高温蒸30分钟，把虫卵杀死，取出，晒干。

【药材性状】本品略呈圆柱形或半圆柱形，长2.5～4.5cm，宽2～3cm，淡黄棕色，由多层膜状薄片重叠组成；上面有不明显带状隆起，底部平坦或有凹沟。体轻，质松软，有较强的弹性，横断面为许多放射状排列的小格，内有黄棕色、有光泽的细小椭圆形的虫卵。气微腥，味淡或微咸。以个大、体轻身软、色黄者为佳。

【性味归经】味甘、咸，性平。归肝、肾经。

【功能主治】益肾固精，缩尿，止浊。用于遗精，滑精，遗尿，尿频，小便白浊。

【用法用量】用量5～10g。

【附　注】小刀螂Statilia maculata（Thunberg）和巨斧螳螂Hierodula patellifera（Serville）干燥卵鞘亦作桑螵蛸入药，商品前者称长螵蛸，后者称黑螵蛸。

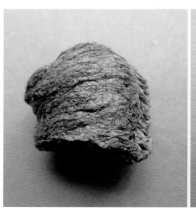

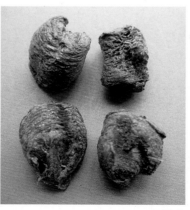

⊙ 黑螵蛸

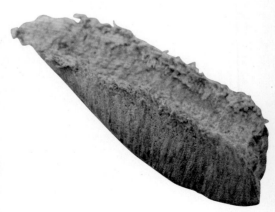

⊙ 长螵蛸

蛇蜕

【来　源】本品为游蛇科动物黑眉锦蛇**Elaphe taeniura** Cope、锦蛇**Elaphe carinata**（Guenther）或乌梢蛇**Zaocys dhumnades**（Cantor）等多种蛇自然蜕下皮膜的干燥品。

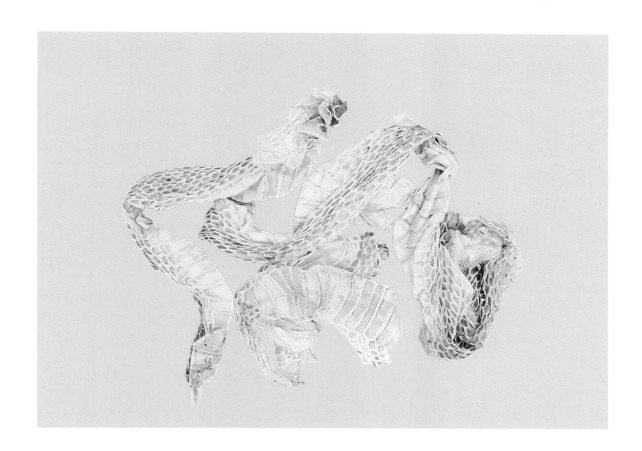

【分　布】以浙江、广西产量较多，江苏、四川、广东、福建等地亦产。

【采集加工】全年可采集，以春、夏季较多，收集后除去泥沙，晒干。

【药材性状】本品为圆筒形、半透明薄膜，常压扁或皱缩，长短不一，完整者长50~100cm，表面具鳞片状的花纹，背部银灰色或淡棕色，有光泽，腹部乳白色或淡黄白色，鳞迹近长方形，呈覆瓦状排列；体轻，质微韧，手捏有润滑感和弹性。气微腥，味淡或微咸。以皮膜完整、银白色、有光泽、不破碎者为佳。

【性味归经】味咸、甘，性平。归肝经。

【功能主治】祛风定惊，解毒，退翳。用于小儿惊风，抽搐痉挛，角膜出翳，喉痹，疔肿，皮肤瘙痒。

【用法用量】用量3~6g。孕妇忌用。

鹿茸

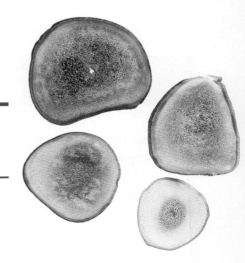

⊙ 鹿茸

【来　源】本品为鹿科动物梅花鹿Cervus nippon Temminck或马鹿Cervus elaphus Linnaeus的雄鹿未骨化密生茸毛的幼角。前者称花鹿茸，后者称马鹿茸。

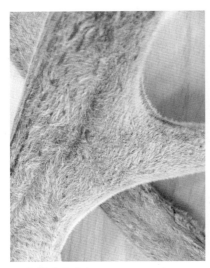

⊙ 鹿茸（马鹿）

【分　布】主产于我国东北山区，现我国各地多有饲养。

【采集加工】每年可采收2次。第一次在清明后40~50日锯取，称头茬；第二次在立秋前后锯取，称二茬。鹿茸加工复杂，本书限于篇幅，从略。

【药材性状】

花鹿茸　分锯茸和砍茸。①锯茸商品分二杠和三岔。二杠：一个主枝，主枝粗而长，习称大挺；一个侧枝，侧枝短，略细，习称门庄。一般皆为圆柱形，大小长短不一，锯口直径约3cm，黄白色，有蜂窝状小孔，周边无骨质；表皮红棕色或棕褐色，附有黄色或淡灰色的茸毛，上端密，下部较稀疏；分岔间具一条灰黑色筋脉，皮茸紧贴。三岔较二杠粗大，具两个侧枝，一般为圆柱形而微扁，枝端略尖，下部有棱筋，皮红棕色或略带黄色，毛茸较二杠稀疏。体较重。两者均气微腥，味微咸。以粗大、挺圆、丰满、质嫩、毛细密、色棕红、油润光亮者为佳。②砍茸为带头骨的鹿茸，性状与锯茸相同，但外附头皮，皮上密生短毛，脑骨白色。气微腥，味微咸。

马鹿茸　较花鹿茸粗大，分枝多，一个侧枝称单门，二个称莲花，三个称三岔，四个称四岔。长30~50cm，外皮红棕色或灰褐色，毛粗而稀疏，灰色或灰黄色，锯口外围骨质，分岔多者较老，下部具纵棱。气腥，味微咸。

【性味归经】味甘、咸，性温。归肾、肝经。

【功能主治】温肾壮阳，生津养血，补髓健骨。用于腰肾虚冷，阳痿精滑，血虚眩晕，虚寒血崩，宫冷不孕，阴疽不敛，腰膝痿软。

【用法用量】用量3~6g。

【附　注】除鹿茸外，鹿尾巴、鹿角胶、鹿角霜、鹿鞭、鹿胎和鹿筋也入药。性味功用各有不同。

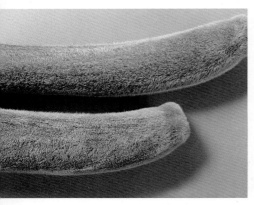

⊙ 鹿茸药材（二杠，梅花鹿茸）

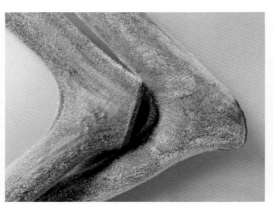

⊙ 鹿茸药材（二杠，梅花鹿茸）

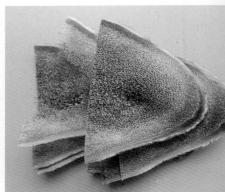

⊙ 鹿茸饮片（底段切片）

望月砂

【来　源】本品为山兔科动物华南兔**Lepus sinensis** Gray的干燥粪便。

【分　布】安徽、江苏、浙江、福建、台湾、广东、广西、江西、湖南、贵州均产。

【采集加工】全年均可收集，但多在秋、冬季收集，收集后去净杂草，泥沙，晒干。

【药材性状】本品呈圆球形，略扁，长0.6~1.5cm，高0.5~1cm，表面粗糙，有草质纤维，内外均呈浅棕色或灰黄色。体轻质松，易破碎，手搓即碎成草渣状。气无，味微苦而辛。以完整不破碎、色黄者为佳。

【性味归经】味辛，性平。归肺、肝经。

【功能主治】明目，杀虫解毒。用于目障生翳，疳疮，痔瘘。

【用法用量】用量3~6g。

【附　注】

❶蒙古兔Lepus tolia Pallas和东北兔L. mandschuricus Radde等野兔的干燥粪便均可做望月砂入药。

❷家兔的粪便不能做望月砂入药。

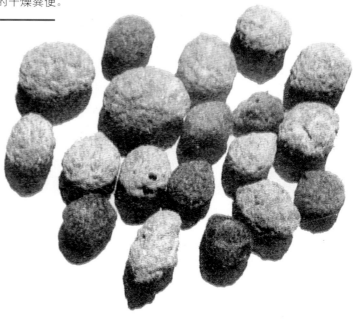

羚羊角

【来　源】本品为牛科动物赛加羚羊**Saiga tatarica** Linnaeus雄兽的双角。

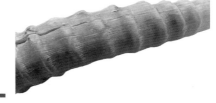

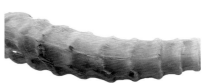

⊙羚羊角

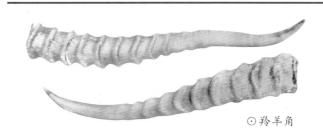

⊙羚羊角

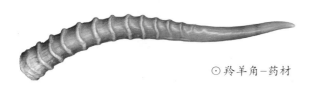

⊙羚羊角-药材

【分　布】我国的新疆西北部的边境地区。俄罗斯亦产。

【采集加工】全年可猎捕，以秋季捕得者，角的色泽最好，质量最佳。

【药材性状】本品呈长圆锥形，稍弯曲，长15~30cm，全体光润如玉，尖端光滑，中下部有波状环脊10~18条，基部横切面圆形，内有质坚而重的角柱，习称骨塞，约占全长的1/2~1/3，骨塞横截面四周呈齿状；除去骨塞，角的下半段成空洞，上半段中央有一条隐约可辨的小孔道，直通角的尖端，习称通天眼。嫩质角枝靠尖部有红色斑纹，老质角枝多现裂纹。质坚硬。气无，味淡。以质嫩、色白光润、有血丝、无裂纹者为佳。

【性味归经】味咸，性寒。归肝、心经。

【功能主治】平肝息风，清肝明目，散血解毒。用于热盛神昏，痉厥，谵语发狂，惊痫抽搐，目赤，头痛眩晕，温毒发斑，痈肿疮毒。

【用法用量】用量1~3g。单味煎服须煎2小时以上，磨汁或研粉服，每次0.3~0.6g。

斑蝥

【来　源】本品为芫青科动物南方大斑蝥 **Mylabris phalerata** Pallas或黄黑小斑蝥**Mylabris cichorii** Linnaeus的干燥体。

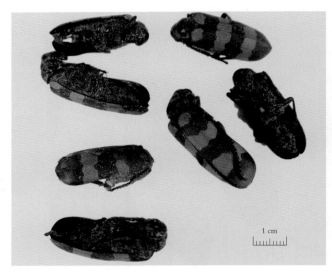

⊙ 黄黑小斑蝥

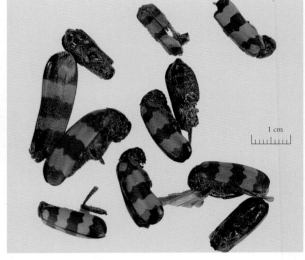

⊙ 南方大斑蝥

【分　布】主产于河南、广西、安徽、江苏、湖南、广东等地。

【采集加工】夏、秋季在田野兜捕，捕得后，闷死或用沸水烫死，晒干或焙干。

【药材性状】本品呈长圆形；大斑蝥长1.5~2.5cm，宽0.5~1cm；小斑蝥较细小，长度约为大斑蝥一半左右。头呈三角形，黑色，复眼大，呈半球状，触角一对，常脱落；背部具革质鞘翅一对，黑色，上有3条黄色或棕黄色的横带状纹；鞘翅下面有棕色薄膜状透明内翅2片；胸腹部乌黑色，胸部足3对。有特殊的臭气。以虫体完整、花纹鲜明者为佳。

【性味归经】味辛，性热；有大毒。归肝、胃、肾经。

【功能主治】破血消癥，攻毒蚀疮。用于癥瘕癌肿，顽癣，恶疮。

【用法用量】用量0.03~0.06g。炮制后煎服，或入丸、散剂用。外用适量，研末或浸酒醋、制油膏涂敷患处。

【附　注】本品需经炮制，除去头、足和翅，然后与米同炒至米黄色，取虫体备用。

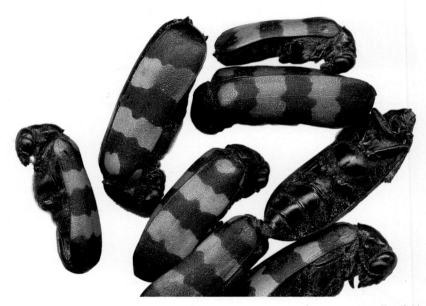

⊙ 斑蝥-药材

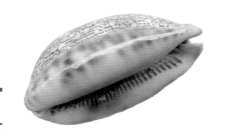

紫贝齿

【来　源】本品为宝贝科动物阿拉伯绶贝**Mauritia arabica**（Linnaeus）的贝壳。

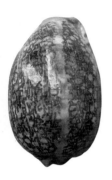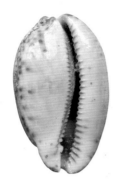

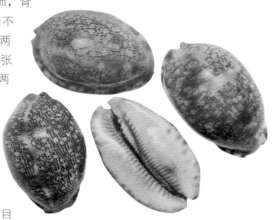

去肉取壳，洗净，晒干。

【药材性状】本品长卵形，长3~6cm，宽1.5~3cm，高约2cm，背部隆起，浑圆，覆有纵横交错不连续的棕色条纹和白色斑点。两侧缘具褐斑；腹部扁平，壳口张开，有齿22~26对，棕褐色，两端各有1圆形小口，壳内蓝紫色。无臭，无味。以壳厚、有光泽者为佳。

【分　布】我国南海海域。主产于海南、广东、福建及台湾等地的沿海地区。

【采集加工】夏、秋季捕捉或拾取，

【性味归经】味咸，性平。归肝经。

【功能主治】清心安神，平肝明目。用于惊悸，心烦不眠，目赤眩晕，斑疹。

【用法用量】用量6~12g。

紫河车

【来　源】本品为健康产妇的干燥胎盘。

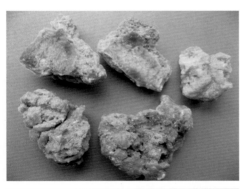

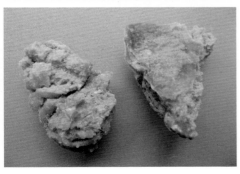

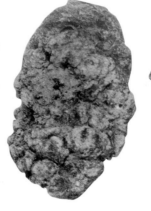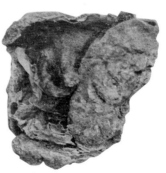

【分　布】各地均产。

【采集加工】将新鲜胎盘洗净，去掉筋膜，挑破脐带周围的血管，反复洗至血净水清为止。捆扎好，放入沸水中煮至胎盘浮起时取出，置铁丝网上用微火焙至起泡、酥松即可。

【药材性状】本品为不规则的圆盘状，直径约6cm，厚薄不一，黄棕色或黄白色。一面凹凸不平，有沟皱；另一面较平滑，常附有残余的脐带，其四周可见细血管。质硬、脆、疏松。有腥气，味甘。以完整、黄色、洁净者为佳。

【性味归经】味甘、咸，性温。归心、肺、肾经。

【功能主治】补气养血，温肾补精。用于虚劳羸瘦、骨蒸盗汗，咳嗽气喘，阳痿遗精。

【用法用量】用量3~6g。

蛤壳

【来　源】本品为帘蛤科动物文蛤 **Meretrix meretrix** Linnaeus的贝壳。

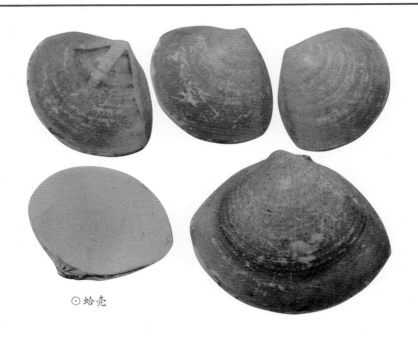

⊙蛤壳

【分　布】我国沿海各地均有分布。主产于山东、江苏、浙江、福建、广东等地。

【采集加工】四季可采，夏、秋季较多。采收后除去肉，洗净，晒干。

【药材性状】本品呈扇形，背缘略呈三角形，腹缘呈圆弧形，壳顶圆而歪向一方，壳长5~12cm，高4~10cm，表面光滑，被有一层黄褐色或灰褐色漆样壳皮；同心生长轮清晰，通常在背部有锯齿状褐色花纹，壳内面瓷白色，右壳5齿，左壳4齿。体重，质坚硬，断面有层纹。气无，味淡。以个大、洁净无泥沙者为佳。

【性味归经】味咸，性寒。归肺、肾、胃经。

【功能主治】清热化痰，软坚散结，制酸止痛。用于热痰咳嗽，胸胁疼痛，痰中带血，瘰疬瘿瘤，胃痛吞酸。外用治湿疹，烫火伤。

【用法用量】用量6~12g。

【附　注】据《中华人民共和国药典》记载，青蛤Cyclina sinensis Gmelin的贝壳亦作蛤壳入药，功效与文蛤相同。

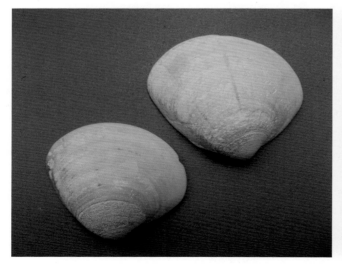

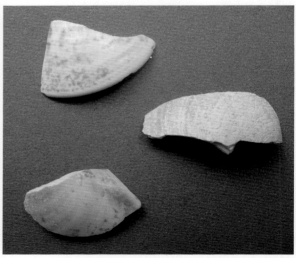

⊙海蛤壳

蛤蚧

【来　源】本品为壁虎科动物蛤蚧**Gekko gecko** Linnaeus除去内脏的干燥全体。

【分　布】主产于广西、云南、广东、贵州、福建、江西等地。东南亚地区亦产。

【采集加工】夏、秋季为最佳捕捉季节。捕捉后击其头部致死，从肛门处至咽部纵剖除去内脏，拭净血污（勿用水洗），使全体扁平顺直，保存尾部和指趾完整。炭火低温烘干。

【药材性状】本品呈扁平片状，全身被圆形或多角形、有光泽的小鳞片，头颈及躯干部长9~18cm，宽6~11cm，尾长6~12cm；头稍扁，三角形，两眼内凹成空洞状，口内颚的边缘有细齿，但无异形大齿，吻鳞与鼻鳞相接；背部灰黑或银灰色，散生黄白色或灰绿色斑点或斑纹，脊椎骨及肋骨突起；四脚均具5趾，趾间具蹼迹，脚趾底有吸盘；尾细长结实，

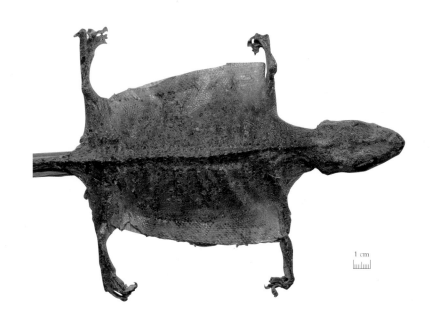

微显骨节，颜色与背部相同，有7个银色环带。气腥，味微咸。以个体大、尾完整者为佳。

【性味归经】味咸，性温。归肺、肾经。

【功能主治】温肺补肾，纳气定喘，助阳益精。用于虚喘气促，劳伤咯血，阳痿遗精。

【用法用量】用量3~9g。入药去头及鳞片。

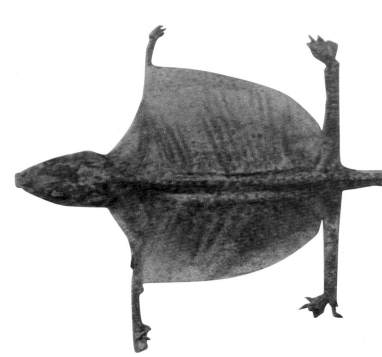

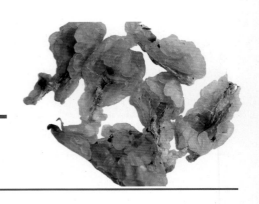

哈蟆油

【别　名】田鸡油、雪蛤油、哈士蟆油。

【来　源】本品为蛙科动物中国林蛙**Rana temporaia chensinensis** David 雌蛙的干燥输卵管。

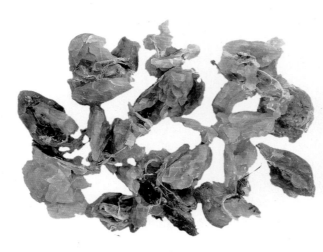

【分　布】主产于黑龙江、吉林、辽宁等地。

【采集加工】秋末冬初捕捉雌性蛙，用温水烫1~2分钟，晒干或风干，剖开腹部，取出输卵管，去净卵子，置通风处晾干。

【药材性状】本品呈不规则块状，弯曲而重叠，常一面拱起，长1.5~2cm，厚0.15~0.3cm，黄白色或淡棕红色，半透明，显脂肪样光泽，偶带灰白色薄膜状干皮。手摸有油腻感，用温水浸泡可膨胀10~15倍。气味均微腥，嚼之有黏滑感。以黄白色、有油样光泽、片大、肥厚者为佳。

【性味归经】味甘、咸，性平。归肺、肾经。

【功能主治】补肾益精，养阴润肺。用于身体虚弱，病后失调，精神不足，心悸失眠，盗汗不止，痨嗽咯血。

【用法用量】用量5~15g。

鹅管石

【来　源】本品为树珊瑚科动物栎珊瑚**Balanophyllia sp**. 的石灰质骨骼。

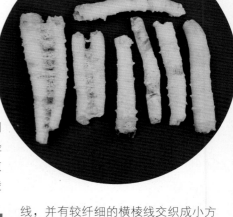

【分　布】主产于海南、西沙群岛、广东及广西沿海一带海域。

【采集加工】全年可采。采后除去杂质，洗净，晒干。

【药材性状】本品呈圆柱形或圆锥形，稍弯曲，长3~6cm，直径0.4~0.7cm，表面粗糙，乳白色或灰白色，有突起的节状环纹及多数纵棱线，并有较纤细的横棱线交织成小方格状。质硬而脆，易折断，断面多空隙，显菊花样花纹。气无，味微咸。以大小均匀、色白者为佳。

【性味归经】味甘，性温。归肺、胃、肾经。

【功能主治】补肺气，壮阳，通乳。用于肺痨咳嗽气喘，阳痿，腰膝无力，乳汁不通。

【用法用量】用量10~15g。

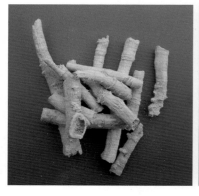

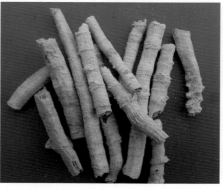

游虫珠

【别　名】蟑螂便、甲由屎。

【来　源】本品为蜚蠊科动物蜚蠊Periplaneta australasiae Fabricius的干燥粪便。

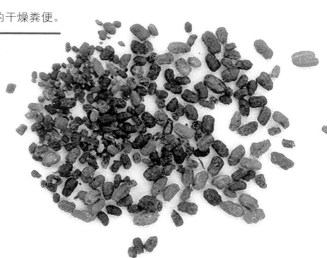

【分　布】我国长江以南各地。

【采集加工】全年可收集，尤以夏、秋季较多。收集后，除去杂质。

【药材性状】本品为黑色或灰黑色的小颗粒，长圆柱形，两端稍圆钝或一端稍尖，有数条纵棱，长2~3mm，直径约1mm。无光泽，易碎，有蟑螂臭气。以粒大、完整、色黑、无杂质者为佳。

【性味归经】味咸、甘，性寒。

【功能主治】除积消痰。用于小儿疳积，热咳痰盛，解蜈蚣及蛇咬伤之毒。

【用法用量】用量0.5g。入药必须炒制。

【附　注】广东民间将捕捉的蜚蠊成虫，去头、足、翅及内脏后入药，据说有活血散瘀，解毒消疳，利水消肿的功效。

蜈蚣

【来　源】本品为蜈蚣科动物少棘巨蜈蚣Scolopendra subspinipes mutilans L. Koch的干燥全体。

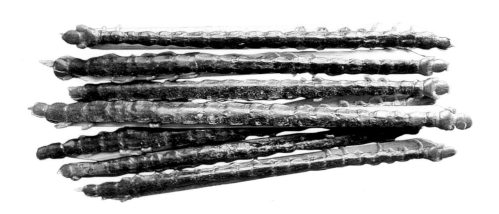

【分　布】主产于浙江、湖北、江苏、河南、四川、湖南及广东北部，而浙江岱山产的以量多质优而著名。

【采集加工】春末夏初捕捉，以清明前捕捉者质优。捕捉后将虫体拉直，用小竹片贯串头尾，晒干。如遇天雨，用炭火焙干。

【药材性状】本品呈扁平长条形。长9~12cm，宽0.6~1cm，由22个体节组成，最后一节略细小；头部和第一节背板红褐色，有毒钩和触角各一对，但多已脱落；背面墨绿或棕绿色，具光泽，并有两条棱线；腹面黄棕色，皱缩；步足每体节一对，黄红色，各足有五节，末端有黑色钩爪，最后一对步足最长，呈尾状。质脆，断面有裂隙。气微腥，味辛微咸，并有特殊刺鼻的臭气。以条大、色鲜、头红足赤、完整者为佳。

【性味归经】味辛，性温；有毒。归肝经。

【功能主治】息风解痉，解毒散结，通络止痛。用于小儿惊风，抽搐痉挛，中风口歪，半身不遂，破伤风症，风湿顽痹，疮疡，瘰疬，毒蛇咬伤。

【用法用量】用量2~5g。孕妇忌用。

【附　注】据民间经验，如被蜈蚣咬伤，用黄皮核（参见本书《中国中草药三维图典》第一册408页）捣烂或鲜蚯蚓和红糖捣烂敷患处可解毒止痛。

蜂房

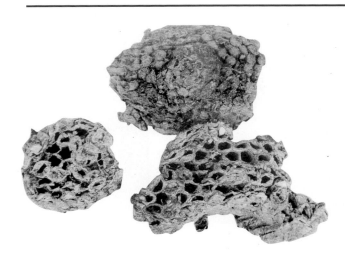

【别　名】露蜂房。

【来　源】本品为胡蜂科动物果马蜂**Polistes olivaceous**（DeGeer）或同属多种胡蜂的巢。

【分　布】我国大多数地区有产，尤以南方较多。主产于贵州、湖北、广西、湖南、江西、福建、海南、广东等地。

【采集加工】全年可采，但以冬季为多。采收后，用锅加热蒸死蜂蛹，掏去蜂及蛹后晒干。

【药材性状】本品呈圆盘状或不规则的扁块，有的似莲房状，大小不一，灰白色或浅灰褐色，顶部色较深；腹面有多数排列有序的六角形孔洞，孔的直径3~5mm，有的洞口被覆白色护膜，背面有1至几个黑色短柄。体轻，质韧，有弹性。气微，味辛淡。以个大、完整、色灰白、体轻、有弹性、无死蜂蛹和卵、无霉变者为佳。

【性味归经】味甘，性平。归胃经。

【功能主治】祛风，解毒，杀虫，止痛。用于头风，风火牙痛，疮疡，肿毒，乳痈，瘰疬，皮肤顽癣，鹅掌风。

【用法用量】用量6~9g。外用适量，研末油调敷或煎水洗患处。用甘草水浸泡后入药。

【附　注】据《中华人民共和国药典》记载，日本长脚胡蜂Polistes japonicus Saussure和异腹胡蜂Parapolybia varia Fabricius的巢同等入药。

鲎壳

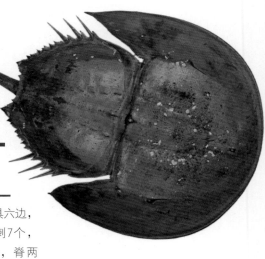

【来　源】本品为鲎科动物中国鲎**Tachypleus tridentatus** Leach的干燥腹背甲。

【分　布】主产于浙江、福建、广东、海南的沿海地区。

【采集加工】春、夏季为盛产期，多在沙滩捕捉，生剥取肉后取其腹背甲，洗净，晒干。

【药材性状】本品甲壳呈青褐色，有光泽；胸甲（前部甲壳）呈马蹄形，前缘圆，背部有3条纵脊；腹部背甲（后部甲壳）呈褶扇状，明显具六边，两侧边缘每边有坚硬锐利短刺7个，腹甲中部显脊，有粗刺两条，脊两边稍下陷，有唇状缺刻各6个排成纵列，有三条陷沟，脊部两边有菁荚状硬刺。以个体大而全、色鲜者为佳。

【性味归经】味辛、咸，性平。归肺、肝经。

【功能主治】活血散瘀，解毒。用于跌打损伤，创伤出血，烫伤，带状疱疹。

【用法用量】内服10~15g。存性入药。外用烧灰适量调油敷患处。

蝉蜕

【来　源】本品为蝉科动物黑蚱蝉**Cryptotympana pustulata** Fabricius的若虫羽化时所蜕落的干燥皮壳。

【分　布】山东、河南、河北、湖北、江苏、安徽、广东、福建、台湾等地。

【采集加工】夏、秋季在树上或地上拾取，去净泥土及杂质，晒干。

【药材性状】本品形似蝉而中空，长约3cm，宽约2cm；表面黄棕色，半透明，有光泽；头部有丝状触角1对，多已脱落，复眼突出，额部顶端突出，口吻发达，上唇宽短，下唇伸长成管状；胸部背面呈十字形裂开，裂口内卷；翅小，足被黄棕色细毛；腹部钝圆，共9节。体轻，中空，易碎。气无，味淡。以全形、黄棕色、半透明、不黏附泥沙者为佳。

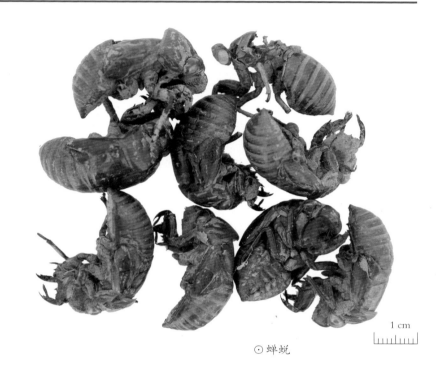

⊙ 蝉蜕

1 cm

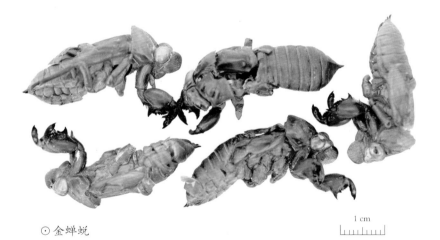

⊙ 金蝉蜕

1 cm

【性味归经】味甘，性寒。归肺、肝经。

【功能主治】清热散风，宣肺，透疹，退翳，镇痉。用于风热感冒，咽痛音嘶，麻疹不透，翳障，惊风抽搐，破伤风。

【用法用量】用量3~9g。

【附　注】广东习惯用山蝉Cicada flammata Distt.的皮壳作蝉蜕入药，商品称金蝉蜕。不同点是体形稍长，色泽金黄至红棕色，尾端有分叉尖刺。

蕲蛇

【别　名】白花蛇。

【来　源】本品为蝰科动物五步蛇**Agkistrodon acutus** (Guenther) 除去内脏的干燥全体。

【分　布】主产于湖北、安徽、江西、浙江、湖南、贵州、福建、广东、广西、台湾等地。越南北部也有分布。

【采集加工】夏、秋季为捕捉期。捕捉后剖腹去内脏，用竹片将腹部撑开，盘成圆盘形。干后拆除竹片。

【药材性状】本品为圆盘形，直径17~34cm；头部居盘中央，呈三角形而扁平，吻端上翘；背部两侧各有黑褐色与棕褐色组成的V型斑纹17~25个，V形斑纹两上端与背中线上相接，有的不相接，呈交错排列；腹部鳞片较大，有黑色近圆形斑点，内壁黄白色；脊椎骨显露突起，两边肋骨明显可见；尾部骤细，末端有三角形深灰色角质鳞片1枚。气腥，味微咸。以身干、头和尾齐全、条大、花斑明显、肉色黄白、无臭气、无虫蛀者为佳。

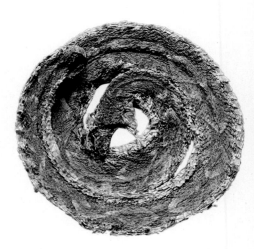

【性味归经】味甘、咸，性温；有毒。归肝经。

【功能主治】祛风，通络，解痉，用于风湿顽痹，中风麻木拘挛，口眼㖞斜，半身不遂，抽搐痉挛，破伤风症，麻风疥癣。

【用法用量】用量3~12g。入药须除去头部及鳞片。

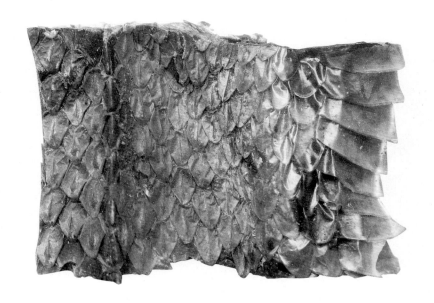

僵蚕

【来　源】本品为蚕蛾科动物家蚕**Bombyx mori** Linnaeus幼虫感染白僵菌Beauveria bassiana（Bals.）Vaillant而致死的干燥带菌虫体。

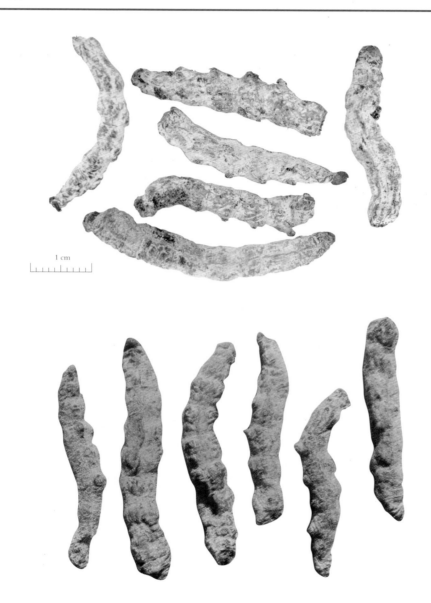

【分　布】我国蚕桑区有产，以华东、华南及川陕地区为主产区。

【采集加工】选四龄蚕喷施白僵菌，使其感染病菌，并加温增湿，促进白僵菌繁殖，3~4日后蚕即僵死，晒干或烘干。亦可拾取自然僵死的蚕晒干。

【药材性状】本品圆柱状，多弯曲皱缩，长3~5cm，直径0.5~0.7cm；蚕体外显黄白色，被覆菌丝和粉末状孢子。质硬而脆，易折断，断面较平坦，周边灰白色，中部棕墨绿色，显明亮光泽，有大小各两个发亮圈。气微腥，味微咸。以条粗、色黄白、质硬脆、断面内心充实、黑棕色发亮者为佳。

【性味归经】味辛、咸，性平。归肺、肝、胃经。

【功能主治】祛风解痉，化痰散结。用于肝风头痛眩晕，惊风抽搐，咽喉肿痛，中风失声，喉痹，痰热结核，齿痛，瘰疬，风疮丹毒作痒。

【用法用量】用量5~10g。

燕窝

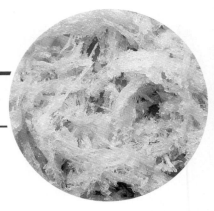

【来　源】本品为雨燕科动物金丝燕**Collocalia esculenta** Linnaeus或其同属多种金丝燕用唾液与少量燕羽等胶结而筑成的干燥巢窝。

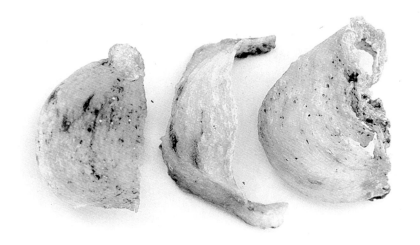

【分　布】主产于泰国、印度尼西亚、马来西亚沙捞越等地。我国海南亦有出产。

【采集加工】3—7月间采收，头茬采收为白燕，二茬采收为毛燕，三茬采收为血燕，采后干燥。

【药材性状】本品为不规则的半月形，上宽下窄，凹陷成兜状，长6~9cm，中部宽2.8~4cm，深3.5~6cm；黏附岩壁一侧较平坦，两边燕根厚实而稍高；外面隆起，附着的黏液呈波状，较整齐成层排列，表面匀滑；窝内则较松散而粗糙，成丝瓜络状，并黏附少许燕绒。质硬而脆，断面呈角质状，明亮，半透明；入水膨胀，变柔软，以手轻压有弹性感。以完整、成盏、明净、色白、绒毛少者为佳。

【性味归经】味甘、微咸，性平。归肺、胃经。

【功能主治】养阴，润燥，益气补中，化痰止咳。用于虚损咳嗽，痰喘咯血吐血，潮热。噎膈反胃。

【用法用量】用量5~10g。

膨鱼鳃

【来　源】本品为蝠鲼科动物日本蝠鲼**Mabula japonica**（Muller et Henle）和双吻前口蝠鲼**Mabula birostris**（Walbaum）的干燥鱼鳃。

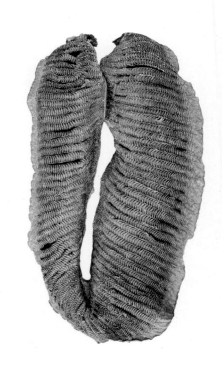

【分　布】主产于山东、浙江、福建、广东和海南沿海海域。

【采集加工】全年可捕捉，以夏、秋季为多，捕捉后取出鱼鳃，洗净，晒干。

【药材性状】本品为长椭圆状条形，甚扁，一端大而圆，一端较小，长25~40cm，宽4~10cm，外表面棕黑色，内表面浅黄棕色；全体由多数条状横列鳃瓣组成，鳃瓣为长条状。由数十个人字状互不粘连的鳃齿整齐地排列成格子状，鳃齿的上缘具睫状细齿。质韧。微有腥气。以鳃片大、干爽、明净者为佳。

【性味归经】味微咸，性平。归脾、肺经。

【功能主治】解毒，清热，催乳。用于麻疹，痘毒，乳汁稀少。

【用法用量】用量5~10g。

【附　注】广东珠江三角洲地区民间习惯用本品煲汤或煮粥给小儿麻疹后服食，据说既可清麻疹病毒，又有补益作用。

蟾酥

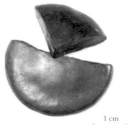

1 cm

【来　源】本品为蟾蜍科动物黑眶蟾蜍**Bufo melanostictus** Scheider或中华大蟾蜍**Bufo bufo gargarizans** Cantor的干燥分泌物。

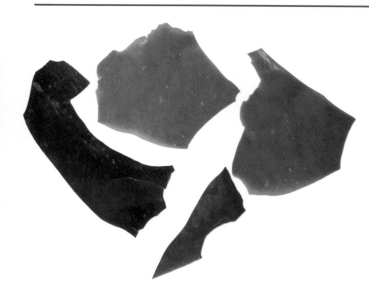

【分　布】主产于山东、江苏、浙江、福建、广东等地。

【采集加工】多于夏、秋季捕捉蟾蜍，洗净，刮伤耳后腺及皮肤腺，挤出白色浆液，将浆液晒至七成干，压成圆饼状或棋子状，称为团酥和棋子酥，晒干或烘干。忌用铁皿盛载，防止变黑。

【药材性状】本品为扁圆形块状或片状，块状的直径5~9cm，厚约1cm，深棕紫色或棕黑色，表面较平滑。质硬，不易折断，断面胶质状，有光泽。气微腥，味麻辣，嗅之作嚏，舌尝有刺灼感和麻痹感。以棕红色、断面角质状、半透明、有光泽者为佳。

【性味归经】味辛，性温；有大毒。归心经。

【功能主治】解毒，止痛，开窍醒神。用于痈疽疔疮，咽喉肿痛，中暑吐泻，腹痛神昏。

【用法用量】用量0.015~0.03g。多入丸、散剂用；外用适量。

鳖甲

【来　源】本品为鳖科动物中华鳖**Trionyx sinensis** Wiegmann的干燥背甲。

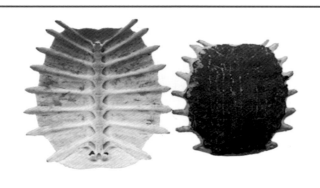

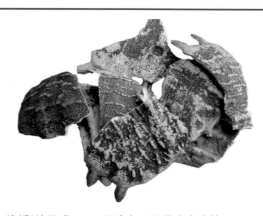

【分　布】主产于湖北、湖南、安徽、浙江、江西等地。我国除新疆外均有产。

【采集加工】全年可捕捉，以夏、秋季较多。捕捉后，剥取背甲，刮除附肉，洗净，晒干。

【药材性状】本品呈椭圆形或卵圆形，长10~30cm，宽8~25cm或过之，由颈甲1块、肋甲8对、椎板8块组成；背部微隆起，外表面黑绿色或黄绿色，微有光泽，具细网状皱纹及灰黄色斑点，左右各有白色扁齿状肋8条伸出边缘；内表面近白色，颈骨蝶形，中椎板突起，呈长方形，两侧肋骨板齿状，接缝清晰可见。质坚，易掰开。气微腥，味淡。以个大、甲厚、无残肉、无腥味者为佳。

【性味归经】味咸，性微寒。归肝、肾经。

【功能主治】滋阴潜阳，软坚散结，退热除蒸。用于阴虚发热，劳热骨蒸，虚风内动，经闭，癥瘕。

【用法用量】用量9~24g。

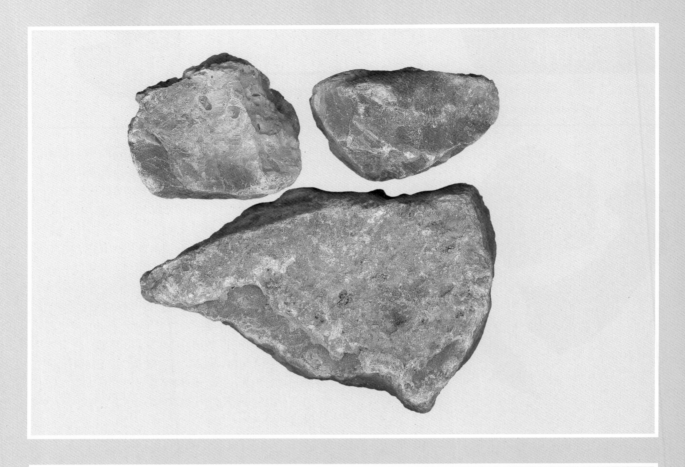

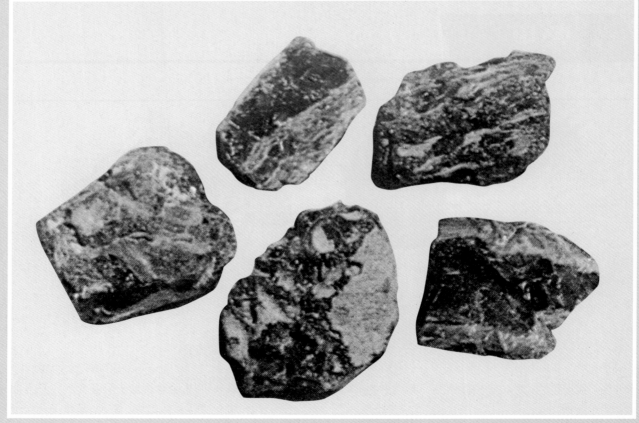

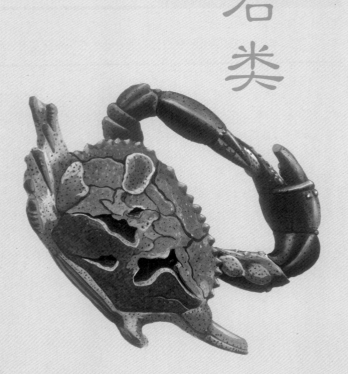

无名异

【来　源】本品为氧化物类矿物金红石族软锰矿的矿石。主含二氧化锰。

【分　布】主产于广东、广西、四川、青海等地。为次生矿物，常见于沉积矿床中。

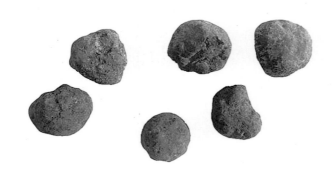

【采集加工】全年可采挖。挖取后，除去泥沙及杂质，晒干。

【药材性状】本品呈不规则圆球形，直径0.6~1.8cm，多为1cm左右，表面凹凸不平或呈瘤状突起，黄棕色或棕褐色，常被有黄棕色细粉，擦去粉尘则显光泽，易染手。质坚硬，不易砸碎，断面棕色至紫棕色。微具土腥气，味淡。以颗粒均匀、棕褐色、有光泽、无杂质者为佳。

【性味归经】味咸、甘，性平。归肝、肾经。

【功能主治】活血化瘀，止痛生肌。用于跌打损伤，金疮痈肿。

【用法用量】用量3~5g。处用适量，研末调敷患处。

云母石

【别　名】云母、白云母。

【来　源】本品为硅酸盐类矿物白云母的片状矿石，系从花岗岩和伟晶岩中采得。主含含水硅酸铝钾。

【分　布】产于内蒙古、辽宁、吉林、河北、山东、云南、浙江、江苏、安徽、江西等地。

【采集加工】全年可采挖，挖取后除净泥土杂石。

【药材性状】本品为不规则的片状，数层至数十层叠合在一起，大小不一，无色透明或白色，具珍珠样或玻璃样光泽。质韧，可层层剥离成薄片，薄片光滑透明，有弹性。气微，无味。以片大、透明、洁净、无色、易剥离者为佳。

【性味归经】味甘，性平。归肺、肝、脾经。

【功能主治】补肾，收敛止血。用于劳伤虚损，眩晕，惊悸，癫痫，寒症久疟，疮痈肿痛，刀伤出血。

【用法用量】用量9~15g。外用研末敷患处。

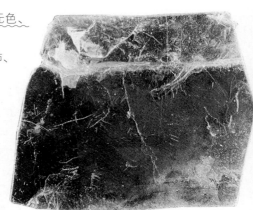

水银

【来　源】本品为矿石中自然汞。大多数是由含汞矿物提炼而得。主含汞，但常有微量的银。

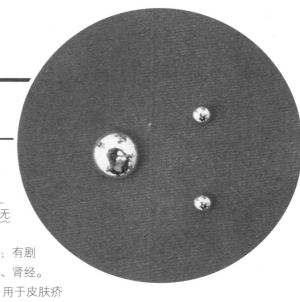

【分　布】主产于四川、贵州、云南、湖南、湖北、广西等地。

【采集加工】全年皆可采收。天然汞矿不多见。通常将含有朱砂的矿石粉碎，投入特制炉中加热升华提炼而成。

【药材性状】本品在常温下为不透明的重质液体，银白色，有光泽，极易流动，亦易分裂为小球，流过处不留污痕，不沾手，遇热易挥发。以银白色、显光泽、流动性强、在纸面流过无痕迹者为佳。

【性味归经】味辛，性寒；有剧毒，不能口尝。归心、肝、肾经。

【功能主治】杀虫攻毒。用于皮肤疥癣，恶疮肿毒。

【用法用量】不得内服，只供外用。

本品不宜与砒霜共用。

升丹

【别　名】升药、红升丹、黄仙丹、三仙丹。

【来　源】本品以矿物水银、硝石、白矾为原料炼制而成的粗制氧化汞。

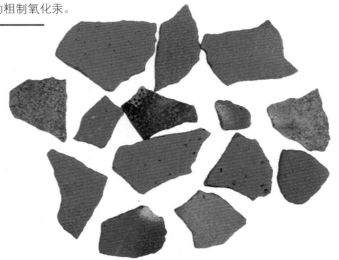

【分　布】我国各地均可制造。

【采集加工】将水银、硝石、白矾研成细末，铺在铁锅内，以瓷碗覆盖，赤石脂封口，经过加热升华等炼制而成。碗边的为红色，称红升丹；碗中央的为黄色，称黄升丹；锅底的块状物，称丹底。

【药材性状】红升丹　红升丹为橙红色块状物或粉末；块状者长、宽均为0.2~0.6cm，厚0.1~0.2cm，一面光滑，另一面蜂窝状。体重，质坚脆，易碎。气无。以色红、片状、有光泽者为佳。

　　黄升丹　黄升丹的性状与红升丹基本相同，但为黄色或橙黄色，丹底为不规则的板块状，大小不等，厚约1mm，乳白色至淡黄色。质硬而脆。气微臭。以淡黄色、块状、纯净者为佳。

【性味归经】味辛、涩，性温；有大毒。归肺经。

【功能主治】搜脓拔毒，去腐生肌。外用治痈疽疮毒。溃后脓少，腐肉不脱，新肉难生，流紫黑色恶脓的痈疮脓出不畅。

【用法用量】外用适量；不能内服。

【附　注】本品应与煅石膏共研末外用，不宜用纯品。有外疡腐肉已去、脓水已净者忌用。

石膏

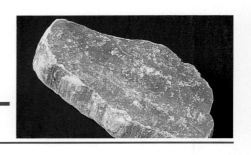

【来　源】本品为硫酸盐类矿物硬石膏族石膏。主含含水硫酸钙。

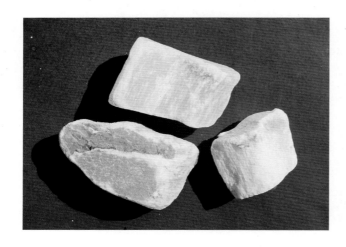

【分　布】主产于湖北应城、安徽凤阳，产量大而质量佳。此外河南、山东、四川、贵州、云南、西藏、甘肃、宁夏、山西、广东、广西等地亦产。

【采集加工】全年均可采挖，于矿中挖出石膏后，去净泥土杂石。

【药材性状】本品呈长块状或板块状，白色或灰白色，有的半透明。易纵向断裂，断面具纤维状纹理，显绢丝样光泽。体重，质软，用指甲可刻划成粉。气无，味淡。以白色、半透明、成块状者为佳。

【性味归经】味甘、辛，性大寒。归肺、胃经。

【功能主治】生用清热降火，除烦止渴。用于外感热病，烦渴口干，肺热喘咳，胃火亢盛，头痛，牙痛。煅石膏收湿生肌，敛疮，止血。

【用法用量】内服生石膏用量15~60g。先煎。煅石膏多外用，研末撒敷患处。

石燕

【来　源】本品为古代腕足类石燕子科动物中华弓石燕**Cyrtiospirifer sinensis** Grabau与戴维逊穹石燕**Cyrtiopsis davidsoni** Grabau及其近缘动物的化石。主含碳酸钙，另含少量磷及二氧化硅。

【分　布】主产于湖南。此外，湖北、云南、广东、江西、浙江、江苏、广西、山西等地亦产。

【采集加工】全年可采挖。挖取后洗净泥土，晒干。

【药材性状】本品形状近似燕，长2.5~3.5cm，宽3~4cm，厚1~1.5cm，青灰色或土黄棕色，两面均具瓦楞状纵横相间的放射状纹理；两侧展开，边缘稍薄，两面中央隆起，其中一面的中部有一纵沟，在较细的一端略下弯如鸟喙状；另一面有一条横沟通向两侧。质地坚硬如石，不易砸碎，断面灰青色，间有部分白色碎石夹杂其间。气无，味淡。以完整、燕形、有纹理、灰青色、质坚重者为佳。

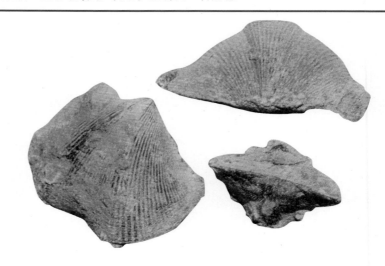

【性味归经】味咸，性凉。归肾、膀胱经。

【功能主治】清热，利尿，明目。用于淋病，小便不利，湿热带下，尿血便秘，肠风痔漏，眼目障翳。

【用法用量】用量1.5~5g。外用适量，研末或水磨点眼。

石蟹

【来　源】本品为古生代节肢类弓蟹科多种石蟹属Telphusa动物的化石。主含碳酸钙。

【分　布】广东、广西、台湾等沿海地区。广东以阳江为主产地。南洋群岛亦产。

【采集加工】全年可捞采。捞起后洗净泥土，晒干。

【药材性状】本品形似蟹，全形者肢爪齐全，形象清晰，但较多的为蟹身或蟹螯部分，或一边显蟹形，另一边则光滑如土色样，土棕色至深棕色；甲壳痕迹明显，略呈钝四棱状，角棱圆而无棘齿或微具棘齿。体重，质坚硬如石，互击有声，砸断面微呈颗粒状，灰青色。气无，味微咸，且微有粘舌感。以形状似蟹、质坚、色青者为佳。

【性味归经】味咸，性寒。归肝、胆经。

【功能主治】清肝明目。消肿解毒。用于目赤翳障，小便不利，赤白带下，痈疮肿毒。

【用法用量】用量5~15g。用水磨汁服或入丸、散剂。外用适量，水飞成细粉点眼或调涂患处。

龙齿

【来　源】本品为古代哺乳动物如三趾马类、象类、犀类、牛类、鹿类等的牙齿化石。

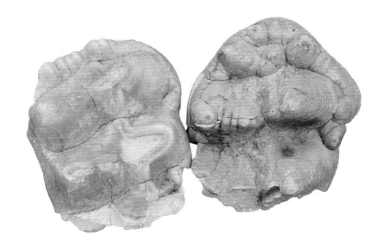

【分　布】主产于山西、河南。此外，内蒙古、陕西、甘肃、四川等地亦产。

【采集加工】全年均可采挖，从动物化石中拣出牙齿或敲掉牙床即可。

【药材性状】本品可分犬齿和臼齿，大小不等；犬齿呈圆锥形，顶端略弯而尖；臼齿呈圆柱形或方柱形亦稍弯曲，一端较细，有深浅不同的棱沟。青龙牙为暗棕绿色，上有黄棕色条纹。白龙牙为白色，无花纹，有棕色斑点，有的尚存珐琅质。质坚硬，难砸碎，断面凹凸不平，微具吸湿性。无臭，无味。以不带牙床、具暗青色条纹、吸湿性强者为佳。

【性味归经】味甘、涩，性平。归心、肝经。

【功能主治】除热镇心安神。用于癫狂惊痫，烦热不安，心神不宁，心下气结，失眠多梦。

【用法用量】用量10~15g。先煎。

龙骨

【来　源】本品为古代哺乳动物如三趾马类、象类、犀类、牛类、鹿类等的骨骼化石，或象类门齿的化石，前者称龙骨，后者称五花龙骨。

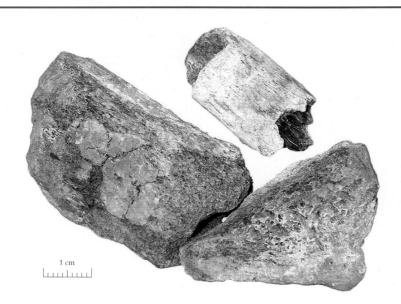

1 cm

【分　布】主产于山西、河南。此外内蒙古、陕西、甘肃、四川等地亦产。

【采集加工】全年均可采挖，挖出后，选取骨骼化石，除去泥土杂质。五花龙骨极易破碎，常用毛边纸包裹。

【药材性状】龙骨　龙骨呈骨骼状或已破碎为大小不等的不规则块状，黄白色或淡灰白色，有的具浅棕色条纹或裂隙，摸之有细腻感。断面粗糙，中心有浅棕色网状的髓。质坚硬，不易破碎。具较强吸湿力，气微，味淡。以色白、吸湿力强者为佳。

五花龙骨　五花龙骨为不规则块状或圆柱状，表面黄白色，常夹有蓝灰色或红棕色花纹，略有光泽。质硬而脆，易片状剥落。吸湿性较强，气无，味淡。以体轻、质酥脆、分层、有花纹、吸湿力强者为佳。

【性味归经】味甘、涩，性平。归心、肝经。

【功能主治】安神，固涩，生肌敛疮。用于心悸易惊，失眠多梦，自汗，盗汗，遗精，崩漏带下。

【用法用量】用量15~30g。外用研粉治溃疡久不收口。先煎。

白石英

【别　名】石英。

【来　源】本品为氧化物类矿物石英族石英。主含二氧化硅。

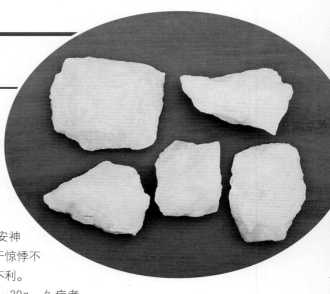

【分　布】主产于江苏、山东、广东、贵州、福建、浙江等地。

【采集加工】全年均可采挖，挖出后除去泥沙及杂石，拣选纯白色的矿石。

【药材性状】本品为六方柱状或粗粒状集合体，全体呈不规则块状，多具锋利棱角，表面不平坦，乳白色至灰白色，微透明或不透明，有玻璃样或脂肪样光泽。体重，质坚硬，砸断面不平，边缘较锋利，可刻划玻璃。气无，味淡。以色白、微透明、具光泽、体重、质坚硬者为佳。

【性味归经】味甘，性微温。归心、肺经。

【功能主治】益气，安神利水，止咳降逆。用于惊悸不安，虚寒咳喘，小便不利。

【用法用量】用量10~20g。久病者忌用。

白矾

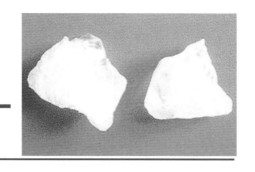

【来　源】本品为天然硫酸盐类矿物明矾石经加工提炼而成的结晶体。主含硫酸铝钾。

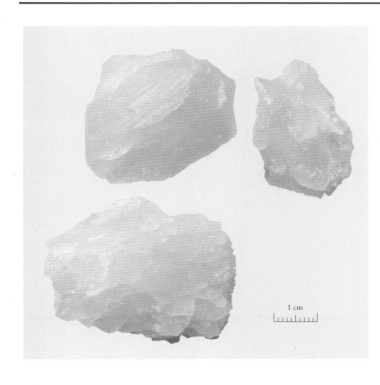

1 cm

【分　布】主产于浙江、安徽、福建。此外，湖北、山西、河北、甘肃等地亦产。

【采集加工】全年皆可采收，采收后将明矾石打碎，用水溶解，收集溶液，过滤，加热浓缩，放冷后析出的结晶即为本品。

【药材性状】本品为不规则的结晶体，大小不一，表面略平滑或凹凸不平，具细密纵棱，无色透明或白色半透明，常披有白色细粉。质硬而脆，易砸碎，断面显玻璃样光泽。气微酸，味涩带甘、酸。以块大、无色透明、无杂质者为佳。

【性味归经】味酸、涩，性寒。归肺、肝、脾、胃、大肠经。

【功能主治】止血止泻，祛除风痰。用于久泻不止，便血，崩漏，癫痫，发狂。

【用法用量】用量0.6~1.5g。外用解毒杀虫，燥湿止痒。用于湿疹，疥癣，聤耳流脓。

【附　注】本品经煅制后为枯矾。功能收湿敛疮，止血化腐。

白降丹

【别　名】白粉霜、白灵砂、降丹。

【来　源】本品为二氧化汞和氯化亚汞的混合结晶物。

【分　布】我国各地均可制造。主产于湖南、湖北、云南、江西、天津等地。

【采集加工】采用水银、硝石、皂矾、硼砂、食盐、雄黄、朱砂7种药物，经多道工序制炼而成。

【药材性状】本品为针状结晶物，常聚合成块状或为碎粉，表面白色或微黄色；块状者，可见其中与碗壁接触的一面光滑而发亮，有时微带淡紫红色；另一面和断面均呈细针状结晶，微有光泽，不透明。体重，质脆易碎。气无，味辣而具持久的金属气味。以块状、白色、显针状结晶者为佳。

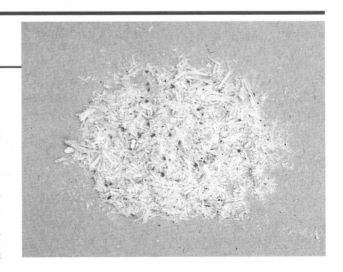

【性味归经】味辛，性温；有大毒。归脾经。

【功能主治】杀虫攻毒，去腐生肌。用于治恶毒疮疥，疗毒，痈疽发背。

【用法用量】外用。剧毒药，切忌内服。

玄明粉

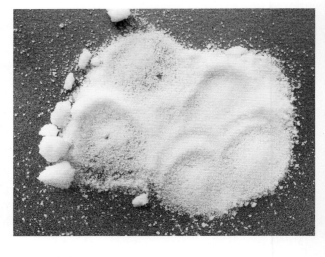

【来　源】本品为芒硝经风化干燥而成。主含硫酸钠。

【分　布】我国大部分地区有产。以河南、山东、山西、河北、内蒙古等地产量较大。

【采集加工】秋季或冬季，将精制纯净芒硝经风化失去结晶水而成无水硫酸钠即得。

【药材性状】本品为白色粉末，显光泽，手捻之如细砂。气微，味咸、苦。以幼细而色白、洁净者为佳。

【性味归经】味咸、苦，性寒。归胃、大肠经。

【功能主治】泻热通便，润燥软坚，清火消肿。用于实热便秘，积滞腹痛，肠痈肿瘤，咽喉肿痛，口舌生疮，牙龈肿痛，目赤，痈肿。

【用法用量】用量3~10g；外用适量，水化敷洗，或研末敷患处。孕妇禁用。

【附　注】广东入药的玄明粉与本品不同，参阅本册芒硝条附注。

玄精石

【别　名】太乙玄精石。

【来　源】本品为硫酸盐类矿物，由盐池地带之卤水经年久所结成的小片块状石膏矿石。主含含水硫酸钙。

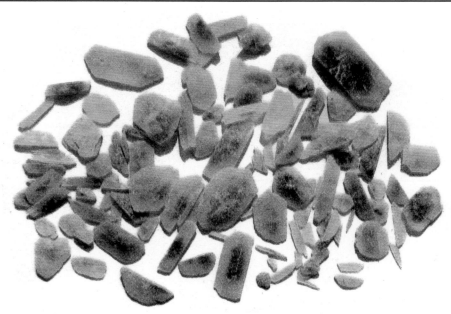

【分　布】青海、甘肃、陕西、内蒙古等地。

【采集加工】全年可采挖，挖出后，除去泥土杂石。

【药材性状】本品为不规则的椭圆形或菱形薄片，中部稍厚，形似龟背状，长0.3~1.5cm，宽0.2~0.8cm，厚0.1~0.3cm，灰白色或略带浅棕灰色，有的中间黑色，半透明。质硬而脆，易砸碎成不规则的长菱状小块片，断面显玻璃样光泽。气微，味微咸。以灰白色、片块均匀而薄者为佳。

【性味归经】味咸，性寒。归肾经。

【功能主治】滋阴，降火，软坚，消痰。用于阳盛阴虚，高热烦渴，头风脑痛，目赤障翳。

【用法用量】用量10~15g。

芒硝

【别　名】朴硝。

【来　源】本品为硫酸盐类矿物芒硝族芒硝，经加工精制而成的结晶体。主含含水硫酸钠。

【分　布】我国各产盐区均产。以河南、山东、山西、河北、内蒙古等地产量较大。

【采集加工】全年可提炼，以秋、冬季为好。未加工前的芒硝呈颗粒状，外附白霜，含杂质较多，经加水煎炼

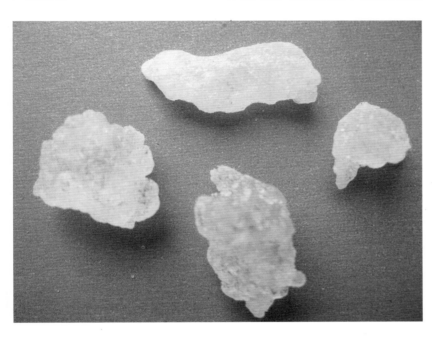

溶解，使杂质沉淀后过滤，滤液浓缩，放冷析出结晶即药用芒硝。

【药材性状】本品为棱柱状或长方形结晶体，大小不一，无色透明，表面有直棱。质脆易折断，断面偏斜或呈方形。置空气中逐渐风化，外层渐变为白色粉末。气无、味苦或咸。以白色、透明、洁净者为佳。

【性味归经】味咸、苦，性寒。归胃、大肠经。

【功能主治】泻热通便，润燥软坚，清火消肿。用于实热便秘，大肠燥结，积滞腹痛，肠痈肿痛，痈肿疮毒。

【用法用量】用量3~10g；外用适量。孕妇禁用。

【附　注】芒硝加萝卜炮制后，广东称玄明粉，为地方性习惯用药，故称广东玄明粉，与《中华人民共和国药典》所载玄明粉不同。

朱砂

【别　名】神砂、丹砂。

【来　源】本品为硫化物类矿物辰砂的天然矿石。主含硫化汞。

【分　布】主产于贵州、四川、湖南。此外，云南、广西等地亦产。

【采集加工】全年可采。采挖后，用水淘去杂质，再用磁铁吸净铁质。

【药材性状】本品呈不规则薄片状的称镜面砂，大小不等块状的称豆瓣砂，细小颗粒状的称朱宝砂，间有呈粉末状；表面均暗红色或鲜红色，具玻璃样光泽。体重，质脆，易碎。气无，味淡。以颗粒大、色鲜红有光泽、质脆、易碎、无沙石杂质者为

佳。

【性味归经】味甘，性微寒；有毒。归心经。

【功能主治】清心镇惊，安神解毒。用于心悸易惊，失眠多梦，癫痫发狂，小儿惊风，视物昏花，口疮，喉痹，疮疡肿毒。

【用法用量】用量0.3~1.5g；外用适量，常配合其他药物研末干撒患处。该品不宜久服、多服，以防慢性汞中毒；肝、肾功能不正常者尤宜慎用。

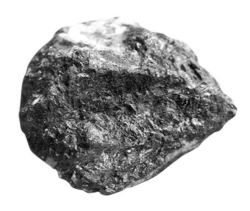

自然铜

【来　源】本品为硫化物类矿物黄铁矿的矿石。主含二硫化铁。

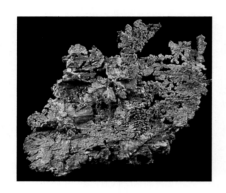

【分　布】主产于四川、陕西、云南、辽宁、河北、湖南、广东等地。

【采集加工】全年可采，采挖后选取方块状、黄色光亮者，除去杂石及泥土。

【药材性状】本品多呈立方体块状，大小不一，一般每边长0.5~2.5cm，表面平坦或有细纹理，棕褐色或淡黄铜色。质重而坚硬，易砸碎，断面显淡黄铜样金属光泽。无气，无味。以方块状、色黄亮、无杂质者为佳。

【性味归经】味辛，性平。归肝经。

【功能主治】散瘀止痛，续筋接骨。用于跌打肿痛，筋骨折伤，瘀血作痛。

【用法用量】用量3~10g。

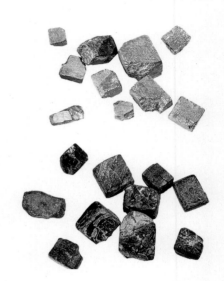

阳起石

【来　源】本品为硅酸盐类矿物角闪石族透闪石或透闪石石棉的矿石。主含含水硅酸钙。

【分　布】湖北、河南、山西、河北、四川、广东、山东等地。常与滑石伴生。

【采集加工】全年可采挖。挖采后去净泥土，杂石。

【药材性状】本品呈不规则块状或条形，大小不一，灰白色、青白色或青灰色，常夹有青色、灰色、白色或与浅黄色夹杂成纵向相间的纹理，具丝绢样光泽。体较重，质稍松软，易剥离，断面不整齐，纵面呈纤维状或细柱状，微具丝样光泽。碎末粘着皮肤则发痒，且不易除去。气无，味淡。以质松软、手捻易碎成毛细纤维样、灰白色、有光泽者为佳。

【性味归经】味咸，性微温。归肾经。

【功能主治】温肾壮阳，强壮腰膝。用于肾虚阳痿，妇女子宫寒冷，腰膝酸软，冷痹，崩漏。

【用法用量】用量5~10g。多入丸、散剂用。阴虚火旺者忌用；不宜久服。

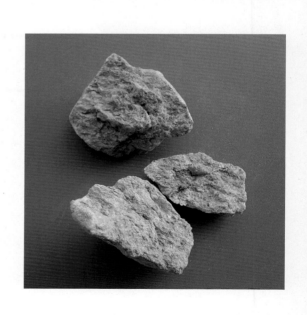

玛瑙

【别　名】文石。

【来　源】本品为矿物石英的隐晶质变种之一。系由各种颜色二氧化硅胶体溶液所形成的块状体，常充填于岩石的裂隙或洞穴内。主含二氧化硅。

【分　布】辽宁、新疆、甘肃、陕西、河南、湖北、四川、云南、浙江、台湾等地。

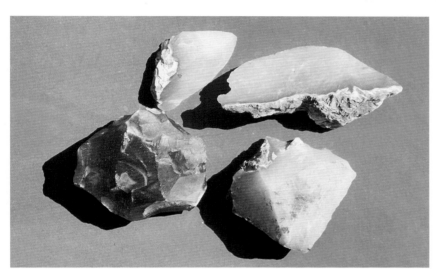

【采集加工】全年皆可采挖。采得后除去杂质。药用多收集自然雕琢产生的碎块或开采时的碎块。

【药材性状】本品为不规则的块状或柱状，大小不等，以棕红色、橙红色、灰白色较常见，其他颜色亦有，常汇合成云雾状或条带状色彩，平滑或凹凸不平，透明至半透明，具蜡样光泽。质坚硬，体重。气无，味淡。以质坚、色红润、透明者为佳。

【性味归经】味辛，性寒。归肝经。

【功能主治】清热明目，用于目生障翳。

【用法用量】多为外用，研细末或水飞外点眼睛。

赤石脂

【来　源】本品为硅酸盐类矿物多水高岭族多水高岭石。主含含水硅酸铝。

【分　布】主产于山西、陕西、山东、河南、江苏、湖北、福建、广东等地。

【采集加工】全年均可采挖。挖出后选择红色幼滑如脂的土块、除去杂石杂土。

【药材性状】本品呈不规则块状，大小不一，赤红色或红棕色，形成大理石样花纹，光滑细腻。易粉碎，吸水性强，粘舌。气无，具泥土味。以干爽光滑、细腻、赤红色、易碎、无杂质杂土者为佳。

【性味归经】味甘、涩，性温。归胃、大肠经。

【功能主治】涩肠止泻，止血敛疮。用于久泻，久痢，便

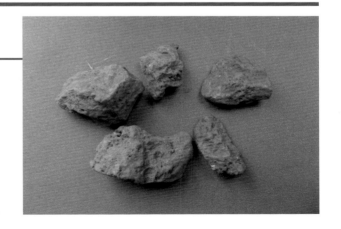

血，崩中漏下，溃肠久不收敛。

【用法用量】用量10~15g。外用适量。

花蕊石

【来　源】本品为变质岩类蛇纹石大理岩的石块。主含碳酸钙及含水硅酸镁。

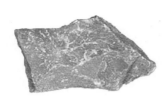 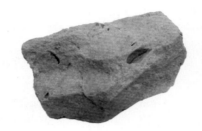

【分　布】主产于山西、陕西、河南、江苏、浙江、四川等地。

【采集加工】全年可采。采挖后，除去杂石和泥土，选取有淡黄色或黄绿色彩纹的小石块。

【药材性状】本品呈不规则的块状，具棱角，但不锋利，表面白色或淡灰白色，其中夹杂有淡黄色或淡绿色的小点或条纹。阳光下有闪烁的星样光泽。体重，质坚硬，断面不整齐。以有黄绿色斑纹者为佳。

【性味归经】味酸、涩，性平。归肝经。

【功能主治】化瘀止血。用于吐血，咯血，跌打伤痛，产后恶血，血晕。

【用法用量】用量5~15g。

辰砂

【别　名】马牙砂、平口砂、灵砂。

【来　源】本品为矿物水银和硫黄经加热制炼升华而成。主含硫化汞。

【分　布】产于广东、湖南、四川、云南等地。

【采集加工】均为化工厂生产。

【药材性状】本品为大小不等的块状或盆状，两面密实平坦，或仅一面平坦，另一面粗糙，有小孔，厚1~4cm，紫红色，有玻璃样光泽。体重，质脆，易纵向破碎，纵断面呈束针状，习称马牙柱。气无，味淡。以块大、紫红色、纵断面呈针状结晶者为佳。

【性味归经】味甘，性微寒；有毒。归心经。

【功能主治】清心镇惊，安神解毒。用于心悸易惊，失眠多梦，癫痫发狂，小儿惊风，视物昏花，口疮，喉痹，疮疡肿痛。

【用法用量】内服0.3~1.5g，多入丸、散剂。本品有大毒，内服量应严格控制，且不宜久服。

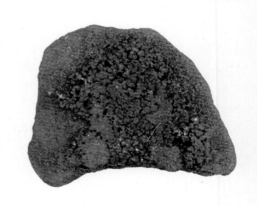

青矾

【别　名】皂矾、绿矾。

【来　源】本品为矿物单斜晶系硫酸盐类水绿矾的矿石或化学合成品。主含硫酸亚铁。

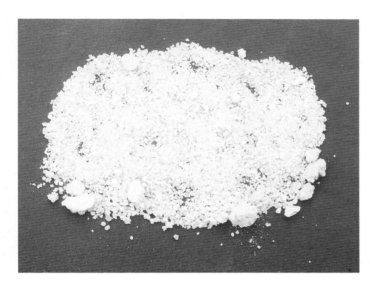

【分　布】山东、湖南、安徽、浙江、新疆、甘肃等地。

【采集加工】天然品全年可采。采得后除去杂质。亦有人工合成品。

【药材性状】本品呈棱柱状或颗粒状至粉末状，棱柱状者长1.5~3cm，直径0.5~0.8cm，青绿色或黄绿色，半透明；在干燥的空气中能迅速风化，表面生成一层白色粉末；在潮湿空气中能迅速氧化，表面生成黄棕色的碱式硫化铁。质坚硬而脆，断面显玻璃样光泽。气微，味涩而微甜。以颗粒大、色青绿、半透明者为佳。

【性味归经】味酸、涩，性凉。归肺、大肠经。

【功能主治】燥湿化痰，消积杀虫，解毒敛疮，补血止血。用于黄肿胀满，疳积，钩虫病，肠风便血，胃肠出血，湿疮疥癣，水火烫伤。

【用法用量】用量2~5g，多入丸、散剂用。外用适量，研末撒敷或以溶液涂洗患处。

【附　注】本品催吐力强，胃弱者慎服。

金礞石

【别　名】明石。

【来　源】本品为变质岩类蛭石片岩或水黑云母片岩的岩石。主含钾、镁、铝、硅酸。

【分　布】湖北、河南、山西等地。

【采集加工】全年可采。挖取后除去杂石和泥土。

【药材性状】本品呈不规则块状，大小不一，棕黄色，有闪烁耀眼的金黄色光泽，质脆、易碎，显层状。质佳者手捻之可使之成鳞片状薄碎片，质次者坚硬，砸碎后常有泥土夹杂其中。火煅可使之酥松膨胀，层层分离，且闪耀金光样颜色，松脆，极易碎。气无，味淡。以金黄色、质松脆、无杂土者为佳。

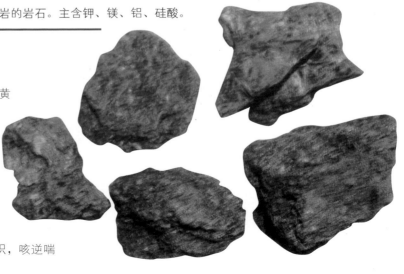

【性味归经】味甘、咸，性平。归肺、心、肝经。

【功能主治】坠痰下气，平肝镇惊。用于顽痰壅积，咳逆喘急，癫痫发狂，烦躁胸闷，惊风抽搐。

【用法用量】用量3~6g。多入丸、散剂用。

炉甘石

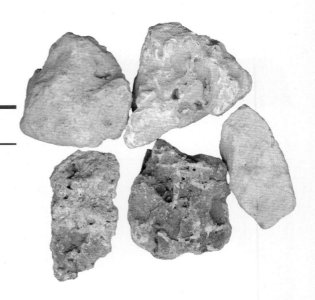

【来　源】本品为碳酸盐类矿物方解石族菱锌矿。主含碳酸锌。

【分　布】产于广西、湖南、四川等地。

【采集加工】全年可挖。挖取后，拣净杂石，除去泥土，洗净，晒干。

【药材性状】本品为不规则的块状，常扁平，亦有多角形或近圆形，大小不一，常有较大的凹陷和大小不等的蜂窝状孔洞，表面白色或淡红棕色，布有隐约可见的棕色花纹，外沾黄白色粉尘。体轻，质松易碎，断面颗粒状，灰白色或淡棕色，有时为白色和棕色混合的花纹。气微，味涩。以块大、白色、体轻质松、吸湿性强者为佳。

【性味归经】味甘，性平。归肝、脾、肺经。

【功能主治】明目退翳，防腐生肌，燥湿止痒。用于目赤翳障，目缘赤烂，翳膜胬肉，溃疡不敛，脓水淋漓，湿疮，皮肤瘙痒。

【用法用量】本品只作外用，使用时研成细粉，适量调敷患处或点眼。

南寒水石

【别　名】方解石、寒水石。

【来　源】本品为碳酸盐类矿物方解石族方解石。主含碳酸钙。

【分　布】主产于安徽、江苏、浙江、河南、江西、广东、湖北等地。

【采集加工】全年可采。挖出后，除去泥沙杂石。

【药材性状】本品呈斜方块状或长方块状，四角有锐棱，白色或黄白色，半透明，平滑，显玻璃样光泽。质坚硬而脆，砸开多呈小方块或长方块，断面平滑。无臭，无味。以色白透明、有光泽者为佳。

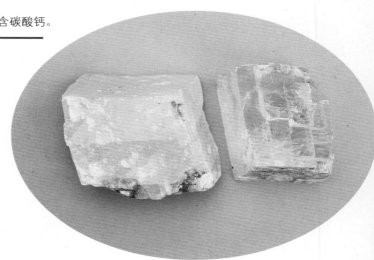

【性味归经】味淡，性大寒。归心、胃、肾经。

【功能主治】清热降火，凉血，降烦止渴。用于高热烦渴，口干舌燥，牙痛，小便短赤。

【用法用量】用量10~30g。汤剂宜先煎。

【附　注】硫酸盐类矿物硬石膏族红石膏亦作寒水石药用，商品称北寒水石。药材性状为扁平块状，粉白色，凹凸不平，具土腥气，无味。性味功用与南寒水石略同。

砒石

【别　名】信石、人言、砒霜。

【来　源】本品为矿物等轴晶系氧化物类砷华的矿石，但多是用单斜晶系硫化物类毒砂（砷黄铁矿）或雄黄加工制造而成，来自天然砷华的较少。主含三氧化二砷。

【分　布】湖南、江西、贵州、广东等地。

【采集加工】少数为采挖天然砷华矿石，挖取后除去杂质。而大多数是取砷矿物加工制成。

【药材性状】本品分红砒和白砒。

红砒　红砒又称红信石，呈不规则的块状或粒状，大小不一，大者长、宽均5~10cm，厚3~5cm，表面灰白色带微红，纵断面呈红色、黄色、白色或带褐色，有横向相间排列的彩色花纹，半透明，并具玻璃样或绢丝样光泽。体重，质硬脆，易砸碎，断面稍平整或呈层状。气无。本品有剧毒，切不可口尝。以块状完整、光洁晶莹、色红润、具光泽、无杂质者为佳。

白砒　白砒又称白信石，形状与红砒基本相同，唯色白而无彩色花纹。以块状完整、光洁晶莹、色白有光泽、无杂质者为佳。

【性味归经】味辛，性大热；有剧毒。归肺、肝经。

【功能主治】祛痰平喘，蚀疮去腐，截疟。用于寒痰哮喘，久疟，走马牙疳，恶疮腐肉不脱，痔疮，恶癣瘰疬疔毒。本品有剧毒，须经炮制后方可药用。

【用法用量】用量：炮制品0.015~0.031g。入丸、散剂内服。外用适量，研细末撒或调敷，或入膏药中贴患处。

【附　注】砒霜为砒石的精制品，呈白色粉末状，微溶于热水，其功用与砒石相同而毒性更烈。

轻粉

【别　名】汞粉、水银粉。

【来　源】本品为以水银、胆矾和食盐为原料经烧炼升华制成的汞化合物。主含氯化亚汞。

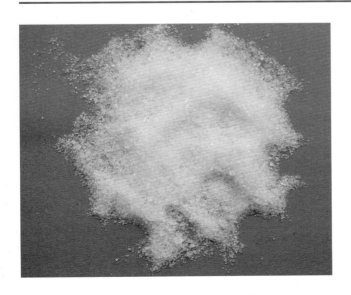

成糊状，和以红泥，捏成团块。在平底锅上铺放干砂，将上述团块放砂面上用瓷盆覆盖，封严，用木炭烧煅约10小时，可见瓷盆内附有雪花样结晶，即为轻粉。

【药材性状】本品为雪花状结晶或成细末状，色洁白，微有光泽，与日光接触多则颜色变为灰黄色而暗，遇氨水则变为黑色。质稍轻，手捻易碎成粉。气无，味淡。本品毒性剧烈，切勿口尝。以片大、鳞片状或雪花状、色洁白、有光泽、质轻者为佳。

【性味归经】味辛，性寒；有大毒。归大肠、小肠经。

【功能主治】祛痰消积，逐水通便。用于痰涎积滞、水肿鼓胀，二便不利，疥疮，顽癣，梅毒，下疳，湿疹，皮肤溃疡。

【用法用量】用量0.1~0.28g。外用适量，研细末撒敷或调涂患处。

【附　注】本品宜避光密封保存。

【分　布】湖北、湖南、河北、天津、云南等地。

【采集加工】将胆矾、食盐加水溶解，再加入水银，调拌

钟乳石

【别　名】石钟乳、石笋。

【来　源】本品为碳酸盐类矿物方解石族方解石。主含碳酸钙。

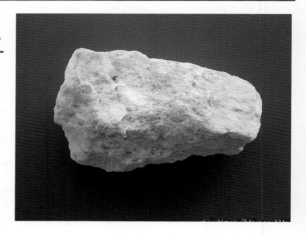

【分　布】广东、广西、湖北、四川、贵州、云南、陕西、甘肃、山西等地。常生于山岩洞穴中。

【采集加工】全年可采，从岩洞中将其敲下，洗净。

【药材性状】本品呈圆锥形或圆柱形，上部略细，下部略粗，顶端钝圆，底部平而有断痕，长5~20cm，直径2~7cm；表面凹凸不平，有瘤状突起，土灰色、灰白色或棕黄色。体重，质坚硬，砸断面略平整，浅橙黄色，放射状结晶排列成多层，环状；结晶常显亮光，中央有一圆孔。气无，味微咸。以质坚重、断面透明、发亮者为佳。

【性味归经】味甘，性温。归肺、胃、肾经。

【功能主治】温肺，壮阳，通乳，制酸。用于寒痰咳喘，阴虚冷喘，腰酸冷痛，产后乳汁不通，胃痛泛酸。

【用法用量】用量10~15g。

秋石

【别　名】咸秋石、代盐。

【来　源】本品为食盐经加工制成的结晶块。主含氯化钠。

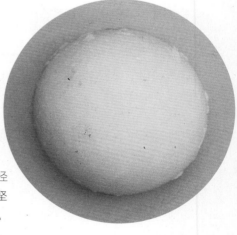

【分　布】安徽桐城为有名的产地。江苏、浙江亦产。

【采集加工】取清水与食盐共煎，滤去残渣后，加热浓缩干燥成固体粉霜，然后将粉霜放于大小稍异的瓷碗内，两碗合盖紧密，置无烟炉火上煅烧2小时至红透，使粉霜溶成一块，冷却后凝固即成。

【药材性状】本品呈小盆状半圆球形结晶块，底部圆滑，上部直径5~6cm，色洁白，微有光泽。质坚重。在干燥空气中表面风化起粉霜。在潮湿空气中即溶化。气无，味咸。以完整盆块状、色洁白、无潮溶者为佳。

【性味归经】味咸，性寒。归肺、肾经。

【功能主治】滋阴，清热，降火，涩精。用于虚劳骨蒸，潮热咳嗽，遗精，带下，口腔和咽喉疮。

【用法用量】用量3~5g。外用适量，研末撒敷患处。

禹余粮

【别　名】余粮石、禹粮石。

【来　源】本品为氢氧化物类矿褐铁矿。主含碱式氧化铁。

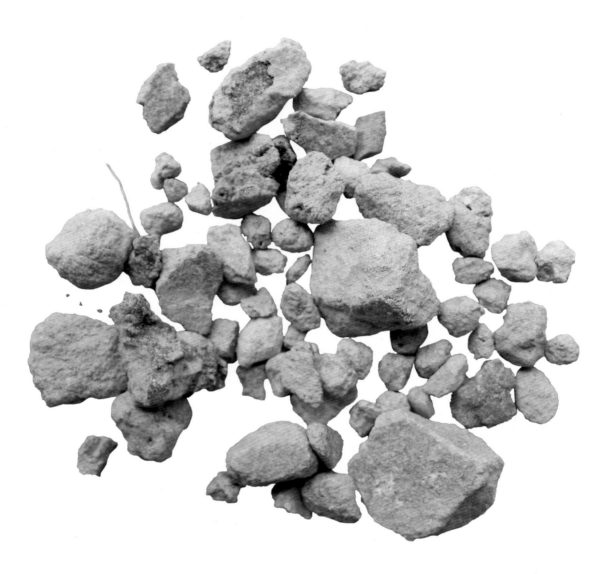

【分　布】主产于河南、江苏。此外浙江、四川、广东等地亦产。

【采集加工】全年均可采挖，挖取后去净泥沙杂质。

【药材性状】本品为块状集合体，呈不规则的斜方块状，表面红棕色、灰棕色或淡棕色，多凹凸不平或附有黄色粉末；断面有深棕色与淡棕色相间的层纹，深色部分坚硬，淡色部分松软。具土气，味淡，嚼之无砂粒感。以黄棕色、齐整无碎、质松、断面有层纹、无碎石者为佳。

【性味归经】味甘、涩，性微寒。归胃、大肠经。

【功能主治】涩肠止泻，收敛止血。用于久泻，久痢，崩漏，白带。

【用法用量】用量10~15g。外用研末撒于患处或调敷。

胆矾

【别　名】蓝矾。

【来　源】本品为硫酸盐类矿物硫酸铜的矿石，由含铜硫化物氧化分解而成。主含含水硫酸铜。

【分　布】云南、四川、贵州、山西、陕西、甘肃、湖南、江西、广东等地。

【采集加工】全年可采，开采后选取蓝色、有玻璃样光泽者。亦有人工合成品。

【药材性状】本品为不规则的块片状或斜方形棱柱状结晶体，淡黄色或深蓝色，半透明，具玻璃样光泽；置空气中逐渐风化，表面变为黄绿色；加热去结晶水变为白色，遇水又变蓝色。质硬而脆，易破碎，碎断面颜色与表面相同。气无，味涩。以片块大、深蓝色、透明、具玻璃样光泽者为佳。

【性味归经】味酸、辛、涩，性寒；有小毒。归肝、胆经。

【功能主治】涌吐风痰，解毒收湿，蚀疮去腐。用于风痰壅塞，癫痫，风眼赤烂，牙疳，口疮，湿疹，疥癣，肿毒不破，胬肉疼痛。

【用法用量】用量0.3~0.6g，温汤化服；外用适量，研末撒或调敷，或吹喉，或以水溶化外洗患处。

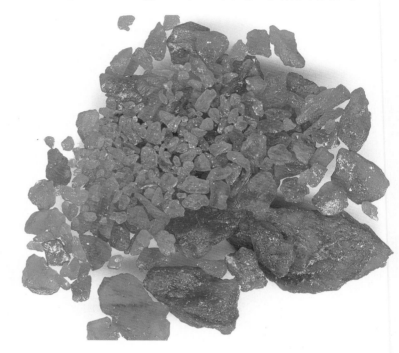

浮石

【别　名】浮海石。

【来　源】本品是火山喷发出的岩浆凝固形成的多孔状石块。主含二氧化硅。

【分　布】广东、福建、山东、辽宁等沿海地区。

【采集加工】全年可采收。通常在台风过后，把漂浮在海面的或被风吹刮至海岸边的浮海石捞起，洗净，晒干。

【药材性状】本品近圆球形或不规则的团块状，呈多孔性海绵状结构，直径2~5cm或过之，表面粗糙，灰白色、灰黄色或淡褐色。体轻而硬脆，投于水中浮而不沉，砸碎后断面色较浅，疏松，具很多细孔，常有绢丝或玻璃样光泽。气无，味淡。以块均匀、轻浮、色灰白者为佳。

【性味归经】味咸，性寒。归肺、肾经。

【功能主治】清肺化痰，软坚散结，通淋。用于痰热咳嗽，顽痰积块，痰中带血，瘰疬瘿瘤，沙淋，小便涩痛。

【用法用量】用量10~15g。

【附　注】我国华南地区称本品为

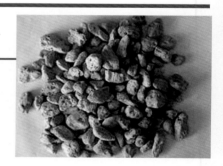

浮海石。但据《中华人民共和国卫生部药品标准（中药材）第一册》（1992）记载，浮海石应为胞孔科动物脊突苔虫Costazia aculeata Canu et Bassler的干燥骨骼，本品与浮海石性味功用相同，但来源不同。

密陀僧

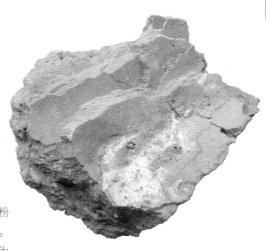

【别　名】银右、银炉底。

【来　源】本品为方铅矿提炼银、铝时沉积的炉底。主含氧化铅或夹杂有少量未氧化的铅。

【分　布】湖南、湖北、福建等地。

【采集加工】在开采方铅矿提炼银、铅时，取沉积于炉底的副产品即得。

【药材性状】本品呈不规则的块状、扁块状或碎屑状，大小不一，常一面光滑而有光泽，而另一面稍粗糙，黄色或黄褐色。体重、质坚硬，易砸碎，断面颗粒状，层纹明显，灰青色至灰绿色，具银色金属闪光；研为粉末则是黄色带微红色。气无，味淡。以色黄、有光泽、体重、质纯者为佳。

【性味归经】味咸、辛，性平；有毒。归肝、脾经。

【功能主治】杀虫敛疮，燥湿、祛痰镇惊。用于痰积惊痫，湿疹，溃疡，痔疮，口疮，肿毒及刀伤，狐臭等症。

【用法用量】用量1.5~3g。研末或入丸、散剂。外用适量，研末调敷或用醋调涂搽患处。

琥珀

【来　源】本品为古代松科松属植物的树脂，埋藏地下，经年久转化而成的化石物质。

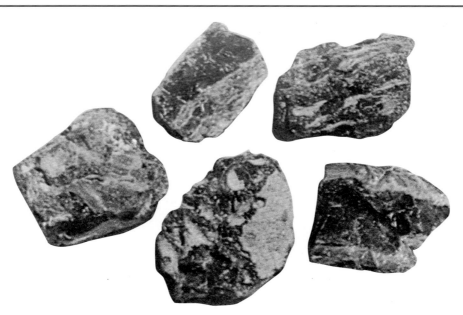

【分　布】云南、广西、河南、辽宁等地。

【采集加工】全年可采挖。挖出后，挑出琥珀，除去砂石，泥土。

【药材性状】本品为块状或颗粒状，大小不一，表面淡黄色、深黄色、深绿色、红褐色或黑褐色，有光泽，半透明。质硬而脆，断面平坦，手捻之成粉末状，不溶于水，燃之则膨胀而带松脂气。味淡。以色红黄、透明、光亮、酥松者为佳。

【性味归经】味甘，性平。归心、肝、膀胱经。

【功能主治】安神定惊，利水通淋，活血散瘀。用于心神不宁，惊悸，多梦，淋病尿血等症。

【用法用量】用量2~3g。

硫黄

【来　源】本品由矿物硫族自然硫经加工制成。

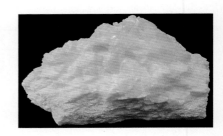

【分　布】主产内蒙古、山西、陕西、四川、湖北、河南、江西、湖南、广东、广西、台湾等地。

【采集加工】全年可采挖。将采得的硫黄矿石装入土罐中，加热至熔，除去杂质，冷却后，取出。

【药材性状】本品呈不规则块状，表面不平坦，黄色或淡黄绿色。质松脆，易碎，断面常有多数小孔，并有粗针状结晶，有光泽。气味特异，火燃时，冒青色火焰，并发出刺激性二氧化硫臭气。以色黄光亮、质松脆者为佳。

【性味归经】味酸，性温；有毒。归肾、大肠经。

【功能主治】补火助阳，通便。内服用于阳痿足冷，虚喘冷哮，虚咳便秘，疥癣，秃疮。

【用法用量】用量1.5~3g。多炮制后入丸、散剂服；外用适量，研末涂敷患处。孕妇忌服，不宜与芒硝同用。

雄黄

【来　源】本品为硫化物类矿物雄黄族雄黄。主含二硫化二砷。

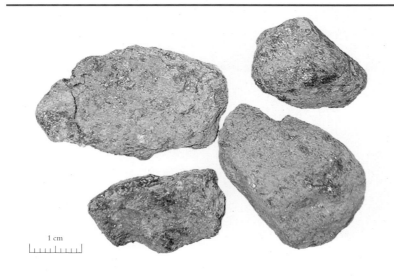

1 cm

【分　布】主产于湖南。贵州、陕西、湖北、四川、甘肃等地亦产。

【采集加工】全年可采挖。采挖后用竹刀剔取其熟透部分（未熟透的生块不剔下）除去杂质。

【药材性状】本品为不规则的块状，大小不等，深红色或橙红色，表面常有橙黄色粉末，手触之易染成橙黄色。体重，质松易碎，断面粗糙，红黄色或鲜红色，具树脂样光泽，常可见针状或柱状结晶，半透明至微透明，具金刚石样光泽。有特异的臭气，味淡。以块大、色红、有光泽、质酥松、无杂质者为佳。

【性味归经】味辛，性温；有毒。归肝、大肠经。

【功能主治】解毒杀虫，燥湿祛痰，截疟。用于虫积腹痛，惊痫，疟疾，痈肿，疔疮，疥癣，蛇虫咬伤。

【用法用量】用量0.15~0.3g，入丸、散剂用。外用适量，研末撒或调敷患处。

【附　注】雌黄是本品的共生物，主含三硫化二砷，为柠檬黄色块、片或颗粒，功用与本品略同。

紫石英

【来　源】本品为氟化物类矿物萤石族萤石。主含氟化钙。

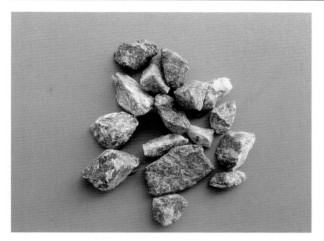

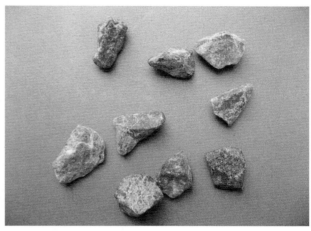

【分　布】浙江、江苏、广东、辽宁、黑龙江、甘肃、湖北、湖南等地。

【采集加工】全年均可采挖。挖取后，除净杂石，拣选紫色的矿石入药。

【药材性状】本品呈不规则的多角形块状，表面常有裂纹，全体呈紫色、淡紫色或浅绿色。色泽深浅不匀，具玻璃样光泽，半透明。质坚硬而脆，易砸碎，多从棱角处裂破，断面棱角锋利。气无，味淡，不溶于水，可溶于浓硫酸。以色纯紫、透明、无杂石者为佳。

【性味归经】味甘，性温。归心、肺、肾经。

【功能主治】镇心安神，暖子宫，温肝肾。用于虚劳惊悸，子宫寒冷，咳逆气喘。

【用法用量】用量10~15g。

滑石

【来　源】本品为硅酸盐类矿物滑石族滑石。主含含水硅酸镁。

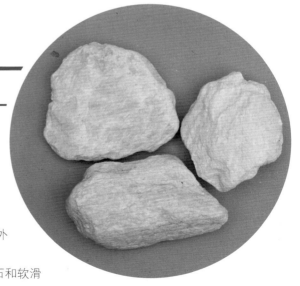

【分　布】主产于山东、江西。此外江苏、浙江、陕西、辽宁等地亦产。

【采集加工】全年均可开采。采挖后，去净泥土，沙石等杂质。

【药材性状】本品为不规则块状集合体，扁平，斜方形，白色、黄白色或青白色，具蜡样光泽，手摸有滑腻感。体较重，用指甲刻划可刮下白粉，置水中不崩解。无臭，无味。以色白、润滑、无杂石者为佳。

【性味归经】味甘、淡，性寒。归膀胱、肺、胃经。

【功能主治】利水通淋、解暑清热，祛湿敛疮。用于热淋，沙淋，尿热湿痛，暑湿烦渴，湿疹，湿疮，痱子。

【用法用量】用量10~30g。外用适量。

【附　注】滑石常分为硬滑石和软滑石，正文所述为硬滑石。软滑石为硅酸盐类黏土矿物高岭石，呈不规则块状，白色或灰白色，手摸有滑腻感质松软，手捻之即碎，置水中崩解。微有泥土气，无味，舐之粘舌。性味功用与硬滑石同。

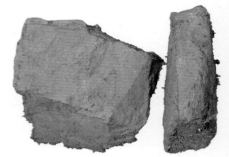

1 cm

磁石

【别　名】灵磁石。

【来　源】本品为氧化物类矿物尖晶石族磁铁矿的矿石。主含四氧化三铁。

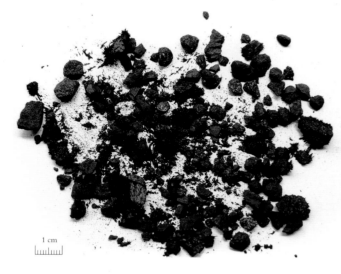

1 cm

【分　布】辽宁、河北、河南、山东、江苏、安徽、福建、四川、云南、广东、广西等地。

【采集加工】全年可采挖。挖出后除去杂石和泥土。

【药材性状】本品为不规则的块状，多具棱角，表面铁黑色或棕褐色，有金属样光泽，有的附有铁屑状棕色粉末。体重，质坚硬，断面不整齐，色泽与表面相同。具磁性。有土腥气，无味。以铁黑色、有光泽、吸铁能力强者为佳。

【性味归经】味咸，性寒。归肝、心、肾经。

【功能主治】平肝潜阳，聪耳明目，镇惊安神，纳气平喘。用于头晕目眩，视物昏花，耳鸣耳聋，惊悸失眠，肾虚气喘。

【用法用量】用量10~30g。

赭石

【别　名】代赭石、钉赭石、铜鼓赭石。

【来　源】本品为氧化物类矿物刚玉族赤铁矿之鲕状集合体。主含三氧化二铁。

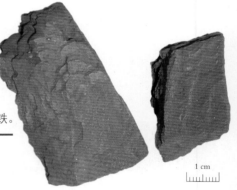

1 cm

【分　布】主产山西、河北。河南、山东、四川、湖南、广东亦产。

【采集加工】全年皆可开采。采后，选取有类似钉头的入药，并除去杂石。

【药材性状】本品呈不规则块状，常带方形，甚扁，大小不一，暗棕红色或暗灰黑色，条痕樱红色或红棕色；一面常有圆形突起的，习称钉头；另一面与突起相对应处有同样大小的凹窝，体重，质坚硬，砸断面层叠状。气微，味淡。以棕红色、断面显层叠状、每面均有钉头者为佳。

【性味归经】味苦，性寒。归肝、心经。

【功能主治】平肝，降逆，止血。用于眩晕，呃逆，喘息，吐血，衄血，崩漏下血。

【用法用量】用量10~30g。

【附　注】广东部分地区使用的赭石是一种含铁量较高的褐铁矿石，叫马尾赭石。药材性状的特点是纹理呈密集针状，形似马尾。

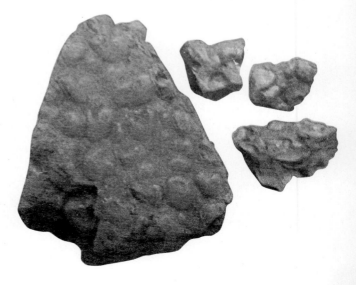

参 考 文 献

［1］国家药典委员会. 中华人民共和国药典：一部［M］. 2020年版. 北京：中国医药科技出版社，2020.

［2］中国食品药品检定研究院，广东省食品药品检验所. 中国中药材真伪鉴别图典［M］. 3版. 广州：广东科技出版社，2011.

［3］《广东中药志》编辑委员会. 广东中药志：第一卷［M］. 广州：广东科技出版社，1994.

［4］《广东中药志》编辑委员会. 广东中药志：第二卷［M］. 广州：广东科技出版社，1996.

［5］南京中医药大学. 中药大辞典［M］. 2版. 上海：上海科学技术出版社，2006.

［6］王国强. 全国中草药汇编［M］. 3版. 北京：人民卫生出版社，2014.

［7］国家中医药管理局《中华本草》编委会. 中华本草［M］. 上海：上海科学技术出版社，1999.

中文名索引

中国中草药三维图典
Zhongguo Zhongcaoyao Sanwei Tudian

拉丁名索引

中国中草药三维图典
Zhongguo Zhongcaoyao Sanwei Tudian